全国高等职业教育预防医学专业规划教材

环境卫生学

（供预防医学、公共卫生管理及相关专业使用）

主 编 杨金友

中国协和医科大学出版社

北 京

内容提要

本教材是"全国高等职业教育预防医学专业规划教材"之一，系根据本套教材的编写指导思想和原则要求，结合专业培养目标和本课程要求的教学目标编写而成。内容涵盖了大气卫生、水体卫生、饮用水卫生、土壤卫生等。此外，本教材还增加了教学课件、思维导图、能力测试等数字资源，丰富了教材内容，增强了线上和线下教学的联动性，以提升学生学习的主动性和积极性。

本教材主要供预防医学、公共卫生管理及相关专业使用，也可作为临床等相关医学专业的参考书。

图书在版编目（CIP）数据

环境卫生学 / 杨金友主编. --北京：中国协和医科大学出版社，2024.8

（全国高等职业教育预防医学专业规划教材）

ISBN 978-7-5679-2383-6

Ⅰ.①环… Ⅱ.①杨… Ⅲ.①环境卫生学－高等职业教育－教材 Ⅳ.①R12

中国国家版本馆CIP数据核字（2024）第086060号

主　　编	杨金友
策划编辑	沈紫薇
责任编辑	张秋艳
封面设计	邱晓俐
责任校对	张　麓
责任印制	黄艳霞
出版发行	中国协和医科大学出版社
	（北京市东城区东单三条9号　邮编100730　电话010-65260431）
网　　址	www.pumcp.com
印　　刷	涿州汇美亿浓印刷有限公司
开　　本	889mm×1194mm　1/16
印　　张	22.5
字　　数	640千字
版　　次	2024年8月第1版
印　　次	2024年8月第1次印刷
定　　价	68.00元

全国高等职业教育预防医学专业规划教材

建设指导委员会

编者名单

主　编　杨金友

副主编　杨　娟　刘　琳　纪佳君

编　者（按姓氏笔画排序）

　　　　刘　琳（广州医科大学）

　　　　纪佳君（泰安市卫生健康监督执法局）

　　　　李治伟（长沙卫生职业学院）

　　　　杨　娟（雄安新区公共卫生服务中心）

　　　　杨金友（江苏护理职业学院）

　　　　陈　彤（广州卫生职业技术学院）

　　　　苑佼佼（沧州医学高等专科学校）

　　　　罗月妙（肇庆医学院）

　　　　葛　红（江苏护理职业学院）

出版说明

随着我国公共卫生事业的发展和社会对公共卫生服务需求的增加，预防医学在保障人民健康、提高生活质量方面的作用日益突出。高等职业教育作为培养高素质预防医学人才的摇篮，承担着重要的使命与责任。在国家教育改革的引领下，高等职业教育逐渐向现代化、职业化和信息化发展，对教材编写提出了更高要求。

本套教材是以实践科学发展观为指导思想，以服务教学、指导教学、规范教学、适应我国医学教育改革为宗旨，立足高等职业教育教学实际，以胜任能力培养为目标，使课程设置与理论实践紧密衔接，突出教材内容的实用性、先进性、科学性和通用性。本套教材为新形态教材，具体体现为：体现教育改革精神与职业教育特色；注重产教融合，突出实践教学；以实际操作技能为导向，融入新技术、新方法；融合思政，强化价值引领；以学生为中心，丰富模块设计；纸质教材与数字教材融合；教材编写在贯彻职业教育理念的同时，亦充分体现现代化的教育思想和方法，以全面提升学生的创新精神、人文素养、胜任能力等综合素质，培养适应医疗卫生体制改革的复合型和应用型人才。

同时，本套教材的编写遵循教材编写的基本规律，秉持"三基、五性、三特定"的原则，注重基础理论、基本知识和基本技能的培养，内容深度和广度适应全国高等职业教育的需求。教材编写以预防医学专业的培养目标为导向，着重培养学生的职业技能，满足职业岗位需求、学生学习需求和社会需求。教材内容涵盖了预防医学领域工作岗位所需的知识、技能和素质，帮助学生全面理解工作岗位，培养科学的临床思维和学习方法，以满足社会对学生知识和技能的要求，强调培养学生的创新能力、信息获取技能和终身学习能力，确保教材的启发性。在编写过程中，我们充分考虑到高等职业教育的多样性，确保教材既能适应不同院校的需求，又能满足学生毕业时的知识和技能要求。

本套教材涵盖流行病学、传染病学、卫生统计学等10门课程，定位清晰、特色鲜明，具有以下特点。

一、体现教育改革精神与职业教育特色

本套教材强调实际操作和技能培训，注重培养学生的职业素养和实际工作能力。内容贴近职业实践，力求使学生能够顺利进入职业领域，成为胜任基层医疗机构或预防医学相关岗位的高级技术型专业人才。编写过程中，我们注重教材内容与实际工作岗位匹配，确保教材内容符合基层实际工作的需求。

二、注重产教融合，突出实践教学

高等职业教育强调产教深度融合，创新培养模式，这是职业教育的重要发展方向。本套教材的建设始终把提高人才培养质量放在首位，密切联系实际，突出实践教学，将专业内容设置与行业需求对接；推动教学与行业技术发展同步，使课程内容与职业标准对接；完善职业教育教学过程机制，使教学过程与实际工作过程对接。

三、以学生为中心，丰富模块设计

考虑到职业教育学生的年龄和学习特点，本套教材的模块设置丰富多样，包括案例导入、思维导图、执考知识点总结、习题等模块。这种结构不仅有助于学生理解和记忆知识点，还能提高学生的学习兴趣和效果。每个模块设计精细，既有理论讲解，又有实践应用，旨在全面提升学生的综合素质。

四、贴合公共卫生执业助理医师资格考试

为了帮助学生更好地应对公共卫生执业助理医师资格考试，本套教材对比了2019版和2024版考纲，将最新考纲的变化细致拆解到各章中，方便学生掌握最新的考试要求。这一设计使教材更具针对性和实用性，帮助学生高效备考，提升考试通过率。

五、纸数融合，丰富学习体验

本套教材采用纸数融合的形式出版，即在纸质教材内容之上，配套提供数字化资源。通过思维导图、课件等多种媒体形式强化内容呈现，丰富教学资源。读者可以直接扫描书中二维码，阅读与教材内容相关联的课程资源，从而丰富学习体验，使学习更加便捷。这种创新的学习方式，不仅提高了教学效果，也提升了学生的学习积极性和主动性。

希望本套教材的出版，能够推动高质量预防医学专业人才的培养，促进我国预防医学学科或领域的教材建设与教育发展，为我国公共卫生事业的发展和人民健康的保障作出积极贡献。

前言

本教材是"全国高等职业教育预防医学专业规划教材"之一，系根据本系列教材的编写指导思想和原则要求，由多所医学职业院校、疾病控制中心等联合编写而成。本教材紧密结合目前我国高等职业教育预防医学专业培养目标、公共卫生执业助理医师资格考试环境卫生学考试大纲与基层公共卫生服务要求，优化教材内容，体现了系统性、联系性、启发性、先进性、适用性、思想性、针对性；遵循"必需，够用"原则，建成适应需求、对接岗位、教考衔接的应用技能型融合教材。

"环境卫生学"是预防医学的重要分支学科，也是环境科学的重要组成部分，是预防医学专业的必修课程。按照中国高等教育学会医学教育专业委员会和国家卫生健康委修订的预防医学专业教材编写的原则，结合职业院校及基层卫生部门对预防医学专业《环境卫生学》教材内容和质量的征求意见反馈信息，本教材的编写内容确定为绪论、环境与健康的关系、大气卫生、水体卫生、饮用水卫生、土壤卫生、生物地球化学性疾病、环境污染性疾病、住宅与办公场所卫生、公共场所卫生、城乡规划卫生、环境质量评价、家用化学品卫生、突发环境污染事件及其应急处理、自然灾害环境卫生及实训指导。

本教材按照《国家职业教育改革实施方案》的要求，参考现行环境卫生学的相关教科书，紧密结合我国环境卫生工作的实际需要及基层卫生服务的需求，在继承发展以往教材特色的基础上，与时俱进。本教材在符合高职高专教材"必需、够用"的原则下，对接职业岗位、职业标准、工作过程，力求贯彻理论基础与实验操作、技术训练并重的原则；既可保证学生零距离对接就业岗位，又为学生毕业后的继续教育奠定一定基础，提高专业核心竞争力。本教材在编写中去除陈旧知识，补充新知识，优化编写模块；顺应教育教学发展趋势，落实立德树人，体现课程思政建设，将价值塑造、知识传授、能力培养融为一体，注重学生的素质教育；着力于提高人才职业行动能力，实现课—岗—证—体化，更好地服务于职业院校的教学。

本教材构思新颖、编排紧凑、结构合理、内容充实、繁简得当、重点突出，既渗透了学科发展的过程，又反映了学科发展的最新研究成果。编写采用"纸媒教材"与"数字内容"一体化设计，通过二维码，把所有数字内容与纸媒教材连接起来，延伸了自主学习空间。本教材每章起始编排"学习目标""案例导入"，突出学习重点并设置问题，从而激发学生的学习兴趣；章节中适当添加"知识拓展"，拓宽学生的知识视野；章后设置"本章小结""教学课件""拓展练习及参考答案"，以梳理总结每章知识点并检测学生对所学知识的掌握情况，巩固学习效果。

本教材主要供高等职业教育院校预防医学专业使用，也可供临床等相关医学专业参考使用，同时可作为公共卫生执业助理医师资格考试的备考用书。

感谢本教材编写、审定、出版过程中给予支持和帮助的所有单位和个人，尤其感谢各位编者付出的辛勤汗水；本教材引用了相关教材和专著的部分资料，在此一并致谢！

尽管力臻完善，但书中难免有疏漏和不足之处，敬请各院校师生和广大读者提出宝贵意见，以便我们进一步修正完善。

编　者

2024年4月

目录

第一章 绪　论

学 习 目 标

素质目标：树立关注环境、保护生态平衡，降低环境相关性疾病的发生，维护健康的职业素养。

知识目标：掌握环境卫生学的相关概念，环境与健康关系的基本原理，环境卫生学的研究对象和研究内容等；熟悉环境卫生工作和环境卫生学今后的任务，环境卫生工作与环境卫生学之间的异同；了解环境卫生学的发展简史和我国环境卫生工作的主要成就。

能力目标：能够正确认识并理解环境与健康的关系，运用有关概念、基本原理和相关内容进行环境工作。

案例导入

【案例】

　　湖北省某镇20世纪80年代初是全国闻名的电镀之乡，有70多家电镀厂，多为家庭作坊，废水漫地横流。1998年5月该镇曾办过电镀作坊的某村村民因连日来井水变苦、饮水后腹痛等原因清淘自家水井。该村民以为水质变差与掉入井中生锈的铁桶有关，遂到13.5m深的井底进行探查，当其下到井底即感觉苦味很重、胸闷。其兄听到铁桶落地声和人倒下的沉闷声后，顺井绳溜下，背起弟弟爬至井口2m处，体力不支滑落井底。而后其父用湿毛巾捂住鼻子下到井底救人，还未将救人的绳子系好就失去知觉，井上其他人见井底无动静，赶忙将其父拉上来，急送医院抢救得以生还，两个儿子因抢救不及时死亡。

【问题】

　　1. 分析两人死亡原因，讨论化学污染物对环境和健康有哪些危害。

　　2. 如何开展相关调查研究？

　　3. 发展经济时，如何利用新技术、新方法保护生态环境，实现可持续发展？

┌─────────────────┐
│ **核心知识拆解** │
└─────────────────┘

第一节 概 述

一、环境卫生学的相关定义

（一）环境

环境（environment）是围绕人类的空间及空间中能直接或间接影响人类生存和发展的各种因素的总和，包括物理、化学和生物因素及影响人类行为的相关因素。该定义不包括与环境无关的行为、社会文化环境及遗传有关行为等。

（二）环境卫生学

环境卫生学（environmental health/environmental hygiene）是研究自然环境（natural environment）和生活环境（living environment）与人群健康的关系，阐明环境因素对健康影响的发生发展规律，充分利用有益环境因素，控制有害环境因素，提出卫生要求和预防对策，达到预防疾病、维护健康、提高人群整体健康水平目的的学科。它是预防医学的重要分支学科，也是环境科学不可或缺的重要组成部分，是一门实践性很强、集医学与环境科学于一体的应用学科。

二、环境卫生学的研究对象及基本任务

（一）环境卫生学的研究对象

环境卫生学的研究对象是人类及其周围环境，包括自然环境和生活环境。自然环境是人类生存发展的物质基础，是和人类活动有关的一切自然形成的物质、能量和自然现象的总和，如空气、水、土壤、日光、天然辐射和各种生物；范围包括大气圈（atmospheric sphere）、水圈（hydrosphere）、土壤岩石圈（lithosphere）和生物圈（biosphere）。生活环境是人类在生活、生产和社会交往活动中形成的关系与条件，是与人类生活密切相关的各种自然和社会条件的总体，如社会政治、经济、文化、人口、家庭、卫生服务等；范围包括人类为更好地生活而建立起来的居住、工作和娱乐环境及有关生活环境因素（家用化学品等）。

（二）环境卫生学的基本任务

环境卫生学的基本任务是阐明环境与机体的相互作用（environment-organism interaction），即人类赖以生存的环境对人体健康的影响及人体对环境作用产生的反应。环境是人类生存的必要条件，硒、碘等环境因素对人体具有双向影响（有益/有害）。人类既可改善环境，避免或减轻恶劣环境的影响；也可破坏环境，给人类带来巨大灾难；人类与环境必须协调发展，构建环境友好型社会。

三、环境卫生学的研究内容

（一）环境因素与健康关系的基础研究

基础研究是解决环境与健康问题的基石。人类的健康、生长发育和疾病状态（除创伤和少数单基

因遗传病外）都是遗传与环境相互作用的结果。环境因素对机体的作用是环境－机体（基因）相互作用引起的表型变化，根据这些变化可以发现环境相关性疾病的病因及与人群易感性有关的基因谱。

（二）环境因素与健康关系的确认性研究

环境因素种类繁多，健康影响（效应/反应）模式各不相同，取决于进入人体的环境因素的水平和个体易感性。环境污染物对健康的影响表现出长期、低剂量、反复作用的特点；不同污染物的生物学效应多种多样，同一污染物可对不同个体产生不同效应，不同污染物可对同一个体产生相同或类似效应。研究环境污染物对健康的影响，既要研究单一环境因素作用，也要考虑多因素联合作用；既要重视急性、亚急性作用，又要重视慢性、远期影响；既要揭示早期效应，又要揭示远期效应；既要注意观察局部作用（刺激），又不可忽视全身毒害作用；既要关注机体反应的一般规律（剂量－反应关系），也要注意观察机体反应的特殊性；既要重视病原体与有毒物质间的相互作用（如乙肝病毒和黄曲霉毒素的致肝癌风险），也要研究"胚胎源性成人病（fetal origin of adult disease）"，即胚胎发育窗口期暴露环境有害因素与成年期某些疾病的发生发展密切相关的机制（如出生前暴露环境内分泌干扰物可引起男性睾丸发育异常和成年后生殖障碍及女性子宫内膜癌发生的危险性增加）。

国内外多用生物标志反映个体易感性、环境因素和健康的关键作用点。暴露生物标志（biomarker of exposure）是反映机体接触的生物标志；效应生物标志（biomarker of effect）是反映污染物对机体影响的生物标志；易感性生物标志（biomarker of susceptibility）是反映机体对污染物反应差异的生物标志。生物标志对于早期发现和确认健康危害、建立健康影响预警、保护敏感人群具有重要价值。

（三）建立和发展适用于环境卫生学研究的新技术和新方法

实现对环境污染物和病原体快速、灵敏、准确的检测及环境健康影响评价等需要建立和发展新的研究技术和方法，或借助学科间的交叉、渗透才能得以实现。危险度评价（风险评价）为环境质量标准的制定和环境健康风险管理及决策等起了重要作用；组学技术帮助人们从整体角度研究环境因素对人类健康和疾病影响的机制；现代分子流行病学对于揭示环境暴露致健康危害的内在本质具有重要价值。

（四）研究环境卫生监督体系的理论依据

2015年1月1日起实施的新修订的《中华人民共和国环境保护法》第一次在法律上为环境与健康工作提供了充分的法律依据。

环境卫生监督属于卫生行政执法范畴，是由依法委托授权单位的执法人员按照国家法律、法规、规定、办法等，对辖区内企业、事业单位及生产、经营单位或个人贯彻执行国家环境卫生法律、法规、条例、标准等情况进行监督和管理，对违反环境卫生法规，危害人体健康的行为，依法予以处理的行政管理或行政执法过程。它的执法依据建立在依据环境卫生理论，通过科学研究得出并经国家或地方管理机关批准颁布执行，具有法律强制性和约束力基础上的法规和标准；而法规和标准制定的基础是环境卫生基准或限值。基准或限值是以保护人群健康为目的，经过科学研究得出的具体卫生要求。环境卫生标准是以环境质量基准或限值为主要依据，考虑社会、经济、技术等因素后综合分析环境中与人群健康有关的各种物理、化学和生物因素，以法律形式作出的统一规定。

制定基准、限值和标准需要应用环境卫生学及相关学科的理念和方法，实施、执行、贯彻标准和法规也需要环境卫生学理论。依据充分、可行性高、实用性好、符合国情的标准，对改善人民生活环境质量，预防和控制疾病的传播具有重要作用，也使环境卫生监督工作真正做到执法有据、判断准确。

（五）研究环境质量评价的理论和方法

人类生产生活活动及自然原因使环境处于不停运动变化中。环境质量是环境系统客观存在的一种本质属性，可用定性定量方法加以描述。环境质量评价（environmental quality assessment）是进行环境管理、制定环境保护政策的重要依据，是以环境监测资料为基础，通过数理统计方法得出各种环境因子的代表值，依据相应环境标准进行的评价。地域环境和评价目的不同，则评价依据和方法不同。环境评价的目的是研究环境质量与人群健康的关系，定量描述和评价环境污染对健康危害的程度及经济损失，为制订预防疾病和增进健康的对策提供依据。

计算机、遥感、地理信息系统和全球定位系统等高新技术的开发与应用，使得环境质量评价方法多元化，能及时采集处理所需的大量环境数据，使其更加完善和准确。

（六）环境健康风险评价

环境风险评价是描述引起人体健康和生态危害的环境污染种类及程度的过程。环境健康风险评价是环境风险评价的重要组成部分，是评价环境污染引起人体健康危害程度的一种方法，定量描述环境污染对人体健康产生危害的风险，是收集、整理、解释各种健康相关资料的过程。其目的是估计特定暴露剂量的有害因子危害健康程度的概率，评价健康受损的可能性及程度大小，提出减小风险的方案和对策；步骤包括危害识别、剂量－反应评估、暴露评价和风险表征。早期健康风险评价主要应用于长期低剂量暴露有毒化学物引起的慢性健康损害评价，多用于水体、土壤、大气、动植物等单环境介质中化学污染引起的健康风险评价。

第二节　环境卫生学的发展简史及全球面临的主要环境问题

一、环境卫生学的发展简史

自古以来，人类就密切关注环境与健康的关系，人类存在的早期就已经出现了现代环境卫生学的核心思想：环境能影响人的身心健康。之后，经过数十个世纪的进化和发展，环境卫生学成果丰硕。

（一）国外环境卫生学发展史

4000多年前的印度、罗马、希腊、埃及和南美洲等远古文明废墟中，考古学家发现有残留的输水管、厕所和污水管，说明当时的人类已经注意到给水卫生和粪便污水的收集。2000多年前的古希腊医学家希波克拉底从季节、气候、城市的位置及水质等方面阐述了环境与健康的关系，并指出居民饮食习惯、生活方式及体力劳动等也与健康关系密切。

18世纪末至19世纪初的工业革命时期，人口聚集、生活条件恶劣、饮水安全无保障等环境卫生问题造成传染病流行。1804年，英国用砂滤法净化自来水，1905年则用加氯法消毒饮用水，保证了水质，减少了介水传染病的发生。1848—1854年，英国医师约翰·斯诺（John Snow）首次提出霍乱经水传播的论断，通过干预成功控制了霍乱的流行。19世纪末20世纪初，废气、废水、废渣造成的环境污染，使环境卫生问题更加复杂。

近代环境卫生学是19世纪后形成的，德国医学家裴登科菲尔（Pettenkofer）于1854年开始用实验卫生学方法研究环境与健康的关系。他阐明了空气、土壤、生活饮用水、住宅通风采暖和照明的卫生学意义及具体卫生要求，创建了许多卫生检验方法（如室内空气CO_2含量的测定等），提出人均居室容积的卫生标准，一直沿用至今。他开创的实验卫生学（experimental hygiene）是现代环境卫生学的基础。

分子生物学技术使环境卫生学得到长足发展。生物标志的建立与应用、分子流行病学的研究与进展为人群罹患坏境相关疾病（如环境肿瘤）的危险性评价提供了新的方法；环境基因组学（environmental genomics）、毒理基因组学（toxicogenomics）和基因流行病学（genetic epidemiology）为解决环境卫生学的诸多难题（如环境相关性疾病的发病机制及暴露在同一环境下人群易感性差异的机制等）提供了新的、更加有效的研究手段。

环境健康风险评价概念的提出及评价指南的完善，为评价环境污染对人群健康产生危害的风险提供了定性定量的方法。20世纪50年代，健康风险评价安全系数法被首次提出；1983年，美国国家科学院和国家研究委员会提出环境健康危险度定量评价的危害评价、剂量–反应关系评价、暴露评价和风险表征分析四步模式；2003年，致癌物风险评价指南修订完善，为保护公众免受化学物质的危害和风险管理提供了科学依据和手段。

1989年，联合国环境规划署提出"清洁生产（clean production）"，即能够节约能源、减少资源消耗，有效预防、控制污染物和其他废物生成的工艺技术过程，包括清洁能源、清洁生产过程和清洁产品。1992年，联合国国际环境发展会议提出"可持续发展（sustainable development）"战略，即国家的社会和经济发展不仅应满足当代人的需要，而且不应损害子孙后代的发展需要，使自然资源与生态环境持续发展，达到经济与环境的协调发展。

（二）我国环境卫生学发展史

在我国，4000多年前，人们就已认识到水源清洁、水质好坏与健康关系密切，并开凿水井而饮用净水；2000多年前已有定期淘井和清洁井水的措施。《黄帝内经》提出自然环境是人类生命的源泉，人与自然间的联系不可分割；《吕氏春秋》深刻阐述了水质成分与健康的关系；宋代庄绰所著《鸡肋编》中描述老百姓路途中应喝开水，说明当时已有了开水消毒防病的概念。

此外，《左传》《博物志》等书则反映了古代人民对城市规划布局、住宅与健康关系的深刻认识。河南安阳商代遗址中，奴隶主和平民住房附近已有地下排水管道，用于排除积水和污水；河北易县燕下都遗址中的陶质圆形下水道，可防止污水渗漏。秦汉后各朝代的都城建设都很重视卫生设施及绿化设施的规划布局；《后汉书·张让传》记录了世界上最早的洒水车；汉代都城则设置了公共厕所等。

中华人民共和国成立前，我国环境卫生事业发展缓慢，环境卫生落后，卫生状况极差。例如，饮用水卫生状况极差，烈性肠道传染病猖獗流行；城乡建设无规划，工厂与居民住宅犬牙交错，不符合卫生要求；居住条件恶劣，拥挤、潮湿、通风采光不良，甚至人畜共居，严重威胁人民健康；只有少数医学院校开设公共卫生课程。环境卫生学的研究和环境卫生工作得不到政府的重视和支持，没有得到应有的发展。

中华人民共和国成立后，政府十分重视环境卫生工作，20世纪50年代初在六所医学院校建立了卫生系，成立了环境卫生学教研室，环境卫生学成为卫生专业的必修课程；还翻译出版了苏联学者编著的环境卫生学著作。我国环境卫生学的教学、科研工作得到蓬勃发展，它的理论、内容和研究方法得到不断充实、深化和完善。

中华人民共和国成立初期，环境卫生学的研究重点是生物性污染对健康的影响及消除措施，在引进和运用国外环境卫生标准的同时，研究制定了我国各类环境卫生标准，先后颁布了《工业企业设计暂行卫生标准》《自来水水质暂行标准》《生活饮用水卫生规程》等。

20世纪70年代后，我国环境卫生学及环境卫生事业快速发展。1971年12月，卫生部在上海召开了全国"三废"调查汇报会，这是我国最早举办的有关环境污染调查研究的全国性专业工作会议。1972年6月，我国参加了联合国第一次人类环境大会；同年10月，联合国大会确定每年6月5日为"世界环境日"。1973年，我国第一次全国环保会议在京召开，会议制定了"全面规划、合理布局、化害为利、依靠群众、大家动手、造福人民"的24字环保方针。1974年，国务院环境保护领导小组正式成立。

1979年，我国颁布《中华人民共和国环境保护法（试行）》，并召开第一次全国环境卫生学学术会议，之后每5～6年召开一次。

步入21世纪后，环境污染问题更加突出。2005年8月，卫生部召开全国环境卫生工作座谈会，重点讨论我国环境与健康领域存在的问题和今后的发展方向；同年11月，召开我国第一次环境与健康论坛，分析我国环境与健康形势及面临的主要问题，确定了优先研究领域，讨论了国家环境与健康行动计划的基本思路及多部门沟通与协作机制。2007年11月，卫生部和环境保护部联合举办了第三届国家环境与健康论坛及"国家环境与健康行动计划"启动仪式，该计划为我国环境与健康领域的第一个纲领性文件，由卫生部、环境保护部等18个国务院部委局共同制定，目标是控制有害环境因素及其健康影响，减少环境相关性疾病的发生，维护公众健康。这对于控制环境因素对健康的影响、促进我国环境卫生事业的发展具有划时代意义。

近年来，我国环境卫生学和环境卫生工作调查研究的对象、方法和思路均发生了深刻变化，从围绕生物性因素扩展到化学性、物理性因素，从早期单纯环境因素的调查监测转向环境与健康结合的调查研究，从单纯宏观的环境流行病学调查深入到宏观人群调查与微观实验室研究相结合，环境暴露评价从测量环境浓度（外暴露）转向测量个体实际暴露（内暴露），应用现代毒理学方法和技术开展环境污染物的远期危害和多种环境因素的联合作用等。

我国环境健康风险评价研究起步于20世纪80年代，刚开始以介绍和应用国外研究成果为主，近年来已广泛应用于核工业系统、大气、水和土壤环境健康风险评价。环境基因组学研究已在我国环境卫生学领域启动和实施。

国家"十三五"规划中提出的"坚持在发展中保护，在保护中发展，持续推进生态文明建设"的发展目标已胜利完成。"十四五"规划中提出"广泛形成绿色生产生活方式，碳排放达峰后稳中有降，生态环境根本好转，美丽中国建设目标基本实现"；生态环境部提出加强环境健康风险监测评估、大力提升居民环境健康素养、持续探索环境健康管理对策、增强环境健康技术支撑能力、打造环境健康专业人才队伍5项重点任务和15项工作安排，为我国环境卫生事业的发展指明了方向，提供了保障。

二、全球面临的主要环境问题

21世纪全球环境变化和经济全球化的进程带来社会发展的同时，也使人类生存环境面临前所未有的挑战。

（一）全球气候变暖

全球气候变暖指因人类活动造成大量温室气体向大气排放，引起温室气体浓度不断增加和大气组成改变，导致全球平均气温升高和其他气候要素改变的现象。气候变暖使极地冰川融化，海平面上升，一些地区淹没；气候反常，旱涝灾害、酷热日数、虫媒传播性疾病增加，抵抗力下降，威胁人类健康。例如，疟疾、登革热、黄热病等疾病流行范围扩大，哮喘等呼吸系统疾病患病人数增多。

（二）臭氧层破坏

臭氧层位于地球表面20～50km的大气平流层内，臭氧可保护地球生命免遭宇宙射线和太阳紫外线侵害。近30年来，大气臭氧浓度减少，南北极上空出现臭氧层空洞且还在扩大。臭氧层破坏可诱发皮肤癌，损伤呼吸道、免疫系统，引起白内障、眼球晶状体变形等。

（三）酸雨

酸雨指pH小于5.60的降水。它可引起肺部急慢性炎症和肺水肿，有害金属的慢性中毒，鱼虾减少或绝迹，作物减产，腐蚀建筑材料和文化古迹等。2015年，我国酸雨面积达72.9km²，占国土面积的7.6%。

（四）土地荒漠化

土地荒漠化指气候变异和人类活动造成干旱、半干旱和亚湿润干旱地区的土地退化；是目前世界上较严重的环境与社会经济问题之一。荒漠化可影响全球气候，形成沙尘暴等异常现象。联合国环境规划署估算目前全球荒漠化仍以每年5～7km²的速度扩展。

（五）生物多样性减少

生物多样性指一定地区时间内所有生物物种及其遗传变异和生态系统的复杂性，是种内遗传变异和生存环境的总称，包括所有种类的动植物、微生物及其拥有的基因，以及它们与生存环境组成的生态系统。生物多样性分为遗传多样性、物种多样性、生态系统多样性及景观多样性。生物多样性减少直接动摇人类生存基础（生态失衡、生存环境破坏等），影响维持生命支持系统（充足氧气、液态淡水、适宜温度等）的稳定性，降低自然系统自身净化能力，阻碍元素循环过程等。2002年，国际自然资源联盟宣布全世界又增加了121种濒临灭绝的野生动物；目前约41%的两栖动物和26%的哺乳动物面临灭绝威胁。

此外，全球关注的环境问题还有森林面积锐减、大气污染、水污染及水资源短缺、固体废弃物污染等。

2021年和2022年，第五届联合国环境大会强调全世界面临着气候变化、生物多样性丧失和生态系统退化、污染和废弃物三大环境危机的威胁，人类不可持续的生产和消费方式是三大危机的主因。在社会发展、经济建设、科技创新的同时，遏制生态系统的丧失、碎片化或退化；系统全面综合地完善土地和水资源利用规划；促进自然资源的保护和可持续利用；保障水生动物的安全，修复海洋使其清洁、健康、韧性和富有生产力，能够为人类提供食物和可持续的生计及储碳。

第三节 环境卫生工作

（一）环境卫生工作和环境卫生学的区别联系

环境卫生工作是环境卫生学理论知识体系指导下的环境卫生实践，目的是防止环境污染、预防疾病、提高人群健康水平，内容随社会发展和卫生服务需求而变化，环境卫生工作具有一定的阶段性和时效性。环境卫生学研究环境与人群健康的关系，目的是保护和促进健康，具有完整的理论体系和具体研究内容。环境卫生工作和环境卫生学既相互联系不可分割，又有所区别。环境卫生工作丰富环境卫生学的内容，是环境卫生学理论的具体体现；环境卫生学是基于环境卫生工作的全面阐释和主要工作内容的高度概括，对环境卫生工作具有指导作用。

（二）我国环境卫生工作的任务

我国环境卫生工作面临的形势十分严峻，传统环境污染危害尚未完全消除，新的环境污染问题已经显现，环境相关疾病已成为危害健康的重要问题。

《全国生态保护"十三五"规划纲要》提出，我国环境保护的主要任务是优先保护自然生态空间，实施生物多样性保护重大工程，建立监管预警体系，加大生态文明示范建设力度，推动提升生态系统稳定性和生态服务功能，筑牢生态安全屏障。

《"十四五"环境健康工作规划》指出，目前我国环境健康工作的主要任务是加强环境健康风险监测评估、大力提升居民环境健康素养、持续探索环境健康管理对策、增强环境健康技术支撑能力、打造环境健康专业人才队伍。

近年来国家先后发布大气、水、土壤污染防治行动计划及《"健康中国2030"规划纲要》，提出加强城乡环境卫生综合整治，深入开展以大气、水、土壤等污染防治为主要内容的健康环境建设目标，为深入开展环境污染防治、保护民众健康指明了研究方向，给我国环境与健康事业发展增添了新活力，也给环境卫生学提出了新的任务，包括加强环境与健康的基础研究，大力开展环境监测、生物监测和人群健康监测，加强环境健康风险评价研究，加强农村环境卫生工作，加强环境与健康法律法规和标准体系建设，促进新技术和新方法在环境卫生工作中的应用，加强环境卫生工作人才队伍建设，开拓环境卫生工作的新领域。

（三）我国环境卫生工作的主要成就

中华人民共和国成立后，我国环境卫生工作取得显著成就：城乡环境卫生面貌显著改善，一些严重危害人民健康的传染病、地方病得到有效控制或消灭；环境与健康研究取得丰硕成果；环境监测工作卓有成效，建立了完善的环境卫生监督监测体系；环境与健康法律法规标准体系逐步建立和完善；人才队伍建设成效显著，已具备了一支素质较高的环境卫生工作队伍；全国有百余所高等院校设置了公共卫生学院（系）和预防医学专业，不少学校有环境卫生学硕士、博士学位授权点，培养出大批环境卫生专业的高级专门人才。

（四）我国环境卫生工作与环境卫生学面临的问题与挑战

《全国生态保护"十三五"规划纲要》指出当前我国主要的生态问题：①生态空间遭受持续威胁。②生态系统质量和服务功能低。③生物多样性加速下降的总体趋势尚未得到有效遏制。④环保部门体制机制和管理上存在统一监管管理体制不健全、全社会共同监督机制尚未建立、监督管理基础能力薄弱等问题。我国生态保护面临的挑战：①经济发展与生态保护间的矛盾依然存在，传统发展方式带来的资源环境约束日益趋紧，生态环境风险逐步凸显。②人民群众对优质生态产品需求不断增加与现有供给能力不足间的矛盾日益明显。③生物多样性丧失速度短期内难以根本遏制，国际履约压力不断加大。

《"十四五"环境健康工作规划》指出我国环境健康工作面临的主要问题：①对提质发展和健康优先缺乏深层次认识。②相关制度体系未能与现行生态环境管理政策措施有效衔接，顶层设计有待完善。③支撑生态环境管理的技术储备依然不足。环境健康调查、监测手段难以满足精准化生态环境管理需求，研究成果有效转化落地不足。④基础研究、创新能力与发达国家相比仍有较大差距，对于新污染物等新兴环境问题的研究缺乏前瞻性布局。⑤环境健康风险防范意识和能力有待提升。我国居民环境健康素养水平总体不高，科学知识素养水平低的问题尤为突出，城乡差异大。⑥环境健康科普内容和资源供给不足，宣传手段相对单一，影响传播覆盖面和传播效果。⑦人才队伍不足的局面没有得到根本改变。

可见，我国生态环境保护的结构性、根源性、趋势性压力尚未根本缓解，还面临着一系列问题：环境卫生学研究从广度和深度上水平不高；研究方法和手段单一；环境健康风险评价方法研究及工作力度不够；专业研究机构少，研究人员不足；研究部门与环境保护机构联系不紧密；人才培养体系不健全；卫生标准与行业标准不统一；环境卫生监督监测体系分离等。

知识拓展

环境污染的经济损失和健康影响

2018年甘肃省柴油罐车泄漏、2020年鹿鸣矿业有限公司尾矿库泄漏、2020年桐梓县油管道柴油泄漏、2022年宏盛煤焦化有限公司洗油泄漏，造成的直接经济损失分别为601.27万元、4420.45万元、148.73万元、4445.6万元。我国每年环境污染造成的经济损失达1000亿美元，占全国国内生产总值（gross domestic product，GDP）的5.8%。

2015年8月天津危险品仓库爆炸，致173人遇难或失踪，798人受伤；2016年肺癌仍是我国癌症死亡首因；据估计，我国每年室外空气污染导致35万至50万人早死。环境污染成为制约我国社会可持续性发展的主要问题之一，我们在社会发展、经济建设、科技创新的同时，务必重视和解决环境污染，促进人与自然的和谐统一，牢记习近平总书记的"绿水青山就是金山银山"。

本章小结

教学课件

执考知识点总结

本章涉及的2019版及2024版公共卫生执业助理医师资格考试考点对比见表1-1。

表1-1　2019版及2024版公共卫生执业助理医师资格考试考点对比

单元	细目	知识点	2024版	2019版
绪论	环境卫生学基本概念	（1）定义和研究对象	√	√
		（2）研究内容和方法	√	√

拓展练习及参考答案

（杨金友）

第二章 环境与健康的关系

学 习 目 标

素质目标： 树立环境与健康保护意识，自觉投身到美丽中国、健康中国建设的伟大实践中去。

知识目标： 掌握自然环境和环境污染的有害因素对健康影响的一般规律和特征，以及所产生的健康危害；熟悉环境与健康关系的研究方法、环境卫生标准的制定原则与方法，以及健康危险度评价的基本内容和方法；了解全球性环境问题及其对人类健康的影响。

能力目标： 具备利用有利环境因素和控制不利环境因素促进健康，从而预防疾病，保障人群健康的能力。

案例导入

【案例】

2018年，我国广州市发生了一起严重的空气污染事件，这一事件引起了广泛关注。在那段时间，广州市的空气质量急剧恶化，PM2.5、PM10等污染物浓度飙升，对当地居民的生活造成了严重影响。不仅如此，空气污染还导致当地医院呼吸系统疾病就诊人数急剧增加，部分患者的病情加重。

事实上，空气污染与呼吸系统疾病、心血管疾病等健康问题密切相关。多项研究表明，长期暴露在污染空气中，会导致人体呼吸系统、心血管系统等受损，进而影响整体健康状况。

在我国，空气污染问题已经成为一个亟待解决的环境问题。为了改善空气质量，政府出台了一系列相关政策，包括严格控制工业排放、限制机动车行驶、推广清洁能源等。同时，各地也纷纷加大环保宣传力度，提高公众的环保意识。广州市政府表示，将采取更加有力的措施，加大治理空气污染的力度，还市民一个蓝天白云的生活环境。

专家提醒，面对空气污染，市民应加强自我保护，特别是在发生污染严重的时期，尽量减少户外活动，外出时佩戴口罩。同时，关注室内空气质量，保持室内通风，可以使用空气净化器等措施改善室内空气。在环保问题上，每个人都应该承担起责任，从自身做起，为改善空气质量贡献一份力量。

【问题】

1. 2018年广州市呼吸系统疾病患者人数激增的原因是什么？
2. 针对这种情况，应该如何采取应对措施？

核心知识拆解

第一节 人类的环境

地球是人类赖以生存的家园。自18世纪工业革命以来，人类社会经济进入高速发展轨道，全球人口快速增长，对自然资源的开发利用规模不断增大，环境污染和生态破坏越来越严重，地球上物种灭绝的速度大大加快。1972年6月5日，联合国在瑞典首都斯德哥尔摩召开了人类环境会议，会议通过了《联合国人类环境会议宣言》（简称《人类环境宣言》），呼吁各国政府和人民为维护和改善人类环境，造福全体人民，造福后代而共同努力。

人类在漫长的发展进化史中，不断适应环境、改造和利用环境，两者之间形成了相互依存、密不可分的关系。环境与健康的关系密切且复杂，环境为人类提供了生存和发展所需的物质条件，同时也会对人类健康产生影响。健康是指个体在身体、心理和社会三个方面的全面良好状态，受到遗传、环境、生活方式和卫生服务等多方面因素的影响。

环境（environment）是人类和一切生物赖以生存和发展的物质基础，环境卫生学所研究的环境，其中心事物是人，是指围绕人类的空间及其中能直接或间接影响人类生存和发展的各种因素的总和，是一个非常复杂的庞大生态系统，由多种环境介质和环境因素组成。

一、自然环境

自然环境（natural environment）是指围绕着人群的立体空间和其中可以直接或间接影响人类生活与生产的一切物质、能量的总体，包括大气圈、水圈、土壤岩石圈、生物圈。

大气圈是地球表面包围着的一层厚厚的大气层，它为地球提供了维持生命的氧气和抵御外部环境的保护层。在日常生活中，每人每天都需要吸入$10 \sim 15m^3$的空气，大气圈的对流层是最靠近地表且密度最大的一层，大气污染物也多集中在这一层，因此，它与人类的生活关系最为密切。大气污染不仅导致空气质量下降，还可能引发多种疾病。例如，呼吸系统疾病、心血管疾病、神经系统疾病等，都与大气污染有一定关联。

水圈是指地壳表层、表面和围绕地球的大气层中存在着的各种形态的水，包括液态、气态和固态的水。地球表面约有71%的面积被水圈覆盖，然而，人类所需的淡水资源储量却只占总水量的2.53%，这使得水资源的保护和合理利用成为全球面临的重要问题。

土壤岩石圈是地球表面的一个重要组成部分，它为生物提供了栖息场所，也为人类提供了食物和生活的基础。土壤岩石圈包括土壤圈和岩石圈，其中土壤圈是岩石圈最外面的疏松部分，岩石圈则可细分为六大板块，分别为亚欧板块、非洲板块、美洲板块、印度洋板块、南极洲板块、太平洋板块。

生物圈指有生物生存的地球表层，由地球上所有生命物质及其生存的环境构成。生物圈的范围大致包括了12km深的地壳、海洋及15km以内的地表大气层。

自然环境是人类生存的基础，它在人类出现之前就已经存在，人类的活动也对自然环境产生了深远的影响。根据受人类活动的影响程度，自然环境可以分为原生环境（primitive environment）和次生环境（secondary environment）。原生环境是指天然形成的未受或少受人为因素影响的自然环境，主要包括气候、地貌、水文、土壤、植被、动物等自然要素。这些要素相互制约、相互影响，构成了一个相对稳定的生态系统。在原生环境中，生物种类繁多，生态平衡得以保持，物种多样性得到体现。次生环境是指受到人类活动直接或间接影响的自然环境。次生环境的特点是生态系统失衡、物种多样性降低、环境质量下降等，主要包括城市环境、农田环境、工矿环境等。

在面对全球性的环境问题时，如何保护和改善自然环境，实现人与自然的和谐共生，成为我们亟待解决的问题。

二、生态环境

生态环境（ecological environment）是指生物与其生存的环境相互作用构成的生态系统，包括陆地生态系统、水生生态系统、湿地生态系统、城市生态系统等。生态环境的好坏直接影响着生物的生存和繁衍，同时也对人类健康产生影响。空气质量、水资源、土壤质量等环境问题都与生态环境密切相关。其中，社会环境是指人类生存及活动范围内的社会物质、精神条件的总和，如人类居住、工作、娱乐的场所等，包括建筑、道路、绿化、水源、能源、交通、信息等各个方面。社会环境是人类创造的成果，也是人类活动的载体，与人类健康息息相关。社会环境中的各种因素相互交织，共同影响着人类的健康。

生态系统是生物圈中的一个基本单位，它由生物群落和其生存环境共同构成。生态系统中的生物群落相互依赖，形成了一个复杂的生态网络。这个网络中的每一个环节，无论是生物还是环境，都对整个生态系统产生影响。生物多样性的丧失、物种灭绝等现象都对生态系统的稳定性造成威胁，进一步影响人类的生存和发展。生态系统中的生物群落通过各种功能流（如物质流、能量流、物种流和信息流）相互联系，形成一个稳定的系统。在这个系统中，生物群落中的生物按照其在物质和能量流动中的角色，可以分为生产者、消费者和分解者三类。生产者主要是绿色植物，它们通过光合作用将无机物转化为有机物，为其他生物提供能量和物质基础。消费者主要是各种动物，包括人类，它们以植物或其他动物为食（人类作为杂食动物，既吃植物也吃其他动物），获取能量和物质。根据食物来源的不同，消费者可以分为一级消费者、二级消费者和三级消费者等。分解者主要是微生物，它们能将有机物分解为无机物，为生态系统的循环提供助力。微生物在土壤、水体和动植物体内发挥着重要的分解作用，维持着生态系统的稳定。生物圈作为地球最大的生态系统，是地球上所有生物的共同家园，也是生物多样性的重要载体，是指地球上的动植物、微生物等所有生物及其周围环境的整体，生物圈中，生物与生物、生物与非生物之间相互依存、相互作用，形成了一个复杂的网络。这个网络包括了食物链、生态位、物种多样性等多个方面，共同维持着地球生态系统的稳定。

在生态系统中，各种生物通过食物链和食物网相互联系。食物链描述了一种生物以另一种生物为食的锁链关系，而食物网则展示了这种关系的复杂程度。生态平衡是指在一定时间内，生态系统中的生产者、消费者、分解者之间，以及生物群落与非生物环境之间，保持能量与物质输入、输出动态的相对稳定状态。当生态系统中的某个环节出现功能异常时，生态系统具有一定的自我调节能力。这种调节能力与生态系统的结构有关。生态系统结构越复杂，物质循环和能量流动的途径越多，其调节能力越强。相反，结构越简单，生态系统的调节能力就越弱。因此，保护生物圈的结构多样性，有助于提高生态系统的稳定性和自我调节能力，维护地球生态平衡。

随着人类城市化的快速发展，全球生态环境如气候变化、生物多样性丧失、水资源短缺等问题成为人类面临的重大挑战，过度开发、污染和外来物种入侵等问题正威胁着生态系统的平衡。生态环境的保护和修复成为当今世界关注的焦点，我国政府高度重视生态环境问题，提出了一系列政策和措施，如生态文明建设、绿色发展、碳中和等，以实现人与自然和谐共生。在陆地生态系统方面，我国大力推进森林覆盖率的增加，实施退耕还林还草、防沙治沙等工程，提高了生态系统的自我修复能力。在水生生态系统方面，我国加强水资源管理和保护，推进江河湖泊的生态修复，保护和改善水生生物的生存环境。在湿地生态系统方面，我国积极保护湿地资源，恢复湿地生态功能，维护湿地生态系统的稳定性。在城市生态系统方面，我国加大绿化力度，提高城市空气质量，改善居民生活环境。

第二节　人与环境的辩证统一关系

在人类历史的长河中，我们不断地探索和领悟自然的发展规律，学会适应和改变环境。《黄帝内经》就明确指出："人与天地相参也，与日月相应也。"这句话表达了人与环境之间的密切关系，强调人类要顺应自然、遵循自然规律，达到人与自然的和谐共生。中国传统哲学的核心理念之一是"天人合一"，这一概念旨在阐述人与环境之间的紧密关系。在这里，"天"可以理解为与"人"相对的"环境"，包括大自然中的所有元素和生物。环境是人类及其他生物的生命之源，也是我们生存和发展的物质基础。

环境不仅为我们提供生存的基础，同时还以独特的方式影响着我们的发展。它既是我们生活的依托，又是我们行为的制约因素。人与环境之间的这种相互依存、相互制约，形成了两者之间密不可分的辩证统一关系。只有充分认识到这种关系，并在实践中积极维护和改善环境，才能实现人与环境的和谐发展。在新时代背景下，人类在发展过程中要尊重自然、珍惜资源、保护生态环境，积极探索人与环境和谐共生的发展道路，为构建美丽中国、促进全球生态文明建设贡献力量。

一、环境与人体的相互关系

在人类生态环境中，人和环境之间不断进行着物质、能量、信息交换，保持着动态平衡而成为不可分割的统一体，从而实现了人与环境的和谐统一。环境因素对人类健康的影响具有双重性。一方面，良好的环境条件对人类的健康和发展有着积极的影响。适宜的气候、清洁的空气、充足的水源和丰富的自然资源，都有助于人们的身心健康。另一方面，恶劣的环境问题则可能导致人类健康受损。当环境污染、生态破坏等问题严重时，人们的生活环境将受到严重影响。空气中的有毒有害物质、水中的病原体、土壤中的重金属等，都会对人体健康造成威胁。例如，雾霾天气会导致呼吸系统疾病和心血管疾病的发生率上升，水质污染可能导致肠道疾病和中毒现象，土壤污染则会影响农作物的质量和食品安全，进而危害人体健康。

（一）环境因素对人类健康的影响

空气质量的好坏直接影响到人们的呼吸系统、心血管系统等。水资源的重要性更是不言而喻，人体约60%的组成部分是水，水质的好坏也直接关系到人体的健康。阳光中的紫外线有助于人体内维生素D的合成，维生素D又能促进钙的吸收，对骨骼发育和免疫系统的维护具有重要意义。此外，阳光还能调节人的生物钟，促进精神愉悦。气候对人类的生产和生活也有重要影响，适宜的气候条件有利于农作物生长、水资源利用以及人们的休闲娱乐。反之，极端气候事件如高温、暴雨、干旱等，则可能导致人们的生活受到严重影响。

（二）人类活动对环境的影响

随着人类社会的快速发展，我们对自然环境的依赖日益加深。然而，在追求经济增长和科技进步的同时，我们也带来了许多环境问题。

1. 气候变化　人类过度开发和消耗化石燃料，导致大量温室气体排放，从而引发全球气候变暖。这对全球生态系统产生严重影响，如海平面上升、极端天气增多等。

2. 水资源污染 工业废水、农业用水和城市生活污水等污染水源，导致水资源严重短缺和水质恶化，影响人类生活和生态系统的稳定。

3. 土地资源破坏 城市化、工业化进程中，大量农田被占、森林砍伐、土地沙化等问题日益严重。这不仅威胁粮食安全，还导致生物多样性丧失。

4. 生物多样性减少 人类活动导致生物栖息地破坏，许多物种面临灭绝风险。过度捕捞、非法采伐和引入外来物种等行为进一步加剧生物多样性丧失。

随着工业化和城市化的发展，环境污染问题日益严重。空气污染、水污染、土壤污染等，可能导致生态失衡、物种灭绝等问题，这些问题的产生和发展不仅影响人们的生产和生活，还可能导致多种疾病的发生，最终也会对人类的健康和发展产生负面影响。因此，关注环境保护，减少环境污染和破坏，对保障人类健康和促进可持续发展具有重要意义。

二、人与环境相互作用的生物学基础

（一）生物适应环境

生物适应环境是指生物体在漫长的进化过程中，通过基因变异、自然选择等机制，其形态、生理、行为等特征与所处环境达到相互适应的状态。这种适应性是生物体在特定环境下生存和繁衍的基础，是生物进化的重要驱动力之一。生物体在生长发育过程中，基因会发生突变，产生新的基因型和表现型。这些变异为生物体提供了适应环境的可能性。环境对生物体施加选择压力，使得某些具有适应环境优势的基因型在种群中逐渐积累，从而使整个种群适应环境的能力提高。

生物适应环境是生物体在地球上生存和繁衍的基础，有助于生物种群的稳定和进化，导致了生物种类的多样性，使得地球生态系统更加丰富和稳定。了解生物适应环境的机制，有助于我们更好地保护和治理生态环境。例如，在生物多样性保护中，我们需要重视生物栖息地的保护和恢复，为生物提供适宜的生存环境。生物适应环境的能力对于人类社会的可持续发展具有重要意义。人类通过借鉴生物适应环境的机制，可以为农业、医药、材料科学等领域的发展提供新的思路和技术支持，不断提高自身的环保意识和行为，以实现人与环境的和谐共生。

（二）生物影响环境

生物通过生活活动、死亡后的分解以及排泄物等，不断地改变着环境的物质组成和结构。例如，土壤的形成过程中，生物残体和分解产物积累了大量的有机质，使土壤变得更加肥沃。此外，微生物在地下水的循环过程中，还能够溶解岩石，形成喀斯特地貌。

生物影响环境还体现在生物间的相互关系上。生物之间的捕食与被捕食关系、竞争关系等，都会对环境产生影响。例如，捕食者通过捕食被捕食者，调控种群数量，维持生态系统的稳定。而生物间的竞争关系则可能导致某些物种适应环境的变化，如杂草对农作物的影响。

在生物影响环境的过程中，既有正效应，也有负效应。正效应主要体现在生物对环境的改善和维护上，如植物通过光合作用释放氧气，净化空气；微生物通过分解有机物，净化水质等。而负效应则主要表现为生物入侵、病虫害传播等。外来物种入侵会破坏当地生态系统，导致本地物种灭绝，严重破坏生物多样性。同时，病虫害的传播会给农作物和人类健康带来巨大威胁。

为了保护生态环境，我们应该加强对生物与环境相互作用的研究，合理利用生物资源，防范生物入侵和病虫害传播，从而实现生物与环境之间的和谐共生。同时，我们还需要关注人类活动对生物与环境的影响，采取措施减轻负面影响，促进可持续发展。

（三）环境影响生物

环境因素如气候、水质、土壤等对生物的生长、繁殖、分布等具有重要作用。环境变化可能导致生物种群数量波动、物种分布范围变化，甚至引发物种灭绝。同时，环境因素也影响着生物的适应性和进化方向。

生物生存离不开资源，环境变化可能导致资源分布和数量的改变。生物为了争夺有限的资源，会发生种间竞争、共生关系等现象。在这个过程中，生物会通过进化出更高效的资源利用策略、提高竞争能力等方式，适应资源竞争的压力。气候是生物生存的基础，气候变迁会对生物产生深远影响。温度、降水等气候因素的变化，可能导致生物分布范围的改变、物种多样性的减少、生态系统的不稳定等。生物为了应对气候变迁，需要进行生理、行为和遗传层面的适应。

随着人类活动的加剧，环境污染问题日益严重。污染物对生物的影响主要表现在生物体内毒素积累、生殖能力下降、生长发育受阻等方面。通过深入研究生物与环境之间的相互作用，我们可以更好地理解生物演化的规律，为保护生物多样性和维护生态系统稳定提供理论支持。同时，对生物适应环境的认识也有助于我们预测未来环境变化对生物的影响，为环境保护和可持续发展提供科学依据。

第三节　环境改变与机体反应的基本特征

一、环境介质与环境因素的暴露

环境介质（environmental media）是指大气、水、土壤（岩石）以及包括人体在内的所有生物体。其物质形态（气、液、固）不会以完全单一的介质形式存在，在一定条件下可相互转化；而在介质中被转运的或介质中存在的各种无机及有机成分被称为环境因素（environmental factors）。环境介质是环境因素传递给机体的媒介，不同环境介质中的有害因素可对人体产生不同的健康效应。例如，空气污染中的颗粒物和有害气体主要影响呼吸系统，而水污染中的重金属和有机物可能对人体多个器官产生毒性作用。

环境因素的暴露途径主要有三种：吸入、食物摄入和皮肤接触。吸入途径是指环境中的有害物质通过呼吸道进入人体，如空气污染中的颗粒物和有害气体；食物摄入途径是指有害物质通过食物进入人体，如水污染中的重金属和有机物；皮肤接触途径是指有害物质直接通过皮肤进入人体，如土壤中的农药残留等。

在暴露测量中，被检测的剂量有三种：外剂量、内剂量、生物有效剂量，三者是衡量污染物对人体健康影响的重要参数。外剂量（external dose）是指人体暴露于环境中的污染物剂量。它主要通过测量污染物在环境中的浓度和人体暴露时间来估算。外剂量可分为全身剂量和局部剂量，全身剂量是指污染物在人体全身的分布情况，而局部剂量是指污染物在人体某一部位的浓度。内剂量（internal dose）是指污染物通过吸入、食物摄入、皮肤接触等途径进入人体后的剂量。与外剂量相比，内剂量更能反映污染物对人体健康的实际影响。内剂量可以通过生物样品（如血液、尿液、头发等）中污染物的浓度来估算。内剂量在评估污染物对人体健康的慢性影响、生物标志物研究和风险评估等方面具有重要意义。生物有效剂量（biological effective dose）是指污染物在人体靶部位或替代性靶部位的量。它反映了污染物在人体内的生物效应程度，是评估污染物对人体健康风险的关键参数。生物有效剂量可以通过生物体内污染物的浓度和生物分布来估算，在污染物中毒诊断、治疗和风险评估方面具有重要应用价值。

二、暴露特征与反应特征

（一）暴露特征

环境有害因素的暴露特征包括暴露途径、暴露强度、暴露时间和暴露频率。这些特征决定了环境有害因素对机体的影响程度。例如，相同剂量的污染物，通过吸入途径进入人体可能比通过食物摄入产生更严重的健康影响。此外，长期低剂量暴露和短期高剂量暴露对机体的影响也有所不同。

环境污染物对健康的损害受许多因素影响，主要包括以下几点。

1. 环境有害因素的理化性质　如水溶性、脂溶性、挥发性等，可影响环境有害因素在机体内的吸收、分布、代谢等生物学过程进而影响其作用的靶器官。例如，水溶性物质在水中能迅速溶解，易于在生物体内分布；脂溶性物质在水中溶解度较低，不易透过生物膜，其在生物体内的分布和代谢速度较慢。此外，环境有害因素的化学结构和生物活性也对其危害程度产生影响。

2. 暴露剂量　环境有害因素作用于机体后，随着其剂量的增加或减少，机体所产生的生物学效应也随之改变的相关关系，被称为剂量-效应关系（dose-effect relationship）。而随着环境有害因素剂量的增加或减少，人群中出现特定生物学效应的个体数随之改变的相关关系，被称为剂量-反应关系（dose-response relationship）。剂量-效应关系和剂量-反应关系是环境流行病学中至关重要的概念，它们有助于我们理解环境有害因素对机体的影响程度。在环境污染治理方面，了解剂量-效应关系和剂量-反应关系有助于制定针对性的政策和措施。通过研究不同剂量下生物学效应的变化，可以为政策制定者提供科学依据，以便在有限的资源下优先解决危害较大的环境问题。此外，还可以为环境保护部门提供监测和评估污染物暴露风险的依据，为环境治理提供技术支持。

3. 暴露时间　环境有害因素作用于人群往往是长时间、低剂量的暴露。短时间、高剂量的环境有害因素暴露表现为急性危害，主要表现为中毒、辐射病等，常常是由大气污染和生产性事故引发。以1986年苏联的切尔诺贝利核泄漏事故为例，该事故导致大量辐射物质释放到环境中，使得附近居民和救援人员短时间内暴露于高剂量的辐射之下，进而引发了大量的急性辐射病病例。长期暴露于低剂量的环境有害因素可能会导致慢性疾病，如癌症、心血管疾病等。这是因为环境有害因素在人体内积累到一定程度后，会对细胞、组织和器官产生毒性作用，从而引发疾病。

4. 个体易感性　个体的年龄、性别、健康状况、遗传因素等均可影响环境有害因素对机体的健康效应。老、弱、病、残、幼等人群对环境有害因素的反应更为敏感和强烈，抵抗力最弱，最容易受到有害因素伤害，称为易感人群（敏感人群）。在临床工作中，我们往往只看到出现症状和体征的患者，而忽视受有害因素作用的无症状人群，有症状的就恰似冰川浮在水面上的部分，这种现象称为冰川现象。

（二）反应特征

机体对环境有害因素的反应特征包括生物学效应、剂量-效应关系和剂量-反应关系。生物学效应是指环境有害因素对机体产生的直接和间接影响，如炎症、细胞损伤等。剂量-效应关系和剂量-反应关系分别描述了随着暴露剂量的变化，机体出现特定生物学效应的概率的变化。

1. 生物效应的多样性　机体对环境有害因素的反应表现为多种生物效应，如基因突变、染色体损伤、细胞凋亡、生理功能紊乱等。这些生物效应相互关联，共同影响机体的健康状况。

2. 反应的个体差异　不同个体对同一环境有害因素的反应存在显著差异，这主要与个体的遗传背景、年龄、性别、生活习惯等因素有关。因此，在评估环境有害因素对机体的影响时，应充分考虑个体差异。

3. 累积效应　环境有害因素的作用具有累积性，长期暴露于有害环境可能导致机体健康状况的恶化。此外，不同环境有害因素之间还存在协同作用，使机体健康受到更为严重的影响。生物放大现象也是环境中污染物对人体健康影响的一个重要因素。生物放大现象指的是污染物在食物链中逐级积累，使得较高营养级的生物体内污染物的浓度高于较低营养级的生物体。这主要是因为污染物在生物体内不易排出，随着时间的推移，污染物在生物体内的浓度逐渐升高。生物放大现象使得人类暴露于更高剂量的污染物，进而增加了对人体健康的影响。

三、环境多因素暴露与联合作用

在环境改变与机体反应的关系中，环境多因素暴露与联合作用也是一个重要的特征。环境中的有害因素并非孤立存在，而是可能相互影响、协同作用。这种多因素的暴露和联合作用会使机体面临更复杂的健康风险。

（一）多样性

环境因素的多样性是一个不容忽视的事实，从空气中的化学污染物到土壤中的重金属，再到日常生活中的电磁辐射，这些环境因素都在以不同的方式和程度影响着我们的健康。它们可能直接作用于我们的身体，也可能通过食物链间接影响我们的健康。

（二）多因素暴露

环境中的有害因素可能有不同的介质和来源，如大气污染、水污染、土壤污染等。这些有害因素在人体内可能产生相互作用，加重对人体健康的危害。例如，空气中的颗粒物和有害气体可能导致呼吸系统疾病，而水中的重金属和有机物可能对人体多个器官产生毒性作用。同时，不同环境介质中的有害因素也可能相互影响，如气候变化可能导致生态系统破坏，进一步加剧环境污染。

（三）联合作用

环境中的有害因素之间可能存在协同作用，使机体面临更严重的影响。这种协同作用包括叠加效应、放大效应和互补效应等。例如，某些污染物在单独作用时可能对人体健康影响较小，但当多种污染物共同作用时，可能产生更严重的健康危害。这种现象在环境污染治理和健康风险评估中具有重要意义。

环境多因素暴露与联合作用的研究，有助于我们更好地理解环境中有害因素对人体健康的影响，为环境污染治理和健康风险评估提供科学依据。

四、人群健康效应谱与易感人群

环境污染已成为严重威胁人类健康的重要因素，各种环境污染因素在一定强度和时间作用下均可对人体产生不同程度的损伤，在受暴露人群中引发急性、慢性以及远期健康危害。环境构成和环境状态的任何异常变化，都会不同程度地影响人体的正常生理活动。人体具有调节自身的生理功能，以适应环境不断变化的能力，当环境的异常变化在人体适应范围内，机体可通过自身的调节完全适应。例如，人体可以通过体温调节来适应环境中气温高低的变化。当环境有害因素作用于人群时，大多数人体内环境污染物负荷增加，但不引起生理功能改变，属于正常生理调节范围。有些人则会处于生理代偿状态，机体还可能保持着相对稳定，暂时不出现症状和体征，如果停止致病因素作用，机体可能向着恢复健康的方向发展。如果环境有害因素继续作用，致使功能发生障碍，机体则向病理状态发展，出现疾病的症状和体征，少数人甚至可因病理反应而死亡。

（一）人群健康效应谱

当人群暴露于环境有害因素时，人体对环境的适应调节能力不同，不同级别的健康效应在人群中的分布称之为健康效应谱（spectrum of health effect），从弱到强分为5级：①生理负荷增加。②生理代偿变化。③生理反应异常。④疾病。⑤死亡。它反映了人群健康状况的差异和影响因素，为疾病防控提供了重要依据。

环境影响的健康效应谱提示在研究环境因素对健康的影响时，不能只注重有无临床表现，更应该着重研究生理、生化等方面的早期改变，尽早发现临床前期表现和潜在的健康效应。近年发展的某些生物标志物成为预测环境污染物对人类健康早期危害的有效工具。生物标志物是生物体内发生的与发病机制有关联的关键事件的指示物，是机体由于暴露各种环境因子所引起器官、细胞、亚细胞的生化、生理、免疫和遗传等任何可测定的改变。生物标志物中的分子生物标志物则着重研究外来因子与机体细胞，特别是生物大分子（核酸、蛋白质）相互作用所引起的分子水平上的改变。生物标志物分为三大类：①暴露生物标志物，用于检测环境中污染物暴露的生物标志物，如血液中的农药残留物和重金属浓度等。②效应生物标志物，用于检测环境污染对身体产生的生物学效应，如基因突变、细胞凋亡等。③易感性生物标志物，用于检测个体对环境污染物的易感程度，如免疫功能指标、遗传多态性等。

（二）易感人群

易感人群（susceptible person）是指那些由于身体条件、年龄或其他因素而更容易受到疾病侵害的人群。这些人群通常具有较低的抵抗力，使得他们更容易感染病原体并发展成疾病。易感人群主要包括儿童、老年人、孕妇、患有慢性疾病的人群以及从事高风险职业的人群。年龄、性别、遗传因素、生活方式、心理状态等特征都是影响易感人群发病风险的重要因素。

1. 儿童　由于他们的免疫系统尚未完全发育，儿童对于许多病原体的抵抗能力较弱。此外，他们通常处于密集的社交环境中，如学校、幼儿园等，这使得他们更容易接触到各种病原体，从而增加感染的风险。

2. 老年人　随着年龄的增长，老年人的身体功能逐渐下降，免疫系统功能减弱，使得他们更容易受到疾病的侵害。此外，老年人可能患有多种慢性疾病，如心血管疾病、糖尿病等，这些疾病会进一步降低他们的抵抗力，增加感染的风险。

3. 孕妇　妊娠期妇女的身体发生了一系列变化，包括免疫系统的调整，这使得她们更容易感染病原体。此外，孕妇需要更多的营养和休息来支持胎儿的生长和发育，如果营养不足或休息不够，会进一步降低免疫力，增加感染的风险。

4. 患有慢性疾病的人群　慢性疾病如心脏病、呼吸系统疾病、肝病等，会损害身体的免疫功能和抵抗力，使得这些人群更容易感染病原体并发展成疾病。

5. 从事高风险职业的人群　某些职业的工作人员由于他们的工作环境或工作内容，使他们更容易暴露于各种病原体和危险物质中，如医护人员、食品加工工人、清洁工、农业工人等，他们每天都可能接触到大量的细菌、病毒和其他有害物质，因此他们的感染风险相对较高。

对于易感人群来说，加强自我保护和健康管理尤为重要。他们应该注重锻炼身体、保持营养均衡、避免接触病原体等，以提高免疫力和抵抗力。同时，社会也应该加强对易感人群的关注和支持，为他们提供更好的医疗服务和健康保障，共同维护他们的健康和安全。

人群健康效应谱与易感人群的研究，有助于我们更好地了解疾病分布和发病风险，为防控疾病提供重要依据。针对易感人群，采取综合防控策略和措施，可以降低疾病发生风险，提高人群健康水平。

第四节　自然环境与健康

一、自然环境中物理因素对健康的影响

自然环境中的物理因素包括多种自然界中存在的物理现象，如气温、湿度、气压、电离辐射、电磁辐射等。这些物理因素与健康之间的关系是复杂而密切的。

在正常情况下，这些物理因素对人类健康一般无害，它们是人类生活和生产活动所必需的环境条件。然而，当这些物理因素的强度、剂量或作用于人体的时间超过一定程度时，就可能对机体产生危害。例如，过高的气温可能导致中暑，过低的温度可能引发冻伤，过度的噪声可能会导致听力受损，电磁辐射过强也可能会影响人体的内分泌和免疫系统。

（一）气温

气温是自然环境中重要的物理因素，对人类健康有着深远的影响。研究表明，适宜的气温有助于人们保持愉悦、稳定的情绪；过高或过低的气温可能导致情绪波动，如焦虑、抑郁等心理问题。适宜的气温有助于维持血液循环的正常运行，防止因血管收缩或扩张导致的血压波动；而过高或过低的气温会导致血压升高或降低，增加心血管疾病的风险。适宜的气温有利于人体的生理功能和心理状态的稳定，而过高或过低的气温则可能导致热射病、冻伤等健康问题。此外，气温的变化还可能影响疾病的传播，如疟疾等疾病的传播就与气温有关。

（二）湿度

人体大约有60%的成分是水，细胞内的各种生化反应都需要在适当的湿度环境下进行。当湿度适中时，人体内的水分蒸发速度适中，有利于维持细胞内的水分平衡，保持人体正常的生理功能。过高或过低的湿度都会对人体产生不良影响。湿度过高可能导致空气中的细菌、病毒等微生物滋生，增加呼吸道感染的风险。长期处于低湿度环境下，可能引发呼吸系统疾病、心血管疾病等。

在我国，由于地理环境和气候条件的多样性，各地区湿度差异较大。因此，人们在日常生活中要根据当地湿度情况，采取适当的措施保持室内湿度适中。一般来说，室内湿度保持在40%～60%是比较理想的。在这个湿度范围内，人体感觉舒适，有利于身体健康。

（三）气压

气压对人体健康的影响不容忽视。在海拔较高的地区，气压的变化尤为明显，这也使得高原地区的居民和游客容易出现高原反应。高原反应是由于气压降低导致人体内气体挤压，从而引起的一系列生理和心理不适。常见的症状包括头痛、恶心、呼吸困难、失眠等。严重时，甚至可能需要住院治疗。

除了高原反应，极端低压或高压天气也对人体健康产生不利影响。在低压环境下，人体内的气体挤压，导致肺部扩张受限，从而使呼吸困难、胸闷等症状出现。同时，低压环境还会导致血液循环不畅，增加心脏的负担，可能引发心血管疾病。相反，在高压环境下，人体内的气体膨胀，可能引发头

痛、耳鸣等症状。此外，高压环境还可能使心脏承受更大的压力，增加心脏病的风险。

（四）辐射

辐射是自然环境中不可或缺的一部分，它的存在既有利于生物体的生长发育，也可能对生物体产生不良影响。辐射主要包括紫外线、红外线和无线电波等类型。紫外线分为紫外线A段（ultraviolet A，UVA）、紫外线B段（ultraviolet B，UVB）和紫外线C段（ultraviolet C，UVC）三种，其中UVA和UVB较为常见。适量的紫外线辐射对人体有益，如有助于人体维生素D的合成，维生素D能促进骨骼发育，增强免疫系统功能，预防佝偻病等疾病。然而，过量的紫外线辐射对人体健康造成严重威胁。UVB辐射会导致皮肤晒伤、皮肤癌等皮肤病，UVA辐射则可导致皮肤老化、色素沉着等。

红外线辐射主要与热效应和电磁效应有关。长期暴露在高剂量红外线辐射下，人体可能出现一系列健康问题。例如，红外线辐射可能导致皮肤病、眼部疾病，还可能影响神经系统和心血管系统。

无线电波辐射广泛存在于我们的生活环境中，如手机、电视、无线电等。尽管目前研究表明无线电波辐射对人体的短期影响较小，但长期大量接触过高剂量的无线电波辐射仍可能对人体健康产生潜在危害。

二、自然环境中化学因素对健康的影响

自然环境中化学因素与健康的关系同样密切。化学因素主要包括空气污染、水质污染、土壤污染等。以下将分别探讨这些污染对健康的影响及应对措施。

（一）空气污染

随着工业化、城市化的加速发展，空气污染问题日益严重。空气中的有害气体和颗粒物，如细颗粒物（particulate matter 2.5，PM2.5）、可吸入颗粒物（particulate matter 10，PM10）、二氧化硫、氮氧化物等，对人体健康造成严重威胁。空气污染可能导致呼吸系统疾病、心血管疾病、肺癌等。长期暴露在严重空气污染环境下，还可能影响儿童生长发育、老年人生活质量等。为了减少空气污染对健康的影响，政府应加强环保政策，治理企业排放，提高空气质量。同时，居民应关注空气质量预报，尽量在污染严重时减少户外活动，外出时佩戴口罩等。

（二）水质污染

水污染物主要包括重金属、有机物、病原微生物等。水源受污染后，可能导致肠道传染病、寄生虫病等。长期饮用污染水源，还可能引发慢性疾病，如肾疾病、肝疾病等。为了保障水质安全，政府应加强水源地保护，完善水污染治理设施。居民在日常生活中要关注水质状况，尽量选择安全的水源，如饮用瓶装水、烧开的水等。

（三）土壤污染

土壤污染物主要包括重金属、有机污染物、病原微生物等。土壤污染会影响作物的生长和发展，进而影响人类健康。污染土壤中的重金属、有机污染物等，可通过食物链传递到人体，导致慢性中毒。长期摄入污染食品，可能引发肝、肾、神经系统等疾病。政府部门应加强土壤污染监测和治理，确保土地资源的安全利用。

三、自然环境中生物因素对健康的影响

自然环境中生物因素对健康的影响是多方面的，它们通过不同的途径和机制对人类健康产生深远影响。

（一）病原微生物

自然环境中的病原微生物，如细菌、病毒、寄生虫等，可能引发各种传染病和疾病。例如，疟疾、登革热等疾病的传播与蚊蝇等昆虫有关；流感等呼吸系统疾病的传播与空气中的病毒有关；食物中毒等消化系统疾病则与污染的食物有关。因此，预防病原微生物的传播是保障健康的重要措施。

（二）变应原

自然环境中的变应原，如花粉、灰尘、动物皮屑等，可能导致过敏性疾病，如变应性鼻炎、哮喘、荨麻疹等。对于过敏体质的人来说，避免变应原的接触是预防过敏性疾病的关键。

（三）生物多样性

自然环境中的生物多样性对人类健康具有重要作用。首先，生物多样性有助于维持生态平衡，防止环境恶化，从而保障人类的健康。其次，生物多样性提供了丰富的药用资源，许多传统草药来源于自然环境中的植物、动物和微生物。然而，生物多样性丧失会导致药用资源的减少，影响人类对疾病的防治。

（四）生态系统服务

自然环境中的生态系统服务，如水源涵养、碳汇、土壤保持等，对人类健康具有重要的支持作用。水源涵养有助于保障水资源安全，预防水资源污染；碳汇有助于减缓全球气候变化，改善空气质量；土壤保持则有助于防止土壤侵蚀，提高粮食产量。当生态系统服务受损时，人类健康将面临严重威胁。

总之，自然环境对人类健康的影响是多方面的，包括物理、化学、生物和人为因素等。为了保障人类健康，我们应关注自然环境的变化，采取有效措施，预防环境污染，维护生态平衡，促进健康可持续发展。同时，加强健康教育，提高人们的健康素养，培养健康生活方式，也是预防自然环境相关疾病的重要手段。

第五节　环境污染与健康

在人类社会不断发展进步的过程中，我们不断地开发和利用自然环境，改造生存环境，以满足日益增长的物质需求。然而，伴随着生产、生活活动的繁荣，我们也将大量废弃物排放到环境中，导致环境质量的下降和恶化。环境污染（environmental pollution）是指由于人类活动产生的物理、化学和生物等有害因素进入环境，使环境的组成或状态发生变化，扰乱和破坏了环境生态平衡，对人体健康和生态环境造成直接、间接或潜在危害，以及造成经济损失的现象。

我国政府高度重视环境污染问题，采取了一系列措施来治理和改善环境质量，如加强环境法规建设，明确规定污染物排放标准和环保责任；加大对污染企业的处罚力度，确保企业遵守环保法规；推

广绿色生产方式和清洁能源，从源头上减少污染物排放；加强环境监测和信息公开，让公众参与环保监督；开展环保宣传教育，增强全民环保意识等。

我们应该认识到，环境污染治理是一个长期、艰巨的任务，需要全社会共同努力。每个人都要认识到环保的重要性，切实转变生产和生活方式，减少污染排放。只有这样，才能实现可持续发展。

一、环境污染对人群健康影响的一般特征

（一）广泛性

环境破坏的影响广泛分布，波及各个地区的人群。这些人群涵盖了不同的年龄、性别、职业等多个方面，更为严重的是，环境破坏甚至可能对尚未出生的胎儿产生负面影响。例如，空气质量恶化可能导致老年人呼吸系统疾病加重，中年人因长期暴露在有毒环境中可能患有慢性病，而青年人则可能面临生育能力下降等问题。

（二）复杂性

环境中存在的各种有害因素可能同时存在，各种有害因素之间可能产生联合作用，环境有害因素可能同时通过受污染的空气、水、土壤、食物不同途径进入人体，同一个体也可能同时接触不同的环境有害因素；不同个体对污染物的易感性不同，在临床上也可能出现不同反应类型。例如，空气污染中的颗粒物和有害气体可以相互促进，形成更为严重的雾霾现象，加大对呼吸系统疾病的影响。而水污染和土壤污染则可能导致生态系统失衡，进一步影响食物链中的生物，最终对人体健康产生影响。

（三）多样性

环境中存在的各种有害因素对健康危害的表现形式存在多样性，有直接的，也有间接的；有急性的，也有慢性的；有局部的，也有全身的；有近期的，也有远期的；有特异性的，也有非特异性的。例如，空气污染可能导致呼吸系统疾病，水质污染可能引发消化系统疾病等。而间接危害则表现为环境污染对生态系统的影响，进而影响人类健康。

（四）长期性

环境有害因素有的可长时间存在于空气、土壤、水中，对人体健康产生的危害短时间可能不易被察觉，有的危害甚至需要几年、几十年才能表现出来。这就要求我们在生活中提高警惕，及时采取措施减少环境污染，从源头上降低有害因素的威胁。

二、环境污染对人群健康的急性危害

当环境有害因素短时间大剂量作用于机体时所产生的危害，称为急性危害，常因大气污染和生产性事故引发。以大气污染对人体的危害为例，大气污染主要包括工业废气、汽车尾气、生活污水等排放的有害物质，这些污染物在空气中形成PM2.5、PM10等颗粒物，以及臭氧、一氧化碳、二氧化硫等有害气体。当这些污染物短时间大剂量地进入人体时，会导致呼吸系统疾病、心血管疾病、神经系统疾病等。生产性事故通常涉及化学物质、机械设备、高温高压等危险因素。当这些危险因素在短时间内大剂量地作用于人体时，可能导致急性中毒、肢体损伤、烧伤等严重伤害。

三、环境污染对人群健康的慢性危害

慢性危害是指环境中的有害因素以低浓度、长时间的方式反复对机体产生的危害。慢性危害的产生并非偶然，它与多种因素密切相关。首先，污染物的暴露剂量和暴露时间是影响慢性危害的关键因素。污染物的暴露剂量越大，暴露时间越长，对人体产生的危害就越严重。其次，化学污染物的生物半衰期和化学特性也会对慢性危害的产生起到推动作用。生物半衰期长的污染物在人体内停留时间较长，对人体产生的危害也更为持久。此外，机体的反应特性也是影响慢性危害的重要因素。不同个体对污染物的敏感程度不同，机体反应特性差的个体更容易受到慢性危害的影响。

低浓度的环境污染物不会立即对人体产生明显的影响，但这些污染物在人体内的物质或功能蓄积，可使人体逐渐出现各种疾病和健康问题。慢性中毒（chronic poisoning）是慢性危害的主要类型。20世纪50—60年代发生在日本的水俣病（Minamata disease）、痛痛病（itai-itai disease），就是环境污染造成慢性中毒的典型例子，是由于重金属污染物汞和镉污染了水体和土壤，通过食物链生物放大，经过若干年后而引起的慢性损害。

四、环境污染对人群健康的远期危害

远期危害是指环境污染对人群健康在长时间内可能产生的潜在影响。这些影响可能涉及多个方面，如遗传、生殖、生长发育等。以下为远期危害的几个方面。

（一）遗传毒性

遗传毒性（genotoxicity）是指环境中化学因素、物理因素和生物因素引起的生物体细胞遗传物质（DNA）和遗传过程的改变。遗传毒效应可以通过直接测定遗传毒物与DNA的相互作用来评价，更多的则是通过间接地检测DNA修复或基因突变、染色体畸变来评价。引起生物体细胞遗传物质发生可遗传改变的作用，称为致突变作用（mutagenic effect）。化学物或其他环境因素引起遗传物质发生突变的能力称为致突变性（mutagenicity）。凡能引起致突变作用的物质称为致突变物（mutagens），又叫诱变剂。遗传毒性除致突变性外，还包括原始DNA损伤（程序外DNA合成、姐妹染色单体交换、DNA链断裂等）。突变的类型：①基因突变，又称点突变，指DNA的碱基配对或碱基排列顺序发生了改变，可能导致基因产物的功能改变。②染色体畸变，指染色体结构发生改变，可分为染色单体型畸变和染色体型畸变。③基因组突变，指基因组中染色体数目的改变，也称为染色体数目畸变。环境污染物的致突变作用可发生在体细胞，也可发生在生殖细胞。如果发生在生殖细胞，其影响有可能遗传到下一代，导致不孕、早产、死胎或畸形及遗传性疾病。

（二）生殖毒性

1986年，苏联的切尔诺贝利核电站发生了一次严重的核泄漏事故。事故释放的大量放射性物质不仅影响了当地居民的健康，还对生态环境造成了长期影响。研究发现，事故后出生的儿童中，先天性缺陷和遗传疾病的发生率显著增加，这可能与放射性物质对生殖细胞的损害有关。这一事件促使人们深刻认识到环境污染对生殖健康的潜在威胁。生殖毒性（reproductive toxicity）是指环境中有害因素对人类或动物的生殖功能产生的不良影响，包括影响生殖细胞的发育、受精、着床、妊娠、分娩以及胎儿和新生儿的发育等过程。生殖毒性的表现形式多种多样，如不孕、流产、早产、死胎、畸形等。

环境污染物的生殖毒性机制十分复杂，可能涉及内分泌干扰、基因突变、染色体畸变等多个方面。

内分泌干扰是指环境中的某些物质能够干扰人体的内分泌系统，导致激素分泌异常，从而影响生殖健康。基因突变和染色体畸变则可能导致遗传信息的改变，进而影响到下一代的健康。

（三）生长发育毒性

环境污染具有生长发育毒性（developmental toxicity），对儿童生长发育的影响日益受到关注。儿童期是生长发育的关键时期，一些研究表明，儿童在生长发育过程中暴露于环境污染物，可能发生生长发育迟缓、智力低下、行为异常等问题，甚至影响其成年后的生活质量。此外，环境污染物还可以影响儿童的免疫系统，增加呼吸系统感染、过敏等疾病的发病风险。

（四）生态毒性

环境污染不仅对人体健康造成危害，还对生态环境产生严重影响。生态毒性（ecotoxicity）指的是环境污染物对生物体、生物群落和生态系统产生的毒性作用。污染可能导致物种灭绝、生物多样性减少、生态系统失衡等问题，进而影响人类的健康和生存环境。

（五）致癌作用

致癌作用（carcinogenesis）是指环境污染物对人体产生恶性病变的影响，可能导致正常细胞转化为癌细胞，从而增加癌症的发病风险。具有致癌作用的环境污染物主要有以下几种类型。

1. 化学致癌物（chemical carcinogens） 这类污染物包括有机化合物、重金属、硝酸盐等。它们可以通过直接或间接地作用于DNA，导致基因突变，从而使正常细胞转变为癌细胞。化学致癌物可通过食物、空气和水源等途径进入人体。

2. 物理致癌物（physical carcinogens） 如紫外线、X线和γ线等。这类污染物主要通过损伤人体细胞的DNA，导致基因突变，从而增加癌症的发病风险。长期暴露于较高剂量的物理致癌物环境下，如放射性物质，可能会增加癌症的发病率。

3. 生物致癌物（biological carcinogens） 这类污染物主要包括某些病毒和细菌，如乙型肝炎病毒、人类乳头状瘤病毒等。这些病毒和细菌可以通过感染人体细胞，导致细胞的基因突变，从而增加癌症的发病风险。

4. 混合致癌物（mixed carcinogens） 这类污染物通常包括多种化学、物理和生物致癌因子，如烟草烟雾、室内空气污染等。长期暴露于混合致癌物环境下，人体可能同时受到多种致癌因素的影响，从而增加癌症的发病风险。

五、环境内分泌干扰物对人群健康的危害

环境内分泌干扰物是一类能够影响生物体内分泌系统的化学物质。这些物质通过模拟生物体内激素作用，干扰正常激素信号传导，从而对人体健康产生危害。环境内分泌干扰物对人群健康的危害主要有以下几个方面。

（一）生殖系统疾病

环境内分泌干扰物可能导致不孕不育、胎儿发育异常、乳腺疾病等生殖系统疾病。例如，双酚A（BPA）是一种常见的环境内分泌干扰物，研究发现其与女性乳腺癌发生风险增加有关。

（二）神经系统疾病

环境内分泌干扰物可能对神经系统产生影响，导致焦虑、抑郁、孤独症等神经系统疾病。例如，研究发现邻苯二甲酸酯（phthalate）与儿童孤独症发生风险增加有关。

（三）代谢性疾病

环境内分泌干扰物可能导致肥胖、糖尿病等代谢性疾病。例如，研究发现持久性有机污染物与肥胖和胰岛素抵抗等代谢性疾病发生风险增加有关。

（四）心血管疾病

环境内分泌干扰物可能对心血管系统产生影响，导致心血管疾病。例如，研究发现邻苯二甲酸酯与心血管疾病发生风险增加有关。

（五）生长发育异常

环境内分泌干扰物可能影响身高、体重等生长发育指标，导致生长发育异常。

第六节　环境与健康标准体系

我国环境卫生研究涉及人类周围环境中所有物理、化学、生物因素以及其他影响人类行为的相关因素，以预防疾病和创造有益健康的环境为目标，评价和控制可能影响健康的环境因素，以保障与广大人民群众身体健康密切相关的工作、生活环境因素卫生安全为宗旨。环境卫生标准体系是为了保护人群健康而制定的，对某些环境卫生要求所作的规定。它规定了环境中污染物的最高容许浓度，以防止或减轻由于人类活动所造成的环境污染对人群健康的影响。环境卫生标准体系是评价环境质量和制定环境卫生工作计划的重要依据。环境保护标准体系则是以保护人的健康和生存环境，防止生态环境遭受破坏、保证环境资源多方面利用为目的，针对污染物或有害因素容许含量或要求而制定的一系列具有法律约束力的技术标准。

环境保护标准体系和环境卫生标准体系共同构成了环境与健康标准体系，虽然两者在目的、制定依据和应用范围等方面都有所不同，但它们都用于保障人民群众的身体健康和保护环境，是社会可持续发展的重要保障。

一、基准与标准

环境基准和环境标准是环境管理中的重要概念，它们在制定依据、目的、法律地位等方面各有不同。

1. 制定依据　环境基准是基于科学实验和调查得出的结果，反映污染物与特定对象之间的剂量－反应关系。而环境标准则是在考虑社会、经济、技术等因素的基础上，基于环境基准制定的。

2. 目的　环境基准主要用于评估环境中的污染物对人类和生态系统健康的影响。而环境标准的主要目的是保护人群健康和适宜生存条件，以及保护生物资源和维持生态平衡。

3. 法律地位　环境标准通常是国家或地区制定的法规，具有法律效力，要求相关方遵守。而环境基准本身并不是法规，没有法律效力，但可以作为制定环境标准的依据。

4. 实施方式　环境标准的实施通常需要依靠政府部门的监管和执法，对于违反标准的行为会采取相应的处罚措施。而环境基准的实施则更多依赖于科学知识和研究结果的普及和应用。

5. 更新频率 环境基准通常随着科学研究的进展而不断更新和完善，而环境标准的更新频率则取决于法律法规的制定和修订。

在实际应用中，环境基准和环境标准是相互关联的。环境基准可以为制定环境标准提供科学依据，而环境标准则是基于环境基准制定的，用于指导环境保护和管理。通过实施环境标准，可以推动污染物的减排和控制，保护环境和人类健康。

二、环境保护标准体系

环境保护标准体系由国家制定的一系列环境保护标准所组成，旨在保护和改善环境质量，保障人体健康和生态平衡。环境保护标准体系包括环境质量标准、污染物排放标准、环境基础标准、环保方法标准和环境监测规范五类。这些标准涵盖了水、气、声、土壤、固体废物等各个环境要素，是实施环境管理和监督的重要依据。

1. 环境质量标准 是以保护人体健康和生态环境、社会福利为目的，基于环境风险判断，对环境中污染物（有害因素）浓度（量）所作出的限制性规定，包括大气环境质量、水环境质量、土壤环境质量等。它既是评价环境质量优劣的客观尺度，也是环境管理与污染控制的量化指标，在国家环境保护工作中处于统帅地位。

2. 污染物排放标准 是指国家对人为污染源排入环境的污染物的浓度或总量所作的限量规定。其目的是通过控制污染源排污量的途径来实现环境质量标准或环境目标。

污染物排放标准按污染物形态可分为以下几类。

（1）气态污染物排放标准：主要是规定二氧化硫、氮氧化物、一氧化碳、硫化氢、氯、氟以及颗粒物等的容许排放量。

（2）液态污染物排放标准：主要是规定废水（废液）中所含的油类、需氧有机物、有毒金属化合物、放射性物质和病原体等的容许排放量。

（3）固态污染物排放标准：主要是规定填埋、堆存和进入农田等处的固体废物中的有害物质的容许含量。

此外，还有物理性污染物（如噪声）排放标准。需要注意的是，各省根据本地的情况，为保护环境质量可以制定比国家排放标准更严的污染物排放标准。

污染物排放标准的制定和实施，对于保护环境、维护生态平衡、保障人民健康具有重要意义。同时，也有助于推动经济社会的可持续发展。

3. 环境基础标准 是制定其他环境标准的基础，包括术语、符号、指标等。

4. 环保方法标准 是指为了保护环境、减少污染、合理利用资源而制定的一系列技术和管理规范，包括治理技术标准、环境监测方法标准等。

（1）治理技术标准：是指规定各种污染治理技术要求和方法的标准，包括废气治理、废水治理、噪声治理等。这些标准是为了确保污染治理设施的建设和运行符合技术要求，从而达到减少污染的目的。

（2）环境监测方法标准：是指规定环境监测方法和技术要求的标准，包括大气环境监测、水环境监测、土壤环境监测等。这些标准是为了确保环境监测数据的准确性和可靠性，从而为环境保护提供科学依据。

5. 环境监测规范 是一套系统性的指导原则和标准，用于确保环境监测活动的准确性、可靠性和一致性。这些规范涉及监测计划的制订、监测点的选择和布设、采样方法、样品保存和处理、数据分析与处理、质量保证和质量控制等方面。

（1）监测计划制订：明确监测目的、监测对象、监测频次、监测方法和监测质量控制要求等。

（2）监测点的选择和布设：根据环境特点、污染源的分布情况和监测目的，选择具有代表性的监测点，并确保监测点的布设符合规范要求，避免干扰和误差。

（3）采样方法：按照规范要求进行采样，确保样品的代表性、完整性和可比性。采样过程中应避免样品污染和变质。

（4）样品保存和处理：采样后的样品应按照规范要求进行保存和处理，以确保其代表性和完整性。同时，应注意样品的保存条件和保存期限。

（5）数据分析与处理：对采集到的监测数据进行合理分析和处理，以得到准确、可靠的结果。数据的统计和分析应按照规范要求进行，以保证所得到的结论和推断具有科学性和可靠性。

（6）质量保证和质量控制：在整个监测过程中建立和实施质量保证和质量控制措施，以确保监测数据的准确性、可比性和可靠性。这包括标准物质的应用、平行样品的测试、质控样品的使用等。

环境保护标准体系是一个不断完善的动态体系，随着环境保护工作的深入开展和技术的进步，标准也在不断更新和调整。同时，环保部门也会根据实际情况对标准进行修订和补充，以更好地适应环境保护工作的需要。

三、环境卫生标准体系

环境卫生标准体系是一个复杂的系统，其主要目的是保护人群身体健康，通过制定一系列具有法律约束力的技术标准，对环境中与人群身体健康有关的各种有害因素进行限量规定，并要求采取相应措施来实现这些要求。环境卫生标准体系中的标准可以分为环境卫生专业基础标准、环境卫生单项标准等。这些标准涉及室内空气污染物卫生标准、生活饮用水卫生标准、公共场所卫生标准、卫生防护距离标准以及其他标准。

（一）环境卫生专业基础标准

环境卫生专业基础标准是制定各种环境卫生标准的基础，包括环境卫生学名词、术语、代号等的标准化规定，环境污染物毒理学评价程序(包括一般毒性、遗传毒性、毒物动力学等)，制定环境介质中污染物卫生标准的原则与方法，环境污染物生物材料监测规范，快速估算环境中新的有害物质卫生标准的原则与方法，环境污染物所致健康危害判定标准的原则，环境医学影响评价的原则与方法等。

（二）环境卫生单项标准

环境卫生单项标准包括多个方面，旨在确保公共和私人场所的卫生条件符合规定，以保护人们的健康。以下是一些常见的环境卫生单项标准。

1. 环境空气卫生标准　规定空气中污染物的浓度限值，以确保空气质量符合健康要求。

2. 公共场所卫生标准　针对各类公共场所（如学校、医院、商场、交通工具等）的卫生条件制定标准，包括空气质量、卫生设施、清洁消毒等方面的要求。

3. 生活饮用水卫生标准　规定饮用水的水质指标和卫生要求，确保人们饮用水的安全性。

4. 污染物排放标准　制定各种污染物的排放限值，以控制污染物的排放，保护环境。

5. 卫生防护距离标准　确定各种污染源与居民区、水源地等敏感区域的防护距离，以减少污染物对人们健康的影响。

这些标准通常由政府部门或相关机构制定，并通过法律法规或规章等形式予以实施。它们对于维护环境卫生、预防疾病、保障人们健康具有重要作用。同时，这些标准的实施也需要公众的广泛参与和监督，以确保其有效执行。

总体来说，环境卫生标准体系是一个复杂的系统，涉及多个方面的标准和要求。其最终目的是保护人群的身体健康，通过制定和执行具有法律约束力的技术标准，来控制环境中各种有害因素对人群健康的影响。

四、环境卫生标准的制定

环境卫生标准的制定涉及多方面的考量，需要综合考虑环境保护、公共卫生、科学技术及社会经济发展等多个因素。制定环境卫生标准的目的在于保护人群健康，促进生态平衡，以及推动社会经济的可持续发展。

1. 制定原则 在制定环境卫生标准时，应遵循以下原则。

（1）科学性原则：标准的制定应基于科学数据和证据，经过充分的研究和论证，以确保标准的合理性和有效性。

（2）保护公众健康原则：环境卫生标准应以保护公众健康为主要目标，特别是对于易受环境影响的人群，如儿童、孕妇和老年人等。

（3）预防为主原则：环境卫生标准的制定应注重预防环境污染和健康危害，而不是仅仅对已发生的环境污染和健康问题进行治理。

（4）地区差异性原则：由于不同地区的环境条件、人口密度、经济发展水平等存在差异，因此需要根据地区差异性制定相应的环境卫生标准。

（5）技术可行性原则：标准的制定应考虑其实施的技术可行性，以及经济成本的可承受性，避免标准过高或过低。

2. 制定方法 在制定环境卫生标准时，可以采用以下方法。

（1）收集和分析相关数据：收集环境质量、人群健康状况等相关数据，通过分析数据来评估环境因素对人群健康的影响。

（2）参考国际经验和标准：可以参考国际上已有的经验和标准，结合本地区的实际情况进行制定。

（3）开展风险评估：对环境因素进行风险评估，确定其对人群健康的危害程度和可能性，从而制定相应的标准。

（4）咨询专家意见：邀请相关领域的专家进行咨询和讨论，听取他们的意见和建议，以确保标准的合理性和科学性。

（5）公示和征求意见：将标准草案公示，征求社会各界的意见和建议，以便进一步完善标准。

总之，环境卫生标准的制定是一个复杂而系统的过程，需要多方面的考量。只有科学、合理、可行的标准才能真正起到保护人群健康、促进生态平衡和经济社会可持续发展的作用。

第七节　环境与健康关系的研究方法

在当今时代，环境污染和公共卫生问题日益凸显，它们对我们的生活和健康造成了严重的影响。环境与健康关系研究已成为当今世界的一个重要课题。在这一领域中，研究方法的发展和创新对于揭示环境因素与人体健康之间的关系具有重要意义。环境与健康关系研究需要多学科的交叉与融合，如环境科学、医学、生物学、化学等领域，以提高研究的全面性和深度。环境与健康关系研究领域不断涌现出新技术和方法，如高通量测序、大数据分析、人工智能等，为研究提供更加精确和高效的支持。

环境与健康关系的研究成果将为政策制定和环境保护实践提供科学依据，推动环境与健康领域的可持续发展。本节将对环境与健康关系常用研究方法进行探讨，以期为相关领域的研究提供参考。

一、环境流行病学研究方法

环境与健康关系的研究方法多种多样，其中环境流行病学是研究环境污染对人群健康影响的重要手段。环境流行病学是一门研究环境因素与人类疾病关系的学科，它主要关注环境污染、生态破坏等外部因素对人群健康状况的影响。环境流行病学研究方法的重要性在于帮助我们更好地理解和预防环境因素对人类健康的影响，对环境因素与疾病关系的深入研究，有助于制定有针对性的环境保护政策和健康干预措施，从而降低环境污染对人类健康的危害。环境流行病学研究主要包括以下几个方面。

（一）数据收集与处理

环境流行病学研究的第一步是获取可靠的数据。数据来源包括各类监测数据、调查问卷、医疗记录等。在收集数据后，需要对数据进行整理、清洗和统计分析，以提取有价值的信息。

（二）暴露评估

暴露评估是环境流行病学研究的核心环节之一。通过对环境污染物的浓度、分布和暴露途径等进行深入研究，评估不同人群暴露于有害环境因素的程度，为后续的疾病关联分析奠定基础。

（三）疾病监测与诊断

疾病监测是环境流行病学研究的另一个重要环节。通过对疾病发病率和死亡率等指标的长期监测，可以了解疾病在不同人群、地区和时间的分布规律。此外，还需要对疾病进行准确诊断，以排除其他因素对研究结果的干扰。

（四）关联分析

关联分析是判断环境因素与疾病关系的关键步骤。通过统计学方法，分析暴露于有害环境因素的人群与未暴露人群的疾病发病率差异，从而揭示环境因素与疾病之间的关联程度。

（五）风险评估与干预措施

在关联分析的基础上，对环境因素进行风险评估，以确定哪些环境因素对人类健康具有较高危害性。针对评估结果，制定相应的干预措施，包括环境保护、健康教育和政策倡导等，以降低环境污染对人类健康的影响。

最后，在收集和分析了大量数据的基础上，我们需要进行深入的分析和研究。这包括对环境污染物浓度与健康指标之间的关系进行探讨，以及对环境保护政策和公共卫生政策进行评估。

环境流行病学研究方法在揭示环境因素与人类健康关系方面具有重要意义。通过对环境流行病学研究方法的梳理，我们可以更好地认识和预防环境污染对人类健康的危害，为环境保护和公共卫生政策制定提供科学依据。

二、环境毒理学研究方法

各种有毒有害化学物质可通过不同途径进入空气、水、土壤中，通常把这些环境中存在的毒物称为环境毒物。环境毒理学是研究环境污染物对人体和生态系统毒性作用的科学,是环境保护、公共卫生和生态安全领域的重要研究分支。环境毒理学的研究方法主要包括以下几个方面。

(一)毒性测试

毒性是化学物引起有害生物学效应的固有特性,是物质的一种内在的、不变的性质。化学物对机体产生的有害作用称为毒效应。实际操作中,可以通过体内和体外试验来评估化学物质的毒性。体内试验主要通过对实验动物进行暴露化学物质,观察其生理、生化、病理等指标的变化,以判断化学物质对生物体的毒性。体外试验则主要利用细胞、组织和器官模型,研究化学物质在不同条件下的毒性作用。

(二)剂量-反应关系研究

通过实验和模型预测,探讨化学物质暴露剂量与生物体毒性效应之间的关系。化学物质暴露剂量越高,生物体毒性效应越明显。长期低剂量暴露化学物质可能导致生物体产生慢性毒性效应,如肿瘤、生殖系统损害等。多次暴露不同剂量的同一种化学物质,其毒性效应可能累加。

(三)毒性机制研究

深入探讨外源性化学物质暴露于人体,引起的机体分子、细胞和器官水平的改变,以揭示其作用机制,为预防、治疗由这些物质引起的疾病提供科学依据,如亲电子剂与生物体内蛋白质、DNA等大分子发生共价结合,引发氧化应激、基因突变;细胞内累积的金属离子诱导细胞凋亡,导致组织损伤等。

(四)风险评估和风险管理

结合毒性测试和剂量-反应关系研究的结果,对化学物质对环境和人体健康的风险进行评估。根据风险评估结果,制定相应的风险控制措施,包括污染物排放标准、安全指南和预警系统等。

(五)环境与健康监测

通过设立监测站点和监测网络,对环境质量和人体健康状况进行长期监测,为环境与健康研究提供数据支持。

三、健康危险度评价

随着现代社会工业化和城市化的快速发展,环境污染问题日益严重,环境污染物对人体健康的影响也日益引起广泛关注。健康危险度评价是指通过对环境污染物在人体内暴露程度、毒性特征、人群敏感性等方面的综合分析,评估其对人体健康可能产生的危害程度。这一方法有助于我们更加准确地了解环境污染物对人体健康的影响,为制订相应的预防措施提供科学依据。

健康危险度评价的主要步骤如下。

(一)危害识别

危害识别是健康危险度评价的第一步,主要通过对环境污染物的研究,确定可能对人体健康产生危害的污染物种类,包括化学物质、生物毒素、辐射等。这一步骤需要科学家对污染物的来源、特性、传播途径和人体暴露途径等方面进行深入研究,为后续评估提供基础。

（二）剂量－反应关系评估

剂量－反应关系评估旨在分析环境污染物暴露剂量与人体健康效应之间的关系。分析污染物在环境中的存在形式、传播途径和人体暴露程度，为后续危害评估提供基础数据。通过对大量数据的分析，研究者可以揭示不同剂量污染物对人体健康的影响程度，为风险评估提供依据。

（三）风险特征评估

风险特征评估是将危害识别和剂量－反应关系评估的结果相结合，对环境污染物对人体健康的风险进行综合评价。这一步骤需要充分考虑污染物的特性、人体暴露情况、地域差异等因素，以全面评估污染物对人体健康的风险。

（四）风险量化

风险量化是将风险特征评估结果进行量化，以便于比较和分析不同污染物对人体健康的影响程度。通过风险量化，可以明确各种污染物的危害程度，为风险管理提供依据。

（五）风险沟通

风险沟通是将评估结果向公众、政策制定者和相关部门传递的过程。通过风险沟通，可以提高公众对环境保护和健康意识的普及，促进相关政策出台和污染治理工作的开展。

（六）风险管理

风险管理是根据风险量化结果，制订相应的风险控制措施，旨在降低污染物对人体健康的影响，保障人民群众的环境健康权益。

健康危险度评价在环境保护和公共卫生领域具有重要意义。首先，它可以为政策制定者提供关于环境污染物控制和管理的合理建议，从而有效降低污染物对人体健康的危害。其次，通过对健康危险度的评估，可以指导企业和公众在生产、生活中如何正确使用和管理污染物，减少不必要的暴露风险。最后，健康危险度评价有助于提高全社会对环境保护和公共卫生问题的关注，推动绿色发展理念的普及和落实。

知识拓展

环境污染防治

在新时代背景下，我国面临的环境污染问题依然严峻，环境污染仍然是严重影响人民健康和生活质量的突出问题。大气、水、土壤污染等问题不仅威胁着人民群众的健康，也对经济社会的可持续发展产生严重影响。在第十四个五年规划时期，党中央高度重视环境污染问题，将其作为国家战略进行部署。明确指出要坚决打好蓝天、碧水、净土三大保卫战。首先，要打赢蓝天保卫战，通过加强燃煤电厂超低排放改造、治理工业废气、淘汰老旧车辆等措施，有效降低大气污染物排放，提升空气质量。其次，要打好碧水保卫战，加强水污染防治，落实河长制、湖长制，确保水环境质量持续改善。再次，要打好净土保卫战，严格土壤污染风险管控，加强农用地和城市建设用地土壤污染防治，保障人民群众"舌尖上的安全"。此外，我国还强调要全面加强生态系统保护和修复，落实生态保护红线、生物多样性保护、水资源管理等措施，提升生态系统质量和稳定性。同时，要积极推进绿色发展，创新绿色发展模式，发展循环经济，降低资源消耗，实现经济社会发展与生态环境保护和谐共生。

在"十四五"时期将污染防治攻坚战作为国家战略，全面加强生态环境保护，大力推进绿色发展，努力实现人与自然和谐共生。通过创新环保技术、优化产业结构等一系列举措，我国环境污染问题得到了有效治理，人民群众的生活质量和健康水平得到了显著提升，为实现全面建设社会主义现代化国家的目标奠定了坚实基础。

本章小结

教学课件

执考知识点总结

本章涉及的2019版及2024版公共卫生执业助理医师资格考试考点对比见表2-1。

表2-1　2019版及2024版公共卫生执业助理医师资格考试考点对比

单元	细目	知识点	2024版	2019版
环境与健康的关系	人类的环境	（1）自然环境	√	√
		（2）生态环境	√	√
	人与环境的关系	（1）统一性、相互作用、暴露特征和剂量-反应关系	√	√
		（2）健康效应谱与易感人群	√	√
	环境污染与健康	（1）急、慢性危害	√	√
		（2）致癌危害	√	√
		（3）内分泌干扰危害与致畸作用	√	√

拓展练习及参考答案

（刘　琳）

第三章　大 气 卫 生

学习目标

素质目标： 树立绿色低碳环保理念及坚持可持续发展战略的意识。

知识目标： 掌握大气污染的来源，大气污染物的种类及其存在的形式，大气中主要污染物对人体健康的影响，大气污染物的转归；熟悉大气卫生的概念，大气的结构、组成和物理性状，影响大气中污染物浓度的因素，大气污染对人体健康的直接影响，大气污染的控制措施及其调查和监测等；了解大气污染对人体健康的间接影响及我国的大气质量标准。

能力目标： 具备正确识别大气污染事件的能力；能开展大气污染对健康影响的调查及监测。

案例导入

【案例】

2001年，某乡镇新建一水泥生产基地，主要从事水泥熟料加工。该企业在生产工序中存在多处粉尘跑冒问题，辊压机铁渣排口粉尘直排，严重影响了周边大气环境。而且在未采取任何污染防治措施的情况下，每天排放大量二氧化硫废气，影响到了周边的农田和果园。

【问题】

1. 粉尘属于哪类大气污染物？这类污染物对健康的影响有哪些？
2. 该水泥厂排出的粉尘和二氧化硫可能的转归方式有哪些？

核心知识拆解

空气与人类健康密切相关，一个成年人每天吸入空气10～15m³。世界卫生组织数据显示，每年室内和室外空气污染导致全球约700万人过早死亡。大气卫生（ambient air hygiene）是指大气的卫生状况及其评价，其主要内容是识别大气的污染来源和污染物，进行健康危险度评估，从而评价大气质量。

第一节 大气的特征及其卫生学意义

一、大气的结构

按照气温的垂直变化特点，可将大气层自下而上分为对流层、平流层、中间层、热成层和逸散层。随着距离地面的高度不同，大气层的物理和化学性质有很大的变化。

（一）对流层

对流层（troposphere）平均厚度约12km，是大气层中紧邻地球表面的一层，也是与人类关系最为密切的一层。人类活动排入大气的污染物绝大多数在对流层聚集。该层的特点如下。

（1）集中了占大气总质量75%的空气和几乎全部的水蒸气量，是天气变化最复杂的层次。

（2）气温随着高度的增加而降低，通常情况下，高度每增加100m，气温下降0.65℃。这是由于对流层的大气不能直接吸收太阳辐射的能量，但能吸收地面反射的能量所致。

（3）空气具有强烈的对流运动。对流层接近地表的空气受地面热辐射而温度升高，与高空的冷空气形成垂直对流。

（二）平流层

平流层（stratosphere）位于距离地球表面12～55km的高度，气流主要表现为水平方向运动。该层的特点如下。

（1）平流层是上热下冷的一层。在平流层里，高度约35km以上，温度随高度升高而升高；约30km以下，温度随高度的增加而变化不大，气温趋于稳定，故又称为同温层（isothermal layer）。

（2）基本上没有水汽，晴朗无云，很少发生天气变化，适于飞机航行。

（3）在高15～35km处，氧分子在紫外线作用下形成臭氧层，厚度约20km。臭氧层能吸收太阳的UVC和宇宙射线，使地球上的生物免受这些射线的危害，能够生存繁衍。

（三）中间层

中间层位于自平流层顶至85km的高度，空气稀薄，气温随高度的增加而迅速降低，温度垂直递减率很大，对流运动强盛。

（四）热成层

热成层位于85～800km的高度。该层的特点如下。

（1）空气稀薄，气体在宇宙射线作用下处于电离状态。

（2）气温随高度的增加而增加。原因是电离后的氧能强烈吸收太阳的短波辐射，使空气迅速升温。

（3）能反射无线电波，对于无线电通信有重要意义。

（五）逸散层

距离地球表面800km以上的区域统称为逸散层，也称为外层大气。该层的特点如下。

（1）逸散层是大气层向星际空间过渡的区域，没有明显的边界。

（2）空气稀薄，气温高，分子运动速度快，地球对气体分子的吸引力小，因此气体及微粒可飞出地球引力场进入太空。

二、大气的组成

（一）干洁空气

自然状态下的大气由混合气体、水汽和气溶胶（aerosol）组成。除去水汽和气溶胶的空气称为干洁空气。干洁空气的主要成分为氮气（N_2）、氧气（O_2）、氩气（Ar）、二氧化碳（CO_2）等，容积占到了全部干洁空气的99.99%以上，此外还含有少量氢气（H_2）、氖气（Ne）、氦气（He）、臭氧（O_3）等成分。

（二）水汽

水汽在大气中含量很少，但变化很大。随时间、地域以及气象条件的不同，水汽含量也不同，干旱地区空气中的水汽含量可低到0.02%，而温湿地区可高达6%。水汽是天气变化中的主要角色，云、雾、雨、雪、霜、露等都是水汽的各种形态。

（三）气溶胶

大气气溶胶是液体或固体微粒均匀地分散在气体中形成的相对稳定的悬浮体系。气溶胶的含量、种类以及化学成分都是变化的。根据形成过程、对能见度的影响以及颜色的差异等，气溶胶可分为轻雾（mist）、浓雾（fog）、霾（haze）、粉尘（dust）、烟气（fume）、烟（smoke）、烟雾（smog）和烟炱（soot）等。

三、大气的物理性状

大气的物理性状主要有太阳辐射、气象因素和空气离子等。

（一）太阳辐射

太阳辐射（solar radiation）是指太阳以电磁波的形式向外传递能量，是产生各种天气现象的根本原因，也是地表上光和热的源泉。

根据不同的生物学效应，紫外线（ultraviolet radiation，UV）可分为UVA（波长320～400nm）、UVB（波长290～320nm）和UVC（波长200～290nm）。太阳辐射产生的UVA可穿过大气层到达地表，而全部UVC以及90%以上的UVB可被大气平流层中的臭氧吸收。紫外线具有引起色素沉着、红斑，抗佝偻病，杀菌和免疫增强作用；过强的紫外线可致日光性皮炎和光电性眼炎，甚至皮肤癌等；紫外线还与大气中的某些二次污染物形成有关，如光化学烟雾和硫酸雾等。

可见光（visible light）综合作用于机体的高级神经系统，有平衡兴奋和镇静作用，能提高视觉和代谢能力，提高情绪与工作效率，是生物生存的必需条件。

红外线（infrared radiation）的生物学作用基础是热效应，适量的红外线可促进人体新陈代谢和细胞增殖，具有消炎和镇静作用；过强则可引起日射病和红外线白内障等。

（二）气象因素

气象因素与太阳辐射综合作用于机体，对机体的冷热感觉、体温调节、心血管功能、神经功能、免疫功能和新陈代谢功能有调节作用。如果气候条件变化过于激烈，超过人体的代偿能力，如酷暑、严寒和暴风雨等，可使机体代偿能力失调，引起心血管疾病、呼吸系统疾病和关节病等。

（三）空气离子

大气中带电荷的物质统称为空气离子（air ion）。根据空气离子的大小以及运动速度对其分类，近地表大气中存在的空气离子有轻离子（light ion）和重离子（heavy ion）两类，轻离子与空气中的悬浮颗粒或水滴结合，形成重离子。因此，新鲜的清洁空气中轻离子浓度高，而污染的空气中轻离子浓度低。空气中重离子数与轻离子数之比＜50时，则空气较为清洁。

一般认为，空气阴离子对机体具有镇静、催眠、镇痛、镇咳、降压等作用，而阳离子可引起失眠、头痛、烦躁、血压升高等。海滨、森林、瀑布附近，阴离子含量较多，有利于机体健康。

第二节 大气污染及大气污染物的转归

一、大气污染的来源

当大气接纳污染物的量超过其自净能力时，污染物浓度升高，对人们的健康和生态环境造成直接的、间接的或潜在危害的现象，称为大气污染（ambient air pollution）。大气污染包括天然污染（natural pollution）和人为污染（anthropogenic pollution）两大类。天然污染主要由沙尘暴、火山爆发、森林火灾等自然原因造成。人为污染是由于人们的生产和生活活动造成的，如工业废气和汽车尾气的排放等。两者相比，人为污染的来源更多，范围更广。国家统计局《排放源统计调查制度》（国统制〔2024〕11号）将大气污染排放源分为工业源、农业源、生活源、移动源和集中式污染治理设施等。引起大气污染的各种有害物质称为大气污染物（ambient air pollutant）。2022年我国主要大气污染物排放源的统计见表3-1。

表3-1 2022年我国主要大气污染物排放源统计

污染物	排放源统计（万吨/%）				排放量地区排名	排放量行业排名
	工业源	生活源	移动源	集中式污染治理设施		
二氧化硫（SO$_2$）	183.5/75.36	59.7/24.52	—	0.3/0.12	内蒙古自治区、云南、河北、山东、辽宁	电力、热力生产和供应业，黑色金属冶炼和压延加工业，非金属矿物制品业，有色金属冶炼和压延加工业，化学原料和化学制品制造业
氮氧化物（NO$_X$）	333.3/37.21	33.9/3.78	526.7/58.80	1.9/0.21	山东、河北、广东、辽宁、江苏	电力、热力生产和供应业，非金属矿物制品业，黑色金属冶炼和压延加工业，石油、煤炭及其他燃料加工业，化学原料和化学制品制造业

污染物	排放源统计（万吨/%）				排放量地区排名	排放量行业排名
	工业源	生活源	移动源	集中式污染治理设施		
颗粒物	305.7/61.96	182.3/36.95	5.3/1.07	0.1/0.02	内蒙古自治区、新疆维吾尔自治区、黑龙江、山西、云南	煤炭开采和洗选业，非金属矿物制品业，黑色金属冶炼和压延加工业，有色金属矿采选业，电力、热力生产和供应业
挥发性有机物	195.5/34.53	179.4/31.70	191.2/33.77	–	山东、广东、江苏、浙江、河北	化学原料和化学制品制造业，石油、煤炭及其他燃料加工业，橡胶和塑料制品业，医药制造业，黑色金属冶炼和压延加工业

注：移动源的统计调查范围为机动车污染排放，不包含非道路移动机械。

（一）工农业生产

各类工业企业是大气污染的主要来源，也是大气卫生防护的重点。工业企业排放的污染物主要来源于燃料的燃烧和工业生产过程。农业生产中化肥的施用和农药的喷洒等也会造成大气污染。

1. 燃料燃烧 这是大气污染的主要来源。目前我国的主要工业燃料是煤，其次是石油，我国用煤量最大的是火力发电、冶金、化工、机械、轻工和建材等行业。

燃料燃烧时产生的污染物种类和排放量与燃料中所含杂质种类和含量有关。煤的主要杂质是硫化物，此外还有氟、砷、钙、铁、镉等。石油的主要杂质是硫化物和氮化物，其中也含少量的有机金属化合物。

燃料燃烧时产生的污染物还受燃烧状态的影响。燃料燃烧完全时的主要污染物为二氧化碳、二氧化硫、二氧化氮、水汽和灰分。燃烧不完全时，则会产生一氧化碳、硫氧化物、氮氧化物、醛类、碳粒、多环芳烃等。

2. 工业生产过程的排放 从原材料到产品，工业生产的各个环节都可能有污染物排放出来。污染物的种类与原料种类及其生产工艺有关。

（二）生活炉灶和采暖锅炉

集中供暖多以燃煤、燃油为供热原料，在燃烧过程中会排放大量有害气体和尘埃，这些是采暖季节大气污染的主要构成。生活炉灶使用的燃料有煤、液化石油气、煤气和天然气等。如果燃烧设备效率低，燃烧不完全，烟囱低矮或无烟囱，可造成大量污染物低空排放。在采暖季节，各种燃煤小炉灶是居民区大气污染的重要来源。

（三）交通运输

飞机、汽车、火车、轮船和摩托车等交通运输工具的主要燃料是汽油、柴油等石油制品，其燃烧会产生大量的颗粒物、NO_X、一氧化碳（CO）、多环芳烃和醛类等。

（四）其他

地面尘土飞扬或土壤及固体废弃物被大风刮起，均可将铅、农药等化学性污染物以及结核分枝杆菌、粪链球菌等生物性污染物转入大气。水体和土壤中的挥发性化合物也易进入大气；车辆轮胎与沥青路面摩擦可以扬起多环芳烃和石棉。

某些意外事件如工厂爆炸、火灾、油田失火、毒气泄漏等均能严重污染大气；另外，火葬场、垃圾焚烧炉产生的废气也可影响大气环境。

知识拓展

2022年全国环境空气质量状况

2022年，全国339个地级及以上城市中，213个城市环境空气质量达标，占62.8%；126个城市环境空气质量超标，占37.2%。339个城市中，86个城市细颗粒物（PM2.5）超标，占25.4%；55个城市可吸入颗粒物（PM10）超标，占16.2%；92个城市臭氧（O_3）超标，占27.1%；无二氧化氮（NO_2）、一氧化碳（CO）和二氧化硫（SO_2）超标城市。从污染物超标项数看，57个城市1项污染物超标，31个城市2项超标，38个城市3项超标。339个城市环境空气质量优良天数比例平均为86.5%，比2021年下降1.0个百分点；PM2.5年均浓度平均为29μg/m³，比2021年下降3.3%；PM10年均浓度平均为51μg/m³，比2021年下降5.6%；O_3日最大8小时平均值第90百分位数浓度平均为145μg/m³，比2021年上升5.8%；SO_2年均浓度平均为9μg/m³，与2021年持平；NO_2年均浓度平均为21μg/m³，比2021年下降8.7%；CO日均值第95百分位数浓度平均为1.1μg/m³，与2021年持平。

二、大气污染物的种类

（一）根据属性分类

大气污染物可根据其属性分为物理性、化学性和生物性三类，其中以化学性污染物种类最多、污染范围最广。物理性污染物主要有噪声、电离辐射、电磁辐射等，化学性污染物主要有含硫化合物、氮氧化合物、碳氢化合物等，生物性污染物主要有经空气传播的病原微生物和植物花粉等。

（二）根据存在状态分类

大气污染物根据其在大气中的存在状态，可分为气态和气溶胶两类。大气气溶胶体系中分散的各种微粒常常也被称作大气颗粒物（particulate matter）。

1. 气态污染物 气态污染物包括气体和蒸气。气体是某些物质在常温、常压下所形成的气态形式。蒸气是某些固态或液态物质受热后，引起固体升华或液体蒸发而形成的气态物质，如汞蒸气等。气态污染物主要可分为以下5类。

（1）含硫化合物：主要有SO_2、三氧化硫（SO_3）和硫化氢（H_2S）等，其中SO_2的数量最大，危害也最严重。

（2）含氮化合物：主要有一氧化氮（NO）、NO_2和氨气（NH_3）等。

（3）碳氧化合物：主要是CO和CO_2。

（4）碳氢化合物：包括烃类、醇类、酮类、酯类以及胺类。

（5）卤素化合物：主要是含氯和含氟化合物，如氯化氢（HCl）、氟化氢（HF）和四氟化硅（SiF_4）等。

2. 大气颗粒物 粒径是大气颗粒物最重要的性质，它反映了大气颗粒物来源的本质，并可影响光散射性质和气候效应。大气颗粒物的许多性质如体积、质量和沉降速度都与颗粒物的大小有关。按粒径大小，大气颗粒物一般可分为以下几类。

（1）总悬浮颗粒物（total suspended particulates，TSP）：指环境空气中空气动力学直径≤100μm的颗粒物，包括液体、固体或者液体和固体结合存在的，悬浮于空气中的颗粒。

（2）PM10：指环境空气中空气动力学直径≤10μm的颗粒物。因其能进入人体呼吸道，而命名为可吸入颗粒物，又因其能够长期飘浮在空气中，也被称为飘尘（suspended dusts）。

（3）PM2.5：指环境空气中空气动力学直径≤2.5μm的细颗粒，是评价环境空气质量状况的重要指标。PM2.5在空气中悬浮的时间更长，易于滞留在终末细支气管和肺泡中，其中某些较细的组分还可穿透肺泡进入血液。PM2.5更易于吸附各种有毒的有机物和重金属元素，对健康的危害极大。

（4）超细颗粒物（ultrafine particulate matter 0.1，PM0.1）：指环境空气中空气动力学直径≤0.1μm的大气颗粒物，人为来源的PM0.1主要来自汽车尾气。PM0.1有直接排放到大气的，也有排放出的气态污染物经日光紫外线作用或其他化学反应转化后二次生成的。PM0.1的健康影响受到日益广泛的关注。

（三）根据形成过程分类

根据形成过程，大气污染物可分为一次污染物和二次污染物。

1. 一次污染物 直接从污染源排到大气中，其理化性质均未发生变化的污染物称为一次污染物（primary air pollutants），如直接从污染源排放到大气中的SO_2、CO、NO、颗粒物、碳氢化合物等。

2. 二次污染物 排入大气的一次污染物经化学反应或光化学反应后，形成的理化性质不同于一次污染物的新的污染物称为二次污染物（secondary air pollutants），如臭氧、硫酸盐、硝酸盐、有机颗粒物等。通常二次污染物比一次污染物对环境和人体的危害更为严重，如大气中的SO_2和水蒸气可被氧化合成硫酸，进而生成硫酸雾，其对人体的刺激作用要比SO_2强10倍。

三、影响大气中污染物浓度的因素

（一）污染源的排放情况

1. 排放量 是决定大气污染程度的最基本的因素。燃料燃烧产生的污染物排放量与燃料的种类、消耗量、燃烧方式、燃烧是否充分有关；工业源污染物的排放量受工业企业的数量、生产性质、生产规模、工艺过程、净化设备及其效率等因素影响。

2. 与污染源的距离 有组织排放时，烟气自烟囱排出后，向下风侧逐渐扩散稀释，然后接触地面，接触地面的点被称为烟波着陆点。一般认为有害气体的烟波着陆点是烟囱有效排出高度的10～20倍，颗粒物的着陆点更接近烟囱。近地面大气中污染物的浓度以烟波着陆点最大，下风侧大气污染物的浓度随着距离的增加而下降，在烟波着陆点和烟囱之间的区域常没有明显的污染。无组织排放扩散的距离较短，距污染源越近，大气中污染物浓度越高。

3. 排出高度 指污染物通过烟囱等排放时烟囱的有效排出高度（effective height of emission），是烟囱本身的高度和烟气抬升高度之和，可以用烟波中心轴到地面的距离表示。在其他条件相同时，排出高度越高，烟波断面越大，污染物的稀释程度就越大，烟波着陆点的浓度就越低。一般认为，污染源下风侧的污染物最高浓度与烟波的有效排出高度的平方成反比，即有效排出高度每增加一倍，烟波着陆点处断面污染物的浓度可降至原来的1/4。

（二）气象因素

1. 风和湍流 一般将空气的水平运动称为风。风向是指风吹来的方向，在不同时刻有着相应的风向和风速。全年污染以全年主导风向的下风向地区污染最严重，瞬时污染以排污当时的下风向地区受影响最大。风速决定了大气污染物稀释的程度和扩散范围。随着风速的增大，单位时间内从污染源排放出的污染物气团被很快地拉长，混入的空气量增多，污染物的浓度更低。在其他条件不变的情况下，污染物浓度与风速成反比。

风速时大时小，并在主导风向的下风向上下、左右出现无规则的摆动，风的这种不规则运动称为大气湍流（atmospheric turbulence），其产生与垂直气温的变化和大气中气团间的摩擦作用引起的短暂性紊乱有关。因此，垂直温度递减率大、风速高、地面起伏程度大，则湍流运动就强。湍流运动使气体充分混合，有利于污染物的稀释和扩散。

2. 温度层结 即气温的垂直梯度，它决定大气的稳定程度，影响大气湍流的强弱。稳定的垂直梯度易造成湍流抑制，使大气扩散不畅。垂直梯度不稳定时，由于热力作用湍流加强，大气扩散增强。因此，气温的垂直梯度与污染物的稀释和扩散密切相关。

（1）气温的垂直分布：在标准大气条件下，对流层内气温随高度的增加而逐渐降低。大气温度的这种垂直变化常用大气温度垂直递减率（γ）来表示。它的定义为高度每增加100m气温下降的度数，通常为0.65℃。实际上气温的垂直分布可出现下述三种情况。①气温随高度递减，此情况一般出现在晴朗的白天，风速较小时。地面受太阳的辐射后，近地空气增温较快，热量缓慢向高层传递，形成气温下高上低，此时γ＞0，空气的垂直对流良好。②气温随高度递增，例如在无风、少云的夜晚，夜间地面无热量吸收，但同时不断通过辐射失去热量而冷却，近地空气也随之冷却，这样气层不断由下向上冷却形成气温下低上高。这种大气温度随着距地面高度的增加而增加的现象称为逆温（temperature inversion），此时γ＜0。③气温不随高度变化，多见于多云天或阴天，风速较大时。由于云层反射，白天到达地面的太阳辐射减少，地面增温不显著。夜间时，云层的存在增强了大气的逆辐射，地面冷却不明显。风速较大加剧了上下气层的交换，空气得到充分混合。因此，上述情况下气温随高度的变化不明显，此时γ＝0。

（2）逆温的类型：逆温根据发生的原因可分为以下三种情况。①辐射逆温，由于地面长波辐射冷却形成的，一般在无风、少云的夜晚，地面无热量吸收，但同时不断通过辐射失去热量而冷却，近地空气也随之冷却，而上层空气降温较慢，形成逆温。②下沉逆温，由于空气压缩增温而形成，上层空气下沉落入高气压团中受压变热，结果上层空气的气温高于下层，形成逆温。③地形逆温，由于局部地区的地理条件而形成，在盆地和山谷中，晚上寒冷的空气沿山坡聚集在山谷中，形成滞止的冷气团，而其上层有热气流，山谷中就形成了上温下冷的逆温层。如果没有阳光直射或热风劲吹，这种状况有时可持续一整天。著名的马斯河谷和多诺拉大气污染事件发生原因中，地形逆温的形成起了很重要的作用。1930年12月1日至15日，整个比利时大雾笼罩，气候反常。由于特殊的地理位置，马斯河谷上空出现了很强的逆温层。在逆温层和大雾的作用下，马斯河谷工业区内13个工厂排放的大量烟雾弥漫在河谷上空无法扩散，有害气体在大气层中越积越厚。

3. 气压 气压的高低与海拔高度、地理纬度和空气温度等有关。当地面受低压控制时，四周高压气团流向中心，中心的空气上升，形成上升的气流，此时多为大风和多云的天气，大气呈中性或不稳定状态，有利于污染物的扩散和稀释。反之，当地面受高压控制时，中心部位的空气向周围下降，呈顺时针方向旋转，形成反气旋，此时天气晴朗，风速小，出现逆温层，阻止污染物向上扩散。

4. 气湿 即大气中含水的程度，通常用相对湿度（%）表示。空气中水分多，气湿大时，大气中的颗粒物质因吸收更多的水分使重量增加，运动速度减慢，气温低的时候还可以形成雾，影响污染物的扩散速度，使局部污染加重。水溶性气体如二氧化硫、氮氧化物等污染物存在时，与空中水汽反应形成酸雨。

（三）地形

地形可以影响局部的气象条件，从而影响当地大气污染物的稀释和扩散。山谷的地形特点容易形成地形逆温，不利于污染物的扩散。城市的高大建筑物间犹如峡谷，可以阻碍近地面空气污染物的扩散。

人口密集的城市热量散发远远大于郊区，致使城区气温较高，往郊外方向气温逐渐降低。如果在地图上绘制等温图，城区的高温部就像浮在海面上的岛屿，称为热岛（heat island）现象。在这种情况下，城市的热空气上升，四周郊区的冷空气补充，可把郊区排放的污染物引入城市，造成市区的大气污染。

陆地与江、河、湖、海和水库等大面积水体相连之处，白天由于太阳辐射，陆地升温速率比水面快，形成由水面吹向陆地的风。相反，夜晚陆地散热快，气流由陆地吹向水面，形成陆风。如果污染源在岸边，白天就可能污染岸上的居住区。

四、大气污染物的转归

（一）自净

大气的自净是指大气中的污染物在物理、化学和生物学作用下，逐渐减少到无害程度或者消失的过程，主要有以下几种方式。

1. 扩散和沉降　是大气污染物净化的主要方式。扩散能将污染物稀释，还可以将部分污染物转移出去。污染物也可依靠自身重力，从空气中逐渐降落到水、土壤等环境介质中。

2. 发生氧化和中和反应　例如，CO可以被氧化为CO_2，SO_2可以与氨或其他碱性灰尘发生中和反应。

3. 被植物吸附和吸收　有些植物能吸收大气污染物，从而净化空气，如加杨、花曲柳、臭椿、刺槐等树木叶片可吸收SO_2，雪松、白皮松、油松、圆柏等滞留PM2.5等颗粒物的能力较强。

（二）转移

1. 向下风侧更远的方向转移　在气象条件的影响下，污染物会沿着下风方向转移，并逐渐扩散到更远的区域。

2. 向平流层转移　氯氟烃、甲烷、NO和CO_2等气体可以垂直上升至平流层，还可以被超声速飞机直接带入平流层。

3. 向其他环境介质中转移　例如，酸雨可以直接降落到土壤和地表水体。

（三）形成二次污染和二次污染物

有些大气污染物转移到其他环境介质后，在某些条件下仍可回到大气环境，造成二次污染。例如，由汽车尾气排入大气的铅可随尘土降落在公路两旁，遇大风天时，铅尘可被刮起，再次进入大气。大气中的一次污染物还可以转化成二次污染物。例如，SO_2和NO_2转化为硫酸雾和硝酸雾，挥发性有机物和NO_2转化为光化学烟雾。

第三节　大气污染对人体健康的影响

大气污染物主要通过呼吸道进入人体，小部分污染物也可以通过进食或饮水，经消化道进入体内，儿童还可以经直接食入尘土而由消化道摄入大气污染物。有的污染物可通过直接接触黏膜、皮肤进入机体，脂溶性物质更易经过完整皮肤而进入体内。

一、大气污染对健康的直接危害

（一）急性危害

大气污染物的浓度在短期内急剧升高，可使当地人群因吸入大量的污染物而引起急性中毒，根据其形成的原因，可以分为烟雾事件和生产事故。

1. 烟雾事件 可以分为煤烟型烟雾事件和光化学型烟雾事件（表3-2）。

（1）煤烟型烟雾（coal smog）事件：主要由燃煤产生的大量污染物排入大气，在不良气象条件下不能充分扩散所致。自19世纪末开始，世界各地曾经发生过许多起大的烟雾事件。著名的有马斯河谷烟雾事件、多诺拉烟雾事件以及伦敦烟雾事件，其中以1952年12月的伦敦烟雾事件最为严重。

1952年12月5—9日，伦敦上空受反气旋影响，大量工厂生产和居民燃煤取暖排出的废气难以扩散，积聚在城市上空。整个伦敦被浓厚的烟雾笼罩，交通瘫痪，行人小心翼翼地摸索前进。市民不仅生活被打乱，健康也受到严重侵害。许多市民出现胸闷、咳嗽、喉痛、呕吐、窒息等表现，直至12月9日，一股强劲而寒冷的西风吹散了笼罩在伦敦的烟雾。一周内丧生者达4000多人，在此后两个月内，又陆续有8000人死亡。此次事件被称为"伦敦烟雾事件"，成为20世纪十大环境公害事件之一。

在这类烟雾事件中，引起人群健康危害的主要大气污染物是烟尘、SO_2以及硫酸雾。烟尘所含三氧化二铁等金属氧化物，可催化SO_2氧化成硫酸雾，而后者的刺激作用是前者的10倍左右。

（2）光化学型烟雾（photochemical smog）事件：主要是汽车、工厂等污染源排入大气的氮氧化物（NO_x）和挥发性有机物（volatile organic compound，VOC）等一次污染物在日光紫外线的照射下，发生一系列光化学反应形成的刺激性很强的浅蓝色烟雾。光化学型烟雾的主要成分是臭氧、醛类以及各种过氧酰基硝酸酯，这些通称为光化学氧化剂。

光化学型烟雾最早出现在美国洛杉矶，先后于1943年、1946年、1954年、1955年在当地发生过光化学型烟雾事件。特别是在1955年持续一周多的事件期间，气温高达37.8℃，致使哮喘和支气管炎流行，65岁及以上人群的死亡率升高，平均每日死亡70～317人。洛杉矶在1940年就拥有250万辆汽车，每天大约消耗1100吨汽油，排出1000多吨碳氢化合物、300多吨氮氧化合物、700多吨一氧化碳。光化学型烟雾还可随气流漂移，使远离城市的农作物也受到损害。

光化学型烟雾在世界许多大城市都曾经发生过，如美国的洛杉矶、纽约，日本的东京、大阪，澳大利亚的悉尼，印度的孟买以及我国的兰州、成都、上海、北京等地。其发生除与污染物的种类有关外，还受当时的气候和气象条件等的影响。

表3-2 煤烟型烟雾事件与光化学型烟雾事件特征对比

特征	煤烟型烟雾事件	光化学型烟雾事件
污染来源	燃煤	汽车尾气
主要污染物	颗粒物、SO_2、硫酸雾	VOC、NO_x、O_3、SO_2、CO、PAN_s
发生季节	冬季	夏秋季
发生时间	早晨	中午或午后
气象条件	气温低、气压高、风速很低、湿度高、有雾	气温高、风速很低、湿度较低、天气晴朗、紫外线强烈
逆温类型	辐射逆温	下沉逆温
地理条件	河谷或盆地	南北纬度60°以下地区
症状	咳嗽、喉痛、胸痛、呼吸困难，伴有恶心、呕吐、发绀等，死亡原因多为支气管炎、肺炎和心脏病	眼红肿流泪、咽喉痛、咳嗽、喘息、呼吸困难、头痛、胸痛、疲劳感和皮肤潮红等，严重者可出现心肺功能障碍或衰竭
易感人群	老年人、婴幼儿以及心、肺疾病患者	心、肺疾病患者

2. 生产事故 生产事故造成的大气污染急性中毒事件一旦发生，后果通常十分严重。其代表性事件有印度博帕尔毒气泄漏事件、苏联切尔诺贝利核电站爆炸事件、我国重庆市开州区特大天然气井喷

事件、日本福岛核泄漏事件和我国天津港"8·12"火灾爆炸事件等。

（1）印度博帕尔毒气泄漏事件：博帕尔是印度中央邦的首府，人口80多万，有着"湖泊之城"的美称。美国联合碳化物公司博帕尔农药厂建在该市的北部人口稠密区，工厂设备年久失修。1984年12月2日深夜和次日凌晨，该厂的一个储料罐进水，罐中的化学原料发生剧烈的化学反应，储料罐爆炸，41吨异氰酸甲酯泄漏到居民区，酿成迄今世界上最大的化学污染事件。毒气化作浓重的烟雾以5km/h的速度迅速四处弥漫，很快就笼罩了25km²的地区，数百人在睡梦中就被悄然夺走了性命。在这次惨剧中，有521 262人暴露毒气，其中严重暴露的有32 477人、中度暴露的有71 917人、轻度暴露的有416 868人，2500人因急性中毒死亡。暴露者的急性中毒症状主要有咳嗽、呼吸困难、眼结膜分泌物增多、视力减退，严重者出现失明、肺水肿、窒息和死亡。事件发生后当地居民的流产和死产率明显增加。事件发生后10年的调查显示，当年暴露人群的慢性呼吸道疾病患病率高、呼吸功能降低、免疫功能降低。暴露者中神经精神系统症状如失眠、头痛、头晕、记忆力降低、动作协调能力差、精神抑郁等的发生率高。

（2）苏联切尔诺贝利核电站爆炸事件：1986年4月26日凌晨1时许，苏联切尔诺贝利核电站发生爆炸，造成自1945年日本广岛、长崎遭原子弹袭击以来世界上最为严重的核污染。反应堆放出的核裂变产物主要有^{131}I、^{103}Ru、^{137}Cs以及少量的^{60}Co。周围环境中的放射剂量达200R/h，为人体允许剂量的2万倍。此次核事故造成13万居民急性暴露，31人死亡，233人受伤，经济损失达35亿美元。这些放射性污染物随着当时的东南风飘向北欧上空，污染北欧各国大气。事件发生后3年的调查发现，距核电站80km的地区，皮肤癌、舌癌、口腔癌及其他癌症患者增多，儿童甲状腺病患者剧增，畸形家畜也增多。在事故发生时的下风向，受害人群更多、更严重。

（3）我国重庆市开州区特大天然气井喷事件：开州区位于我国重庆市东北部，拥有极其丰富的天然气储量。2003年12月23日21时55分，位于开州区高桥镇晓阳村境内的中石油天然气井"罗家16H"井发生井喷，大量富含硫化氢的天然气喷涌而出。有毒气体随空气迅速大面积扩散，使附近空气中硫化氢浓度急剧升高，造成居民大量中毒和死亡以及巨大财产损失。

在井喷井周围1km²内的山坡上，居民饲养的家禽、家畜全部死亡，野生动物如老鼠、野兔等全部死亡，甚至栖息在其附近的飞鸟也基本难逃劫难。据事件后统计，开州区高桥镇及其附近的麻柳乡、正坝镇、天和乡4个乡镇共30个村的9.3万人受灾，疏散转移居民6.5万人，累计门诊治疗中毒者27 011人次，住院治疗2142人次，243人死亡。中毒者主要表现为眼部和呼吸道刺激症状以及头晕、头痛、失眠、多梦等神经系统症状。该井天然气中硫化氢含量为151mg/m³，据估计事件中从井中至少喷出3000吨硫化氢。

（4）日本福岛核泄漏事件：2011年3月11日，日本东北海域发生9.0级强烈地震，引发特大海啸。受地震、海啸双重影响，福岛县两座核电站反应堆发生故障，其中第一核电站在震后发生爆炸与核泄漏事故，高浓度放射性物质被泄漏到外部。据测定，距离福岛核电站30km处的辐射值超过正常范围的300倍。福岛县政府3月13日确认，遭核辐射的人数为22人。事件后，有21万人紧急疏散至安全地带。

（5）我国天津港"8·12"火灾爆炸事件：2015年8月12日约23时，位于天津市滨海新区的瑞海国际物流有限公司危险品仓库发生火灾爆炸，造成165人遇难、8人失踪、798人受伤。该事件的直接原因是瑞海公司危险品仓库运抵区南侧集装箱内硝化棉由于湿润剂散失出现局部干燥，在高温等因素的作用下加速分解放热，积热自燃，引起相邻集装箱内的硝化棉和其他危险化学品长时间大面积燃烧，导致堆放于运抵区的硝酸铵等危险化学品发生爆炸。该事件对火灾爆炸中心区及周边局部区域大气环境、水环境和土壤环境造成不同程度的污染。

（二）短期影响

从20世纪90年代起，美国等国家学者采用更为细致的时间序列分析方法对大气污染与人群死亡率的关系进行系列研究。结果显示，在当时美国的颗粒物空气质量标准（PM10年平均浓度50μg/m³，日平均浓度150μg/m³）以下污染水平，仍然能观察到污染与人群死亡和发病人数的关联。随后的研究发现，PM2.5对人群死亡和发病的影响更大。其他研究也表明，大气污染与心血管疾病死亡率、住院率、急诊率和疾病恶化等增加有关。我国北京、太原和上海等地的研究显示，大气污染，特别是颗粒物污染与呼吸系统疾病、心脑血管疾病的死亡率、发病率以及风险增加有关。

（三）慢性影响

1. 影响呼吸系统　大气中的SO_2、NO_X、硫酸雾、硝酸雾及颗粒物不仅能产生急性刺激作用，还可长期反复刺激机体引起咽炎、喉炎、眼结膜炎和气管炎等。呼吸道炎症反复发作，可以造成气道狭窄，气道阻力增加，肺功能不同程度的下降，最终形成慢性阻塞性肺疾病（chronic obstructive pulmonary disease，COPD）。

2. 影响心血管系统　对美国哈佛等六个城市进行的队列研究首次提出，大气污染的长期暴露与心血管疾病死亡率增加有关。对美国50个州暴露大气污染16年的近50万成年人的死亡数据分析后发现，在控制饮食、污染物联合作用等混杂因素后，PM2.5年平均浓度每增高10μg/m³，心血管疾病患者死亡率增加6%，并且未观察到其健康效应的阈值。还有研究发现，大气O_3浓度增高与心血管疾病的多发有关。此外，大气污染长期暴露还与心律不齐、心力衰竭、心搏骤停的危险度升高有关。

3. 增加癌症风险　世界卫生组织国际癌症研究机构2017年10月27日公布的致癌物清单中，室外空气污染和含颗粒物的室外空气污染确定为Ⅰ类致癌物。报告指出，有充足证据显示，大气污染与肺癌之间有因果关系。此外，大气污染还会增加患膀胱癌的风险。得出以上结论的相关人群研究都是在大气PM2.5年均浓度在10～30μg/m³的国家或地区完成的。其中，下述两项研究提供了重要的证据。①欧洲大气污染影响队列研究（European Study of Cohorts for Air Pollution Effects，ESCAPE）：其数据来源于9个欧洲国家的17个队列研究，涉及30多万人群，平均随访时间12.8年。分析显示，PM2.5浓度每升高10μg/m³，肺癌死亡率将增加40%。②对美国癌症协会队列研究中188 699名不吸烟者的26年随访结果也显示，大气污染与患肺癌的风险有关。PM2.5浓度每升高10μg/m³，肺癌死亡率将增加15%～27%。据估计，一些国家肺癌死亡率的10%～20%可归因于PM2.5暴露。

4. 其他　在大气污染严重的地区，居民唾液溶菌酶和分泌型免疫球蛋白A（SIgA）的含量均明显下降，血清其他免疫指标也有下降，表明大气污染可使机体的免疫功能降低。近年来的流行病学研究提示，大气污染与婴幼儿的急性呼吸道感染死亡率和发病率的增高有关。在各种大气污染物中，细颗粒物和O_3的作用可能更为重要。大气污染物可削弱肺部的免疫功能，增加儿童呼吸道对细菌等感染的易感性。据估计，大气PM2.5的日平均浓度每升高20μg/m³，急性下呼吸道感染的危险将增加8%。

大气颗粒物中含有多种有毒元素如铅、镉、铬、氟、砷、汞等。美国28个大城市的调查发现，大气中镉、锌、铅以及铬浓度的分布与这些地区的心脏病、动脉硬化、高血压、中枢神经系统疾病、慢性肾炎等疾病的分布趋势一致。此外，一些工厂如铝厂、磷肥厂和冶炼厂排出的废气中含有高浓度的氟，可引起当地居民的慢性氟中毒。

二、大气污染对健康的间接危害

（一）温室效应

大气层中某些气体如CO_2等能吸收地表发射的热辐射，使大气增温，称为温室效应（greenhouse effect）。这些气体统称为温室气体（greenhouse gas），主要包括CO_2、甲烷（CH_4）、氧化亚氮（N_2O）

和氯氟烃（chlorofluorocarbons，CFC）等。我国温室气体年排放总量已经超过全球总量的10%，居美国之后列第二位。我国也是世界上人为排放CH_4最多的发展中国家。

气候变暖对人类健康会产生多种有害影响。气候变暖有利于病原体及有关生物的繁殖，从而引起生物媒介传染病的分布发生变化，扩大其流行的程度和范围，加重对人群健康的危害。气候变暖可导致暑热相关疾病的发病率和死亡率增加。气候变暖还会使空气中的一些有害物质如真菌孢子、花粉等浓度增高，导致人群中过敏性疾病的发病率增加。此外，由于气候变暖引起的全球降水量变化，最终导致洪水、干旱以及森林火灾发生次数增加。

（二）臭氧层破坏

大气平流层中的臭氧层可以吸收绝大部分有害的紫外线，使地球生物免受危害。但人类大量使用的一些人造化学品严重破坏了臭氧层，导致大量有害的紫外线直射地球，给地球生物和生态环境带来严重损害。科学界把这些破坏臭氧层的化学品统称为消耗臭氧层物质，主要有N_2O、四氯化碳（CCL_4）、CH_4、溴氟烷烃类以及CFC等，破坏作用最大的是CFC和溴氟烷烃类物质。CFC在工业上用作制冷剂、气溶胶喷雾剂、发泡剂以及氟树脂生产的原料。

地球臭氧层耗竭（ozone depletion）已经达到创纪录的水平，尤其在南极大陆和最近的北极地区更是如此。2000年的测定显示，南极大陆上空臭氧空洞（ozone hole）面积达2800万km^2。臭氧层被破坏形成空洞以后，减少了臭氧层对UVC和其他宇宙射线的吸收和阻挡功能，造成人群皮肤癌和白内障等发病率的增加，对地球上的其他动植物也有杀伤作用。据估计，平流层臭氧浓度减少1%，UVB辐射量将增加2%，人群皮肤癌的发病率将增加3%，白内障的发病率将增加0.2%～1.6%。

面对臭氧层被破坏的严峻形势，1985年，在联合国环境规划署的推动下，制定了《保护臭氧层维也纳公约》。1987年，联合国环境规划署组织制定了《关于消耗臭氧层物质的蒙特利尔议定书》，对8种破坏臭氧层的物质提出了削减使用的时间要求。中国于1992年加入履行《关于消耗臭氧层物质的蒙特利尔议定书》。2023年，中国气象局发布了《极地气候变化年报（2022年）》，报告显示，2022年南极臭氧洞面积比2021年略小，总体上延续了近年来的缩减趋势。

（三）酸雨

pH小于5.6的降水（包括雨、雪、雹、雾等）称为酸雨。pH小于5.0为较重酸雨，pH小于4.5为重酸雨。酸雨的形成受多种因素影响，其前体物质主要为SO_2和NO_X，其中SO_2对全球酸沉降的贡献率为60%～70%。SO_2和NO_X气体可被热形成的氧化剂或光化学产生的自由基氧化转变为硫酸和硝酸；吸附在液态气溶胶中的SO_2和NO_X也可被溶液中的金属离子、强氧化剂氧化。

1972年，在联合国第一次人类环境会议上提交的《跨越国境的空气污染，空气和降水中的硫对环境的影响》的著名报告，陈述了酸雨对欧洲各国湖泊的污染，引起公众广泛的关注。我国于1974年开始在北京西郊监测酸雨。2022年，我国酸雨区面积约48.4万km^2，占陆域国土面积的5.0%，主要分布在长江以南、云贵高原以东地区，主要包括浙江、上海的大部分地区、福建北部、江西中部、湖南中东部、重庆西南部、广西北部和南部、广东部分区域，酸雨类型也由以硫酸型为主逐渐向硫酸-硝酸复合型转变。

酸雨的危害主要表现为以下几个方面。

1. 对土壤和植物产生危害 在酸雨的作用下，土壤中的钾、钠、钙、镁等营养元素被溶出，使土壤酸化，农作物减产。受酸雨侵蚀的植物叶片，叶绿素合成减少，出现萎缩和果实产量下降。在重酸雨区，马尾松林、华山松和冷杉林出现大片黄叶并脱落，森林成片地死亡。酸雨还可抑制土壤微生物的繁殖，特别是对固氮菌的危害，使土壤肥力下降，农作物产量降低。

2. 影响水生生态系统 酸化的水体微生物分解有机物的活性减弱，水生植物的叶绿素合成降低，浮游动物种类减少，鱼贝类死亡。

3. 对人类健康产生影响 酸雨增加土壤中有害重金属的溶解度，加速其向水体、植物和农作物的转移。研究显示，在酸化水区内，水体和鱼肉中的汞含量明显增加。

此外，酸雨可腐蚀建筑物、文物古迹，可造成地表水 pH 下降而使输水管材中的金属化合物易于溶出等。

（四）大气棕色云团

大气棕色云团（atmospheric brown clouds，ABC）是指区域范围的大气污染物，包括颗粒物、煤烟、硫酸盐、硝酸盐、飞灰等。ABC 的棕色就是由黑炭、飞灰、土壤粒子及二氧化氮等对太阳辐射的吸收和散射所致。2008 年，联合国公布 13 个受到 ABC 影响的城市：中国的北京、上海、深圳；印度的新德里、孟买、加尔各答；巴基斯坦的卡拉奇；孟加拉国的达卡；泰国的曼谷；埃及的开罗；韩国的首尔；伊朗的德黑兰；尼日利亚的拉各斯。

ABC 的多种组分对人群健康可直接产生不良影响。此外，ABC 中的颗粒物可吸收太阳的直射或散射光，影响紫外线的生物学活性。因此，在大气污染严重的地区，儿童佝偻病的发病率较高，某些通过空气传播的疾病易于流行。大气污染还能降低大气能见度，使交通事故增加。ABC 的组分还会影响世界的水资源、农业生产和生态系统，威胁人类的生存环境。

（五）其他

大气污染能影响居民的生活卫生条件，例如，灰尘使环境污秽，恶臭或刺激性气体可影响居民开窗换气及晾晒衣物等。

三、我国的大气质量标准

1950 年，我国翻译了苏联的《苏联工厂设计卫生标准》，并以此为基础于 1956 年制定了《工业企业设计暂行卫生标准》。该标准是我国第一部涉及大气环境质量的国家标准，规定了居住区中有害物质最高容许浓度 19 项。2002 年，根据《中华人民共和国职业病防治法》第十三条规定，我国修订了《工业企业设计卫生标准》，修订后分为两个标准：工业企业设计卫生标准和工作场所有害因素职业接触限值。原标准中涉及的环境卫生标准部分不再进行规定。

1982 年，我国首次发布《大气环境质量标准》（GB 3095—1982），该标准对总悬浮颗粒物、飘尘、SO_2、NO_X、CO、光化学氧化剂制定了浓度限值，并且每个污染物的标准均分为三级。

1996 年，我国对《大气环境质量标准》进行了第一次修订，修订后的标准改称《环境空气质量标准》（GB 3095—1996）。在原有 6 种污染物限值的基础上，增加了 NO_2、铅、苯并［a］芘、氟化物的浓度限值，并将飘尘改为可吸入颗粒物，光化学氧化剂改为臭氧（O_3）。

2000 年，我国对《环境空气质量标准》进行了修订，取消 NO_X 指标，同时对 NO_2 和 O_3 的浓度限值进行了修改。

2012 年，我国对《环境空气质量标准》再次修订，新的《环境空气质量标准》（GB 3095—2012）中，调整了环境空气功能区分类，将三类区并为二类区；增设了 PM2.5 浓度限值和臭氧 8 小时平均浓度限值；调整了 PM10、NO_2、铅和苯并［a］芘等的浓度限值；调整了数据统计的有效性规定。

2018 年，生态环境部与国家市场监督管理总局联合发布《环境空气质量标准》修改单，修改的主要内容：一是将监测状态统一采用标准状态，修改为气态污染物监测采用参考状态（25℃、1 个标准大气压），颗粒物及其组分监测采用实况状态（监测期间实际环境温度和压力状态）；二是增加了开展环境空气污染物浓度监测同时要监测记录气温、气压等气象参数的规定。

现行的《环境空气质量标准》将我国全国范围分为两类不同的环境空气质量功能区：一类区为自然保护区、风景名胜区和其他需要特殊保护的地区；二类区为居住区、商业交通居民混合区、文化区、工业区和农村地区。

在现行标准中，每种污染物的浓度限值分为两级。

（1）一级标准：为保护自然生态和人群健康，在长期接触情况下，不发生任何危害影响的空气质量要求。上述第一类区执行一级标准。

（2）二级标准：为保护人群健康和城市、乡村的动、植物，在长期和短期接触情况下，不发生伤害的空气质量要求。上述第二类区执行二级标准。

大气中有害物质的浓度受生产周期、排放方式、气象条件等因素的影响而经常变动。各种有害物质对机体产生的有害作用类型也各不相同。因此，我国的《环境空气质量标准》规定了不同形式的浓度限值，如1小时平均浓度限值、24小时平均浓度限值、年平均浓度限值等。

1小时平均浓度是指任何1小时污染物浓度的算术平均值，其限值是指任何1小时内平均浓度的最高容许值。有些物质能使人或动植物在短期内出现刺激、过敏或中毒等急性危害，则该物质必须制定1小时平均浓度限值，这是确保接触者在短期内吸入该物质而不至于产生上述任何一种急性危害的上限值。24小时平均浓度是指一个自然日24小时平均浓度的算术平均值，也称为日平均浓度。其限值是指任何一个自然日24小时平均浓度的最高容许值。年平均浓度是指一个日历年内各日平均浓度的算术平均值，其限值是指任何一个日历年内各日平均浓度的算术均值的最高容许值。对一些有慢性作用的物质应制定24小时平均浓度限值和年平均浓度限值，亦即经过长时间的持续作用也不致引起最敏感对象发生慢性中毒或蓄积现象以及远期效应，以达到防止污染物慢性和潜在性危害的目的。

第四节 大气中主要污染物对人体健康的影响

一、颗粒物

（一）来源

大气中的颗粒物可来自自然界的风沙尘土、火山爆发、森林火灾和海水喷溅等，其中沙尘天气是影响我国北方一些地区大气颗粒物浓度的重要季节性因素。按中国气象局的分类标准，沙尘天气分为浮尘、扬沙、沙尘暴和强沙尘暴四类。沙尘是在各大洲都时常发生的自然灾害，我国则是沙尘危害较严重的国家之一。

人类的生产和生活活动中使用的各种燃料如煤炭、液化石油气、煤气、天然气和石油的燃烧构成了大气颗粒物的重要来源。钢铁厂、有色金属冶炼厂、水泥厂和石油化工厂等的工业生产过程也会造成颗粒物的污染。这些来源的颗粒物常含有特殊的有害物质，如铅、氟和砷等。此外，公路扬尘、建筑扬尘也是我国一些城市大气颗粒物的重要来源之一。

颗粒物是我国大多数城市的首要污染物，是影响城市空气质量的主要因素。研究发现，不同季节大气颗粒物的来源有所差异。例如，北方城市冬季燃煤排放的烟尘对空气颗粒物的贡献较大，但非采暖期的颗粒物来源中，沙尘暴、公路扬尘、建筑扬尘的贡献比较大。

（二）健康影响

1. 颗粒物对呼吸系统的影响 大量的颗粒物进入肺部对局部组织有堵塞作用，可使局部支气管的通气功能下降，细支气管和肺泡的换气功能丧失。吸附着有害气体的颗粒物可以刺激或腐蚀肺泡壁，长期作用可使呼吸道防御功能受到损害，发生支气管炎、肺气肿和支气管哮喘等。颗粒物染毒的动物肺泡灌洗液中脂质过氧化物及丙二醛含量增加，乳酸脱氢酶、酸性磷酸酶和碱性磷酸酶活性升高，谷胱甘肽过氧化物酶活性降低、巨噬细胞数减少等。长期居住在颗粒物污染严重地区的居民，可出现肺活量降低、呼气时间延长，呼吸系统疾病的患病率增高。颗粒物还可以增加动物对细菌的敏感性，导致呼吸系统对感染的抵抗力下降。

2. 颗粒物对心血管系统的影响 目前认为，颗粒物可能通过以下机制对心血管系统产生影响：①干扰中枢神经系统功能。②直接进入循环系统诱发血栓的形成。③刺激呼吸道产生炎症并释放细胞因子，后者通过引起血管损伤导致血栓形成。

3. 颗粒物的致癌作用 国内外的大量研究表明，颗粒物的有机提取物有致突变性，并且以移码突变为主，并可引起细胞的染色体畸变、姐妹染色单体交换以及微核率增高、诱发程序外DNA合成。研究还发现，颗粒物的有机提取物可引起细胞发生恶性转化。颗粒物中还含有多种致癌物和促癌物。采用不同染毒方式（皮肤涂抹、皮下注射、气管内注入、吸入染毒）进行的研究发现，颗粒物提取物可在大鼠、小鼠身上诱发皮下肉瘤、皮肤癌以及肺癌等。颗粒物的致癌活性与其多环芳烃含量有关。根据流行病学研究结果并结合毒理学研究的证据，国际癌症研究机构（Internatial Agency for Reasearch on Cancer，IARC）将颗粒物确定为人类致癌物。

4. 颗粒物对人群死亡率的影响 大气颗粒物污染对人群死亡率有短期影响。欧洲29城市和美国20城市的研究显示，大气PM10浓度每增加$10\mu g/m^3$，人群总死亡率分别升高0.62%和0.46%。亚洲的研究表明，PM10浓度每增加$10\mu g/m^3$，人群总死亡率升高0.49%。美国的研究表明，大气PM10浓度每增加$10\mu g/m^3$，总死亡率上升0.5%，65岁以上人群因COPD和心血管疾病的入院率分别增加1.5%和1.1%。对我国大气颗粒物污染与健康效应的Meta分析显示，TSP浓度每升高$100\mu g/m^3$，慢性支气管炎的死亡率增加30%，肺气肿的死亡率增加59%。

（三）影响颗粒物生物学作用的因素

1. 颗粒物的粒径 颗粒物在大气中的沉降与其粒径有关。一般来说，粒径小的颗粒物沉降速度慢，易被吸入。

不同粒径的颗粒物在呼吸道的沉积部位不同。大于$5\mu m$的颗粒物多沉积在上呼吸道，通过纤毛运动被推移至咽部，或被吞咽至胃，或随咳嗽和打喷嚏而排出。小于$5\mu m$的颗粒物多沉积在细支气管和肺泡。$2.5\mu m$以下的颗粒物75%在肺泡内沉积，但小于$0.4\mu m$的颗粒物可以较自由地出入肺泡并随呼吸排出体外，因此在呼吸道的沉积较少。有时颗粒物的大小在进入呼吸道的过程中会发生改变，吸水性的物质可在深部呼吸道温暖、湿润的空气中吸收水分而变大。

2. 颗粒物的成分 颗粒物的化学成分多达数百种以上，可分为有机和无机两大类。颗粒物的毒性与其化学成分密切相关。颗粒物上还可吸附细菌、病毒等病原微生物。

颗粒物的无机成分主要指元素及其他无机化合物，如金属、金属氧化物、无机离子等。一般来说，自然来源的颗粒物所含无机成分较多。此外，不同来源的颗粒物表面所含的元素不同。来自土壤的颗粒物主要含硅、铝、铁等，燃煤颗粒物主要含硅、铝、硫、硒、氟、砷等，燃油颗粒物主要含硅、铅、硫、钒、镍等，汽车尾气颗粒物主要含铅、溴、钡等，冶金工业排放的颗粒物主要含锰、铝、铁等。

颗粒物的有机成分包括碳氢化合物，羟基化合物，含氮、含氧、含硫有机物，有机金属化合物，有机卤素等。来自煤和石油燃料的燃烧，以及焦化、石油等工业的颗粒物，其有机成分含量较高。有机成分中以多环芳烃最引人注目，研究发现颗粒物中还能检出多种硝基多环芳烃，可能是大气中的多环芳烃和氮氧化物反应生成的，也可能是在燃烧过程中直接生成的。

颗粒物可作为其他污染物如SO_2、NO_2、酸雾和甲醛等的载体，此等有毒物质都可以吸附在颗粒物上进入肺深部，加重对肺的损害。颗粒物上的一些金属成分还有催化作用，可使大气中的其他污染物转化为毒性更大的二次污染物。例如，SO_2转化为SO_3，亚硫酸盐转化为硫酸盐。此外，颗粒物上的多种化学成分还可发生联合毒作用。不同颗粒物成分对健康的影响见表3-3。

表3-3 颗粒物成分及其对健康的影响

成分	对健康的影响
金属（铁、铅、钒、镍、铜、铂等）	诱发炎症、引起DNA损伤、改变细胞膜通透性、产生活性氧自由基、引起中毒
有机物	致突变、致癌、诱发变态反应
生物来源（病毒、细菌及其内毒素、动植物屑片、真菌孢子）	引起变态反应、改变呼吸道的免疫功能、引起呼吸道传染病
离子（SO_4^{2-}、NO_3^-、NH_4^-、H^+）	损伤呼吸道黏膜、改变金属等的溶解性
光化学物（臭氧、过氧化物、醛类）	引起下呼吸道损伤
颗粒核	呼吸道刺激、上皮细胞增生、肺组织纤维化

3. 呼吸道对颗粒物的清除作用 清除沉积于呼吸道的颗粒物是呼吸系统防御功能的重要环节。呼吸道不同部位的清除机制有所不同，鼻毛可阻留$10\mu m$以上的颗粒物达95%。颗粒物可通过咳嗽或随鼻腔的分泌物排出体外，也可被吞咽入消化系统，或进入淋巴管和淋巴结以及肺部的血管系统后在体内进行再分布。气管支气管的黏膜表面被纤毛覆盖并分泌黏液，通过纤毛运动可将沉积于呼吸道的颗粒物以及充满颗粒物的巨噬细胞随同黏液由呼吸道的深部向呼吸道上部转运，并越过喉头的后缘向咽部移动，最终被咽下或随痰咳出。黏液-纤毛系统的清除过程较为迅速，沉积于下呼吸道的颗粒物在正常情况下24～48小时内可被清除掉。环境污染物可使呼吸道黏膜的分泌性和易感性增强，影响纤毛运动，导致黏液-纤毛清除机制受阻。肺泡对颗粒物的清除作用主要由肺巨噬细胞完成。颗粒物可被巨噬细胞吞噬后经黏液-纤毛系统排出或进入淋巴系统。一些细小的颗粒可直接穿过肺泡上皮进入肺组织间质，最后进入肺血液或淋巴系统。

4. 其他 某些生理或病理因素可影响颗粒物在呼吸道的沉积。例如，运动时呼吸的量和速度都明显增加，这样将大大增加颗粒物通过沉降、惯性冲击或扩散在呼吸道的沉积。慢性支气管炎患者的呼吸道黏膜层增厚，会造成气道的部分阻塞，颗粒物易于沉积。一些刺激性的气体如香烟烟气等可引起支气管平滑肌收缩，加大颗粒物在气管支气管的沉积。

二、二氧化硫

（一）来源

一切含硫燃料的燃烧都能产生二氧化硫（sulfur dioxide，SO_2）。大气中的SO_2主要来自固定污染源，其中约70%来自火力发电厂等的燃煤污染，约26%来自有色金属冶炼、钢铁、化工、炼油和硫酸厂等生产过程，其他来源仅占4%左右。小型取暖锅炉和民用煤炉是地面低空SO_2污染的主要来源。

（二）健康影响

SO_2是水溶性的刺激性气体，易被上呼吸道和支气管黏膜的富水性黏液所吸收。黏液中的SO_2转化为亚硫酸盐或亚硫酸氢盐后吸收入血迅速分布于全身。SO_2可刺激呼吸道平滑肌内的末梢神经感受器，使气管或支气管收缩，气道阻力和分泌物增加。因此，人在暴露较高浓度的SO_2后，很快会出现喘息、气短等症状以及第1秒用力呼气量（forced expiratory volume in first second，FEV_1）等肺功能指标的改变。但是，个体对SO_2的耐受性差异较大。一般来说，哮喘患者对SO_2比较敏感。哮喘患者暴露于$572\mu g/m^3$的$SO_2$15分钟后就可观察到FEV_1降低；在$1114\mu g/m^3$的SO_2时，FEV_1下降10%；在$1716\mu g/m^3$的SO_2时下降15%。流行病学研究表明，大气SO_2浓度高于$250\mu g/m^3$时会引起易感人群呼吸系统症状的加剧。

一些研究发现，SO_2可降低动物对感染的抵抗力，损害巨噬细胞参与的杀菌过程。SO_2还可影响动物呼吸道对颗粒物的清除能力以及呼吸道黏膜纤毛的运动。实验研究证实，吸附SO_2的颗粒物是变应原，能引起支气管哮喘。SO_2还有促癌作用，可增强苯并[a]芘的致癌作用。

SO_2在大气中可被氧化成SO_3，再溶于水汽中形成硫酸雾。SO_2还可先溶于水汽中生成亚硫酸雾然后再氧化成硫酸雾。硫酸雾是SO_2的二次污染物，对呼吸道刺激作用更强。硫酸雾等可凝成大颗粒，形成酸雨。

三、一氧化碳

（一）来源

一氧化碳（carbon monoxide，CO）是含碳物质不完全燃烧的产物，无色、无臭、无刺激性。大气中的CO主要来源于机动车尾气，炼钢、铁、焦炉，煤气发生站、采暖锅炉、民用炉灶、固体弃物焚烧排出的废气。

（二）健康影响

CO很容易通过肺泡、毛细血管以及胎盘屏障。吸收入血以后，80%～90%的CO与血红蛋白结合形成碳氧血红蛋白（carboxyhaemoglobin，COHb）。CO与血红蛋白的亲和力比氧大200～250倍，形成COHb后其解离速度远远慢于氧合血红蛋白，影响血液的携氧能力。此外，COHb还影响氧合血红蛋白的解离，阻碍氧的释放，引起组织缺氧。暴露于高浓度CO时，吸收入血的CO还可与肌红蛋白、细胞色素氧化酶以及P450结合。血中COHb含量与空气中CO的浓度呈正相关，正常人COHb饱和度为0.4%～2.0%，贫血者略高。

与其他空气污染物不同，除职业因素外，因取暖不当，造成室内CO浓度过高所致的CO急性中毒也经常发生。非职业性CO中毒气象条件的等级从低到高可以分为Ⅰ、Ⅱ、Ⅲ、Ⅳ四级（表3-4）。

表3-4 非职业性CO中毒气象条件的等级表

级别	危险程度	说明
Ⅰ	较低	不易发生非职业性CO中毒。气象条件较利于CO扩散，居室内CO气象指数较低，仍需提醒燃煤取暖及使用炭火等人员注意室内通风，预防煤气中毒
Ⅱ	中等	有发生非职业性CO中毒的可能。气象条件较不利于CO扩散，居室内CO气象指数偏高，提醒燃煤取暖及使用炭火等人员注意室内通风，注意预防煤气中毒

级别	危险程度	说明
III	高	易发生非职业性CO中毒。气象条件不利于CO扩散，居室内CO气象指数较高，提醒燃煤取暖及使用炭火等人员注意室内通风，谨防煤气中毒
IV	很高	极易发生非职业性CO中毒。气象条件极不利于CO扩散，居室内CO气象指数很高，提醒燃煤取暖及使用炭火等人员注意室内通风，特别注意防止煤气中毒

四、氮氧化物

（一）来源

大气中的氮氧化物（nitrogen oxides，NO_x）主要指二氧化氮（nitrogen dioxide，NO_2）和一氧化氮（nitrogen monoxide，NO）。大气中的氮受雷电或高温作用，易合成NO_x，火山爆发、森林失火以及土壤微生物分解含氮有机物都会向环境释放NO_x。人为来源的NO_x有2/3来自汽车等移动源的排放，1/3来自工业等固定源的排放。

各种矿物燃料的燃烧过程中均可产生NO_x。当温度达到1500℃以上时，空气中的N_2和O_2可以直接合成NO_x。温度越高，NO_x的生成量越大。火力发电、石油化工、燃煤工业等排放NO_x的量很大，硝酸、氮肥、炸药、染料等生产过程排出的废气中也含有大量的NO_x。机动车尾气是城市大气NO_x污染的主要来源之一。

NO_2是光化学烟雾形成的重要前体物质，有刺激性，与VOC共存时，在强烈的日光照射下，可形成光化学烟雾。此外，大气中的NO_2与多环芳烃（polycyclic aromatic hydrocarbon，PAH）发生硝基化作用，可形成硝基PAH。

（二）健康影响

NO_2的毒性比NO高4～5倍。有关NO_x健康影响的评价多来自对NO_2的研究结果。大气NO_2污染对机体的呼吸系统可产生急性或慢性的不良影响。

NO_2较难溶于水，故对上呼吸道和眼的刺激作用较小，主要作用于深部呼吸道、细支气管及肺泡。研究显示，健康成人暴露于4700μg/m³以上浓度的NO_2后，2小时内就可出现显著的肺功能降低。患有呼吸系统疾病如哮喘的人对NO_2比较敏感。

各种研究发现，NO_2可激活细胞的氧化应激系统，引起肺组织内以淋巴细胞和巨噬细胞浸润为主的炎症反应；NO_2暴露可导致呼吸系统以及脾、肝、血液系统的病理改变；NO_2可引起肺泡表面活性物质的过氧化，损害细支气管的纤毛上皮细胞和肺泡细胞，破坏肺泡组织的胶原纤维，严重时引起肺气肿；吸入的NO_2以亚硝酸根和硝酸根的形式进入血液，亚硝酸根与血红蛋白结合生成高铁血红蛋白，可导致组织缺氧。

NO_2还会导致儿童的呼吸系统症状显著增加，使肺功能受到一定程度的损害。大气中NO_2浓度与人群死亡率的增加也有关。此外，NO_2与大气中的SO_2和O_3分别具有相加和协同作用，造成呼吸道阻力增加以及对感染的抵抗力降低。

五、臭氧

（一）来源

臭氧（ozone，O_3）是光化学烟雾的主要成分，其刺激性强并有强氧化性，属于二次污染物。光化学烟雾是大气中的NO_2和VOC，在太阳紫外线作用下，经过光化学反应形成的浅蓝色烟雾，是一组混合污染物。O_3占烟雾中光化学氧化剂的90%以上，是光化学烟雾的指示物。自然本底的O_3浓度为$0.4 \sim 9.4\mu g/m^3$。高温、光照充足的气象条件有利于臭氧污染形成。例如，北京地区日最高气温超过34℃时，发生臭氧污染的概率超过80%。

（二）健康影响

O_3的水溶性较小，易进入呼吸道的深部。但是，由于它的高反应性，人吸入的O_3约有40%在鼻咽部被分解。人短期暴露于高浓度O_3可出现呼吸道症状、肺功能改变、气道反应性增高以及呼吸道炎症反应。有研究显示，健康成人在$160\mu g/m^3$的O_3浓度下4～6小时即可出现肺功能降低等呼吸系统功能的改变，而儿童等敏感人群在$120\mu g/m^3$的O_3下暴露8小时就可出现肺功能指标如FEV_1的下降。大气中的O_3为$210 \sim 1070\mu g/m^3$时可引起哮喘发作，导致上呼吸道疾病恶化，并刺激眼，使视觉敏感度和视力下降。O_3高于$2140\mu g/m^3$可引起头痛、肺气肿和肺水肿等。与SO_2和颗粒物一样，迄今的研究也未能观察到O_3对健康影响的阈值。

动物实验发现，O_3可降低动物对感染的抵抗力，损害巨噬细胞的功能；能阻碍血液的输氧功能，造成组织缺氧，并使甲状腺功能受损，骨骼早期钙化；还可损害体内某些酶的活性和产生溶血反应。O_3对微生物、植物、昆虫和哺乳动物细胞具有致突变作用。目前尚无证据表明O_3有致癌作用。

六、铅

（一）来源

曾经城市大气铅污染的主要来源之一是含铅汽油的使用。含铅汽油燃烧后85%的铅排入大气，机动车尾气排放对大气铅污染的贡献率高达80%～90%。推广使用无铅汽油是降低大气中铅污染的重要措施。我国从2000年1月1日起停止生产含铅车用汽油，7月1日起停止销售和使用含铅汽油。目前，来自铅锌矿开采冶炼、铅冶炼厂、蓄电池厂等的含铅废气是城乡大气环境铅污染的重要来源。

（二）健康影响

人体铅暴露的途径是多方面的，儿童还可通过手—口方式从大气中降落的含铅尘土、室内墙壁、学习用品或玩具中脱落的含铅油漆皮摄入铅。母亲妊娠期和哺乳期的铅暴露也可增加婴幼儿体内的铅含量。吸收入体内的铅约90%贮存于骨骼中，主要经尿（占76%）和粪排出。血铅值反映近期铅的摄入量，常作为铅暴露水平的重要指标。

铅是全身性毒物，可以影响多个系统，对神经系统、消化系统、造血系统、泌尿系统、心血管系统、免疫系统和内分泌系统均有不良影响。儿童的户外活动多，单位体重的呼吸次数、体表面积、饮水量和食物摄入量都高于成人。研究发现，儿童的胃肠道对铅的吸收率比较高。1～3岁幼儿胃肠道对铅的吸收率为50%左右，而成人的吸收率仅为10%。此外，儿童的血脑屏障和多种功能发育尚不完全。

上述原因造成儿童对铅的毒性，特别是其神经毒性比成人更为敏感。铅可以选择性地蓄积并作用于脑的海马部位，损害神经细胞的形态和功能，造成儿童神经行为功能和智力的损害。儿童铅中毒主要表现为注意力不集中、记忆力降低、缺乏自信、抑郁、淡漠或多动、强迫行为、学习能力和学习成绩低于同龄儿童等。环境铅暴露还可引起儿童视觉运动反应时间延长、视觉辨别力下降、听力下降、脑干听觉诱发电位改变、听觉传导速度降低等。

处于器官发生、发育阶段的胎儿对铅的作用十分敏感。母体内的铅可以通过胎盘进入胎儿体内，造成母源性铅中毒或过量铅吸收。母亲妊娠期长期暴露于高浓度的铅可导致新生儿出现低体重、贫血、出生缺陷、死产等。

七、多环芳烃

（一）来源

大气中的PAH主要来源于各种含碳有机物的热解和不完全燃烧，如煤、木柴、烟叶和石油产品的燃烧，烹调油烟以及各种有机废物的焚烧等。尽管不同类型污染源产生的PAH种类有所不同，但不同地区大气中的PAH差别不大。

（二）健康影响

大气中的大多数PAH吸附在颗粒物表面，尤其是小于5μm的颗粒物上，大颗粒物上PAH很少。PAH可与大气中其他污染物反应形成二次污染物。例如，PAH可与大气中NO_2或HNO_3形成硝基PAH，后者有直接致突变作用。PAH中强致癌性的多为四到七环的稠环化合物。由于苯并［a］芘是第一个被发现的环境化学致癌物，而且致癌性很强，故常以其作为PAH的代表。苯并［a］芘占大气中致癌性PAH的1%～20%。不同类型PAH的致癌活性依次为：苯并［a］芘＞二苯并［a，h］蒽＞苯并［b］荧蒽＞苯并［j］荧蒽＞苯并［a］蒽。研究表明，一些PAH还有免疫毒性、生殖和发育毒性。

苯并［a］芘是唯一经吸入染毒实验被证实可引起肺癌的PAH。同时暴露香烟烟雾、石棉、颗粒物等可增强苯并［a］芘的致癌活性。苯并［a］芘需要在体内经代谢活化后才能产生致癌作用。目前认为，苯并［a］芘进入体内后，只有少部分以原形从尿或经胆汁随粪便排出体外。

八、二噁英

（一）来源

二噁英（dioxins）是一类有机氯化合物，包括多氯二苯并二噁英（polychlorinated dibenzo-p-dioxin，PCDD）和多氯二苯并呋喃（polychlorinated dibenzo furan，PCDF），共210种。一般将一些呈平面分子结构、毒性特征与二噁英类似的多氯联苯，即共面多氯联苯（coplanar polychlorinated biphenyls，Co-PCB）也包括在二噁英类化合物的范围内。大气中二噁英主要来源于城市和工业垃圾焚烧。含铅汽油、煤、防腐处理过的木材以及石油产品、各种废弃物特别是医用废弃物在燃烧温度低于300℃时容易产生二噁英。某些农药的合成、聚氯乙烯塑料的生产、造纸厂漂白过程、氯气生产、钢铁冶炼、催化剂高温氯气活化都可向环境中释放二噁英。

食物是人体内二噁英的主要来源，其中来自鱼贝类、肉蛋类和乳制品的占食物摄入量的78.1%～91.1%。一般人群通过呼吸途径暴露的二噁英很少，约为经消化道摄入量的1%。在一些特殊情况下，经呼吸途径暴露的二噁英也是不容忽视的。有调查显示，某些垃圾焚烧从业人员血中的二噁英含量是正常人群水平的40倍左右。

（二）健康影响

二噁英在环境中以混合物的形式存在，其中许多化合物的毒性资料不完全，有致癌性、致畸性以及生殖毒性资料的仅限于几种化合物。二噁英类的毒性因氯原子的取代位置不同而有差异，为了便于比较它们的潜在毒性效应，常用根据它们的含量和毒性当量因子法（toxic equivalency factor，TEF）得到的毒性当量（toxic equivalent，TEQ）来表示其毒性。二噁英类化合物中以2,3,7,8-氯代二噁英（2,3,7,8-tetrachlorodibenzo-p-dioxin，2,3,7,8-TCDD）的毒性最强。

二噁英暴露对人群健康的不良影响广泛。研究发现，在生产中接触2,3,7,8-TCDD的男性工人血清睾酮水平降低，而卵泡刺激素和黄体激素增加，提示二噁英类可能有抗雄激素和使男性雌性化的作用。还有资料显示，30年前有二噁英暴露史的男性与同龄人相比，精子数目下降约50%。流行病学研究表明，人群接触2,3,7,8-TCDD及其同系物与所有癌症的总体危险性增加有关。根据动物实验与人群流行病学研究结果，1997年IARC将2,3,7,8-TCDD确认为人类致癌物。

第五节　大气污染对健康影响的调查和监测

大气污染对健康影响的调查及监测包括查明大气污染来源、污染状况和对居民健康造成的各种危害。

一、污染源的调查

污染源的调查包括了解并掌握各类大气污染源排放的主要污染物，排放量以及排放特点；检查有关单位执行环境保护法规和废气排放标准的情况及废气回收利用和净化的效果；进一步分析该污染源对大气污染的贡献和对居民健康可能造成的危害。

污染源可分为点源、面源和线源三种类型，不同的污染源调查方法也不相同。

（一）点源污染

点源污染调查是对一个工厂或一座烟囱对周围大气影响的调查，主要内容如下：①地理位置及其与周围居住区及公共建筑物的距离。②生产性质、生产规模、投产年份、排放有害物质的车间和工序、生产工艺过程、操作制度和生产设备等。③废气中污染物的种类、排放量、排放方式、排放规律、排放高度。④废气净化处理设备及其效果，废气的回收利用情况。⑤锅炉型号，燃料的品种、产地和用量，燃烧方式，烟囱高度和净化设备等。⑥车间内外无组织排放的情况。

（二）面源污染

面源污染调查是对整个城市或工业区的大气污染源进行调查，主要内容如下：①该地区的地形、地理位置和气象条件。②功能分区以及工厂和锅炉烟囱等污染源的分布。③人口密度、建筑密度以及人口构成。④民用燃料种类和用量、炉具的种类和型号、排烟方式、取暖方式等。⑤交通干线分布，机动车种类、流量和使用燃料种类。⑥路面铺设和绿化情况。

（三）线源污染

线源污染调查除上述面源中包括的线源以外，还有许多跨地区的线源，主要应调查该线路上交通工具的种类、流量和行驶状态，燃料的种类和燃烧情况，废气的成分等。

以上资料可以通过城建、规划、环保、工业生产、气象、公安和街道办事处等有关部门收集，也可以进行实际调查获得。

二、污染状况的监测

（一）采样点的选择

采样点的选择和布置与调查监测的目的和污染源的类型有关。常用以下几种方式。

1. 点源污染监测 一般以污染源为中心，在其周围不同方位和不同距离的地点设置采样点，主要依据工厂的规模、有害物质的排放量和排放高度、当地风向频率和具体地形，并参考烟波扩散范围、污染源与周围住宅的距离和植物生长情况来布置采样点。可选用的布点方式有三种。

（1）四周布点：以污染源为中心，划8个方位，在不同距离的同心圆上布点，并在更远的距离或其他方位设置对照点。

（2）扇形布点：在污染源常年或季节主导方向的下风侧，划3～5个方位，在不同距离上设置采样点，在上风侧适当距离设置对照点。

（3）捕捉烟波布点：随烟波变动的方向，在烟波下方不同距离采样，同时在上风侧适当距离设置对照点。此方法采样点不固定，随烟波方向变动，可以每半天确定一次烟波方向。

2. 面源污染监测 采样点的设置通常有三种方法。①按城市功能分区布点：选择具有代表性的地区布点，每个类型的区域内一般设置2～3个采样点，应设置清洁对照点。②几何状布点：将整个监测区划分为若干个方形或三角形小格，在交叉点和小格内布点。③根据污染源和人口分布以及城市地形地貌等因素设置采样点。

3. 线源污染监测 针对道路交通污染的采样点，其采样设备的采样口离地面高度应在2～5m范围内，距道路边缘距离不得超过20m。

（二）采样时间

采样时间应结合气象条件的变化特征，尽量在污染物出现高、中、低浓度的时间内采集。测定日平均浓度时，每日至少有20个1小时浓度平均值或采样时间，这样测定结果能较好地反映大气污染的实际情况。如果条件不容许，每天也至少应采样3次，包括大气稳定的夜间、不稳定的中午和中等稳定的早晨或黄昏。计算年平均浓度时，每年至少也有324个日平均浓度值，每月至少有27个日平均浓度值（二月至少有25个日平均浓度值），每天的采样时间与测定日平均浓度时相同。

一次最大浓度应在污染最严重时采样，即在生产负荷最大，气象条件最不利于污染物扩散时，在污染源的下风侧采样。当风向改变时应停止采样，采样时间一般为10～20分钟。

（三）监测指标

对点源进行监测时，选择所排放的主要污染物为监测指标。对一个区域进行监测时，一般应测定SO_2、PM10、PM2.5、NO_2、CO和O_3，还可以加测监测区域内的其他主要污染物。对线源进行监测时，一般应测定PM2.5、NO_2和CO。

（四）采样记录

采样时应做好记录，包括采样地点、采样时间、采气量、周围环境，以及天气状况和气象条件（包括采样时的气压和采样点的气温）。

（五）监测结果的分析与评价

（1）分别计算1小时平均浓度、日平均浓度和年平均浓度的均值（多计算算术均数）或中位数及标准差或95%可信限。

（2）分别比较1小时平均浓度、日平均浓度和年平均浓度的最大值和最低值，并计算最大值的超标倍数。

（3）分别计算1小时平均浓度和日平均浓度的超标率。

（4）运用统计学方法，比较各地区和各个时期的污染状态。

（5）计算大气环境质量指数，对环境质量进行综合评价，找出主要污染源和主要污染物。

（6）查明影响范围和污染规律。

三、人群健康调查

人群调查的目的在于，探讨当地某些不明原因疾病或可疑症状与大气污染的关系，研究暴露于不同类型的大气污染环境中人群健康受影响的类型和危害程度，从而对大气质量作出评价。根据不同的调查目的和大气质量资料，制订具有针对性的调查计划，包括调查内容、现场要求、研究范围、调查对象、研究方法、测定指标、资料整理和分析方法等。

应根据大气调查监测结果及有关资料来选定调查现场。暴露现场的条件应符合调查目的，尽可能避免各种混杂因子，以保证调查结果的准确性，同时也要重视对照区的选择。要尽力查实对照区内不存在排放该污染物的大气污染源，也不宜有来自其他环境介质（水、土等）的同类污染物存在。应了解该地区既往存在的污染源情况，以免某些污染物的慢性有害作用干扰调查结果。

应选择暴露机会多的人群作为调查对象，甚至可选择老人、儿童等易感人群。应避免职业暴露、服用药物、吸烟、饮酒等嗜好、室内空气污染等混杂因子的干扰。对照人群也必须同样按上述要求严格选定，而且性别、年龄、居住年限、职业种类、生活居住条件、生活习惯、经济水平等均应大致相同。

如果人群调查研究工作涉及伦理学问题，应该在开展工作前获得所在机构或上级伦理委员会的批准。申请伦理批准时一般需要填写详细的申请书，需具体说明研究目的、研究设计、研究所涉及的伦理学问题。在研究中，有时会涉及研究对象的姓名、年龄、家庭住址等隐私问题，如何保密成为一个重要的伦理学问题。在进行调查时，征得研究对象的同意也很重要，应该向研究对象详细说明研究过程及可能的危害（如果有的话），并获得他们的书面同意，即填写知情同意书。

（一）暴露评价

获得大气污染物暴露的手段很多，如收集大气监测数据、问卷调查、直接测量、个体暴露测定以及生物材料监测等。每种方法都各有优缺点，因此在人群健康调查研究中常同时采用多种暴露评价方法。

1. 大气监测资料 大气污染监测在一定程度上能反映出人群暴露水平，但比较粗略。人的一生有2/3以上时间是在室内度过的，而室内空气污染物的浓度和种类与室外不尽相同。因此，大气监测资料不一定能很好地反映人对空气污染物的实际暴露情况。研究显示，人对空气颗粒物的实际暴露程度与大气颗粒物，尤其是PM2.5的监测结果有很好的相关性，而气态污染物的实际暴露与大气监测结果之间的关系则不太一致。

2. 调查问卷 可采用直接询问或自填式问卷的形式。直接询问通过面对面的交谈获得研究对象的暴露史。该方法的优点是比较直观、快速地收集到所需信息，缺点是调查费用较高。自填式问卷的优点是节约费用，缺点是应答率可能较低，而漏答率较高，可能需要多次返回给被调查者。自填式问卷的设计很重要，应本着简洁、先易后难、敏感问题放在最后面的原则。

3. 个体暴露测定 常用徽章式或小管式个体采样器固定在衣领或胸前等靠近鼻孔的部位，以便采集到较确切的吸入空气量和其中所含的污染物浓度。目前用于SO_2、NO_2、CO、甲醛、可吸入颗粒物等测定的个体采样器已商品化。这些采样器的动力可以是被动式，也可以连接小型抽气泵进行主动式采样。

4. 生物材料监测 污染物在生物材料中的含量可以反映该污染物被吸收到体内的实际含量，即内暴露水平。在实际工作中可测量不同生物材料（如头发、血液、尿液）中污染物的浓度，污染物在该生物材料中代谢产物的浓度以及人体暴露该污染物后产生的生物学效应等。

生物材料监测比较客观，具有定量测量的特异性与敏感性，但在实际应用时，应考虑到接触的来源可能是多途径的。该方法的主要缺点是受试者要提供生物标本（采血、采尿），须事先做到知情同意。生物材料监测的质量控制非常重要，应建立标准的采样步骤和质量控制程序等。

（二）健康效应测定

1. 疾病资料 包括原始资料和二次资料。前者是指为某些特定研究目的而专门收集的资料，如通过调查问卷或医学检查获得的资料，后者是从现存的记录中而得来的资料，包括医院记录、疾病登记、出生缺陷登记、医院出入院患者访问记录、儿童诊所登记等。调查问卷是最为方便的基本工具。

2. 体检 针对某一人群的健康检查能获得该人群的有关健康效应信息，体检前要制订方案，统一标准，并要对结果进行认真核查。对于儿童，体检内容可包括体格发育和智力发育，常用的指标有身高、体重、胸围、智力等。研究大气污染对健康影响时，还常进行肺功能测定。常用的指标有用力肺活量（forced vital capacity，FVC）、FEV_1、第1秒用力呼气量占用力肺活量百分率（$FEV_1\%$）、最大呼气流量（peak expiratory flow，PEF）、最大呼气中期流量（maximal mid-expiratory flow curve MMEF）等。

3. 生物材料监测 是评价健康效应的重要手段，考虑到不同监测人员及监测仪器（试剂）之间可能带来的偏差，标准化是十分必要的。进行生物材料监测时应考虑监测方法能否被受试人群所接受以及所获资料的准确性和可信性。

（三）资料统计

根据资料的主要项目按不同地区分类进行统计，比较分析污染区与对照区之间有无显著性差异；要用相关、回归与多因素分析方法找出大气污染程度与居民健康（各项指标和疾病）调查结果之间的相关关系；要判别和区分大气污染影响居民健康的主因和辅因；初步估计是否有危害健康的可能性；为深入探索和提出防治措施打下基础。当前，多因素分析除经典的逐步回归方法以外，常采用条件或非条件Logistic回归模型进行多因素分析，测出相关因素，如大气污染与肺癌、心血管疾病等的关系，均可使用此法进行分析。在研究大气污染对健康的急性影响时，近些年来许多研究使用时间序列分析方法，把每日的环境监测资料（如大气颗粒物）和死亡（或医院住院）资料联系起来，这样就可监测该地区大气污染是否对健康构成危害。

第六节 大气卫生防护、监督与管理

我国政府对大气污染控制工作非常重视。2015年8月29日，《中华人民共和国大气污染防治法》（以下简称《大气污染防治法》经十二届全国人大常委会第十六次会议修订通过，自2016年1月1日起施行。《大气污染防治法》规定了大气污染防治领域的基本原则、基本制度、防治措施等。明确提出防治大气污染应当以改善大气环境质量为目标，强化地方政府的责任，加强考核和监督。该法突出地方政府和企业这两个关键主体，推动地方政府切实履行改善本地区大气环境质量的主体责任，规定了地方政府对辖区大气环境质量负责、环境保护部对省级政府实行考核、未达标城市政府应当编制限期达标规划、上级环保部门对未完成任务的下级政府负责人实行约谈、区域限批等一系列制度措施，推动企业全面落实达标排放。该法强调要坚持源头治理、全防全控和问题导向，监管更加严密，处罚更加有力。《大气污染防治法》的出台明确了新时期大气污染防治工作的重点，对解决大气污染防治领域的突出问题具有很强的针对性和操作性，为大气污染防治工作全面转向以质量改善为核心提供了坚实的法律保障。

2023年12月27日，中共中央、国务院《关于全面推进美丽中国建设的意见》中提出："持续深入打好蓝天保卫战。以京津冀及周边、长三角、汾渭平原等重点区域为主战场，以细颗粒物控制为主线，大力推进多污染物协同减排。强化挥发性有机物综合治理，实施源头替代工程。高质量推进钢铁、水泥、焦化等重点行业及燃煤锅炉超低排放改造。因地制宜采取清洁能源、集中供热替代等措施，继续推进散煤、燃煤锅炉、工业炉窑污染治理。重点区域持续实施煤炭消费总量控制。研究制定下一阶段机动车排放标准，开展新阶段油品质量标准研究，强化部门联合监管执法。加强区域联防联控，深化重污染天气重点行业绩效分级。持续实施噪声污染防治行动。着力解决恶臭、餐饮油烟等污染问题。加强消耗臭氧层物质和氢氟碳化物环境管理。到2027年，全国细颗粒物平均浓度下降到28微克/立方米以下，各地级及以上城市力争达标；到2035年，全国细颗粒物浓度下降到25微克/立方米以下，实现空气常新、蓝天常在。"

大气污染的程度受到能源结构、工业布局、交通管理、人口密度、地形、气象和植被等自然因素和社会因素的影响。因此，针对大气污染必须坚持综合防治的原则。为了从根本上解决大气污染问题，必须从源头开始控制并实行全过程控制，推行清洁生产。由于大气本身有自净能力，在制订大气污染控制措施时应坚持合理利用大气自净能力与人为措施相结合的原则，这样既可保护环境，又可以节约污染治理费用。此外，大气污染的防治要技术与管理措施相结合。在我国目前的情况下，加强环境管理显得尤为重要。在城市或区域性大气污染防治中，采取合理的规划措施和工艺措施是十分关键的。

一、大气卫生的防护

（一）规划措施

1. 合理安排工业布局，调整工业结构　应结合城镇规划，全面考虑工业布局。工业建设应多设在小城镇和工矿区，较大的工业城市最好不再新建大型工业企业，特别是污染重的冶炼、石油和化工等企业。如果必须建，一定要建在远郊区或发展卫星城市。避免在山谷内建立有废气排放的工厂。应考虑当地长期的风向和风速资料，将工业区配置在当地最小风向频率的上风侧，这样工业企业排出的有害物质被风吹向居住区的次数最少。由于风向经常变化，工业企业生产过程中还可能发生事故性排放，因此在工业企业与居民区之间应设置一定的卫生防护距离。

2. 完善城市绿化系统 城市绿化系统是城市生态系统的重要组成部分。它不仅能美化环境，对于改善城市大气环境质量也有重要作用。完善的城市绿化系统可调节水循环和"碳-氧"循环，调节城市的小气候，阻挡、滤除和吸附风沙及灰尘，吸收有害气体。此外，绿化可以使空气增湿和降温，缓解城市热岛效应。在建设城市绿化系统时，应注意各类绿地的合理比例。绿地的种类包括公共绿地、防护绿地、专用绿地、街道绿地、风景游览和自然保护区绿地以及生产绿地等。

3. 加强居住区内局部污染源的管理 卫生部门与有关部门配合，对居住区内饭店、公共浴室的烟囱、废品堆放处及垃圾箱等可能污染室内外空气的污染源加强管理。

（二）工艺措施和公共卫生防护措施

1. 改善能源结构，大力降低能耗 在城市应尽量选择使用低硫和低灰分的燃煤。与分散供热相比，集中供热可节约30%～35%的燃煤，而且便于提高除尘效率和采取脱硫措施，减少烟尘和SO_2的排放量。气态燃料燃烧完全，使用方便，是节约能源和减轻大气污染的较好燃料。因此，在城市应大力发展和普及天然气、煤气等气态能源。此外，还应因地制宜地开发水电、地热、风能、海洋能、核电以及太阳能等。

2. 控制机动车尾气污染 在建立、健全机动车污染防治的法规体系以及配套管理措施的基础上，采取措施在机动车的生产和使用中做到节能降耗、减少污染物的排放。为达到上述目的，可采取机内净化、机外净化以及燃料的改进与替代等措施。机内净化是指在机动车的设计和生产过程中，改进发动机结构和燃烧方式，使新车的污染物排放达到国家的要求。机外净化一般是安装尾气催化净化装置，使机动车尾气达标排放。车用燃料的燃烧是产生污染物的主要原因。因此，燃料的改进与替代是减少机动车尾气对大气污染的重要措施之一。

3. 改进生产工艺，减少废气排放 通过改革工艺过程，以无毒或低毒的原料替代毒性大的原料，减少污染物的排出。在生产过程中加强管理，消除跑、冒、滴、漏和无组织排放，杜绝事故性排放。采用消烟除尘、废气净化措施，减少废气的排放。具体方法如下。

（1）颗粒物的治理技术：一般通过除尘器从废气中将颗粒物分离出来，然后进行捕集和回收。除尘器的种类繁多，有重力除尘器、惯性力除尘器等不同类型。

（2）气态污染物的治理技术：气态污染物的种类繁多，根据污染物的化学和物理性质，可采用吸收、吸附、催化、冷凝和燃烧等处理方法。

二、预防性和经常性卫生监督

根据我国《大气污染防治法》的规定，县级以上人民政府生态环境主管部门对大气污染防治实施统一监督管理，县级以上人民政府其他有关部门在各自职责范围内对大气污染防治实施监督管理，卫生行政部门协同生态环境主管部门实施卫生监督管理。

1. 加强源头管理和减排措施 通过加强源头管理，推动企业单位采取减排措施，降低大气污染物排放。监督要确保企业按照相关标准进行生产和排放，并对不符合要求的企业采取有效的处罚措施。

2. 建立健全的监测体系 建立全面、准确的大气污染监测体系，包括监测站点的布局、监测设备的使用和数据的收集与分析等方面。监测结果应及时公开，以便监督机构和公众了解大气污染情况。

3. 执行严格的法律法规 确保大气污染防治法律法规标准等得到有效执行，包括大气污染监测要求、义务条款、处罚措施和排放标准等方面的规定。

4. 开展卫生监督，提升监督能力和技术水平　加强监督机构的培训和技术支持，提高监督人员的专业水平，重视资料的收集和管理，及时分析与总结，为修订有关卫生标准提供科学依据。

5. 加强协调和合作机制　建立跨部门、跨地区的协调合作机制，加强信息共享和协同监督。

6. 强化惩治和问责机制　对违法行为和不合规企业进行处罚，形成震慑效应。建立健全的问责机制，对监督工作中的不力或失职行为进行追责，以确保监督工作的公正性和有效性。

大气污染防治的监督涉及法律法规制定、监测体系建设、源头管理和减排措施、监督能力提升、协调合作机制和惩治问责机制等方面。只有强化监督工作，才能有效推进大气污染防治工作，保护人民健康和生态环境的可持续发展。

三、大气污染事故的调查和应急措施

（一）事故调查

1. 工业污染方面　主要有企业、热力公司、木材加工、造纸行业等排放的煤烟及粉尘，此外，水泥、钢铁厂、石灰厂以及矸石山的燃烧也对大气造成了一定程度的污染。

2. 交通污染方面　逐年增加的汽车、摩托车等机动车排放的尾气造成的污染。

3. 生活污染方面　主要有服务行业中的饮食、食品加工等废气排放，对城市大气环境的污染。

4. 农业污染方面　主要有森林火灾、喷洒化学农药、除草剂的使用及饲养业粪便的堆积发酵造成的污染。

（二）事故应急措施

1. 控制污染源　减少污染源是防治大气污染危害的根本措施，而治理途径是多方面的。

（1）工业合理布局，减少废气排放量。

（2）改变燃料构成，实行区域集中供热。

（3）减少汽车尾气排放，回收利用工业排放的有毒气体。

2. 绿化措施　绿化造林，加强城市和郊区绿化。推广立体绿化，最大限度地净化空气。

3. 强化环境管理

（1）加强环保立法，逐步严格环境标准，加强执法力度。

（2）控制区域大气污染物排放总量，结合交通规划，严格控制机动车数量。

（3）深入推行环境影响评价、排污收费等管理工作。

（4）加强污染源的监督检查，加强大气质量管理。

本章小结

教学课件

执考知识点总结

本章涉及的2019版及2024版公共卫生执业助理医师资格考试考点对比见表3-5。

表3-5　2019版及2024版公共卫生执业助理医师资格考试考点对比

单元	细目	知识点	2024版	2019版
大气卫生	大气的特征及其卫生学意义	（1）对流层和平流层的卫生学意义	√	√
		（2）太阳辐射、气象因素、空气离子	√	√
	大气污染及大气污染物的转归	（1）大气污染来源	√	√
		（2）大气污染物的种类及其存在的形式	√	√
		（3）影响大气中污染物浓度的因素	√	√
	大气污染对人体健康的影响	（1）直接危害	√	√
		（2）间接危害	√	√
	大气中主要污染物对人体健康的影响	（1）二氧化硫	√	√
		（2）颗粒物	√	√
		（3）氮氧化物	√	√
		（4）臭氧	√	√
	大气污染对健康影响的调查和监测	（1）调查和监测的内容和方法	√	√
		（2）大气污染事故的调查和应急措施	√	√

拓展练习及参考答案

（纪佳君）

第四章　水体卫生

素质目标： 树立关注水体卫生、保护水资源，减少水体污染导致的危害，维护健康的职业素养。

知识目标： 掌握水资源的种类和卫生学特征，水质的性状和评价指标，各种水体污染的特点，水体污染的危害；熟悉水体污染物的来源，水体污染的自净及其机制，水体污染物的转归；了解我国水体污染的概况，地表水环境质量标准，污水排放标准，水体卫生防护，水体污染的卫生调查和监测。

能力目标： 能够运用水体卫生相关概念、评价指标、机制和水体自净、水体污染等相关内容进行水体保护工作。

案例导入

【案例】

2010年，福建某铜矿湿法厂因连续降雨造成厂区溶液池区底部黏土层掏空，污水池防渗膜多处开裂，导致铜酸水渗漏事故发生。大量的污水顺着排洪涵洞流入汀江，导致汀江部分河段污染及大量网箱养鱼死亡。

【问题】

1. 本案例中水体污染的主要来源是什么？对健康会产生哪些危害？
2. 可采取何种措施来预防水体污染？

核心知识拆解

水是地球上最常见的物质之一，地球表面约有70%的面积被水圈覆盖。它是生命生存的重要资源，也是生物体最重要的组成部分。它在空气中含量虽少，却也是空气的重要组成部分。水在身体内承担着重要的生理功能，如消化、新陈代谢、温度调节等。

第一节 水资源的分布、种类及其卫生学特征

一、水资源的分布

水资源是指全球水量中对人类生存、发展可用的水量，主要是指逐年可以得到更新的那部分淡水量，具有不可替代性。

陆地上的淡水资源储量只占地球上水体总量的2.53%，其中固体冰川约占淡水总储量的68.69%，主要分布在两极地区，人类目前的技术水平还难以利用。液体形式的淡水水体，绝大部分是深层地下水，开采利用的也很小。与人类生活、生产关系最为密切的淡水资源主要是河流水、淡水湖泊水以及浅层地下水，储量约占全球淡水总储量的0.34%，只占全球总储水量的7/100 000。全世界真正有效利用的淡水资源每年约有9000km^3。

我国水资源分布特点为年内分布集中，年际变化大；黄河、淮河、海河、辽河流域水资源量小，长江、珠江、松花江流域水量大；西北内陆干旱区水量缺少，西南地区水量丰富。我国水资源总量居世界第四位，水资源总量多，但人均占有量少，人均占有量仅为世界平均值的1/4，约为日本的1/2、美国的1/4、俄罗斯的1/12。

2022年《中国水资源公报》显示，2022年全国降水量和水资源量比多年平均值偏少，并且水资源时空分布不均。部分地区大中型水库蓄水有所减少，湖泊蓄水相对稳定。

二、水资源的种类及其卫生学特征

天然水中所含物质包括溶解性物质（如钙、镁）、胶体物质（如硅酸胶体）及悬浮物质（包括黏土、砂、细菌、藻类及原生动物等）。地球上的天然水资源分为降水、地表水和地下水三类。

（一）降水

降水是指雨雪水，水质较好、矿物质含量较低，但水量无保证，有明显的地域性和时间性且不受人类控制，不同地区降水组成不同，可反映大气组成，容易被污染。我国的降水量地区分布极不平衡，季节分配也很不均匀，不同年份差别较大，并且北方降水少、雨季短，南方降水多、雨季长。一般从空间上来说，年降水量由西北内陆向东南沿海递增，呈明显的多雨区和干旱区。

降水的水质主要受大气和降水来源地的影响。①在降水过程中，水首先与大气接触，在一定程度上，大气中的物质会溶解在雨水中。如果大气环境质量优良，相应降水质量也好，我国沿海的一些岛屿和干旱地区的居民常收集降水作为生活用水。但大气污染地区可导致降水受到相应的污染，如大气中SO_2、NO_x等污染，导致该地区降水中因含硫酸、硝酸等物质而形成酸雨。②降水的水源地环境对降水水质也有一定影响，如沿海地区的降水会含有较多的海水成分，如盐分和碘，这也是沿海地区人群很少发生缺碘疾病的原因之一。

（二）地表水

地表水是降水在地表径流和汇集后形成的水体，即江河水、湖泊水、水库水等，以降水为主要补充来源，与地下水也有相互补给关系。地表水的水量和水质受流经地区地质状况、气候、季节、居民

活动等因素的影响而有较大的变动。当降水大量进入江河湖泊，水量达最大时称为丰水期。一年中水量最小、水位最低的时期称枯水期。

地表水矿物质较少，水质较软，水量充足，取水方便。但因流经地区的地质环境条件、人类活动等因素的不同，河流水化学特征有所不同。因流经地表，能冲刷携带大量泥沙及地表污染物于水中，故地表水混浊度较大，细菌含量较高；因其暴露于大气，流速较快，故地表水中溶解氧含量亦较高。地表水按水源特征可分为封闭型和开放型两大类，前者水体由于四周封闭，水无法流动，又称为"死水"，如湖水、水库水等，易污染；后者四周未完全封闭，依靠水位的落差，水自高处向低处流动，也称为"活水"，如江河水等，抗污能力强。

地表水水质主要受地质环境和人类活动的影响。①由于地表水与当地地质长期接触，地表土壤中的物质会溶解在地表水中。例如，富硒地质环境中，当地地表水中的硒含量也较高，即为富硒水。②人类活动，特别是人为污染，是影响地表水水质的最主要因素。

（三）地下水

地下水由降水和地表水经土壤地层渗透到地面以下而形成。地层由透水性不同的黏土、砂石、岩石等构成。透水层由颗粒较大的砂、砾石组成，能渗水与存水；不透水层由颗粒细小致密的黏土层和岩石层构成。地下水可分为浅层地下水、深层地下水和泉水。

浅层地下水是指潜藏在地表下第一个不透水层之上的地下水，是我国广大农村最常用的水源，水质物理性状较好，细菌数较地表水少，但在流经地层和渗透过程中，可溶解土壤中的各种矿物盐类使水质硬度增加，水中溶解氧因被土壤中生物化学过程消耗而减少。

深层地下水是指在第一个不透水层以下的地下水，其水质透明无色，水温恒定，细菌数很少，但盐类含量高，硬度大。由于深层地下水水质较好，水量较稳定，常被用作城镇或企业的集中式供水水源。

泉水是通过地表缝隙自行涌出的地下水。浅层地下水由于地层的自然塌陷或被溪谷截断而使含水层露出，水自行外流即为潜水泉；深层地下水由不透水层或岩石的天然裂隙中涌出，称为流泉。

地下水水质直接受地表水水质和地表土壤层环境的影响。地下水源于地表水，地表水在流经地表土壤层时，一方面受到过滤和吸附作用，地表水获得净化，使污染物含量降低，另一方面地表水也会溶解土壤层中的矿物质，使地下水矿化度增高。所以，一般情况下，地下水比地表水水质好，但矿化度高，多属硬水。

第二节　水质的性状和评价指标

水质是否符合卫生要求，是否被污染以及污染的来源、性质和程度如何，可根据下列各项水质性状指标的检测结果来评价，从而判断其对人体健康可能产生的危害。

一、物理性状指标

根据天然水的物理性状指标的测定结果，可判断水质的感官性状好坏，也可以说明水质是否受到物理性污染。

（一）水温

温度是水的一个很重要的物理特性，它可影响到水中生物、水体自净和人类对水的利用。地表水的温度随季节和气候条件而有不同程度的变化，而且其变化落后于大气温度的变化，变化范围为0.1～30.0℃。地下水的温度比较恒定，一般变化在8～12℃。当大量工业废水进入地表水时可造成热污染，导致溶解氧降低，危害水生生物生长繁殖，影响水生态环境。地下水温度如突然发生变化，可能是地表水大量渗入所致。

（二）色

洁净水是无色的。天然水经常呈现的各种颜色是自然环境中有机物的分解或所含无机物造成的，最常见的是天然有机物分解产生的有机络合物的颜色。水中腐殖质过多时呈棕黄色，黏土使水呈黄色。在静水水体中藻类大量繁殖使水面呈不同颜色，如小球藻使水呈绿色、硅藻使水呈棕绿色、甲藻使水呈暗褐色、兰绿藻使水呈绿宝石色等。水体受工业废水污染后，可呈现该工业废水所特有的颜色。清洁的天然水色度在15～25度，湖泊水的色度可达60度以上，有时可高达数百度。

（三）臭和味

洁净水是无臭气和异味的。天然水中臭和味的主要来源如下。①水生动植物或微生物的繁殖和衰亡。②有机物的腐败分解。③溶解的气体如硫化氢等。④溶解的矿物盐或混入的泥土。例如，湖沼水因水藻大量繁殖或有机物较多而有鱼腥气及霉烂气，水中含有硫化氢时水呈臭蛋气。天然水中出现异味通常与过量盐类的溶入有关。例如，水中含过量氯化物带咸味，含硫酸钠或硫酸镁过多时呈苦味，含铁盐过多时有涩味。水中含适量碳酸钙和碳酸镁时使人感到甘美可口，含氧较多时略带甜味，受生活污水、工业废水污染时可呈现出特殊的臭和味。

（四）混浊度

水的混浊度表示水中悬浮物和胶体物对光线透过时的阻碍程度。混浊度主要取决于胶体颗粒的种类、大小、含量、形状和折射指数。混浊度的标准单位是以1L水中含有相当于1mg标准硅藻土形成的混浊状况，作为1个混浊度单位，简称1度。

混浊现象是用来判断水是否遭受污染的一个表观特征，地表水的混浊是水中含泥沙、黏土、有机物等造成的，河水因流经地区的土壤和地质条件不同，混浊度可能有较大差别，不同季节的河水其混浊度也可有较大差别。地下水一般较清澈，若水中含有二价铁盐，与空气接触后就会产生氢氧化铁，使水呈棕黄色混浊状态。必须强调的是，不混浊的水不一定未受污染。

二、化学性状指标

水质的化学性状复杂，因而采用较多的评价指标，以阐明水质的化学性质及受污染的状况。

（一）pH

纯水的pH等于7，天然水的pH一般为7.2～8.5。当水体受大量有机物污染时，有机物因氧化分解产生游离二氧化碳，可使水的pH降低。当大量酸性或碱性废水排入水体时，水的pH可发生明显变化。我国长江以南多地区发现酸雨，需注意重视湖泊等水体酸化。

（二）总固体

总固体（total solid）是指水样在一定温度下缓慢蒸发至干后的残留物总量，包括水中的溶解性固体和悬浮性固体，由有机物、无机物和各种生物体组成。总固体越少，水越清洁。当水受污染时，其总固体增加。溶解性固体是水样经过滤后，再将滤液蒸干所得的残留物，其含量主要取决于溶于水中的矿物性盐类和溶解性有机物的多少。悬浮性固体是水中不能通过滤器的固体物干重。水中总固体经烧灼后，其中的有机物被全部氧化分解而挥发，剩下的为矿物质。烧灼后的损失量大致可说明水中有机物的含量。缓慢蒸发至干后的残留物总量实际小于水体真实总固体，因为挥发性物质并没有被检出。

（三）硬度

硬度（hardness of water）指溶于水中的钙、镁盐类的总含量，以 $CaCO_3$（mg/L）表示。水的硬度一般分为碳酸盐硬度（钙、镁的重碳酸盐和碳酸盐）和非碳酸盐硬度（钙、镁的硫酸盐、氯化物等），也可分为暂时硬度和永久硬度。水经煮沸后能去除的那部分硬度称暂时硬度，水煮沸时，水中重碳酸盐分解形成碳酸盐而沉淀，但由于钙、镁的碳酸盐并非完全沉淀，故暂时硬度往往小于碳酸盐硬度。永久硬度指水煮沸后不能去除的硬度。

天然水的硬度，因地质条件不同差异很大。地下水的硬度一般均高于地表水，因为地下水在渗透过程中吸收了土壤中有机物分解释放出的 CO_2。可使地层中的碳酸钙、碳酸镁溶解，使地下水的硬度增高。而地表水仅河床、湖底与地表接触，故地表水的硬度较低。当地表水受硬度高的工矿废水污染时，或排入水中的有机污染物分解释出 CO_2，使地表水溶解力增大时，可使水的硬度增高。

（四）含氮化合物

含氮化合物包括有机氮、蛋白氮、氨氮、亚硝酸盐氮和硝酸盐氮。有机氮是有机含氮化合物的总称，蛋白氮是指已经分解成的较简单的有机氮，此两者主要来源于动植物，如动物粪便、植物遗体腐败、藻类和原生动物等。当水中有机氮和蛋白氮含量显著增高时，说明水体新近受到明显的有机性污染。

氨氮是天然水被人畜粪便等含氮有机物污染后，在有氧条件下经微生物分解形成的最初产物。水中氨氮含量增高时，表示新近可能有人畜粪便污染。但流经沼泽地带的地表水，其氨氮含量也较多。地层中的硝酸盐可在厌氧微生物的作用下，还原成亚硝酸盐和氨，也可使氨氮浓度增加。

亚硝酸盐氮是水中氨在有氧条件下经亚硝酸菌作用形成的，是氨硝化过程的中间产物。亚硝酸盐氮含量高，提示该水中有机物的无机化过程尚未完成，污染危害仍然存在。硝酸盐氮是含氮有机物氧化分解的最终产物，如水体中硝酸盐氮含量高，而氨氮、亚硝酸盐氮含量不高，表示该水体过去曾受有机污染，现已完成自净过程。若氨氮、亚硝酸盐氮、硝酸盐氮含量均增高，提示该水体过去和新近均有污染，或过去受污染，目前自净正在进行。人们可根据水体中氨氮、亚硝酸盐氮、硝酸盐氮含量变化的意义进行综合分析，判断水质的污染状况。

（五）溶解氧

溶解氧（dissolved oxygen，DO）指溶解在水中的氧含量，其含量与空气中的氧分压、水温有关，水温是主要的影响因素。一般而言，同一地区空气中的氧分压变化甚微，故水温是主要的影响因素，水温越低，水中溶解氧含量越高。清洁地表水的溶解氧含量接近饱和状态。水层越深，溶解氧含量通常越低，尤其是湖、库等静止水体更为明显。当水中有大量藻类植物生长时，其光合作用释出的氧，可使水中溶解氧呈过饱和状态。当有机物污染水体或藻类大量死亡时，水中溶解氧可被消耗，若消耗氧的速度大于空气中的氧通过水面溶入水体的复氧速度，则水中溶解氧持续降低，进而使水体处于厌氧状态，此时水中厌氧微生物繁殖，有机物发生腐败分解，生成 NH_3、H_2S 等，使水体发臭发黑。因此，溶解氧含量可作为评价水体受有机性污染及其自净程度的间接指标。我国的河流、湖泊、水库水的溶解氧含量多高于4mg/L，有的可达 6 ～ 8mg/L。当水中溶解氧含量小于3mg/L时，鱼类就难以生存。

（六）化学耗氧量

化学耗氧量（chemical oxygen demand，COD）指在一定条件下，用强氧化剂如高锰酸钾、重铬酸钾等氧化水中有机物所消耗的氧量。它是测定水体中有机物含量的间接指标，代表水体中可被氧化的有机物和还原性无机物的总量。化学耗氧量的测定方法简便快速，适用于快速检测水体受有机物污染的情况。但COD不能反映有机污染物的种类，以及污染物的化学稳定性及其在水中降解的实际情况，因为有机物的降解主要靠水中微生物的作用。

（七）生化需氧量

生化需氧量（biochemical oxygen demand，BOD）指水中有机物在有氧条件下被需氧微生物分解时消耗的溶解氧量。水中有机物越多，生化需氧量越高。生物氧化过程与水温有关，在实际工作中规定以20℃培养5日后，1L水中减少的溶解氧量为5日生化需氧量（BOD_5^{20}）。清洁水生化需氧量一般小于1mg/L。它是评价水体污染状况的一项重要指标，可反映水体中微生物分解有机物的实际情况，在水体污染及治理中经常采用。

（八）氯化物

天然水中均含有氯化物，其含量各地有所不同，水源流经含氯化物的地层、受生活污水污染、受海潮影响等均可使水中氯化物含量增加。同一区域水体内氯化物含量是相对稳定的，当水中氯化物含量突然增高时，表明水有可能受到人畜粪便、生活污水或工业废水的污染。

（九）硫酸盐

天然水中均含有硫酸盐，其含量主要受地质条件的影响。水中硫酸盐含量突然增加，表明水可能受生活污水、工业废水或硫酸铵化肥等污染。

（十）总有机碳和总需氧量

总有机碳（total organic carbon，TOC）是指水中全部有机物的含碳量，它只能相对表示水中有机物的含量，是评价水体有机物污染程度的综合性指标之一，但不能说明有机污染物的性质。总需氧量（total oxygen demand，TOD）指1L水中还原物质在一定条件下氧化时所需耗氧的毫升数，是评定水体被污染的一个重要指标，其数值越大，污染越严重。由于目前生化需氧量测定时间长，不能迅速反映水体被需氧有机物污染的程度，因此TOC和TOD的监测有可能取代生化需氧量的测定方法，实现对其测定的快速自动化。

（十一）有害物质

有害物质主要指水体中重金属和难分解的有机物，如汞、镉、砷、铬、铅、酚、氰化物、有机氯和多氯联苯等。除氟、砷等可能与地层有关外，有害物质主要源于工业、生活和农业废水的污染。随着生产和生活方式的改变，排入水体的有害物质种类和数量也会呈现新的变化。

三、微生物学性状指标

天然水常含有多种微生物，特别是病原微生物在水体卫生中具有重要意义。由于微生物种类繁多，检测方法不一，逐项检测每一种微生物显然是不可行的。因此，需要针对病原微生物的共同特性，尽可能找到一个或两个有代表性的微生物指标，可在一定程度上反映所有病原微生物的污染状况，而且要求该指标检测方便。这种可代表微生物污染总体状况的菌种称为指示菌。

当地表水受人畜粪便、生活污水或工业废水污染时，水中细菌可大量增加，所以细菌学检查特别是病原微生物指示菌检查，可作为水体受粪便污染的直接指标，在水质的卫生学评价中具有重要意义。在实际工作中，检查水中细菌总数和粪大肠菌群数可间接评价水质受到微生物的污染情况。

（一）细菌总数

细菌总数（bacteria count）指1ml水在普通琼脂培养基中经37℃培养24小时后生长的细菌菌落数。它可以反映水体受生物性污染的程度，水体污染越严重，水的细菌总数越多。但是在实验条件下，这种在人工培养基上生长的细菌数，只能说明在这种条件下适宜生长的细菌数，不能表示水中所有的细菌数，更不能指出有无病原菌存在。因此细菌总数可作为水体被生物性污染的参考指标。

（二）大肠菌群

水体中广泛存在两种大肠菌群，一种是人和其他温血动物如羊、犬等肠道内存在的大肠菌群，称为粪大肠菌群；另一种是土壤、水等自然环境中存在的大肠菌群，称为总大肠菌群。由于人粪便中存在的大肠菌群具有指示菌意义，因此将粪大肠菌群作为粪便污染水体的微生物学指标。目前人们利用提高培养温度的方法来区别不同来源的大肠菌群，在44.5±0.2℃环境中培养能生长繁殖使乳糖发酵而产酸产气的大肠菌群为粪大肠菌群。而自然环境中存活的大肠菌群在44.5℃培养时，则不再生长，故培养于37℃生长繁殖发酵乳糖产酸产气的大肠菌群为总大肠菌群，它既包括存在于人及动物粪便的大肠菌群，也包括存在于其他环境中的大肠菌群。近年来的研究表明，某些肠道病毒对氯的抵抗力往往比大肠菌群强，有时水质的大肠菌群数虽已符合规定要求，但仍可检出病毒。

四、放射性性状指标

正常情况下水中放射性浓度很低，但其对人体健康影响非常严重，随着放射性同位素在各个领域中的广泛应用以及核反应堆、核电站等核设施的不断建立，人们对水质中放射性指标的关注程度逐步提高，水质评价放射性性状指标包括总α放射性和总β放射性。放射性活度的国际单位是贝可勒尔（Bq），它定义为每秒一次衰变。我国水质评价标准规定总α放射性的指导值为0.5Bq/L，总β放射性为1Bq/L。

第三节　水体的污染源和污染物

水体是指河流、湖泊、池塘、水库、沼泽、海洋以及地下水等水的聚积体。在环境学中，水体不仅包括水本身，还包括了水中的悬浮物、溶解物质、胶体物质、底质（泥）和水生物等，应把它看作完整的生态系统或完整的自然综合体。水体污染（water pollution）是指人类活动排放的污染物进入水体，其数量超过了水体的自净能力，使水和水体底质的理化特性和水环境中的生物特性、组成等发生改变，从而影响水的使用价值，造成水质恶化，乃至危害人体健康或破坏生态环境的现象。水体污染主要是人为因素导致，其次是自然因素。自然因素可引起水质某些成分的改变，甚至对人体产生危害，如水中氟含量过高导致地方性氟中毒。

一、水体污染的主要来源

水体污染源通常指向水体排放污染物的场所、设备和装置等，也包括污染物进入水体的途径。造成水体污染的原因是多方面的，根据在向水体排放污染物的过程中人类活动的不同形式，可以将水体污染源分为以下几种类型。

（一）工业废水

工业废水包括生产废水和生产污水，是指工业生产过程中产生的废水废液，其中含有随水流失的工业生产用料、中间产物、副产品以及生产过程中产生的污染物。

工业废水按照其中所含主要污染物的化学性质可分为含无机污染物为主的无机废水、含有机污染物为主的有机废水、兼含有机物和无机物的混合废水、重金属废水、含放射性物质的废水和仅受热污染的冷却水。例如，电镀废水和矿物加工过程产生的废水是无机废水，食品或石油加工过程产生的废水是有机废水。

工业废水是世界范围内水污染的主要原因。工业生产过程的各个环节都可产生废水，如冷却水、洗涤废水、水力选矿废水、水力除渣废水、生产浸出液等。工业废水的特点是水质和水量因生产品种、工艺和生产规模等的不同而有很大差别。即使在同一工厂，各车间废水的数量和性质也会有很大差异；生产同类产品的工业企业，其废水的质和量也因工艺过程、原料、药剂、生产用水的质量等条件不同而相差很大。例如，钢铁厂、焦化厂排出含酚和氰化物等物质的废水，化工、化纤、化肥、农药等厂排出含砷、汞、铬、农药等有害物质的废水，造纸厂可排出含大量有机物的废水，动力工业等排出的高温冷却水可造成热污染而恶化水体的理化性质。对水体污染影响较大的工业废水主要来自冶金、化工、电镀、造纸、印染、制革等企业。

近些年来，我国频发工业废水污染事件，对社会生产和人民生活造成了重大影响。2015年11月23日，甘肃陇星锑业有限责任公司尾矿库发生尾砂泄漏，造成嘉陵江及其一级支流西汉水数百千米河段锑浓度超标。2022年11月，江西省锦江流域发生铊污染事件，造成锦江干流沿线3个集中式饮用水水源地铊浓度超标，并威胁下游赣江水质安全。

我国是工业大国，污染现状比较严重，虽然政府部门加强了治理措施，但还有很长一段路要走。

（二）生活污水

生活污水是人们日常生活的洗涤废水和粪尿污水等，水中含有大量有机物（如纤维素、淀粉、糖类、脂肪、蛋白质等）、无机物（如氯化物、硫酸盐、磷酸盐、铵盐、亚酸盐、硝酸盐等）及微生物（包括肠道病原体等）。近年来由于大量使用磷酸盐含量高达30%～60%的合成洗涤剂，污水中磷含量显著增加，为水生植物提供了充足的营养物质，导致水体富营养化。

水体富营养化已成为我国淡水湖泊的重要污染类型。水体富营养化（eutrophication）是指在人类活动的影响下，生物所需的氮、磷等营养物质大量进入湖泊、河口、海湾等缓流水体，引起藻类及其他浮游生物迅速繁殖，水体溶解氧量下降，水质恶化，鱼类及其他生物大量死亡的现象。在自然条件下，湖泊也会从贫营养状态过渡到富营养状态，不过这种自然过程非常缓慢。而人为排放含营养物质的工业废水和生活污水所引起的水体富营养化则可以在短时间内出现。水体出现富营养化现象时，浮游藻类大量繁殖，这种情况出现在淡水中时称水华（water blooms），发生在海湾时叫赤潮（red tide）。多年来一直无彻底治理水体富营养化的方案出台。因此，限制高合成洗涤剂对水体的污染显得尤为迫切。

近年来，我国湖泊富营养化危害事件频繁发生。太湖是我国五大淡水湖之一，2007年4月以来，太湖流域高温少雨，太湖水位比往年偏低，梅梁湖等湖湾出现大规模蓝藻现象，在太湖的水面形成一层蓝绿色而有腥臭味的浮沫。大规模的蓝藻暴发，使得太湖水质严重恶化，水源恶臭，水质发黑，溶解氧下降，氨氮指标上升，部分鱼类因缺氧而死亡。特别是无锡市太湖饮用水水源地受到严重威胁，居民自来水臭味严重，引起社会普遍关注。

受降水洗淋城市大气污染物和冲洗建筑物、地面、废渣、垃圾而形成的城市地表径流也是生活污水的组成部分。一些工业废水和地表径流排入城市污水管道中，使城市生活污水的数量和成分增加，特别是生物可降解的有机物大量增加，能造成水体缺氧，对水生生物极为不利。来自医疗单位的污水，包括患者的生活污水和医疗废水，含有大量的病原体及各种医疗、诊断用物质，是一类特殊的生活污水，医院污水污染的主要危害是引起肠道传染病。

（三）农业污水

农业污水指农牧业生产排出的污水及降水或灌溉水流过农田或经农田渗漏排出的水。农业的发展使得化肥农药大规模使用，让本来影响非常小的农业生产活动变成了水体污染的主要来源。氮、磷、钾肥引起的水体富营养化，高残留、难降解的农药引起的水体污染，造成了农业污水污染全球水质的惊人现象。农业污水的污染日趋严重，生态平衡受到影响，甚至遭到破坏。农田径流喷洒农药及施用化肥，一般只有少量附着或施用于农作物上，其余绝大部分残留在土壤和飘浮在大气中，然后通过降雨、径流进入地表水，造成污染。

（四）其他固体废弃物

随着工业的发展，生产过程中产生的固体废弃物、城市垃圾等日益增多，这些废物中常含有大量易溶于水的无机物、有机物及致病微生物等，受雨水淋洗后进入地表径流而造成水体污染。许多国家把大量的固体废物直接向江河湖海倾倒，不仅减少了水域面积，淤塞航道，而且污染水体，使水质下降。固体废物对水体的污染，有的直接污染地表水，有的下渗后污染地下水。海上石油开采、大型运油船只泄漏事故及航海船只产生的废弃物等则是海洋污染的重要来源。

按照污染物进入水体的方式，可将水体污染源分为点源污染（point source pollution）和面源污染（diffused pollution）。前者是通过沟渠管道集中排放的污染源，有其固定的排放点，排放量和排放浓度随生产和生活活动呈规律性的周期变化；后者主要从广大流域面积上或从一个城市区域汇集而来，它没有固定的排放点，排放量和排放浓度随降雨发生变化。根据2020年生态环境部、商务部、国家发展和改革委员会、海关总署发布的《关于全面禁止进口固体废物有关事项的公告》，自2021年1月1日起，我国将禁止以任何方式进口固体废物，禁止我国境外固体废物进境倾倒、堆放、处置。2022年10月，我国已实现全面禁止洋垃圾进口及固体废物零进口。

二、水体污染物

水体污染的分类、污染标志及来源见表4-1。通过各种途径进入水体的污染物种类繁多，根据污染物性质分类，一般分为物理性污染物、化学性污染物和生物性污染物。

（一）物理性污染物

物理性污染物主要是指引起热污染、放射性污染和表观污染的污染物。水体热污染是指因人工排放热量进入水体所导致的水体升温。热污染主要来源于发电厂和其他工业的冷却水。大量热能排入水体，使水中溶解氧减少，并促使水生植物繁殖，鱼类的生存条件变坏，甚至引起鱼的死亡或水生物种群的改变。水温高还会使氰化物、重金属离子等污染物的毒性增强。水体放射性污染是指人类活动排放出的放射性污染物进入水体，使水体的放射性水平高于本底或超过国家规定的标准。水中放射性物质主要来源于以下几个方面：①天然放射性核素。②核试验沉降物。③核企业排放的放射性废水及冲刷放射性污染物的地面径流。水体表观污染是指水体的某些特征的改变引起人们感官不悦的现象，如水体混浊度、色度、臭的改变。

（二）化学性污染物

当今水污染最显著的特点是化学性污染。水体的化学性污染物包括无机物和有机物两大类。常见的无机污染物为铅、汞、镉、铬、砷、氮、磷、氰化物及酸、碱、盐等；常见的有机污染物为苯、酚、石油及其制品等。我国松花江水体污染物以多环芳烃比例最大，长江江阴段江水中则以酚类和有机酸为主。

（三）生物性污染物

生物性污染物主要源于生活污水、医院污水、畜牧和屠宰场的废水等，垃圾和地表径流也可能带有大量病原体和其他微生物。此外，由于磷、氮等污染物引起水体富营养化而导致的藻类污染也属于生物性污染。

表4-1 水体污染分类、污染标志及来源

污染类型		污染物	污染标志	废水来源
物理性污染	热污染	热的冷却水	升温、缺氧或气体饱和、热富营养化	动力电站、冶金、石油、化工等工业的排水
	放射性污染	铀、钚、锶、铯	放射性污染	核研究生产、核武器试验、核医疗、核电站
	表观污染 混浊度	泥、沙、渣、屑、漂浮物	混浊	地表径流、农田排水、生活污水、大坝冲沙、工业废水
	水色	腐殖质、色素、染料、铁、锰	染色	食品、印染、造纸、冶金等工业的排水和农田排水
	水臭	酚、氨、胺、硫醇、硫化氢	恶臭	食品、制革、炼油、化工、化肥等工业的排水
化学性污染	酸碱污染	无机或有机酸碱	pH异常	矿山、石油、化工、化肥、造纸、电镀等工业的排水及酸雨
	重金属污染	汞、镉、铬、铅、锌等	毒性	矿山、冶金、电镀仪表、颜料等工业的排水
	非金属污染	砷、氰、氟、硫、硒等	毒性	化工、火电站、农药、化肥等工业的排水
	需氧有机物污染	糖类、蛋白质、油脂、木质素等	耗氧、缺氧	食品、纺织、造纸、制革、化工等工业的排水和生活污水、农田排水
	农药污染	有机氯农药、有机磷农药和抗生素等	严重时水中无生物	农药、化工、炼油等工业的排水和农田排水
	易分解有机物污染	酚类、苯、醛类	耗氧、异味、毒性	制革、炼油、化工、煤矿、化肥等工业的排水和地表径流
	油类污染	石油及其制品	漂浮和乳化、增加水色	石油开采、炼油、油轮等
生物性污染	病原体污染	各种病原体	水体致病性、毒性、致癌	医院、屠宰、畜牧、制革、制药、酿造、食品等工业的排水和生活污水、地表径流
	藻类污染	磷、氮	营养化、恶臭	化肥、化工、食品等工业的排水和生活污水、农田排水

事实上，水体不只受到一种类型的污染，而是同时受到多种性质的污染，并且各种污染互相影响，不断地发生着分解、化合或生物沉淀作用。

三、我国水污染环境的概况

2022年中国生态环境状况公报显示，全国地表水监测结果表明，主要污染指标为化学需氧量、高锰酸盐指数和总磷，长江流域、珠江流域、浙闽片河流、西北诸河和西南诸河水质为优，黄河流域、淮河流域和辽河流域水质良好，松花江流域和海河流域为轻度污染。地表水水源主要超标指标为高锰酸盐指数、总磷和硫酸盐；地下水水源主要超标指标为锰、铁和氟化物，主要是天然背景值较高所致。江河重要渔业水域水体主要超标指标为总氮；湖泊（水库）重要渔业水域水体主要超标指标为总氮和总磷；39个国家级水产种质资源保护区水体主要超标指标为总氮。2022年，灌溉用水主要超标指标为悬浮物、粪大肠菌群和pH。

2022年全国地表水环境质量持续向好。Ⅰ～Ⅲ类水质断面比例为87.9%，比2021年上升3.0个百分点，好于年度目标4.1个百分点；劣Ⅴ类水质断面比例为0.7%，比2021年下降0.5个百分点。地下水水质总体保持稳定，Ⅰ～Ⅳ类水质点位比例为77.6%。

第四节　水体污染、自净和污染物的转归

一、各种水体污染的特点

水在河流、湖泊、水库、地下、海洋中，由于其运动方式和环境条件差异，形成了各种水体的不同污染特点，了解这些特点对研究和评价水体污染具有重要意义。

（一）河流

河流的污染程度取决于河流的径污比（径流量与排入河流中污水量的比值），河流的径污比大，稀释能力强，河流受污染的可能性和污染程度较小。河水混合能力很强，加上河水流动的推力作用，上游遭受污染可很快影响到下游，一段河流受污染，可影响到该河段以下的河道环境。河流的大小可影响污染物扩散的方式，中小河流由于水量相对较小污染物可沿着纵向、横向、垂直方向扩散，污染不仅发生在排污口，甚至可影响到下游数千米至数十千米。垂直方向的混合大多在排污口下游数百米内完成。在排污口下游1～3km内横向混合也较充分，使污染物在整个断面均匀分布。流量大的江河，污水不易在全断面混合，只在岸边形成浓度较高的污染带，影响下游局部水域的水质。因此，河流污染的范围不限于污染发生区，还可殃及下游地区，甚至可影响到海洋。

（二）湖泊和水库

湖泊、水库以水面宽阔、流速缓慢、沉淀作用强、稀释混合能力较差和水交换缓慢为显著特点。当汇入湖泊、水库的污水过多而超过其自身的自净能力时，湖泊、水库发生水质的变化，使其环境严重恶化，出现富营养化、有机污染、湖面萎缩、水量剧减、沼泽化等环境问题。

近20年来，随着我国经济的快速发展，对湖泊资源的开发、利用规模和速度都大大加强，影响了湖泊的自然进化过程，对湖泊生态系统造成严重的破坏，湖泊水环境污染问题日益突出。根据全国水

资源综合规划评价成果，全国84个代表性湖泊营养状况评价结果中，全年有44个湖泊呈富营养化状态，占评价湖泊总数的52.4%，其余湖泊均为中营养状态。湖泊保护与污染治理已成为我国环境保护的重点。因开放型河流具有径污比高、稀释能力强的特点，鉴于目前形势，控制水体富营养化的根本措施在于防止封闭型湖泊的水体污染，特别是含氮、磷的污水污染。目前，我国部分地区正在尝试将封闭型水体通过与江、河连接，改造成开放型水体。

（三）地下水

地表以下地层复杂，地下水流动极其缓慢，因此，地下水污染具有过程缓慢、不易发现和难以治理的特点。地下水一旦遭受污染，即使查明了污染原因并彻底消除其污染源，地下水水质仍需要十几年，甚至几十年才能恢复。地下水污染划分为以下四个类型：一是地下淡水的过量开采导致沿海地区的海（咸）水入侵；二是地表污（废）水排放和农耕污染造成的硝酸盐污染；三是石油和石油化工产品的污染；四是垃圾填埋场渗漏污染。其中，农耕污染具有量大面广的特征，未经利用的氮肥在经过地层时通过生物或化学转化成硝酸盐和亚硝酸盐，长期饮用由此污染的地下水将可能导致肠源性发绀、食管癌等疾病的发生。

一般而言，地下水由于受到地表土壤层的过滤、吸附等作用，污染物的含量会低于地表水。但地下水中污染物的含量反映的是地表水前期的污染状况，若地表水中污染物的含量发生变化，有可能出现地下水中污染物含量高于地表水的情况。例如，在很多地区都出现过地下水中有机氯农药含量高于地表水的情况。

（四）海洋

海洋污染的污染源多、持续性强、扩散范围广，难以控制。各种各样的工业废水和生活污水可通过入海河流等途径进入海洋。此外，海上的船舶由于各种原因，向海洋倾倒或者排放油类或其他有害物质，或船舶搁浅、触礁、碰撞以及石油井喷和石油管道泄漏等，均可造成海洋污染。其中污染物很难再转移出去，不易分解的污染物便在海洋中积累起来，或者被海洋生物富集，形成海洋的持续性污染，危害较为严重。局部海域严重的油污染甚至可影响海洋生物的生存。由于世界各海洋是相通的，污染物通过海水的潮汐作用和洋流的涌动，可使污染扩散到海洋的各个角落。

二、水体自净的过程及其机制

水体自净（self-purification of water body）是指水体受污染后，在水体的物理、化学和生物学作用下，污染物的污染成分不断被稀释、扩散、分解破坏或沉入水底，水中污染物浓度逐渐降低，水质最终又恢复到污染前的状况。水体自净是环境有限度接纳污染物的作用基础。影响水体自净过程的因素很多，如受纳水体的地形、水文条件、微生物种类与数量，水温和复氧能力（风力、风向、水体紊流状况等），以及污染物的性质和浓度等。

（一）水体自净的过程

废水或污染物一旦进入水体后，就开始了自净过程。该过程由弱到强，直到趋于恒定，使水质逐渐恢复到正常水平。水体自净过程的特征如下。①进入水体中的污染物，在连续的自净过程中，总的趋势是浓度逐渐下降。②大多数有毒污染物经各种物理、化学和生物作用，转变为低毒或无毒化合物。③重金属类污染物，从溶解状态被吸附或转变为不溶性化合物，沉淀后进入底泥。④复杂的有机物，如糖、脂肪和蛋白质等，无论在溶解氧富裕还是缺氧条件下，都能被微生物利用和分解。先降解为较简单的有机物，再进一步分解为二氧化碳和水。⑤不稳定的污染物在自净过程中转变为稳定的化合物，如氨转变为亚硝酸盐，再氧化为硝酸盐。⑥在自净过程的初期，水中溶解氧含量急剧下降，到达最低点后又缓慢上升，逐渐恢复到正常水平。⑦进入水体的大量污染物，如果是有毒的，则生物不能栖息，如不逃避就会死亡，水中生物种类和个体数量就会随之大量减少。随着自净过程的进行，有毒物质浓度或数量下降，生物种类和个体数量也逐渐随之回升，最终趋于正常的生物分布。

有机物的自净过程一般分为三个阶段：第一阶段是易被氧化的有机物所进行的化学氧化分解。该阶段在污染物进入水体后数小时内即可完成。第二阶段是有机物在水中微生物作用下的生物化学氧化分解。该阶段持续时间的长短因水温、有机物浓度、微生物种类与数量等不同而不同。一般要延续数天。第三阶段是含氮有机物的硝化过程。这个过程最慢，一般要持续1个月左右。

（二）水体自净的机制

从机制方面讲，可以将水体自净分为物理自净、化学自净、生物自净三类。三者往往是同时发生而又相互影响的。自净的初始阶段以物理和化学作用为主，后期则以生物学作用为主。

1. 物理自净　主要是指污染物进入水体后，立即受到水体的混合与稀释的现象，可用稀释比（参与混合稀释的河水量与废水流量之比）来表示稀释程度。河水流量越大，其稀释比越大，稀释效果也就越好。河水中的悬浮颗粒物则靠其重力作用沉淀，成为底泥的一部分。颗粒物进入底泥后，水体变清、水质改善，但沉入底泥的污染物可因降雨时水流量增大或其他原因搅动河底污泥而再次悬浮于水中，造成水体的二次污染。此外，水中的污染物也可被固体（如悬浮性的矿物成分、黏土、泥沙、有机碎屑等）吸附，并随同固体迁移或沉降。水体的物理自净过程还与河水流速、河床形状以及污水排放口的位置与形式等因素有关。对湖泊、水库、海洋来说，影响水稀释的因素更多，如水流方向、风向、风力、水温、潮汐等。污染物沉淀对水质来说是净化，但对底泥来说则反而增加了污染物。物理自净过程虽然只是改变了污染物的浓度分布，并不能减少其总量，但有助于后续化学和生物自净过程的进行。

2. 化学自净　指由于进入水体的污染物与水中成分发生化学作用，致使污染物浓度降低或毒性消失的现象。化学自净过程包括污染物的分解与化合、氧化与还原、酸碱中和等反应。废水中常见的污染物如酚、氰等，除可挥发进入大气外，还易在水中发生分解与化合反应。酚在pH较高时与钠生成苯酚钠，氰化物在酸性条件下易分解而释出氢氰酸，后者可挥发至大气中。重金属离子可与阴离子发生化合反应生成难溶的重金属盐而沉淀，如硫化汞、硫化镉等。污染水体的氧化还原反应受水中溶解氧等因素的影响较大，当水中溶解氧含量高时，氧化还原值高，氧化能力强，可使二价铁、锰分别氧化成三价铁和四价锰成为难溶性化合物而沉淀。当水中溶解氧较低或缺氧时，氧化还原值低，二价铁、锰被还原为易于迁移的形态。在厌氧条件下汞的甲基化反应受阻，此时存在的汞离子将生成不溶性硫化汞沉淀，很难生成甲基汞。此外，水体中酸性废水和碱性废水可相互中和。有些水体污染物，还可发生光解反应和光氧化反应，例如，杀虫剂乙拌磷在光敏剂腐殖酸和富里酸存在下可发生光解反应。酚在水中也可发生光解反应，反应速度随季节有大变化，其光解半衰期在春季为69小时，夏季为43小时，秋季为63小时。氨基甲酸酯在天然水中通过氧化剂（如自由基）作用形成光氧化产物。此外，水中的化学反应有些是在微生物的参与下完成的，如有机氮化合物分解成氨，再转化成亚硝酸盐和硝酸盐就是在相应细菌的参与下完成的。化学自净过程改变了污染物的绝对量，但要注意，污染物在水体中发生的化学反应可生成减毒或增毒的两种产物，特别是后者应引起高度重视。

3. 生物自净　是指通过在河流、湖泊、水库等水体中生存的细菌、真菌、藻类、水草、原生动物、贝类、昆虫、幼虫、鱼类等生物的代谢作用，分解水中污染物，使污染物数量减少，直至消失的现象。生物自净在地表水自净作用中最为重要且最为活跃。生物自净的快慢与有机污染物的数量和性质有关。

影响生物自净的关键因素是溶解氧的含量，有机污染物的性质、浓度以及微生物的种类、数量等。水中悬浮和溶解的有机物在溶解氧充足时由需氧微生物分解成简单的无机物如二氧化碳、水、硫酸盐、硝酸盐等，使水体得以自净。水中某些特殊的微生物种群和高级水生植物如浮萍、凤眼莲、芦苇等能吸收、分解或浓缩水中汞、镉、锌等重金属及难于降解的人工合成有机物，使水体逐渐自净。微生物分解有机物、消耗溶解氧的同时，空气中的氧可通过水面不断溶解补充到水中，水生植物的光合作用释放的氧也补充水体，这就是水体的复氧过程。有机物进行生物自净的过程中，复氧与耗氧同时进行，水中溶解氧量即为耗氧与复氧两过程相互作用的结果。因此，可以把溶解氧作为水体自净的一个指标。在水体有机物污染过程中，溶解氧变化可用氧垂曲线表示，如图4-1。氧垂曲线上的 Cp 点为溶解氧的最低点，此点的耗氧速率与复氧速率相等，其值由水体的耗氧和复氧过程确定。在此点之前，耗氧作用大于复氧作用，水中溶解氧逐渐降低，水质逐渐恶化；Cp 点之后，复氧作用大于耗氧作用，溶解氧逐渐恢复，水质逐渐好转。若 Cp 点溶解氧含量大于地表水卫生标准规定的数值（4mg/L），表明废水中耗氧有机物的排放未超过水体的自净能力；若排入的有机物过多，超过河流的自净能力，则 Cp 点低于地表水卫生标准规定的最低溶解氧含量，甚至在排放点下游的某一河段会出现无氧状态，此时水中厌氧菌对有机物进行厌氧分解，产生硫化氢、甲烷等，水质严重恶化、变黑发臭。污水中的微生物进入水体后，由于紫外线照射、水生生物间的拮抗作用、噬菌体的噬菌作用，以及不适宜的环境条件等因素的影响而逐渐死亡，病原微生物死亡更快。寄生虫卵进入水体后，大多沉入水底，逐渐死亡。生物自净是水体的主要自净途径，对降低水中有机污染物至关重要。合理利用水体中微生物对有机污染物的降解特性，是目前污水处理的重要技术手段。

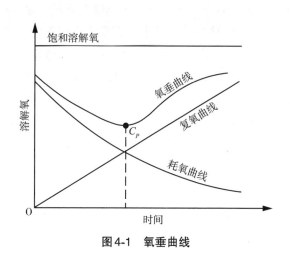

图 4-1 氧垂曲线

三、水体污染物的转归

污染物在水体中的转归是指污染物在水环境中的空间位移（迁移）和形态改变（转化）。前者表现为量的变化，后者则是质的变化。这两种变化之间通常存在相互联系。

（一）污染物的迁移

污染物的迁移是水中污染物质在空间位置的移动及其富集与分散的现象与过程。废水中的污染物进入流动的水体后，沿水体流动方向，迅速从纵向、横向、垂直方向三个方向扩散，将污染物向下游推移和搬运。水中污染物可通过水中固体颗粒物和胶体物质的吸附和凝聚作用而随之转移或沉淀，也可通过水生物的吸收、代谢及食物链的传递过程而转移。因此这些物质在颗粒物和沉淀物中的浓度往往比水中高得多。有些污染物如挥发性酚、氢氰酸、氨等可经挥发进入大气，而有毒金属和难分解的有机化合物则随水流推进，与固体颗粒物或胶体物质结合发生沉淀或随食物链而转移。

生物富集作用（bioenrichment）是指某些生物不断从环境中摄取浓度极低的污染物，在体内逐渐聚集，使该物质在生物体内达到相当高甚至引起其他生物（或人）中毒的浓度。生物放大作用（biomagnification）是由于食物链上各级生物的生物富集作用，使高位营养级生物体内污染物浓度大大高于低位营养级生物的现象。例如，甲基汞、有机氯农药等可通过食物链作用，在各级生物之间传递、转移形成生物放大作用。

（二）污染物的转化

污染物的转化主要指水中污染物质通过物理、化学、生物学等的作用，改变其形态或分子结构，转变为另一种物质的过程。污染物的转化可以改变污染物的固有化学性质、毒性及生态学效应。水体污染物的物理转化主要通过挥发、吸附、凝聚及放射性元素的蜕变等作用来完成。化学转化主要通过水解、化合、氧化还原等作用来实现。水解反应可能是有机物如卤代烃、磷酸盐、氨基甲酸酯等在水中最重要的反应，但某些有机官能团如烷烃、多环芳烃较难水解。有害物质可与水中所含各种无机和有机配位体或螯合剂结合而改变形态。水环境中发生的化学转化还与水体的氧化还原状态有关，在一定的氧化还原状态下，重金属可接受或失去电子，出现价态的变化，如在氧化条件下三价铬可转变成六价铬、在还原条件下五价砷可转化成三价砷，均使其毒性增大。有机物还可通过在水中吸收太阳辐射大于290nm的光能而发生分解反应，即光化学作用。在天然水体中，污染物的光分解率取决于水环境的性质（如太阳辐射强度、光敏剂的存在等）及有机物质的性质（如污染物的种类及对太阳辐射的吸收程度等）。生物转化一般是指水中某些有毒污染物在生物作用下转变成无毒或低毒化合物的现象。其中水中微生物对有机物的生物降解起着关键作用，从简单有机物如单糖，到复杂有机物如纤维素、木质素及石油、农药等，均可在不同条件下被微生物利用、降解，并最终分解成简单的二氧化碳和水等。此外，某些元素在微生物的作用下可发生价态的变化。例如，某些微生物能将无机汞转化成甲基汞，而另一些微生物如极毛杆菌等能将二价汞还原成元素汞，后者易挥发，可促进水中汞的净化。在水生生物体内可通过代谢酶的催化作用将污染物分解或转化成另一种物质，但这种作用较微生物的降解作用弱得多。

第五节　水体污染的危害及水环境标准

未经处理或处理不当的废水和污水排入水体，排入量超过水体自净能力时，就会造成水体污染，直接或间接危害人体健康。

一、生物性污染的危害

（一）生物性病原体的危害

水中病原体主要来源于人畜粪便、生活污水、医院废水以及畜牧屠宰、皮革和食品加工过程中产生的废水。水体中最常见的病原体主要有三类：①致病细菌，如伤寒杆菌、副伤寒杆菌、志贺菌、霍乱弧菌和致病性大肠埃希菌等。②致病病毒，如甲型和戊型肝炎病毒、轮状病毒、脊髓灰质炎病毒、柯萨奇病毒及腺病毒等。③寄生虫，如溶组织阿米巴原虫、蓝氏贾第鞭毛虫、隐孢子虫、血吸虫等。

居民直接或间接接触被上述生物性致病因子污染的水体后，可能发生甚至流行以水为媒介的传染病，从而对人体健康造成危害。在我国法定传染病中，介水传染病有8种，包括霍乱、脊髓灰质炎、病毒性肝炎、伤寒和副伤寒、细菌性和阿米巴性痢疾、钩端螺旋体病、感染性腹泻病、血吸虫病。水中生物性污染引起的疾病是一个全球性公共卫生威胁，也是反映社会欠发展的一项关键指标。全世界介水传染病的暴发事件时有发生。1955年11月至1956年1月，印度新德里由于集中式供水水源受生活污水污染，而暴发传染性肝炎，在170万人口中出现的黄疸病例就有29 300人。1987年，在美国佐治亚州某地发生隐孢子虫病流行时，64 900当地居民中有13 000余人染病而出现以腹泻为主的临床症状。20世纪80年代在中国上海因毛蚶引起的甲型病毒性肝炎暴发流行和20世纪90年代初期美国威斯康星州发生的蓝氏贾第鞭毛虫和隐孢子虫污染事件都与水体遭受生物性污染有关，成为水体生物性污染事件的经典案例。

（二）水中藻类毒素的危害

水体富营养化过程中迅速繁殖的藻类植物所分泌的毒素，具有肝毒性、神经毒性或皮肤刺激性等，可毒杀鱼类等水生生物，对人和其他动物也有极强的毒性。有些藻类能产生麻痹性贝毒、腹泻性贝毒、神经性贝毒等毒素，而贝类（蛤、蚶、蚌等）能富集此类毒素，人食用了毒化的贝类后可发生中毒甚至死亡。

藻类毒素对水体的污染已成为一个全球性的环境问题，越来越受到人们的关注。淡水湖泊中生长的优势藻类是毒性较大的蓝藻，其已知的产毒种属有40多种，其中铜绿微囊藻产生的微囊藻毒素（microcystin，MC）和泡沫节球藻产生的节球藻毒素是富营养化水体中含量最多、对人体危害最大的两类毒素。MC是一类具有生物活性的环状七肽化合物，结构中存在着环状结构和间隔双键，具有相当的稳定性。它能够强烈抑制蛋白磷酸酶的活性，还是一种强烈的肝肿瘤促进剂。我国《生活饮用水卫生标准》（GB 5749—2022）中，MC的限值为0.001mg/L。

中国是一个湖泊众多的国家，20世纪90年代以来，蓝藻水华暴发的面积、强度以及藻毒素含量均在大幅增长，由此带来的环境和生物安全问题日益引起关注。生物性污染依然是引起人群健康问题、导致健康危害的重要因素。

二、化学性污染的危害

工业废水和生活污水未经妥善处理就排放入水体是化学性污染的主要原因，化学性污染物包括无机污染物（如酸、碱、盐、铅、砷、汞、镉等重金属等）和有机污染物（如酚、多氯联苯、农药等）。水体化学性污染对人群健康的影响可表现为长期慢性过程，其急性危害往往表现为对水体环境和饮用水水源的影响。水源水质污染已经成为影响城市供水水质和饮水安全的重要问题，我国水体化学性污染问题形势依然严峻。

本节以酚、多氯联苯和邻苯二甲酸酯类化合物为代表介绍水体化学性污染的危害。

（一）酚的危害

酚是指芳香烃中氢原子被羟基取代所生成的化合物，分为挥发酚和不挥发酚两大类。沸点在230℃以下的酚为挥发酚，除对硝基酚外的一元酚均属于挥发酚；沸点在230℃以上的酚为不挥发酚。酚都具有特殊的臭味，均呈弱酸性，易溶于水、乙醇等多种溶剂，在环境中易被氧化。水中酚的浓度高或突然增加意味着水体存在酚类物质的污染。含酚废水中以苯酚和甲酚的含量最高，因此，环境监测常以苯酚和甲酚等挥发酚作为污染指标。

在许多工业领域诸如炼油、冶金、机械制造、石油化工等工厂排出的废水中均含有酚。这些废水若不经过处理，直接排放、灌溉农田则可污染大气、水、土壤和食品。工业废水中的酚已成为水体中重要的有机化学污染物。我国曾发生过多起含酚废水引起的水环境污染事件，造成鱼类死亡、农田污染并影响城市居民的生活用水安全。

酚是一种中等强度的化学毒物，与细胞原浆中的蛋白质发生化学反应，低浓度时使细胞变性，高浓度时使蛋白质凝固。酚可经皮肤黏膜、呼吸道及消化道进入体内。低浓度可引起蓄积性慢性中毒，高浓度可引起急性中毒以致昏迷死亡。水体中的酚可经皮肤接触或经饮用由胃肠道吸收。进入机体的酚在肝代谢转化，代谢迅速，代谢产物可与葡糖醛酸等结合而降低毒性，随尿液排出。酚类污染物对人体的危害如下。①影响人类的生殖功能，导致不孕不育。②影响免疫系统，导致人类免疫系统失调，使癌症发病率上升。③通过母体或母乳把酚类污染物及其代谢物传给下一代，使婴幼儿神经发育或觉醒反应不正常。④影响内分泌系统，干扰垂体激素、甲状腺素等的产生和释放，从而影响人体生长发育。⑤还可以影响神经系统，使神经受损，出现记忆力和注意力下降。

由于酚的用途极为广泛，预防其污染的工作也很困难。在生产和使用酚的工厂必须建立严格的操作制度，谨防酚的外泄。同时要做好废水的回收利用和生物氧化处理工作，严禁含酚废水排入渗井、渗坑，以免污染地下水。

酚污染水体可使水的感官性状明显恶化，可使鱼贝类水产品带有异臭异味。此外，当以含酚的水体为水源生产自来水并用氯消毒时，水中的酚可与水中游离氯结合生成氯酚，产生明显的异味，引起感官性状不良反应。

（二）多氯联苯的危害

多氯联苯（polychlorinated biphenyls，PCB）是由氯置换联苯分子中的氢原子而形成的一类含氯化合物，易溶于脂质，水中溶解度低至12μg/L（25℃），化学稳定性随氯原子数的增加而升高。我国习惯上按联苯上被氯取代的个数（不论其取代位置）将PCB分为三氯联苯（PCB3）、四氯联苯（PCB4）、五氯联苯（PCB5）、六氯联苯（PCB6）、七氯联苯（PCB7）、八氯联苯（PCB8）、九氯联苯（PCB9）、十氯联苯（PCB10）。2017年10月27日，世界卫生组织国际癌症研究机构公布的致癌物清单中，PCB属于Ⅰ类致癌物。PCB的物理化学性质极为稳定，高度耐酸碱和抗氧化，它对金属无腐蚀性，具有良好的电绝缘性和很好的耐热性（完全分解需1000～1400℃），除一氯化物和二氯化物外均为不燃物质。PCB用途很广，可作为绝缘油、热载体和润滑油等，还可作为许多种工业产品（如各种树脂、橡胶、结合剂、涂料、复写纸、陶釉、防火剂、农药延效剂、染料分散剂）的添加剂。PCB属于持久性有机污染物的一类，虽然已被禁用近50年，但其半衰期长达数十年，因而PCB可从多种来源进入不同环境介质，并广泛存在于多种工业废弃物及电子元器件中。此外，因其长距离迁移的特性，目前世界各地的海水、河水、底泥、水生生物及土壤和大气中都可检测到PCB污染，提示PCB污染是全球性环境安全问题。

PCB极难溶于水而易溶于脂肪和有机溶剂，并且极难分解，因而能够在生物体脂肪中大量富集。人类对PCB健康危害的认识来源于两起食品污染灾难性事件：1968年日本发生的"米糠油事件"和1979年我国台湾省彰化县出现的"油症事件"。PCB可通过富集作用和生物放大作用，沿着食物链浓度逐级增高。在鱼类、乳制品和脂肪含量高的肉类中均能检出高浓度的PCB。因此，摄取被PCB污染的食物是人类暴露PCB的主要途径。PCB对皮肤、牙齿、神经行为、免疫功能、肝有影响，并且具有生殖毒性和致畸性、致癌性。蓄积在母体脂肪组织中的PCB，可经胎盘和乳汁进入胎儿或婴儿体内，导致胎儿死亡或新生儿体重减轻、皮肤颜色异常、眼见分泌物增多（"胎儿油症"）。PCB具有甲状腺干扰效应，可改变甲状腺细胞的形态结构，导致甲状腺细胞凋亡增加，影响甲状腺激素的合成和甲状腺球蛋白分泌等，从而影响个体的生长发育。由于发育中的胎儿、婴幼儿以及儿童对具有甲状腺干扰效应的化合物更为敏感，因而特别需要关注 PCB 对儿童健康的影响。

（三）邻苯二甲酸酯类化合物的危害

邻苯二甲酸酯（phthalic acid esters，PAE），又称酞酸酯，是邻苯二甲酸形成的酯的统称，是广泛使用的化工原料和化工产品。邻苯二甲酸酯类化合物多为挥发性很低的黏稠液体，有特殊气味，不溶或者难溶于水，溶于大多数有机溶液，熔点较低，低毒。不同的邻苯二甲酸酯，随着其侧链的增长，脂溶度和沸点也升高。邻苯二甲酸酯还具有一般酯的特性，如可以在酸性或者碱性环境下水解、可以发生酯交换反应、可以被有机金属还原等。它可令聚氯乙烯由硬塑胶变为有弹性的塑胶，起到增塑剂的作用，被普遍应用于玩具、食品包装材料、医用血袋和胶管、乙烯地板和壁纸、清洁剂、润滑油、个人护理用品（如指甲油、头发喷雾剂、香皂和洗发液）等数百种产品中。但是近年来，这类化合物引起的环境健康危害，受到了环境科学、公共卫生领域人士及媒体甚至普通大众的广泛关注。邻苯二甲酸酯类化合物主要包括邻苯二甲酸二甲酯（dimethyl phthalate，DMP）、邻苯二甲酸二乙酯（diethyl phthalate，DEP）、邻苯二甲酸二正丁酯（di-n-butyl phthalate，DBP）、邻苯二甲酸二正辛酯（di-n-octyl phthalate，DNOP）、邻苯二甲酸二异辛酯［di（2-ethylhexyl）phthalate，DEHP］和邻苯二甲酸丁基卞酯（butyl benzyl phthalate，BBP）、邻苯二甲酸二异壬酯（diisononyl phthalate，DINP）、邻苯二甲酸二异癸酯（diisodecyl phthalate，DIDP）等。

研究表明，邻苯二甲酸酯在人体和动物体内发挥着类似雌性激素的作用，可干扰内分泌，使男性精液量和精子数量减少，精子运动能力低下，精子形态异常，严重的会导致睾丸癌，是造成男性生殖问题的"罪魁祸首"。

在化妆品中，指甲油的邻苯二甲酸酯含量最高，很多化妆品的芳香成分也含有该物质，其会通过女性的呼吸系统和皮肤进入体内。过多使用这种含有邻苯二甲酸酯的化妆品会增加女性患乳腺癌的概率，还会危害到她们未来生育的男婴的生殖系统。

2005年12月27日，欧盟发布的第2005/84/EC号新指令要求所有玩具及育儿物品中，DEHP、DBP及BBP的含量不得超过0.1%，否则不得在欧盟市场出售；所有可以放入儿童口中的玩具及育儿物品中，DINP、DIDP及DNOP的含量不得超过0.1%。在丹麦，除上述欧盟所规定的六项含量要求外，针对小于3岁幼童所使用的玩具及育儿物品，要求其他任一项邻苯二甲酸酯类化合物的含量不得超过0.05%。我国环境保护局于2002年颁布的《地表水环境质量标准》（GB 3838—2002）对集中式生活饮用水水源中DEHP和DBP的含量作出了明确限值规定，分别为0.008mg/L和0.003mg/L。2011年6月，卫生部发布公告，要求食品及食品添加剂中DEHP、DINP和DBP的最大残留量分别为1.5mg/kg、9.0mg/kg和0.3mg/kg。

三、物理性污染的危害

（一）热污染的危害

热污染发生在城市、工厂、火电站、原子能电站等人口稠密和能源消耗大的地区。水体热污染主要来源于工业冷却水，特别是发电厂的冷却水。大量热能排入水体，使水中溶解氧减少，并促使水生植物繁殖，使鱼类的生存条件变坏，还会使氰化物、重金属离子等污染物的毒性增强。更重要的是，一定条件下温度升高会加速水中藻类和水生植物的生长繁殖，加剧水体富营养化。与此同时，也可改变水体中悬浮物的沉降速度。水温在0℃以上时，水的比重和黏度随温度升高而减小，因此热污染可使水的密度和黏度下降，加速水中颗粒物质的沉降速度，影响河流携带淤泥的能力。此外，水温上升给一些病原微生物造成一个人工温床，使它们得以滋生、泛滥，引起疾病流行，危害人类健康。1965年，澳大利亚曾流行过一种脑膜炎，后经科学家证实，其祸根是一种变形原虫，由于发电厂排出的热水使河水温度增高，这种变形原虫在温水中大量滋生，造成水源污染而引起了这次脑膜炎的流行。

（二）放射性污染的危害

水体中放射性污染根据来源可分为天然和人为两类。天然放射源主要来自宇宙辐射、地球和人体内的放射性物质，这种辐射通常称为天然本底辐射。水体中放射性污染物的天然来源是由于岩石、土壤以及大气的相互作用。由于放射性矿物质和岩石的浸析和溶解过程，地表水包含了铀（^{239}U）、镭（^{226}Ra）、氡（^{220}Rn）等放射性元素。天然江水和大气的相互作用也可使水中落入宇宙放射性产物，如^{14}C、^{10}Be、^3H等。人工放射性污染物来源主要包括核爆炸产生的放射性沉降物、核工业过程产生的排放物、医疗照射引起的放射性等。

根据辐射源处于身体之外还是处于身体之内，照射可分为外照射和内照射。人体接触到含高浓度放射性物质的水可引起外照射，而饮水或食品受放射性污染后可造成内照射。被放射性物质引起污染的水体通过多种途径（饮水、受污染的食物、皮肤接触等）进入人体，使机体受到放射性伤害（近期效应：头痛、头晕、食欲减退、睡眠障碍等；远期效应：引起肿瘤、白血病、遗传障碍等）。

四、水环境标准

水环境标准是水质管理、水污染防治和水质保护的重要基础，其制定、审批、颁布与实施需遵循现行的各项法律法规和相关政策，与其他标准一样具有法律约束性。我国水环境标准体系可概括为"六类三级"，即水环境质量标准、水污染物排放标准、水环境卫生标准、水环境基础标准、水监测分析方法标准和水环境标准样品标准六类，标准又分为国家级标准、行业标准和地方标准三级。水环境质量标准、水污染物排放标准、水环境卫生标准属于强制性标准，其他的水环境标准为推荐性标准。本节我们主要探讨水环境质量标准和水污染物排放标准。

为贯彻落实《中华人民共和国环境保护法》和《中华人民共和国水污染防治法》，加强生态文明建设，适应国家经济社会发展和环境保护工作的需要，保护生态环境和人体健康，完善国家环境质量标准体系，国家环境保护总局与国家质量监督检验检疫总局联合发布《地表水环境质量标准》。2023年11月，为贯彻《中华人民共和国环境保护法》《中华人民共和国水污染防治法》《中华人民共和国长江保护法》《中华人民共和国黄河保护法》等法律法规，规范流域水环境质量标准制订工作，生态环境部组织编制了《流域水环境质量标准制订技术导则》（征求意见稿）。

（一）水环境质量标准

我国的水环境质量标准是根据不同水域及其使用功能和其所控制的对象分别制定的。水环境质量标准主要由《地表水环境质量标准》和系列标准如《渔业水质标准》（GB11607—1989）、《农田灌溉水质标准》（GB 5084—2021）、《海水水质标准》（GB 3097—1997）、《地下水质量标准》（GB/T 14848—2017）、《生活饮用水卫生标准》（GB 5749—2022）等组成。近年来，国家已经组织了标准补充修订工作。例如，现行的《生活饮用水卫生标准》将原标准的106项指标变为97项，既充分考虑了对人体健康的影响和潜在风险，也考虑到了风险的转变，适时增减指标，更加精准有效。

1.《地表水环境质量标准》 本标准基本项目适用于全国江河、湖泊、运河、渠道、水库等具有使用功能的地表水水域；集中式生活饮用水地表水源地补充项目和特定项目适用于集中式生活饮用水地表水源地一级保护区和二级保护区。集中式生活饮用水地表水源地特定项目由县级以上人民政府环境保护行政主管部门根据本地区地表水水质特点和环境管理的需要进行选择，集中式生活饮用水地表水源地补充项目和选择确定的特定项目作为基本项目的补充指标。

本标准项目共计109项，其中地表水环境质量标准基本项目24项，集中式生活饮用水地表水源地补充项目5项，集中式生活饮用水地表水源地特定项目80项。与原标准相比，本标准在地表水环境质量标准基本项目中增加了总氮一项指标，删除了基本要求和亚硝酸盐、非离子氨及凯氏氮三项指标，将硫酸盐、氯化物、硝酸盐、铁、锰调整为集中式生活饮用水地表水源地补充项目，修订了pH、溶解氧、氨氮、总磷、高锰酸盐指数、铅、粪大肠菌群七个项目的标准值，增加了集中式生活饮用水地表水源地特定项目40项。本标准删除了湖泊水库特定项目标准值。

与近海水域相连的地表水河口水域根据水环境功能按本标准相应类别标准值进行管理，近海水功能区水域根据使用功能按《海水水质标准》相应类别标准值进行管理。批准划定的单一渔业水域按《渔业水质标准》进行管理；处理后的城市污水及与城市污水水质相近的工业废水用于农田灌溉用水的水质按《农田灌溉水质标准》进行管理。

2. 水环境功能分区 依据地表水水域环境功能和保护目标，按功能高低依次划分为五类：Ⅰ类，主要适用于源头水、国家自然保护区；Ⅱ类，主要适用于集中式生活饮用水地表水源地一级保护区、珍稀水生生物栖息地、鱼虾类产卵场、仔稚幼鱼的索饵场等；Ⅲ类，主要适用于集中式生活饮用水地表水源地二级保护区、鱼虾类越冬场、洄游通道、水产养殖区等渔业水域及游泳区；Ⅳ类，主要适用于一般工业用水区及人体非直接接触的娱乐用水区；Ⅴ类，主要适用于农业用水区及一般景观要求水域。

对应地表水上述五类水域功能，将地表水环境质量标准基本项目标准值分为五类，不同功能类别分别执行相应类别的标准值。水域功能类别高的标准值严于水域功能类别低的标准值。同一水域兼有多类使用功能的，执行最高功能类别对应的标准值。

（二）水污染物排放标准

我国的污水排放标准包括国家、地方、行业污水综合排放标准三级体系。《污水综合排放标准》（GB 8978—1996）由生态环境部归口并在全国范围内适用。地方标准则由省、自治区、直辖市人民政府颁布，在特定行政区适用。《中华人民共和国环境保护法》第十六条规定：国务院环境保护主管部门根据国家环境质量标准和国家经济、技术条件，制定国家污染物排放标准。省、自治区、直辖市人民政府对国家污染物排放标准中未作规定的项目，可以制定地方污染物排放标准；对国家污染物排放标准中已作规定的项目，可以制定严于国家污染物排放标准的地方污染物排放标准。地方污染物排放标准应当报国务院环境保护主管部门备案。

目前有关于水污染排放行业标准的行业包括电子工业、船舶、制革及毛皮加工工业、柠檬酸工业、合成氨工业、麻纺工业、毛纺工业、缫丝工业、纺织染整工业、钢铁工业、发酵酒精和白酒工业、汽车维修业、弹药装药行业、磷肥工业、淀粉工业、酵母工业、油墨工业、混装制剂类制药工业、制浆造纸工业、提取类制药工业、羽绒工业、化学合成类制药工业、发酵类制药工业、生物工程类制药工业、制糖工业、中药类制药工业、杂环类农药工业、皂素工业、医疗机构、兵器工业（火炸药、火工药剂）、航天推进剂、肉类加工工业等。

《污水综合排放标准》是国家标准，用于控制水污染，保护江河、湖泊、运河、渠道、水库和海洋等地表水以及地下水水质的良好状态，保障人体健康，维护生态平衡，促进国民经济和城乡建设的发展。按照国家综合排放标准与国家行业排放标准不交叉执行的原则，造纸工业执行《造纸工业水污染物排放标准》（GB 3544—2008），船舶执行《船舶水污染物排放控制标准》（GB 3552—2018），海洋石油开发工业执行《海洋石油勘探开发污染物排放浓度限值》（GB 4914—2008），纺织染整工业执行《纺织染整工业水污染物排放标准》（GB 4287—2012），肉类加工工业执行《肉类加工工业水污染物排放标准》（GB 13457—1992），合成氨工业执行《合成氨工业水污染物排放标准》（GB 13458—2013），钢铁工业执行《钢铁工业水污染物排放标准》（GB13456—2012），航天推进剂使用执行《航天推进剂水污染物排放标准》（GB14374—1993），磷肥工业执行《磷肥工业水污染物排放标准》（GB15580—2011），烧碱、聚氯乙烯工业执行《烧碱、聚氯乙烯工业污染物排放标准》（GB15581—2016）等，其他无行业标准的一切排放污水的单位均执行本标准。本标准适用于现有单位水污染物的排放管理，以及建设项目的环境影响评价、建设项目环境保护设施设计、竣工验收及其投产后的排放管理。新增加国家行业水污染物排放标准的行业，按其适用范围执行相应的国家水污染物行业标准，不再执行本标准。

《污水综合排放标准》将排放的污染物按其性质及控制方式分为两类。第一类污染物：不分行业和污水排放方式，也不分受纳水体的功能类别，一律在车间或车间处理设施排放口采样，其最高允许排放浓度必须达到本标准要求（采矿行业的尾矿坝出水口不得视为车间排放口）。第二类污染物：在排污单位排放口采样，其最高允许排放浓度必须达到本标准要求。

为加强对医疗机构污水、污水处理站废气、污泥排放的控制和管理，预防和控制传染病的发生和流行，保障人体健康，维护良好的生态环境，国家环境保护总局和国家质量检验检疫总局于2005年联合发布《医疗机构水污染物排放标准（GB 18466—2005）》并于2006年1月1日起实施。标准规定了医疗机构污水及污水处理站产生的废气和污泥的污染物控制项目及其排放限值、处理工艺与消毒要求、取样与监测和标准的实施与监督等。该标准自实施之日起，代替《污水综合排放标准》（GB 8978—1996）中有关医疗机构水污染物排放标准部分，并取代《医疗机构污水排放要求》（GB 18466—2001）。当医疗机构的办公区、非医疗生活区等污水与病区污水合流收集时，其综合污水排放均执行该标准。建有分流污水收集系统的医疗机构，其非病区生活区污水排放执行《污水综合排放标准》的相关规定。

第六节　水体卫生防护及水体污染的卫生调查、监测和监督

水体卫生防护是保护城乡生活饮用水水源卫生状况及保证人群健康的重要基础。在水污染日益加剧的现况下，建立和完善水污染防治法律制度是一项刻不容缓的任务。在2022年全国生态环境保护工作会议上的工作报告指出，要扎实推进城市黑臭水体治理、长江保护修复、黄河生态保护治理、重点海域综合治理等标志性战役，推进美丽河湖、美丽海湾保护与建设。从源头控制污染物排放，保护水源水质，从而保护生态环境和饮水安全已成为全球共识。

水环境保护事关人民群众切身利益，为切实加大水污染防治力度，保障国家水安全，从根本上控制水体污染，国家出台了一系列政策法规确保水环境改善。2015年4月16日，国务院正式颁布《水污染防治行动计划》，简称"水十条"，提出到2020年全国水环境质量得到阶段性改善，污染严重水体较大幅度减少。到2030年，力争全国水环境质量总体改善，水生态系统功能初步恢复。到21世纪中叶，生态环境质量全面改善，生态系统实现良性循环。入河入海排污口（以下简称排污口）监管抓住了水生态环境保护的"牛鼻子"，是精准治污、科学治污的重要实践，倒逼流域海域生态环境系统治理，成为促进水生态环境质量改善的一个关键节点。2022年1月，国务院办公厅印发了《国务院办公厅关于加强入河入海排污口监督管理工作的实施意见》。该实施意见强调以改善生态环境质量为核心，深化排污口设置和管理改革，建立健全责任明晰、设置合理、管理规范的长效监督管理机制。2023年经国务院同意，生态环境部、国家发展和改革委员会、财政部、水利部、国家林业和草原局5部门联合印发《重点流域水生态环境保护规划》。规划提出，到2025年，主要水污染物排放总量持续减少，水生态环境持续改善，在面源污染防治、水生态恢复等方面取得突破，水生态环境保护体系更加完善，水资源、水环境、水生态等要素系统治理、统筹推进格局基本形成。

知识拓展

"世界水日"与"中国水周"

　　保护和合理开发利用水资源，是所有国家、所有地球居民应尽的共同义务和享有的权利。水资源保护日是每年的3月22日。这一天被设立为"世界水日"，其目的是唤起公众对于节约用水的意识，并加强水资源的管理和保护。这个节日是由联合国环境与发展大会提出建议，并在1993年1月18日的第47届联合国大会上通过决议确定的。此后，每一年都会庆祝世界水日，以促进对水资源进行综合性统筹规划和管理，解决因水污染和水资源过度消耗而引发的一系列水问题，并通过宣传教育提高公众对水资源保护的认识。1988年《中华人民共和国水法》颁布后，水利部即确定每年的7月1—7日为"中国水周"，考虑到世界水日与中国水周的主旨和内容基本相同，因此从1994年开始，把"中国水周"的时间改为每年的3月22—28日，时间的重合，使宣传活动更加突出"世界水日"的主题。2023年3月22—28日是第三十六届"中国水周"，活动主题为"强化依法治水 携手共护母亲河"。

一、污染源控制

　　污染源控制是防止污染物扩散、避免引发生态环境恶化和对人群健康产生不良影响的重要基础。通过有效控制和预防措施，使污染源排放的污染物数量削减到最小量。

　　对工业污染源，最有效的控制方法是推行清洁生产。清洁生产是指资源能源利用量最小，污染排放量也最少的先进的生产工艺。清洁生产采用的主要技术路线有改革原料选择及产品设计，以无毒无害的原料和产品代替有毒有害的原料和产品；改革生产工艺，减少对原料、水及能源的消耗；采用循环用水系统，减少废水排放量；回收利用废水中的有用成分，使废水浓度降低等。清洁生产提倡对产品进行生命周期的分析及管理，而不是只强调末端处理。

　　对生活污染源，可以通过有效措施减少其排放量，如推广使用节水用具，提高民众节水意识，降低用水量，从而减少生活污水排放量。

　　对农业污染源，为了有效地控制面源污染，更必须从"防"做起。提倡农田的科学施肥和农药的合理使用，可以大大减少农田中残留的化肥和农药，进而减少农田径流中所含氮、磷和农药的量。

二、工业废水的利用与处理

（一）工业废水的利用

　　通过采取有效的处理措施对已使用的工业用水进行处理，提高工业用水的重复利用率是节约资源，降低生产成本，实现环境友好、清洁生产理念的重要体现。对于降低热能转换冷却为主的发电和钢铁企业，完全可以通过有效处理，增加生产用水的循环使用率以增加工业用水的重复使用。对于污染程度较低的工业用水，也可以经过适当处理，作为工业冷却水使用。

（二）工业废水的处理

　　污染源要实现"零排放"是很困难的，或者几乎是不可能的，因此，必须对污（废）水进行妥善的处理，确保在排入水体前达到国家或地方规定的排放标准。对于已经遭受污染的水体，应根据水体污染的特点积极采取手段进行污染治理，使恶化的水生态系统逐步得到修复。废水处理方法的选择取决于废水中污染物的性质、组成、状态及对水质的要求。一般废水的处理方法大致可分为物理法、化学法及生物法三大类。

1. 物理法 利用物理作用处理、分离和回收废水中的污染物，如用沉淀法除去水中相对密度大于1的悬浮颗粒的同时回收这些颗粒物；用浮选法（或气浮法）可除去乳状油滴或相对密度近于1的悬浮物；用过滤法可除去水中的悬浮颗粒；蒸发法用于浓缩废水中不挥发性的可溶性物质等。

2. 化学法 利用化学反应或物理化学作用回收可溶性废物或胶体物质，例如，中和法用于中和酸性或碱性废水；萃取法利用可溶性废物在两相中溶解度不同的"分配"，回收酚类、重金属等；氧化还原法用来除去废水中还原性或氧化性污染物，杀灭天然水体中的病原菌等。

通过物理和化学的综合作用使废水得到净化处理，一般是指由物理方法和化学方法组成的废水处理系统（waste water treatment system），或指包括物理过程和化学过程的单项处理系统。其主要作用是用来处理废水中的溶解性物质，常用吸附、萃取、离子交换和电渗析等技术。

3. 生物法 利用微生物消耗水中有机物作为自身能量的来源，使废水中的有机污染物转化为稳定且无害的物质，可分为需氧处理和厌氧处理两类。需氧处理是指在有氧条件下进行的处理，如生物过滤法和活性污泥法用来处理生活污水或有机生产废水，使有机物转化降解成无机盐而得到净化。活性污泥法（又称曝气法）是利用含有大量需氧微生物的活性污泥，在强力通气的条件下使污水净化的技术，是处理废水的常用方法，常用于处理合成树脂工业含甲醛废水、电镀工业含氰废水及纺织印染、木材防腐、农药等多种生产废水。厌氧处理是利用厌氧微生物在缺氧条件下分解有机物，从而实现污染物浓度降低的过程。厌氧分解的产物是甲烷、硫化氢、氨、氢和二氧化碳等。厌氧处理主要用于处理污水中的沉淀污泥，也用于处理高浓度的有机废水如肉类、食品加工厂废水及屠宰场废水等。厌氧生物处理后的污泥比原生污泥容易脱水，所含致病菌、寄生虫卵大大减少，臭味显著减弱，肥分易为农作物吸收。

以上方法各有其适应范围，必须取长补短，相互补充，往往很难用一种方法就能达到良好的治理效果。

三、城镇生活污水的利用与处理

生活污水是指人们日常生活过程中产生的洗涤废水和粪便污水，主要来源于居住建筑和公共建筑，如住宅、机关、学校、医院、商店、公共场所及工业企业卫生间等。生活污水所含的污染物主要是有机物（如蛋白质、碳水化合物、脂肪、尿素、氨氮等）和大量病原微生物（如寄生虫卵和肠道传染病毒等）。存在于生活污水中的有机物极不稳定，容易腐化而产生恶臭。细菌和病原体以生活污水中有机物为营养而大量繁殖，可导致传染病蔓延流行。因此，生活污水排放前必须进行处理。其处理方法与工业废水处理类似。目前建立集中式污水处理厂收集处理生活污水已经成为有效解决城乡生活污水的最重要的方式，也是保障水体卫生防护的重要设施和基础。由于生活污水中含有相当数量的氮、磷、钾等肥料成分，可将无害化处理后的生活污水用于农田灌溉，增加土壤肥力和水分，同时，也使污水进一步得以净化。但是，如果城镇生活污水中混有未经处理的工业废水形成的混合污水，如不经处理则不能用于农田灌溉。

四、中水回用

"中水"一词是相对于上水（供水）、下水（排水）而言的。为缓解水资源危机和紧缺，增加水的利用率，通过对城市生活或工业污水深度处理，达到一定水质要求，再行使用，称为中水回用。中水回用技术是指将小区居民生活废（污）水（沐浴、盥洗、洗衣、厨房、厕所）集中处理后，达到一定的标准回用于小区的绿化浇灌、车辆冲洗、道路冲洗、家庭坐便器冲洗等，从而达到节约用水的目的。

中水回用已成为城市公共用水来源的重要方式。中水回用通常需经过格栅→混凝沉淀→活性污泥池→过滤，再经消毒等多个工艺处理后才能使用。膜生物反应器（membrane bioreactor，MBR）是一种新型高效污水处理技术，近年来已用于污水处理和回用水处理工艺。它是将生物降解作用与膜的高效分离技术结合而成的一种新型高效污水处理与回用工艺，具有出水水质良好、运行管理简单、占地面积小等优点。

经过上述处理的污水，在达到中水水质标准后通过以下措施，可确保中水回用的安全：①为了确保细菌不会重新生长，在输送和使用过程中也不产生细菌污染，中水水质必须达到国家《城市污水再生利用　城市杂用水水质》（GB/T 18920—2020）后才能使用。同时要制定详细的回用中水水质标准和完善的质量保证体系，并对回用前的中水水质进行检验和跟踪监控，一旦发现问题，立即启动相应应急措施。②国家相关中水回用标准对氮、磷等有较高的要求，以确保回用中水不出现黑臭等富营养化现象。③目前，中水仅用于非饮用水、非人体直接接触的低质用水领域，如冲洗卫生洁具、清洗车辆、园林绿化、道路保洁及消防补水等。不能用于饮用、食用、洗手、洗澡、洗衣等与人身体有密切接触的用水领域。④确保自来水与中水的供给是两个被严格分开的独立水系统，具有各自的专设管网系统，并将各类输水管道标注差异显著的区分标志，以消除潜在的误用问题。⑤对使用者要进行必要的安全教育和相关知识培训，以防范使用中的误操作、误使用。

五、医疗机构污水的处理

医疗机构产生污水的主要部门和设施有诊疗室、化验室、病房、洗衣房、X线照像洗印、动物房、同位素治疗诊断、手术室等排水；医院行政管理和医务人员排放的生活污水，食堂、单身宿舍、家属宿舍排水。不同部门科室产生的污水成分和水量各不相同，如重金属废水、含油废水、洗印废水、放射性废水等。而且不同性质医院产生的污水也有很大不同。

医疗机构污水来源及成分复杂，含有病原微生物、有毒有害的物理化学污染物和放射性污染物等，具有空间污染、急性传染和潜伏性传染等特征，不经有效处理会成为疫病扩散的一条重要途径甚至严重污染环境。因此，必须加强医疗机构污水管理，贯彻执行《医疗机构水污染物排放标准》，对医院污水和污泥采取严格的消毒处理措施后方可排放。医用污水处理的原则是分质分流，局部分隔治理，把污染就近消灭在污染源。带传染病房的综合医疗机构，应将传染病房污水与非传染病房污水分开。传染病房的污水、粪便经过消毒后方可与其他污水合并处理。同时禁止向《地表水环境质量标准》规定的 I 类、II 类和 III 类水域的饮用水水源保护区和游泳区以及《海水水质标准》规定的一、二类海域直接排放医疗机构污水。

医院污水消毒最常用的方法是氯化消毒法，主要以次氯酸钠作为消毒剂。当消毒剂投加量及与污水接触时间充足时，通常可实现杀灭病原体的目标。采用含氯消毒剂消毒医疗机构污水时，若直接排入地表水体和海域，应先进行脱氯处理，使总余氯小于0.5mg/L。医疗机构污水处理过程中产生的栅渣、沉淀污泥和化粪池污泥，含有污水中病原体总量的70% ～ 80%，也须进行彻底消毒处理，可采用加热消毒如蒸汽、高温堆肥等方法或用化学消毒，如投加漂白粉和石灰等方法。

六、水体污染的调查

水体污染调查是了解水体质量的重要手段及对水体环境实施监测及监督管理的重要环节，其目的是准确地掌握水污染源的废（污）水排放情况及废水中的污染物特性，认识污染水体的污染状况和时空变化规律，找出对水体环境和威胁人群健康的潜在有害因素的种类和数量，为制定水污染防控和治理对策提供科学依据。依据水体类型，水体污染调查主要包括江河、湖泊、水库、河口、港湾海域等地表水及浅层和深层地下水。

（一）污染源调查

水体污染源调查首先应调查水体污染的来源，了解本地区工业企业的总体布局、企业的生产产品类型和废水、废气、废渣的排放情况。调查主要包括：①企业种类、性质、规模和整体及企业内部布局情况。②企业各车间使用的原料、成品、半成品、副产品等。③工业用水的水源类型、供水方式和使用情况，废水排放量及所含污染物的种类及其浓度。④废水排放方式和流向。⑤企业对废水回收处理和综合利用情况。

工业废水污染情况时，应按照工业废水排放标准的要求，在车间排出口或工厂的总排出口测定废水流量和水质。未经处理的居民生活污水和城市地表径流污水也应采样测定。最后将调查监测结果以每个污染源为单位逐一建立技术档案。

（二）水体污染调查

水体污染调查可分为以下几种。①基础调查：目的是调查了解水体基本状况，调查范围较大，如全国性水体污染和某一水系的污染调查。②监测性调查：根据基础调查结果，选择代表性水体断面，定期对水污染进行调查，了解水体中污染物的变化情况。联合国环境规划署和世界卫生组织举办的全球监测系统的水质监测即属此类调查。③专题调查：为深入开展某类特定污染类型或污染物而进行的针对性专门调查。④应急性突发事件调查：在水体发生严重污染事故时对污染事故的原因、时间、可能造成的危害等情况进行的调查。

（三）水体污染对居民健康影响的调查

采用流行病学调查方法对水体污染引起的居民健康影响进行调查。由于水体污染物浓度通常较低，对人群健康的危害多为长期、缓慢的过程，并且人们对污染物的敏感性不同，故在研究水体污染对健康影响时，应全面分析考虑各种可能的干扰因素，进行深入细致的调查。流行病学调查包括现况调查、回顾性调查和前瞻性调查。通过收集水污染地区水环境污染资料和居民患病率、死亡率及某些健康损害的资料，系统分析水体污染与居民健康之间的关系，寻找确认影响居民健康的主要因素，以采取有效措施控制水体污染对人群健康的影响。

七、水体污染监测

水体污染监测的目的是了解水污染控制治理情况、水体中污染物的时空分布，追溯污染物的来源和污染途径，了解污染物的迁移转化规律，预测水污染的发展态势，更合理地使用水资源，以有效保护水体环境。通过水体污染监测，可准确判断水污染对环境生态和人群健康可能造成的影响，评价污染防治措施的实际效果，为制定有关法规、污染物排放标准等提供科学依据。

监测的程序一般如下：①对监测区域有关水环境情况调查分析。②监测断面、采样点（站网）优化布设，采样点布置是否合理，能否获得有代表性样品的前提，应予以充分重视。③采样点的水样采集与保存。④水样的环境指标测定（化验分析），根据样品特征及所测组特点选择适宜的分析测试方法。⑤测定数据的整编与公布。由于监测误差存在于环境监测的全过程，只有在可靠的采样和分析测试的基础上，运用数理统计的方法处理数据，才可能得到符合客观要求的数据。

（一）江河水系监测

江河水系监测是了解我国主要水体的受污染状况和水质基本情况的基本手段。我国曾先后开展多次大规模的江河水系的水质监测工作，为认识长江、黄河、珠江和松花江等流域水系的水质状况奠定了重要基础。

1. 采样断面与采样点的选择 首先应了解沿河城市和企业分布情况。调查水系的水质状况，应在河段至少设置3个采样断面：①设在污染源的上游清洁或对照断面，可了解河水未受本地区污染时的水质状况。②设在污染源的下游的污染断面，可了解水质污染状况和程度。③设在污染断面下游一定距离的自净断面，可了解污染范围及河水的自净能力。

各断面采样点数依河道宽度而定，河道较宽的水体如长江中、下游可设5个采样点（分别距两岸边50m、150m及江心处），而较小的河流可只在河中心点采样。对重要的支流入口也应进行采样监测，因为一些支流本身就是一个重要的污染源。采样深度一般在水下0.2～0.5m。

2. 采样时间和频率 针对调查目的和不同水质监管要求进行采样。如条件许可应对其进行连续检测，如条件不许可，则可采取每月或每季检测。为了解不同时间和季节的水体质量状况，则至少在平水期、枯水期和丰水期各采样一次，每次连续2～3天。采样前数日及采样时应避开雨天，以免水样被稀释。

3. 水质监测项目 根据调查研究的目的、水体用途等选择确定水质监测项目。在基础性调查时，应包括能反映水质天然性状的指标如水温、混浊度、色度、pH、总硬度等，以及一般卫生学指标如溶解氧、生化需氧量、总大肠菌群等，还有有毒物质指标如酚、氰化物、汞、砷等。专题调查时，除一般监测项目外，还应选择特异的监测指标，如已知松花江汞污染严重，则重点研究汞在松花江的分布和变化动态。我国挥发性酚、氰化物、砷、汞、铬作为水质监测的必测项目，近年来，一些有机污染物如有机氯农药等已纳入水污染物监测项目。

4. 水体底质的监测 底质是指江河、湖泊、水库等水体底部的淤泥，是水体的重要组成部分。底质中有害物质（特别是重金属）含量的垂直分布一般能反映水体污染历史状况。有些污染物在水中含量很低而不易检出，而在底质中的含量有时可比水中高出很多倍。例如，松花江某些断面中不易检出汞，但却能从底质中检出。因此，水体底质监测对于弄清有害物质对水体的污染状况及其对水体可能产生的危害具有重要意义。

5. 水生生物的监测 水体污染可影响到水体生态系统，使生物的种群、数量、群落组成和生物习性、生长繁殖，甚至遗传特性等发生改变。因此，通过生物监测有助于判断水污染状况和污染毒性的大小。生物监测项目通常包括下列内容。①水生生物种群、数量及分布情况的测定：以了解和评价水体的污染情况。②生物体内毒物负荷测定：可深入了解水体污染及污染物在水体中的迁移、消长规律及对人群健康的可能危害。③水中污染物对水生生物综合作用检测：有助于了解污染对水生生物的总体效应。例如，观察水生动物的外周血微核发生率、染色体畸变等作为反映水中有害物质对遗传物质影响的指标，已受到重视。④水中大肠菌群和病原微生物的检测则作为水体生物性污染的常用指标。

（二）湖泊、水库的监测

湖泊、水库的监测项目与江河水系基本相似，但监测时应结合水体自身特点，可按不同水区设置监测断面，如进水区、出水区、深水区、浅水区、湖心区、污染源废水排入区等设置采样点，同时以远离污染的清洁区水样作对照。由于湖（库）水流动缓慢，沉淀作用较强，对水体底质和生物的监测更有意义。此外，湖泊水库的富营养化问题日益严重，我国的太湖、鄱阳湖、巢湖、滇池等都曾发生过多次藻类大量繁殖的情况，因而对湖水监测时应增加氮、磷及藻类毒素的测定。

（三）海域的监测

海域监测的重点是了解沿海大型厂矿企业、城市工业废水和生活污水、船舶排油及海上油井等的污染状况，以及主要水产海域等受污染的情况。因此，应对河口和港湾作重点调查监测。河口的调查监测应根据河水入海流量、流向、地形及污染程度等确定调查范围。港湾的调查可根据港湾的大小，地形、潮汐、航道、污染源分布情况等，设置若干横断面及纵断面采样监测。一般应包括污染区、自净区和对照区。

（四）地下水的监测

受污染的地表水、生活垃圾堆放场渗出液、灌溉农田污水等均可透过土壤表层渗入地下水。污染物以铬、镉、砷、酚和氰化物等最常见。在污水灌溉区、垃圾堆放场等应根据地下水流向，在地下水的下游设立若干监测井，并在地下水上游设置本底对照井，还可在污水灌溉区内设置若干个监测井。采样时间依具体情况而定。水质检测项目与江河水系基本相同，并根据需要增测碘、氟、砷、硫化物和硝酸盐等及污染物指标。

八、水体卫生监督和管理

根据我国水污染防治法的规定，各级环境保护部门对水污染防治实行统一监督与管理，卫生部门协同环境保护部门实施卫生监督和管理。

（1）开展水体污染与水体自净调查，首先必须摸清水体污染源、污染性质及污染范围及其程度。在对水体进行经常性卫生监测时，应注意监测污染源排放的废水对下游取水点水质的影响。如条件许可应在丰水期、枯水期分别对水体水质进行监测。

（2）加强医疗机构污水的管理处置，特别是传染病、结核病医院污水的管理处置，严格按照医院污水排放标准对其进行处理和消毒，并在技术上给予指导。

（3）对以污水进行农田灌溉或污水流入的养殖区则应定期监测污水水质、土壤中有害物质含量以及农产品和鱼类产品的质量，防止农作物和鱼类受污染而对人群健康造成危害。

（4）协同环境保护部门开展水污染防治的监督和管理，特别是对水体污染源的管理，监督厂矿企业认真执行《污水综合排放标准》，积极参与有可能向水体排放污染物的建设项目的监督管理。

（5）开展经常性卫生监督和管理，要重视资料的收集和管理，及时分析与总结，为修订有关卫生标准提供科学依据。

本章小结	教学课件

执考知识点总结

本章涉及的2019版及2024版公共卫生执业助理医师资格考试考点对比见表4-2。

表4-2 2019版及2024版公共卫生执业助理医师资格考试考点对比

单元	细目	知识点	2024版	2019版
水体卫生	水质的性状和评价指标	（1）物理学性状指标	√	√
		（2）化学性状指标	√	√
		（3）微生物学性状指标	√	√
	水体污染和自净	（1）不同水体的污染特点	√	√
		（2）水体污染的自净	√	√
	水体污染的危害	（1）生物性污染的危害	√	√
		（2）化学性污染的危害	√	√

拓展练习及参考答案

（陈　彤）

第五章　饮用水卫生

学 习 目 标

素质目标： 深刻认识饮用水与人群健康关系的重要性，认识关注饮用水安全、保护好饮用水源，保证供给居民安全、足量、优质的饮用水，对防止水性疾病的发生、促进人体健康及增强人民生活水平等的重要意义。

知识目标： 掌握常见介水传染病的病原体、流行特点，化学性污染对健康的危害，饮用水卫生标准的制定原则和依据，饮用水卫生标准中各指标的卫生学意义，饮用水消毒副产物与健康的关系，藻类及藻类毒素对健康的危害，二次供水污染及其对健康的影响，水源选择原则和水源卫生防护，我国主要的饮用水消毒方法，氯化消毒的原理及其影响因素，二氧化氯消毒、臭氧消毒和紫外线消毒的杀菌原理及其优缺点，集中式供水的水源卫生调查和水质监测等；熟悉隐孢子虫和蓝氏贾第鞭毛虫介水传染病的传播，饮用水卫生标准项目分类及各指标的卫生学意义，氯化消毒副产物的种类和成因，饮用水卫生标准项目的分类，配水管网的卫生要求，涉水产品主要卫生问题，包装饮用水、直饮水、淡化水的卫生要求等；了解饮用水的基本概念和种类，饮用水输配水过程中的水质变化。

能力目标： 具备开展水样采集及预处理，配制与使用常见消毒剂及测定漂白粉中的有效氯含量、水的余氯量及需氯量等能力。

案例导入

【案例】

昆明市某小区拥有201户居民，某年8月12日首例患者出现腹泻症状，随后患者人数日渐增多，16日病例数到峰值，至25日，病例开始显著减少。经调查，该小区居民供水方式均为间歇式二次供水。二次供水设施未定期开展清洗消毒，蓄水池内可见明显脏污。患者症状以腹痛、腹泻等为主。腹泻少则每日2～3次，多则10余次。3～5日后自愈。实验室检查：蓄水池余氯＜0.05mg/L；用户水龙头水粪大肠菌群300CFU/ml，菌落总数3200CFU/ml。

【问题】

1. 为什么间歇式供水容易引发二次污染？
2. 饮用水污染事件中人群健康危害的调查内容是什么？
3. 恢复供水需满足什么条件？
4. 防止二次供水引起介水传染病流行的措施有哪些？

核心知识拆解

第一节 饮用水的卫生学意义

水是生命之源，是身体的主要构成成分之一。断水对人生命的威胁远远严重于断食。人若断食只饮水尚可生存数周；但若断水则只能生存数日，断水5～10天即可危及生命。断食至耗尽一半体脂和组织蛋白质时才会死亡；而断水至失去全身1/10的水分就可能面临死亡。

一、水在机体组成方面的作用

水是人体中含量最多的成分，人体水含量受年龄、性别和体型的影响表现出一定的个体差异。新生儿体内含水量约占体重的80%；婴幼儿约占体重的70%；随年龄增长机体总水量逐渐减少；成年男子总水量约占体重的60%，女子占体重的50%～55%；40岁以后机体总水量随肌肉组织含量的减少而下降，一般60岁以上男性约占体重的51.5%，女性约占体重的45.5%。

机体总水量还随脂肪含量的增多而减少，因为脂肪组织含水量为10%～30%，而肌肉组织含水量可达75%左右。

水在机体内主要分布在细胞内和细胞外，两者被细胞膜隔开。细胞内水含量约为机体总水量的2/3，细胞外水含量约为机体总水量的1/3。水在人体内有两种存在形式：一部分与体内的蛋白质、氨基酸、遗传物质——基因（脱氧核糖核酸）等有机物相结合，参与这些生命物质的生化活动和生理活动，称为结合水；另一部分以游离的形式存在，自由流动，称为自由水。自由水是良好的溶剂，许多物质都能溶解在自由水中。随着体内代谢活动的进行，结合水与自由水可相互转变。

人体各组织器官含水量相差很大，其中代谢越活跃的组织含水量越高，稳定而代谢不活跃的组织含水量低。血液中含水量最多，脂肪组织中含水量最少（表5-1），因女性体内脂肪较多，故含水量不如男性高。

表5-1 人体主要组织器官的含水量（以质量分数计）

组织器官	含水量/%	组织器官	含水量/%
血液	83.0	脑	74.8
肾	82.7	肠	74.5
心	79.2	皮肤	72.0
肺	79.0	肝	68.3
脾	75.8	骨骼	22.0
肌肉	75.6	脂肪组织	10.0

二、水在人体内的生理功能

（一）参与食物的消化和吸收

水作为营养物质的载体，摄入体内的各种营养物质都必须经水运送到机体各部分发挥其作用。水在人体消化系统中循环，在小肠以上分泌出来，经大肠吸收回去，从而使食物得以消化吸收。

（二）参与人体新陈代谢

水一方面具有很强的溶解性和较大的电解力，可以溶解和电解水溶性物质；另一方面具有较大流动性，在人体消化、吸收、循环、排泄等新陈代谢过程中，提升营养物质运送和废物排泄的速率。

（三）调节体温

水是导热体，借助于血液循环为体内输送营养和排泄代谢产物的同时，还可调节和保持身体表里的温度。一方面，水的比热值大，1g水升高或降低1℃需要约4.2J的能量，大量水可吸收代谢产生的能量，从而降低因摄食导致的体温上升的幅度。另一方面，水的蒸发热大，在37℃体温的条件下，蒸发1g水可带走2.4kJ的能量。因此在高温下，人体体热可随水分经皮肤蒸发散热，从而维持体温的恒定。

（四）润滑作用

在关节、胸腔、腹腔和胃肠道等部位，都存在一定量的水分，对器官、关节、肌肉、组织能起到缓冲、润滑、保护的作用。水还可以滋润皮肤，保持皮肤不干燥，排毒、养颜。

三、人体水平衡及其调节

（一）水的平衡

正常人每日水的摄取量和排出量大体相同，处于动态平衡状态。水的摄入量和排出量每日维持在2500ml左右（表5-2）。体内水主要来源于饮水、食物中的水及内生水。我国一般成年人每人每日饮水量约为1200ml，食物中含水量约为1000ml，内生水约300ml。人体水的排出量受气候、环境、空气温度和相对湿度的影响，主要以尿液的形式从肾排出为主，约占60%，其次是经皮肤、肺和肠道排出，分别占20%、14%和6%。

表5-2　正常成年人每天水的出入平衡量

来源	摄入量/ml	排出途径	排出量/ml
饮水或饮料	1200	肾（尿）	1500
食物	1000	皮肤（蒸发）	500
内生水	300	肺（呼吸）	350
—	—	肠道（粪便）	150
合计	2500	合计	2500

一般成人每日尿量介于500～4000ml，最低量为300ml，低于此量易引起代谢废物在体内堆积，并影响细胞功能。皮肤排出体内水的形式为出汗，分显性和非显性。显性出汗主要通过汗腺的活动实现，与劳动强度、运动量、环境温度和湿度等有关；非显性出汗为不自觉出汗，一般成人通过这种方式可排出300～500ml水量，婴幼儿非显性出汗也较多。呼吸和粪便排出水的比例较小，但在高温、高原环境以及胃肠道炎症等特殊情况下，引起呕吐、腹泻时，可导致大量失水。

（二）水平衡的调节

体内水的正常平衡主要由渴觉中枢、抗利尿激素及肾调节。

（1）调节体内水平衡的重要环节为渴觉中枢，血浆渗透压过高时可引起渴觉中枢神经核兴奋，从而激发饮水行为。

（2）抗利尿激素由垂体后叶分泌，通过改变肾对水的通透性，影响水分重吸收而调节水的排出。抗利尿激素的分泌受血浆渗透压、循环血量和血压等调节。

（3）水分排出的主要器官为肾，其调节体内水平衡的作用通过排尿多少和对尿液的稀释、浓缩功能实现。机体失水时，肾排出浓缩性尿，使水存留体内以防循环衰竭；体内水过多时，肾排尿增加，减少体内水量。

四、水的其他作用

（一）防病保健

水的防病作用在既往的公共卫生突发事件中已得到普及强化。例如，2003年严重急性呼吸综合征（传染性非典型肺炎）流行期间和2008年因奶粉含三聚氰胺致婴幼儿患肾结石的重大食品安全事故引起热议期间，卫生部的防治方案、权威专家的指导意见和媒体的宣传，都将"多喝水"列为严重急性呼吸综合征流行的预防方案和吃过三聚氰胺奶粉的婴幼儿肾结石的预防和辅助治疗方案。因为多喝水可帮助促进体内毒物的排泄，有利于体内微小结石的排出。世界卫生组织于2009年4月公布的"公众防范甲型H1N1流感注意事项"中把"喝大量的水"列入其中。

多喝水可以预防多种病症，并可作为辅助治疗措施之一。比如，尿路结石的防治，每日饮水大于2000ml可以增加排尿的量和次数，使留在尿液中的结晶体，甚至微小的结石容易排出体外，避免长期停留在尿路中沉淀下来形成结石。再如，睡前喝一杯水有利于心脑血管疾病的预防，因为当人熟睡时，由于出汗，身体内的水分丢失，造成血液中的水分减少，血液黏稠度增高，所以心脏病患者容易在凌晨发生心绞痛、心肌梗死等疾病。同样，早晨起来喝一杯水，白天多喝水，可稀释血液黏稠度，有利于心脑血管疾病的预防。

（二）改善和提高生活质量

供应优质充足的水不仅可以防病，还能提高生活质量。例如，经常洗手可有效控制肠道传染病和肠寄生虫病的发生，经常淋浴、换洗衣服可有效预防皮肤病和体外寄生虫传播疾病（如虱传播的回归热和斑疹伤寒）。

第二节 饮用水与健康

世界卫生组织指出，发展中国家80%以上疾病与水污染有关。受含有病原体的人畜粪便污染的饮用水会引起人群多种介水传染病。受有毒有害化学物质污染的饮用水能引起人群急慢性中毒、公害病，乃至致癌、致畸、致突变，并危害下一代健康。富营养化水体中的某些藻类产生的毒素会引起人体中毒，甚至死亡。

一、饮用水污染与疾病

（一）介水传染病

介水传染病（water-borne communicable disease）是通过饮用或接触受病原体污染的水而传播的疾病，又称水性传染病。饮用水引起介水传染病流行的原因主要为：①水源受病原体污染后，未经妥善净化和消毒即饮用。②处理后的安全饮用水在输配水和贮水过程中重新被病原体污染。

介水传染病的病原体主要有以下几种。①细菌：如伤寒与副伤寒杆菌、霍乱与副霍乱弧菌、志贺菌、致病性大肠埃希菌等。②病毒：如甲型肝炎病毒、脊髓灰质炎病毒、柯萨奇病毒、腺病毒、轮状病毒等。③原虫：如蓝氏贾第鞭毛虫、隐孢子虫、溶组织阿米巴原虫等。以上病原体主要来自人粪便、生活污水，医院及畜牧屠宰、皮革和食品工业等排放的废水、生活垃圾，以及因灌溉和降水造成的径流。

饮用水引起介水传染病流行的特点一般可概括为以下几点。①水源一次大量污染后，可出现暴发流行，绝大多数病例发病日期介于最短和最长潜伏期内。但若水源经常受污染，病例可呈散发，终年不断。②病例的分布与供水范围一致，绝大多数患者都有同一水源的饮用史。③在采取污染源治理措施并加强饮水的净化和消毒等处理后，疾病流行可迅速得到控制。

介水传染病的危险性很大，原因如下。①饮用同一水源和同一供水系统的人较多，发病人数往往很多。②病原体在水中的存活时间虽然受水温、营养物质、日照、酸碱度、矿化度和生物拮抗作用等多种因素的影响，但依然能存活数日甚至数月，甚至适宜条件下还能繁殖。③肠道病毒，尤其部分原虫包囊，不易被饮用水消毒杀灭。例如，1955年11月至1956年1月，印度新德里由于集中式供水水源被生活污水污染，引起戊型病毒性肝炎大规模流行，而此期间该集中式供水采用混凝沉淀、氯消毒等水处理方式，自来水的余氯量和微生物学指标均符合饮用水卫生标准。④地表水和受地表水直接影响的地下水、管网和贮水池中的水都极易受病原体污染。

某些病原体，如伤寒杆菌、霍乱弧菌、甲型和戊型肝炎病毒，以及志贺菌和大肠埃希菌O157，引起的介水传染病可导致严重疾病，甚至危及生命。联合国环境规划署指出，受污染的水源是人类致病、致死的最大单一原因。联合国开发计划署在《2006年人类发展报告》中指出，全球有11亿人用水困难，每年有180万儿童死于不洁净用水引发的腹泻。非洲地区一些国家，由于水源不洁净，卫生设施和供水条件缺乏常导致霍乱的蔓延。WHO曾报道，津巴布韦仅在2008年8月至2009年1月期间，就有6万多例霍乱病例，并因此死亡3000多人。

隐孢子虫可通过其卵囊污染水源及饮用水而引起隐孢子虫病的传播。发达国家人群感染率为0.6%～20.0%，发展中国家为4%～25%，我国各地的调查结果为1.4%～13.3%。隐孢子虫卵粪可在4℃水中存活13个月，普通氯化消毒不能完全除去其卵囊。隐孢子虫病的传播途径为粪口传播。患隐孢子虫病的动物或人的粪便如果污染了饮水或饮水水源，则可导致隐孢子虫病的暴发流行。被感染者可因自身免疫状况在感染后有不同临床表现。①免疫功能缺陷者的隐孢子虫病：症状多变，以腹泻为主，持续性霍乱样水泻最常见，病情重，持续时间长，常因腹泻得不到改善而死亡。②免疫功能健全者的隐孢子病：常见于儿童，具有自限性，潜伏期多为 4～12 日，以胃肠炎症状为主，腹泻或水泻可持续 4～30 日（平均 10 日）；另有轻型、无症状型患者，在行粪检时才能查出。1993 年，美国威斯康星州某地市政供水被隐孢子虫卵囊污染，导致 84 万人口中有 40.3 万人罹患隐孢子虫病，60 多人死亡。预防隐孢子虫病的主要方法是防止病从口入，应尽量避免与可能的传染源（患者、病畜等）接触。隐孢子虫病患者应及时隔离治疗，医务人员（包括兽医）应注意个人防护，谨防感染。在隐孢子虫病流行的地区，应提倡饮用煮沸的开水。

蓝氏贾第鞭毛虫是寄生于人类和动物肠道的原生动物，一般消毒方法很难将其全部杀死。蓝氏贾第鞭毛虫病的传播途径为粪口传播，也可经粪－手－口途径传播。临床表现以腹泻为主，部分无症状；急性期典型症状表现为暴发性、恶臭水样泻，有腹胀、腹痛、恶心、呕吐、食欲缺乏、乏力及低热等伴发症状；慢性患者典型表现为周期性、短时间腹泻，性状稀薄，表面有黄色泡沫伴恶臭。蓝氏贾第鞭毛虫病亦是最有可能通过饮用水传播的介水传染病，主要预防措施是做好环境卫生、粪便管理、饮水卫生和个人卫生等。过滤、加氯等饮水净化消毒措施能有效去除和杀灭包囊。

我国《生活饮用水卫生标准》规定饮用水中隐孢子虫和贾第鞭毛虫的限值均为＜1 个/10 升。

鉴于介水传染病对民众健康的危害，我国以法律形式强制保障防治介水传染病措施的实施。根据《中华人民共和国传染病防治法》第三条，传染病分为甲类、乙类和丙类，其中介水传染病有 8 种，包括甲类传染病中的霍乱，乙类传染病中的病毒性肝炎（甲型病毒性肝炎、戊型病毒性肝炎）、脊髓灰质炎、细菌性和阿米巴痢疾、伤寒和副伤寒、钩端螺旋体病、血吸虫病；丙类传染病中的感染性腹泻病。上述 8 种法定介水传染病中，钩端螺旋体病和血吸虫病主要通过皮肤接触含病原体的水而被感染；其他 6 种介水传染病主要经口摄入含病原体的水而被感染。

（二）化学物对人体健康的影响

饮用水化学性污染对健康的不良影响主要是长期暴露于化学物所致，除非受到大量意外污染引起急性中毒，饮用水化学性污染主要引起慢性甲基汞中毒、慢性镉中毒等慢性中毒和远期危害（致突变、致癌和致畸）。本部分仅就氰化物和硝酸盐对健康的影响介绍如下。

1. 氰化物

（1）来源：主要来自选矿、有色金属冶炼、金属加工、炼焦、电镀、电子、化工、制革、仪表等工业排放的废水。

（2）危害：氰化物经口进入人体后，经胃酸作用形成氰氢酸。游离氰离子与细胞色素氧化酶中的 Fe^{3+} 结合，形成氰化高铁细胞色素氧化酶，使 Fe^{3+} 失去传递电子的能力，中断呼吸链，阻断细胞内氧化代谢过程，造成细胞窒息死亡。氰化物急慢性中毒主要表现为中枢神经系统损害。急性中毒分为四期，即前驱期、呼吸困难期、惊厥期和麻痹期，以中枢神经系统的缺氧症状和体征为主，严重者可突然昏迷死亡。慢性中毒以神经衰弱综合征、运动肌的酸痛和活动障碍等症状为主，长期饮用被氰化物污染的水后可出现头痛、头晕、心悸等神经细胞退行性变体征。氰化物在体内可转化成硫氰酸盐，后者能抑制甲状腺聚碘功能，妨碍甲状腺激素的合成，从而引起甲状腺肿大。鉴于氰化物的毒性较强，我国《生活饮用水卫生标准》规定，饮水中氰化物的含量应低于 0.05mg/L。

2. 硝酸盐

（1）来源：①天然，土壤中的有机物在需氧条件下经生物降解形成硝酸盐，可通过地面径流和渗透作用，进入地表水和地下水。②农业，水体水中的硝酸盐主要来源于施肥。特别在畜产区和农作物高产区，进入水体水的硝酸盐量更大。③生活污水和工业废水，包括废物堆放和处理过程中渗出的硝酸盐。④大气，大气中的硝酸盐和氨可随降雨和污染物的沉降而进入水体水中。

（2）危害：饮水和食物（主要是蔬菜和腌、熏肉等）中的硝酸盐摄入后，可还原成亚硝酸盐，亚硝酸盐与血红蛋白结合则形成高铁血红蛋白，后者不再有输氧功能，严重时可引起缺氧甚至窒息死亡。葡萄糖-6-磷酸脱氢酶缺乏者高铁血红蛋白形成的易感性较高。婴幼儿特别是6个月以内的婴儿血中10%左右的血红蛋白转变为高铁血红蛋白时，婴儿即可出现发热等缺氧症状，也称蓝婴综合征（blue baby syndrome）；大于50%时可引起窒息死亡。硝酸盐在自然界和胃肠道均可转化为亚硝酸盐，采用氯胺消毒时亦可产生高浓度的亚硝酸盐，后者再与胺合成亚硝胺。亚硝胺已经被确认为致突变和致癌物质，同时对动物还有致畸作用。胃癌、食管癌、肝癌、结肠癌、膀胱癌等的发病都可能与亚硝胺有关。实验研究显示硝酸盐是致甲状腺肿因子，还可能是环境内分泌干扰物质。

为保护敏感人群，我国《生活饮用水卫生标准》规定，饮用水中硝酸盐的含量应低于10mg/L。

二、饮用水的其他健康问题

饮用水对健康的不良影响，除生物性和化学性的污染因素外，还包括：天然水环境中某些元素含量过高或过低，可导致生物地球化学性疾病（又称地方病），我国常见的与饮用水有关的健康不良影响为地方性氟中毒、地方性砷中毒和地方性甲状腺肿等；饮用水消毒产生的消毒副产物对健康有潜在不良影响；水体富营养化时藻类毒素可损伤肝；还有二次供水污染带来的健康问题等。

（一）饮用水消毒副产物及其对健康的危害

饮用水消毒剂和消毒副产物（disinfection by-products，DBP）对人体健康的潜在危害引起了人们的高度关注。现将常用的三种消毒剂即氯、二氧化氯和臭氧产生的消毒副产物对健康的影响介绍如下。

1. 氯化消毒副产物 系指在氯化消毒剂（氯气、漂白粉、漂白粉精和氯胺等）消毒过程中氯与水中的有机物反应所产生的卤代烃类化合物。水中能与氯形成消毒副产物的有机物称为有机前体物（organic precursor），如腐殖酸、富里酸、藻类及其代谢产物、蛋白质等。

氯化消毒副产物（chlorinated disinfection by-products）通常分成两类，即挥发性卤代有机物和非挥发性卤代有机物。前者主要为三卤甲烷（trihalomethane，THM），包括三氯甲烷、一溴二氯甲烷、二溴一氯甲烷和溴仿；后者主要为卤代乙酸（haloacetic acid，HAA），包括氯乙酸、二氯乙酸、三氯乙酸、溴乙酸、二溴乙酸、三溴乙酸、溴氯乙酸等。除THM和HAA外，还有卤代腈、卤代酚、卤代酮和卤代醛等。THM和HAA两者含量之和可占全部氯化消毒副产物的80%以上。

氯化消毒副产物形成的影响因素如下。①有机前体物的含量：水中天然有机物的浓度和类型对其形成有重要影响。②加氯量、溴离子浓度以及pH等因素：当有机前体物的含量一定时，投氯量越大，接触时间越长，生成的三卤甲烷越多。水源水中溴化物浓度较高时，则会生成各种溴代三卤甲烷，含量往往高于氯仿。三卤甲烷生成量还随水的pH升高增大，而卤代乙酸的生成量则是在一定范围内随着投氯量、反应时间、反应温度增加而增大，随着pH的减小而增大。

一些氯化消毒副产物已被证实具有遗传毒性、致癌性、生殖发育毒性等，对人群健康构成潜在威胁。一些流行病学研究表明，长期饮用含有有机卤代烃的居民中，消化道癌症死亡率明显高于洁净水对照组的居民；加拿大的病例对照研究显示，男性患结肠癌的危险性与饮用水中累积的THM量相关。另有流行病学研究表明，通过饮用氯化消毒水或通过洗浴和游泳途径暴露氯化消毒副产物可能会增加患膀胱癌的风险。还有研究显示，每日饮用含THM大于75.0μg/L的饮用水2L以上，有可能增加孕妇早期流产的危险性并可使婴儿患中枢神经缺陷。

国际癌症研究机构（International Agency for Research on Cancer，IARC）已将N-二甲基亚硝胺列为对人类很可能致癌物（ⅡA类），三氯甲烷、一溴二氯甲烷、二氯乙酸和卤代羟基呋喃酮被列为可能致癌物（ⅡB类），而一氯二溴甲烷、三溴甲烷、三氯乙酸、二溴乙酯被列为无法分类的致癌物（Ⅲ类）。

卤代羟基呋喃酮是20世纪80年代芬兰科学家首次在氯化消毒的饮用水中检出的一类氯化消毒副产物，后分析鉴定为3-氯-4-二氯甲基-5-羟基-2（5氢）呋喃酮（MX）。研究表明，MX在氯化消毒的饮水中浓度很低，一般为2～67mg/L，但却有极强的遗传毒性和致癌作用，被认为是迄今为止最强的诱变物之一。MX诱导人类胚胎干细胞（L-02细胞）ras基因突变和氧化应激的发生可能参与MX的致癌过程。目前芬兰、美国、加拿大、日本等国已在自来水中检出了MX，我国部分城市的自来水中也检出了MX。

需要特别指出的是，尽管消毒副产物引起的多器官肿瘤在实验中已被证实，但流行病学研究结果仅在膀胱癌和直肠癌显示与之有一致性，而且膀胱癌仅在男性一致。因为致癌的机制可能不同，实验研究结果难以外推到人类，实验条件下暴露浓度会更高。因此，从氯化消毒副产物的健康危害鉴定到风险管理和政策制定仍然面临挑战。

鉴于氯化消毒是最常用的饮用水消毒方法，在氯化消毒的饮用水中已检出三卤甲烷和卤代乙酸等氯化副产物，因此在氯化消毒时应尽量降低氯化消毒副产物的生成。减少氯化消毒副产物可以采取的措施有采用生物活性炭法除去或降低有机前体物含量；通过混凝沉淀和活性炭过滤等净化措施来降低或除去氯化消毒副产物；改变传统氯化消毒工艺，如避免预氯化和折点氯消毒，采用中途加氯法；采用二氧化氯或臭氧消毒方法，以减少氯化消毒副产物形成。

2. 二氧化氯消毒副产物　二氧化氯作为饮用水消毒剂与水中天然的有机物和无机物接触时，可迅速分解为亚氯酸盐、氯酸盐和氯化物。虽然氯酸盐对动物和人的影响方面尚无足够的数据，但一些动物实验证明，亚氯酸盐能影响血红细胞，导致高铁血红蛋白血症和溶血性贫血，还可能诱发神经、心血管和甲状腺损害等。二氧化氯可直接氧化水中的腐殖质等有机前体物，使三氯甲烷生成量减少90%。

3. 臭氧消毒副产物　臭氧作为饮用水消毒剂会生成甲醛和溴酸盐等臭氧消毒副产物。饮用水中的甲醛主要由天然有机物在臭氧化和氯化中的氧化过程形成，溴酸盐则由水源水中溴化物被臭氧氧化后产生。吸入甲醛对人类是致癌的，但很少有证据表明甲醛可经口致癌。溴酸盐中以溴酸钾最受关注。IARC将溴酸盐（溴酸钾）列为对人类可能致癌物（ⅡB类）。

（二）藻类污染对健康的危害

水体富营养化的发生与含磷、氮的污水污染及气象条件关系密切。近年来，受含磷、氮污水污染的水体富营养化的危害日趋严重。在富营养化水体中藻类大量繁殖聚集，一方面影响水的感官性状，使水质产生异臭异味；另一方面藻类大量繁殖死亡后，不断消耗水中的溶解氧，鱼、贝类等因缺氧大量死亡。

有些藻类能产生毒素，如麻痹性贝毒、腹泻性贝毒、神经性贝毒等，而贝类（蛤、蚶、蚌）等能富集此类毒素，人食用毒化了的贝类后可发生中毒甚至死亡。在赤潮藻毒素引起的中毒和死亡事件中87%由麻痹性贝毒引起，其次是腹泻性贝毒。1986年12月，我国福建省东山县发生因食用被裸甲藻赤潮污染的蛤仔，造成136人中毒、1人死亡的麻痹性贝毒中毒事件。1976—1982年，日本共有1300多人发生腹泻性贝毒中毒，1984年，挪威有300～400人因食用紫贻贝引起腹泻性贝毒中毒。

我国湖泊水库发生水华时，蓝藻产生的微囊藻毒素（microcystin，MC）是含量最多、危害最大的毒素之一。蓝藻毒素可分为肝毒素、神经毒素和皮肤毒素（脂多糖毒素），肝毒素又可分为环肽毒素和生物碱毒素。β-N-甲氨基-L-丙氨酸则是在蓝藻中新发现的神经毒素。MC有70多种异构体，毒性较大的是MC-LR、MC-RR和MC-YR，其中L、R、Y分别代表亮氨酸、精氨酸和酪氨酸。当前，对MC-LR

的研究较为深入，其急性毒性最强，主要累及肝，引起肝大面积肿胀、出血、坏死、肝细胞结构和功能破坏，严重者可因肝衰竭而死亡。1996年2月，巴西一血液透析中心因使用含铜绿微囊藻毒素的水给患者做肾透析，导致126人视物模糊、呕吐、肝衰竭，60多人死亡。近30年来，澳大利亚、美国和英国等国家约上万人由于饮用或直接接触微囊藻毒素污染的水而造成急性中毒，其中100多人死亡。然而，饮水中的微囊藻毒素一般含量较低，其慢性毒性危害更为常见。流行病学调查表明，在我国江苏海门、启东和广西扶绥地区，长期饮用含微量微囊藻毒素的浅塘水和河流水的当地居民的原发肝癌发病率明显高于饮用深井水的当地居民。微囊藻毒素已经成为我国南方肝癌高发区的三大环境危险因素之一。

一般的供水净化处理和家庭煮沸均不能使饮用水中的藻类毒素彻底去除，所以藻类毒素已受到人们的高度重视。我国2006年颁布的《生活饮用水卫生标准》中增加MC-LR限值为0.001mg/L。

针对以上藻类污染引起的危害，可采取的预防措施如下。①减少水华发生：控制废水处理系统和农业肥料造成的污染，以减少湖泊和水库中的磷、氮积累。②加强宣传教育：使卫生和供水部门的工作人员以及公众了解饮用含有高浓度蓝藻的水或者在这种水中洗浴或游泳的健康风险。③加强水处理工艺：清除饮水中的藻类及其毒素。

（三）二次供水污染及其对健康的危害

二次供水（secondary water supply）指将来自集中式供水的管道另行加压、贮存，再送至水站或用户的供水设施，包括客运船舶、火车客车等交通运输工具上的供水（有独自制水设施者除外）。

1. 二次供水分类　主要分为单纯高位水箱（池）、水箱（池）与水泵联用、无负压供水三类。①单纯高位水箱（池）：水箱可储存一定的生活饮用水，市政管网水水压大时可直接供给用户，到用水高峰时段，管网压力下降时，作为备用型水箱向住户供水；多用于6～8层的老式住宅楼以及需要储备水的单位，现不多见。②水箱（池）与水泵联用：采用高低位水箱、低位水箱和水泵联用，解决了城市管网压力小而导致的高层缺水的问题；主要用于6层以上建筑。③无负压供水：增压水泵通过稳流罐和无负压流量控制器从市政供水管网直接取水，将水提升至建筑物顶部设置的密闭式高位调蓄罐中，由高位调蓄罐向用户逐层供水，满足用户用水需求；是现代高层建筑的常用供水方式。

2. 二次供水水箱设计要求　①饮用水箱或蓄水池应专用，无渗漏，周围无污水管线及污染物；水箱顶部距离屋顶的距离＞80cm，有透气管和罩。人孔位置和大小满足水箱清洗消毒工作需要，人孔或水箱入口有盖（门），高出水箱面5cm以上，并且有上锁装置（常锁），水箱内外设置爬梯。②水箱安装在有排水条件的底盘上，泄水管在水箱底部，泄水管和溢水管不与下水道直接连通，溢水管有防护网。③水箱材质和内壁涂料无毒无害，不影响水的感官性状，有安装消毒器的位置。④水箱容积不超过用户48小时的用水量。⑤设施不与市政管道直接连通（或有不承压水箱），不与非饮用水直接连接，或有防污染设施，不与大便口、小便斗直接连接，须用冲洗水箱或空气隔断冲洗阀。

3. 二次供水污染的主要原因　水箱距离污染源太近；人孔、透气孔、排水孔防护不当；排水口连接集水井或距离太近，导致污水倒吸污染水箱水体；水箱内壁材料不符合要求，水泥、涂料不符合要求，不锈钢生锈等；管理不当，清洗消毒不及时、不充分等。

4. 二次供水污染的危害　①生物性污染：供水环节的增加，一方面增加了供水被微生物污染的概率；另一方面饮用水停留时间延长，降低消毒剂的保护作用。二次供水的生物性污染是导致介水传播疾病暴发和流行的主要因素。②化学性污染：输配水过程中，一些不溶于水的物质脱落或被余氯等腐蚀而进入供水，加之一些溶于水的物质缓慢释放，水质发生变化，有潜在危害。③水质感官性状恶化：由于停留时间较长导致管网、蓄水容器及水处理设备中脱落物、泥等残渣堆积，如管理不当，可引起水丝蚓繁殖等，导致用水时出现泥渣、黄水、红虫等，使水的感官性状恶化，影响使用。④水中异物污染：若二次供水蓄水池在建设物顶部，管理不当易致灰尘、树叶、纸屑等杂物落入，大大降低饮用水水质，有潜在危害。

5. 管理对策措施　应采取以下措施加强对二次供水的卫生管理：①二次供水设施管理单位应当履行二次供水设施日常维护管理职责，保证二次供水水质符合生活饮用水卫生标准和规范的要求。②严格规范设计，优先采用无负压供水方式。应办理"卫生许可证"，涉水产品应索取卫生许可批件或安全评价报告。③应建立相应的管理制度，包括卫生管理制度、直接供管水人员定期培训制度、直接供管水人员健康体检和五病调离制度、水箱定期清洗消毒和检测制度、涉水产品采购索证验收制度以及生活饮用水污染事件应急预案。④直接供管水人员应有健康体检合格证，并且定期组织培训。⑤二次供水设施管理单位应定期对二次供水水质开展检测。疑似水质污染的，应立即停止供水，并向卫生健康部门报告。⑥二次供水设施管理单位应当定期对二次供水设施中的储水设施清洗、消毒。如水质检测不合格或疑似污染，应立即实施严格清洗、消毒。

二次供水受到污染后，首先应立即停止使用受污染的水，报告当地卫生行政部门等有关部门，并为居民提供安全、卫生的临时饮用水；有关部门应立即采集水样并检测，查明污染原因并及时整改，对二次供水设施进行彻底清洗、消毒，连续采样、水质检测合格后方可继续供水。

第三节　生活饮用水水质标准及用水量标准

一、生活饮用水水质标准

我国现行的生活饮用水水质标准为2022年3月15日国家市场监督管理总局和国家标准化管理委员会发布的《生活饮用水卫生标准》（GB 5749—2022）（本章以下简称《标准》），已于2023年4月1日起正式实施。《标准》将原标准中的"非常规指标"调整为"扩展指标"，包括常规指标43项和扩展指标54项，共97项指标。

（一）制定饮用水水质标准的原则

在研究制定生活饮用水水质标准时，要求水中不得含有病原体，保证水在流行病学上的安全性；水中所含化学物质和放射性物质对人体健康无害；水的感官性状良好。此外，在选择指标和确定标准限值时要考虑经济技术上的可行性。

（二）《生活饮用水卫生标准》的主要修订内容

与原标准相比，《标准》更加关注以下几个方面。

1. 小型集中式供水和分散式供水水质　重新定义小型集中式供水，即设计日供水量在1000m³以下或供水人口在1万人以下的集中供水。提高对小型集中式供水和分散式供水的水质要求，当其因水源与净水技术受限时，可对菌落总数、氟化物、硝酸盐（以N计）、混浊度4项指标限值适当放宽。

2. 感官指标　近年来，湖泊等水源藻类暴发造成饮用水臭和味超标，影响水质安全。藻类暴发可产生2-甲基异莰醇、土臭素等物质，影响水体感官。因此，《标准》增加了上述2项感官指标。

3. 消毒副产物　《标准》将一氯二溴甲烷、二氯一溴甲烷、三溴甲烷、三卤甲烷、二氯乙酸、三氯乙酸6项消毒副产物指标调整为常规指标，以加强管控。同时，考虑到氨（以N计）浓度对消毒剂投加量的影响，将其调整为常规指标。

4. 风险变化　结合水源风险的变化及近年来的工作实际，《标准》增加乙草胺和高氯酸2项扩展指标；删除多年前已禁止生产使用的三氯乙醛、硫化物、氯化氰（以CN计）、六六六（总量）、对硫磷、甲基对硫磷、林丹、滴滴涕、甲醛、1,1,1-三氯乙烷、1,2-二氯苯、乙苯12项指标；调整硒、四氯化碳、挥发酚、阴离子合成洗涤剂4项指标为扩展指标；删除微生物指标中的耐热大肠菌群；参考指标由28项调整为55项。

5. 提高部分指标限值　《标准》调整了硝酸盐（以N计）、混浊度、高锰酸盐指数（以O_2计）、游离氯、硼、氯乙烯、三氯乙烯、乐果8项指标的限值。

（三）《生活饮用水卫生标准》中的指标及其限值

1. 常规指标　分为微生物指标、毒理指标、感官性状和一般化学指标、放射性指标及消毒剂指标五大类共43项。微生物和消毒剂指标旨在保证饮用水在流行病学上的安全性；感官性状和一般化学指标旨在保证饮用水感官性状良好；毒理指标和放射性指标旨在保证饮用水对人体健康不产生毒性和潜在危害。

（1）微生物指标（3项）

1）总大肠菌群：系指一群在37℃培养24～48小时能发酵乳糖并产酸产气的革兰阴性无芽孢杆菌。总大肠菌群不只来自人和温血动物的粪便，也可来自植物和土壤。总大肠菌群是评价饮用水水质的重要指标。《标准》规定每100ml水样中不得检出。

2）大肠埃希菌：存在于人和动物的肠道中，在自然界中生命力很强，能在土壤、水中存活数月，是判断饮用水是否遭受粪便污染的重要微生物指标。《标准》规定每100ml水样中不得检出。

3）菌落总数：是评价水质清洁度和考核净化效果的指标。菌落总数增多说明水受到了微生物污染，但不能识别其来源，必须结合总大肠菌群指标来判断污染来源及安全程度。《标准》规定菌落总数≤100MPN/ml或CFU/ml（MPN表示最可能数，CFU为菌落形成单位）。小型集中式供水和分散式供水因水源与净水技术受限时，菌落总数指标限值按500MPN/ml或500CFU/ml。

（2）毒理指标（18项）

1）砷：通常砷超标的饮用水主要来源于地下水为原水的供水。饮用含高浓度砷的水对人有致癌作用，IARC已将无机砷化合物列为人类致癌物（Ⅰ类）。《标准》规定生活饮用中水砷含量不得超过0.01mg/L。

2）镉：据报道某地居民长期饮用含镉0.047mg/L的水，未发现任何症状。我国各地饮用水中镉的平均浓度几乎低于0.01mg/L。IARC将镉及镉的化合物列为对人类很可能致癌物（ⅡA类）。根据上述情况，《标准》规定饮用水中镉含量不得超过0.005mg/L。

3）铬：六价铬的毒性远大于三价铬，在氯化和曝气的水中，六价铬为主要形式。据报道某家庭饮用含铬0.45mg/L的水达3年之后，体检未发现异常。IARC将六价铬列为人类致癌物（Ⅰ类）。考虑饮水中铬的浓度一般较低，《标准》规定饮用水中六价铬不得超过0.05mg/L。

4）铅：是一种全身性毒物并在骨骼中蓄积。1972年联合国粮食及农业组织（Food and Agriculture Organization of thd United Nations，FAO）和WHO专家委员会确定每人每周摄入铅的总耐受量为3mg。儿童、婴儿、胎儿和妇女对铅较为敏感，饮用水中铅含量为0.1mg/L时，儿童血铅超过上限值30μg/100ml。调查表明管网末梢水中铅含量一般低于0.05mg/L。从保护敏感人群出发，《标准》规定饮用水中含铅量不得超过0.01mg/L。

5）汞：为剧毒物质，可致急、慢性中毒。据报道有机汞的最小作用剂量为每人每日0.25～0.30mg。而饮水中的汞主要为无机汞。我国饮用水中的汞含量几乎均低于0.001mg/L。基于上述资料，《标准》规定饮用水中汞含量不得超过0.001mg/L。

6）氰化物：使水呈杏仁味，其味觉阈为0.1mg/L。考虑到氰化物毒性很强，应有一定安全系数，《标准》规定饮用水中氰化物含量不得超过0.05mg/L。

7）氟化物：水中氟化物在0.5～1.0mg/L时氟斑牙患病率为10%～30%；在1.0～1.5mg/L时，多数地区氟斑牙患病率已高达45%以上；在0.5mg/L以下地区，龋齿患病率高达50%～60%，但在0.5～1.0mg/L的地区，龋齿患病率仅为30%～40%。综合考虑氟在1.0mg/L时对牙齿的轻度影响和防龋作用，以及高氟地区除氟在经济技术上的可行性，《标准》规定饮用水中氟化物含量不应超过1.0mg/L。小型集中式供水和分散式供水因水源与净水技术受限时，氟化物指标限值按1.2mg/L执行。

8）硝酸盐：在水中经常被检出，含量过高可引起人工喂养婴儿的变性血红蛋白血症。《标准》规定饮用水中硝酸盐（以N计）含量不得超过10mg/L。小型集中式供水和分散式供水因水源与净水技术受限时，硝酸盐（以N计）指标限值按20mg/L执行。

9）三氯甲烷、一氯二溴甲烷、二氯一溴甲烷、三溴甲烷、三卤甲烷：水源水中如含有机前体物加氯消毒可形成三卤甲烷，包括三氯甲烷、一氯二溴甲烷、二氯一溴甲烷、三溴甲烷等，其中含量最高的为三氯甲烷。《标准》规定，饮用水中三氯甲烷含量不得超过0.06mg/L，一氯二溴甲烷含量不得超过0.1mg/L、二氯一溴甲烷含量不得超过0.06mg/L、三溴甲烷含量不得超过0.1mg/L，三卤甲烷类化合物中各种化合物的实测浓度与其各自限值的比值之和不得超过1。

10）二氯乙酸、三氯乙酸：在饮用水中检出情况相对较为普遍，检出率超过60%。《标准》规定饮用水中二氯乙酸含量不得超过0.05mg/L、三氯乙酸含量不得超过0.1mg/L。

11）溴酸盐：一般在水中不存在，当水源水含有溴化物并经臭氧消毒后会生成溴酸盐。溴酸盐一旦形成较难去除。《标准》规定饮用水中溴酸盐的含量不得超过0.01mg/L。

12）亚氯酸盐：人体暴露亚氯酸盐，最主要是通过饮用水。IARC将其列为无法分类的致癌物（Ⅲ类）。《标准》规定饮用水中亚氯酸盐含量不得超过0.7mg/L。

13）氯酸盐：对动物和人的影响尚无足够的数据。为保障供水安全，《标准》规定饮用水中氯酸盐含量不得超过0.7mg/L。

（3）感官性状和一般化学指标（16项）：该类包括感官性状指标5项、化学指标11项。因其水质指标限值的制定主要依据化学物质对水的感官影响而定，所以列入"感官性状和一般化学指标"类。法律规定该类指标仍为强制性标准，其主要原因在于：一是水的感官性状直接影响到饮用水的质量和消费者的生活质量；二是这些化学指标影响水的感官性状，较敏感，其限值低于对人体靶器官健康危害的阈值可间接有效保护消费者的健康；三是不良的感官性状在某种程度上反映了水已受到污染。

1）色度：饮用水的颜色可由带色有机物如腐殖质、金属或高色度的工业废水造成。水的色度大于15度（铂钴色度单位）时，大多数人用杯子喝水时即可察觉。色度较高的地表水经净化后一般可达15度以下。因此《标准》规定饮用水色度不应超过15度。

2）混浊度：水的混浊度在10NTU（散射混浊度单位）时，人们即可觉察水质混浊。水源水经常规净化处理后出厂水混浊度一般均不超过5NTU，多数能达3NTU以下。降低混浊度对除去某些有害物质、细菌、病毒，提高消毒效果，确保供水安全等方面都有积极作用。根据我国大中城市自来水厂出厂水的混浊度大都可达1NTU以下的实际情况，《标准》规定混浊度的限值为1NTU，小型集中式供水和分散式供水因水源与净水技术受限时，混浊度可为3NTU。

3）臭和味：水中异臭和异味主要是由水中化学污染物和藻类代谢产物引起。臭和味是人们对饮用水的安全性最为直接的参数，带有异臭和异味的饮用水会引起饮用者对水质产生不信任感和厌恶感，异常的臭味可能是水质污染信号。《标准》规定饮用水不得有任何异臭或异味。

4）肉眼可见物：指饮用水中直接可以看到的沉淀物、水生生物、油膜等令人厌恶的物质，可能来自水的污染或管网系统。《标准》规定饮用水不得含有肉眼可见物。

5）pH：pH过低可腐蚀管道和容器影响水质，过高可析出溶解性盐类并降低消毒效果。根据我国多年来的供水实际情况，《标准》规定饮用水的pH为6.5～8.5。

6）铝：20世纪70年代曾有研究提出铝可能与早老性痴呆的脑损害有关。之后在某些生态流行病学研究中也显示出早老性痴呆可能与饮水中铝有关。但现有毒理学和流行病学研究尚未确定两者的因果关系，无法推导出铝影响健康的限量值。考虑到水净化处理中常使用铝化合物作为混凝剂，并且铝可影响水的感官性状，《标准》规定饮用水中铝含量不应超过0.2mg/L。

7）铁：饮用水中铁含量在1mg/L时有明显金属味；0.3～0.5mg/L时无任何异味；0.5mg/L时色度可大于30度。为防止衣服器皿着色及产生沉淀，《标准》规定饮用水中铁含量不得超过0.3mg/L。

8）锰：饮用水中有微量锰时水可呈黄褐色，锰含量超过0.15mg/L时衣服及白色瓷器等会出现色斑。《标准》规定饮用水中锰含量不得超过0.1mg/L。

9）铜：饮用水中的铜常来自水对铜管的侵蚀作用，其可能会增加镀锌铁、钢制管材和管件的腐蚀。水中含铜1.5mg/L时即有明显的金属味；超过1.0mg/L时可使衣服及白瓷器染成绿色。《标准》规定饮用水中铜含量不得超过1.0mg/L。

10）锌：水中含锌10mg/L时水可呈现混浊，5mg/L时有金属涩味。我国各地水中含锌量一般很低。《标准》规定饮用水中锌含量不得超过1.0mg/L。

11）氯化物：饮用水中氯化物浓度过高可使水产生咸味，对配水系统有腐蚀作用。氯的钠、钾或钙盐的味阈值不同，以氯化物计为200～300mg/L。《标准》规定饮用水中氯化物含量不得超过250mg/L。

12）硫酸盐：饮用水中硫酸盐含量超过750mg/L时有轻泻作用，300～400mg/L时多数人感觉水有味。《标准》规定饮用水中硫酸盐含量不得超过250mg/L。

13）溶解性总固体：水中溶解性固体主要为无机物，主要成分为钙、镁、钠的重碳酸盐、氯化物和碳酸盐。饮用水中溶解性总固体的含量高于1200mg/L时可产生苦咸味。《标准》规定饮用水中溶解性总固体的含量不得超过1000mg/L。

14）总硬度（以$CaCO_3$计）：饮用硬度高的水可引起胃肠功能暂时性紊乱。据国内报道饮用总硬度为707～935mg/L的水，次日就可出现腹胀、腹泻和腹痛等症状。此外，硬水易形成水垢，但人们对硬度低于425mg/L的水反应不大。《标准》规定饮用水的总硬度不得超过450mg/L。

15）高氯酸盐指数（以O_2计）：水专项全国调查发现，我国地表水和地下水中高氯酸盐的检出率很高，其中长江流域污染最严重，平均浓度为16.68μg/L，部分监测点高氯酸盐浓度达到105μg/L。研究表明，高氯酸盐可以干扰甲状腺中碘化物的转运系统，通过与碘离子竞争转运蛋白而抑制碘的吸收，削弱甲状腺功能，干扰甲状腺素的合成和分泌，导致甲状腺激素T3和T4合成量的下降，阻碍人体正常的生长和发育，对生长发育期的儿童、孕妇、胎儿和新生儿影响尤为严重。标准规定饮用水中高氯酸盐指数不得超过0.07mg/L。

16）氨（以N计）：氨的浓度与有机物的含量和溶解氧的大小密切相关，标志着水体污染的程度。我国多部门的水质监测、检测和调查结果表明，以地表水为水源的饮用水中普遍存在氨，在部分以地下水为水源的饮用水中也有检出氨，最高值可达到10mg/L；鉴于其能反映水体受生活污水等污染的程度，并且其浓度对净水工艺，特别是消毒剂的投加控制具有重要影响。因此《标准》将氨（以N计）调整为常规指标，并规定饮用水中氨含量不得超过0.5mg/L。

（4）放射性指标（2项）：据国内调查，地表水的总α放射性水平为0.001～0.010Bq/L，总β放射性水平为0～0.26Bq/L。地下水的总α放射性水平为0.04～0.40Bq/L，总β放射性水平为0.19～1.00Bq/L。放射性指标推荐值是参考水平不是标准限值。《标准》规定饮用水中总α放射性指导值为0.5Bq/L，总β放射性指导值为1Bq/L。

（5）消毒剂指标（4项）：包括游离氯、总氯、臭氧和二氧化氯。采用液氯、次氯酸钠、次氯酸钙消毒方式时，应测定游离氯；采用氯胺消毒方式时，应测定总氯；采用臭氧消毒方式时，应测定臭氧；采用二氧化氯消毒方式时，应测定二氧化氯；采用二氧化氯与氯混合消毒剂发生器消毒方式时，应测定二氧化氯和游离氯。

加氯消毒是我国城市供水的主要消毒方式。实验证明含氯制剂与水接触时间达30分钟，游离氯在0.3mg/L以上时，对肠道致病菌、钩端螺旋体、布鲁氏菌等均有杀灭作用。而肠道病毒（肝炎病毒、脊髓灰质炎病毒等）对氯消毒的耐受力较肠道病原菌强。《生活饮用水卫生标准》中游离氯出厂水中限值为4mg/L。现有研究表明5mg/L及以下浓度水平游离氯不会对人体存在有害效应，但为避免过量投加消毒剂，尽量减少消毒副产物的产生，《标准》规定出厂水中游离氯余量的上限值为2mg/L，管网末梢水中游离氯余量不低于0.05mg/L。

2. 扩展指标 除常规指标外，《标准》还制定了54项扩展指标及其限值。扩展指标分为三组类：微生物指标、毒理指标、感官性状和一般化学指标。其中，微生物指标2项（蓝氏贾第鞭毛虫和隐孢子虫），感官性状和一般化学指标5项（钠、挥发酚类、阴离子合成洗涤剂、2-甲基异莰醇和土臭素），毒理指标47项（各种农药、除草剂、苯化合物及MC-LR等）。下面仅简单介绍乙草胺、2-甲基异莰醇和土臭素3项新增指标。

（1）乙草胺：水专项全国调查数据显示，乙草胺在我国主要水厂的检出率为61%。其具有明显的环境激素效应，能够造成动物和人的蛋白质、DNA损伤，脂质过氧化，对低等脊椎动物、浮游生物和中小型环节动物表现出较强的急性毒性。《标准》规定饮用水中乙草胺含量不得超过0.02mg/L。

（2）甲基异莰醇及土臭素：目前已有的研究表明，蓝藻、放线菌和某些真菌是导致水体产生2-甲基异莰醇及土臭素的主要来源。这两项指标嗅阈值较低，当水体中浓度超过嗅阈值（0.000 01mg/L）时可导致饮用水产生令人极为敏感的臭味。《标准》规定饮用水中这两项指标含量均不得超过0.000 01mg/L。

二、生活用水量标准

水的需要量变化很大，因为代谢、体力活动、膳食、年龄、温度等因素均会对水的摄入量产生影响。根据中国营养学会编著的《中国居民膳食指南（2022）》，在温和气候条件下，低身体活动水平成年男性每天总水适宜摄入量为3000ml，每天水的适宜摄入量为1700ml；女性每天总水适宜摄入量为2700ml，每天水的适宜摄入量为1500ml。

不同年龄、不同性别人群水的适宜摄入量不同。孕妇因妊娠期羊水以及胎儿，水分需要量增多。孕妇每天总水适宜摄入量为3000ml，乳母每天总水适宜摄入量为3800ml。不同环境下，如高温、高湿、寒冷、高海拔等特殊环境，机体对于水分的需求也会发生改变，需要及时补充水分甚至电解质。应主动并少量多次饮水。感觉口渴已经是身体明显缺水的信号，应主动饮水，不要等到口渴了再饮水。饮水可以在一天的任意时间，每次1杯，每杯约200ml。饮水的温度不宜过高。机体口腔和食管表面黏膜的温度一般为36.5～37.2℃，建议饮水的适宜温度在10～40℃。水温超过65℃会对机体口腔和消化道造成慢性损伤，增加食管癌的患病风险。

我国由住房和城乡建设部颁布的《城市居民生活用水量标准》（2023版）（GB/T 50331—2002）旨在加强城市供水管理，充分利用水资源，保障水资源的可持续发展，促进城市居民合理用水、节约用水，科学地制定居民用水价格和准确核定居民用水量。与原标准相比，该标准确定了城市居民生活用水量标准的原则，增加城市居民生活用水量分级，提出城市居民生活一级用水量和二级用水量的指标上限值。

《农村生活饮用水量卫生标准》中规定的用水量指维持日常生活的家庭个人用水，包括饮用、洗涤、冲洗便器等室内用水和居民区浇洒道路、冲洗、绿化等室外用水。乡镇居民区生活用水量与乡镇规划、住宅发展规划、水源条件、生活习惯和生活水平等因素有关。

第四节　集中式供水

集中式供水（central water supply）是指由水源集中取水，经统一净化处理和消毒后，通过输配水管送到用户的供水方式。所供给的水通常称为自来水。其供水方式有两种，即城建部门建设的各级城市公共供水和各单位自建设施供水。集中式供水的优点是有利于水源的选择和防护；易于采取改善水质的措施，保证水质良好；用水方便；便于卫生监督和管理。但水质一旦被污染，其危害面亦广。

一、水源选择和卫生防护

（一）水源选择

选择饮用水水源时须综合考虑以下四点。①水量充足：水源的水量应能满足城镇或居民点的总用水量，并考虑近期和远期的发展。②水质良好：地表水水源水质基本项目限制不得超过《地表水环境质量标准》的相关要求；地下水水源水质各项指标不得低于《地下水质量标准》的相关要求。③便于防护：旨在保证水源水质不因污染而恶化。有条件时宜优先选用地下水。采用地表水作水源时，应结合城市发展规划，将取水点设在城镇和工矿企业的上游，以防止水源污染。④技术经济上合理。

（二）水源卫生防护

为保护水源，取水点周围应设置保护区。根据《饮用水水源保护区划分技术规范》（HJ 338—2018）和《饮用水水源保护区污染防治管理规定》（2010年12月22日修订），进行地表水或地下水饮用水水源保护区范围的划分和管理。

1. 地表水水源卫生防护　地表水水源卫生防护必须遵守下列规定。

（1）取水点周围半径100m的水域内，严禁捕捞、网箱养殖、停靠船只、游泳和从事其他可能污染水源的任何活动。

（2）取水点上游1000m至下游100m的水域内不得排入工业废水和生活污水；其沿岸防护范围内不得堆放废渣，不得设立有毒有害化学物品仓库、堆栈，不得构筑装卸垃圾、粪便和有毒有害化学物品的码头，不得使用工业废水或生活污水灌溉及施用难降解或剧毒的农药，不得排放有毒气体、放射性物质，不得从事放牧等有可能污染该水域水质的活动。

（3）以河流为饮用水水源时，一级保护区水域长度为取水点上游不小于1000m、下游不小于100m范围内的河道水域。

（4）受潮汐影响的河段水源地，一级保护区上、下游两侧范围相当，其单侧范围不小于1000m。

（5）以水库和湖泊为饮用水水源时，应根据不同情况，将取水点周围部分水域或整个水域及其沿岸划为水源保护区，并按（1）、（2）项的规定执行。

（6）对生活饮用水水源的输水明渠、暗渠，应重点保护，严防污染和水量流失。

2. 地下水水源卫生防护　地下水水源卫生防护必须遵守下列规定。

（1）在单井或井群的影响半径范围内，不得使用工业废水或生活污水灌溉和施用难降解或剧毒的农药，不得修建渗水厕所、渗水坑，不得堆放废渣或铺设污水渠道，并不得从事破坏深层土层的活动。

（2）工业废水和生活污水严禁排入渗坑或渗井。

（3）人工回灌的水质应符合生活饮用水水质要求。

二、取水点和取水设备

（一）地表水的取水点和取水设备

取水点的位置位于城镇和工业企业的上游，避开生活污水和工业废水排出的影响，取水点的最低水深应有2.5m。取水设备主要类型如下。①岸边式：适用于基础坚实和河岸较陡的河流。②河床式：适用于河岸较平坦、河内水质较差的地点。③缆车式：适用于水位涨落幅度大，河岸有适宜坡度，河床较稳定的地点。

（二）地下水的取水点和取水设备

地下水埋藏越深，含水层上面覆盖的不透水层越厚，给养区越远，在卫生上越宜作取水点。当深层地下水的覆盖层为裂隙地层，或以浅层地下水为水源时，取水点应设在污染源上游。在不影响水量、水质的前提下，应考虑技术上方便的地点。取水设备的类型如下。①管井：又名机井或钻孔井，可采取各层地下水，应用甚广。②大口井：适用于地下水埋藏较浅、含水层薄和不宜打管井的地点。

三、水的净化和消毒

为了使饮用水的水质符合卫生要求，保证饮用安全，一般水源水质尚须进行净化与消毒处理。水的净化是指采用沉淀和过滤的方法除去水中的悬浮物质和部分病原体，改善水质的物理性状。水的消毒指用化学和物理方法杀灭水中的病原体，防止介水传染病的流行。一般来讲，清洁的地下水只需消毒处理；混浊的地表水需要沉淀、过滤和消毒处理；如受到特殊有害物质污染，则需采取除臭、除铁、除锰、除氟和苦碱水的淡化等特殊处理措施。

（一）混凝沉淀

以地表水为饮用水水源时，水质往往混浊，并常含有大量微生物。水中的细小悬浮物，特别是胶体微粒，是使水混浊的主要根源；同时，它们又难以用自然沉淀的方法加以去除，因此，需加混凝剂进行混凝沉淀（coagulation precipitation）。

1. 混凝沉淀的基本原理 水中较大的悬浮颗粒能在重力作用下以自然沉淀方法去除，而细小的胶状物和悬浮物由于颗粒小，并带有负电荷，致使颗粒间相互排斥而难以凝结成较大的颗粒下沉，当带正电荷的混凝剂进入水体后，可与水中带负电荷的胶体微粒作用，形成颗粒较大的絮凝物沉淀。这些絮凝物具有较大的吸附能力，可吸附水中的一些悬浮物、细菌及溶解物共同沉淀，从而有效降低水中的色度、混浊度及微生物等。在不同种类的混凝剂及不同的水质条件下，混凝剂的作用机制都有所不同。混凝剂对水中胶体粒子的混凝有压缩双电层、电性中和及吸附架桥等作用。

2. 混凝剂的种类及选择 正确选用混凝剂种类对水处理效果有十分明显的影响。我国目前常用的混凝剂主要是铝盐（明矾、硫酸铝等）或铁盐（三氯化铁和硫酸亚铁）混凝剂以及聚合氯化铝、聚丙烯酰胺等高分子混凝剂。混凝剂的选择原则：①能生成大、重、强的矾花，净水效果好。②价格便宜、货源充足。③结合水源的水质特点选用。

3. 助凝剂 当单独使用混凝剂不能取得良好混凝效果或不经济时，为加强混凝作用，促进和完善水的混凝过程，常采用投加助凝剂的方法。助凝剂本身不能起凝聚作用，必须与混凝剂配合使用。投加助凝剂的目的是调整被净化水的pH和碱度，改善絮凝结构，使其粒大强韧而沉重，达到最佳混凝条件。

4. 影响混凝效果的因素 ①混凝剂的种类及其剂量。②水中微粒的性质和含量：水中微粒大小越单一均匀、越细，越不利于混凝。水中微粒的含量过多、过少，则不能充分混匀。③水温：低温下，絮凝体形成慢且细小、松散。④水的pH：水的pH对铝盐和铁盐的水解、缩聚反应影响较大。而高分子混凝剂受pH的影响较小。⑤水中有机物和溶解性盐类：水中有机物对混凝有阻碍作用，溶解性盐类对铝盐的混凝有促进作用。⑥混凝剂的投加方法、搅拌强度和反应时间等。

5. 沉淀和澄清 沉淀指混凝过程中生成的絮凝体和其他悬浮颗粒依靠重力作用从水中分离出来的过程。所用的沉淀设施主要有平流式沉淀池和斜板与斜管沉淀池。澄清是利用接触凝聚沉淀的原理去除水中悬浮颗粒使水得到净化的过程。澄清池有泥渣循环型和泥渣悬浮型。澄清池的特点：一是利用积聚的泥渣与水中脱稳颗粒相互接触、吸附，充分发挥泥渣的絮凝活性；二是将混合、反应和泥水分离等过程放在同一池内完成。

（二）过滤

过滤是指混水通过石英砂等滤料层以截留水中悬浮杂质和微生物等的净水过程。滤池通常设在沉淀池或澄清池之后。过滤的功效：①使滤后水的混浊度达标。②去除水中大部分病原体，如致病菌、病毒以及寄生原虫和蠕虫等，包括阿米巴包囊和隐孢子虫卵囊。③使残留的微生物失去悬浮物的保护作用，为滤后消毒创造条件。因此，在以地表水或直接受地表水影响的地下水为水源时，有时可省去沉淀或澄清，但过滤是不可缺少的。

1. 过滤的净水机制 ①筛除作用：即水通过滤料时，比滤层孔隙大的颗粒被截留；随着过滤的进行，被截留的颗粒增多，滤层孔隙越来越小，此时较小的颗粒也被截留。②接触凝聚作用：水在滤层孔隙内的流动呈层流状态，会使细小絮凝体和脱稳颗粒不断旋转，并跨越流线向滤料表面运动，当它们接近滤料颗粒表面时，就会产生接触吸附。

2. 滤池工作周期 可分三期。①成熟期：此时滤料很清洁，过滤效果较差，需降低滤速或实行过滤排水。②过滤期：此时滤料表面已吸附了一层絮凝体或已形成生物膜，净水效果良好。③清洗期：在过滤过程中，滤层孔隙不断减小，水流阻力越来越大，需停止过滤进行清洗。

3. 滤料 在市政给水处理中，应用最广的滤料是石英砂（河砂、海砂或采矿场的砂），常用的还有无烟煤、木炭、活性炭、磁铁砂、锰砂、金刚石和石榴石等颗粒。给水用的滤料，必须符合以下要求：①滤料本身应无毒且化学稳定性足够。②足够的机械强度以防冲洗滤料时被严重磨损或破碎。③具有一定的颗粒级配和适当的孔隙率。④不被微生物利用与分解。

4. 影响过滤效果的因素 ①滤料层厚度：滤料层要有一定厚度，否则会因悬浮物穿透滤料层影响出水水质。滤料粒径大、滤速高、混凝效果差，会深化悬浮物对滤料层的穿透。②滤速：指水流通过滤层整个面积的速度（单位为m/h）。滤速过高影响出水水质，滤速低过滤效果好，但滤速过低将减少出水量。③滤池类型：慢滤池过滤效果较快滤池好。④滤池的进水水质：进水混浊度过大会缩短过滤周期，影响产水量，一般要求滤池进水的混浊度低于10NTU。

5. 滤池的类型 常用慢滤池、普通快滤池、双层和三层滤料滤池、接触双层滤料滤池、虹吸滤池、无阀滤池、移动罩滤池、"V"形滤池和压力滤池等。

（三）消毒

饮用水消毒可有效防止介水传染病的传播和流行。其理由是：①饮用水水源通常会受粪便和生活污水等污染。②混凝沉淀和过滤等净水处理虽能去除大部分微生物，但并不能使细菌学指标达标。③介水传染病一旦暴发流行涉及人数较多。④除原虫包囊外，良好的饮用水消毒完全能防止绝大多数介水传染病的传播。因此，为使水质符合细菌学标准，以保证饮用水在流行病学上的安全性，过滤后的水，还必须消毒。某些地下水可不经净化处理，但通常仍需消毒。目前我国用于饮用水消毒的方法主要有氯化消毒、二氧化氯消毒、臭氧消毒和紫外线消毒等。

1. 氯化消毒 是指用氯或氯制剂进行饮水消毒的一种方法。常用的供饮用水消毒的氯制剂主要有液氯、次氯酸钠、漂白粉、漂白粉精和有机氯制剂等。含氯化合物中具有杀菌能力的有效成分称为有效氯，含氯化合物分子团中氯的价数大于 -1 者均为有效氯。

氯化消毒的基本原理在于氯溶于水后发生以下反应：

$$Cl_2 + H_2O \longrightarrow HOCl + H^+ + Cl^-$$

$$HOCl \longrightarrow H^+ + OCl^-$$

漂白粉和漂白粉精在水中均能水解成次氯酸：

$$2Ca(OCl)1 + 2H_2O \longrightarrow Ca(OH)_2 + 2HOCl + CaCl_2$$

$$Ca(OCl)_2 + 2H_2O \longrightarrow Ca(OH)_2 + 2HOCl$$

氯的杀菌作用机制是由于次氯酸（hypochlorous acid）体积小，电荷中性，易于穿过细胞壁；同时，它又是一种强氧化剂，能损害细胞膜，使蛋白质、RNA和DNA等物质释出，并影响多种酶系统，从而使细菌死亡。氯对病毒的作用，在于对核酸的致死性损害。

影响氯化消毒效果的因素如下。①加氯量和接触时间：用氯及含氯化合物消毒饮用水时，与饮用水中细菌作用的所需要的氯的量，加上氧化水中的有机物和还原性无机物所需要的氯的总量为"需氯量"。为保证消毒效果，加氯量必须超过需氯量，使在氧化和杀菌后还能剩余一些有效氯，称为"余氯"。余氯（residual chlorine）有两种，一种为游离性余氯如HOCl和OCl$^-$，另一种为化合性余氯如NH_2Cl和$NHCl_2$。一般要求氯加入水中后，接触30分钟，有$0.3 \sim 0.5mg/L$的游离性余氯；接触$1 \sim 2$小时后有$1 \sim 2mg/L$化合性余氯。②水的pH：次氯酸是弱电解质，消毒时应注意控制水的pH不宜太高。③水温：水温高，杀菌效果好。水温每提高10℃，病菌杀灭率提高$2 \sim 3$倍。④水的混浊度：用氯消毒时，必须使HOCl和OCl$^-$直接与水中细菌接触，方能达到杀菌效果。如水的混浊度很高，悬浮物质较多，细菌多附着在这些悬浮颗粒上，则氯不易直接作用于细菌本身，使杀菌效果降低。⑤水中微生物的种类和数量：不同微生物对氯的耐受性不同，一般来说，大肠埃希菌抵抗力较低，病毒次之，原虫包囊抵抗力最强。水中微生物的数量过多，则消毒后水质较难达到卫生标准的要求。

氯化消毒方法主要有普通氯化消毒法、氯胺消毒法、折点氯消毒法及过量氯消毒法四种。当水源受有机物和细菌污染严重时，或在野外工作、行军等条件下，需在短时间内达到消毒效果时，可采用过量氯消毒法，加过量氯于水中，使余氯达$1 \sim 5mg/L$。消毒后的水用亚硫酸钠、亚硫酸氢钠、硫代硫酸钠或活性炭脱氯。

氯氏消毒的优点是消毒效果可靠且消毒剂效果易于监测，操作简便且成本低；缺点是水中有机物含量高时产生大量氯化消毒副产物；水中酚含量超标时，会产生氯酚臭；氯气本身有毒，需谨防泄漏和中毒事故发生。用漂白粉消毒时，尚有以下缺点：①漂白粉易受光、热和潮气作用而分解失效。②漂白粉的溶解和调制不便。③只适用于小水厂。

2. 二氧化氯消毒 二氧化氯（ClO_2）是橙黄色气体，带有刺激性的辛辣味；具水溶性，水溶液呈黄绿色。敞开存放时，其浓度易下降，因此不宜存放，需临用时配制。但在低温、密闭和避光下保存十分稳定。空气ClO_2浓度大于10%或水中ClO_2浓度大于30%时，都具有爆炸性。ClO_2具有极强的氧化性，其氧化能力为氯气（Cl_2）的2.6倍。

ClO_2是极为有效的饮用水消毒剂，对细菌、病毒及真菌孢子的杀灭能力均很强。对微生物的杀灭原理是ClO_2对细胞壁有较好的吸附性和渗透性，可有效地氧化细胞内含巯基的酶；可与半胱氨酸、色氨酸和游离脂肪酸反应，快速控制蛋白质的合成，使膜的渗透性增高；能改变病毒衣壳致使病毒死亡。

ClO_2消毒的优点是消毒效果优于或至少等于游离氯；剩余ClO_2较游离氯稳定；不产生氯化消毒副产物，不与氨反应；氧化作用强，可同时用以除臭、去色，氧化铁、锰以及防止藻类生长，特别是对隐孢子虫、蓝氏贾第鞭毛虫的灭活效果好。缺点是具有爆炸性，需现用现配且制备过程较复杂，成本高，产生氯酸盐和亚氯酸盐消毒副产物。

3. 臭氧消毒　臭氧（O_3）在常温、常压下是一种淡蓝色气体，具强烈刺激臭，是极强的氧化剂，在水中的溶解度比氧气（O_2）大13倍。O_3极不稳定，需在临用时制备，并立即通入水中。O_3加入水后即放出具有很大的氧化能力的新生态氧，可氧化细菌的细胞膜而使其渗透性增加，细胞内容物漏出；也可影响病毒的衣壳蛋白，导致病毒死亡。因此，O_3的杀菌、杀灭病毒以及氧化有机物的作用均很强。O_3用于饮用水消毒的投加量一般不大于1mg/L，要求接触10～15分钟，剩余O_3为0.3mg/L。

O_3消毒的优点是消毒效果较ClO_2和Cl_2高；用量少；接触时间短；不影响水的感官性状；同时还有除臭、色、铁、锰、酚等多种作用；对隐孢子虫和蓝氏贾第鞭毛虫灭活效果较好；不产生三卤甲烷等消毒副产物；用于前处理时尚能促进絮凝和澄清，降低混凝剂用量。缺点是成本高；水中O_3不稳定，在水中保留时间很短，管网持续消毒效果难以维持，需第二消毒剂。

4. 紫外线消毒　波长200～280nm的紫外线具有杀菌作用。紫外线可透入微生物体内作用于核酸、原浆蛋白与酶，使DNA上相邻的胸腺嘧啶键合成双体，致DNA失去转录能力，阻止蛋白质合成而造成病原微生物死亡。消毒时要求原水色度和混浊度要低，水深最好不要超过12cm，光照接触时间10～100秒。

紫外线消毒的优点是接触时间短、杀菌效率高，对致病微生物有广谱消毒效果；对隐孢子虫有特殊消毒效果；无消毒副产物；能降低臭和味，降解微量有机污染物：消毒效果受水温和pH影响小。缺点是无持续消毒效果，需与氯配合使用，并且成本高。

（四）饮用水的深度净化

饮用水深度净化是指在市政供水常规处理的基础上，再次对水质净化处理，旨在将常规处理工艺难以去除的有机污染物、重金属离子、消毒副产物的前驱体等加以去除。

深度净化的方式如下。①分散式：如矿化、磁化和纯水等净化器。②集中式：即市政自来水管道进入小区后，一部分直接入户供生活用，另一部分进入净水站（净水屋）经深度净化，由专用管道入户或居民在净水站汲取，供饮用和厨房烹饪用。同时该管道采用优质管材呈环状分布，无死水区，从而保证水质。

深度净化的目的是获得优质饮用水，目前常用的深度处理方法如下。

1. 物理吸附分离技术　①活性炭吸附法：该方法对色、臭、味、腐殖酸、微量污染物、总有机碳、总有机卤化物及总三卤甲烷等均有明显去除作用。集中式深度处理工艺流程为自来水→澄清→过滤→活性炭吸附→消毒→净化水。②膜分离法：该方法常用的膜技术有微滤、超滤、纳滤和反渗透等。

2. 化学氧化技术　①预氧化技术：是通过在给水处理工艺前端投加氧化剂强化处理效果的一类预处理措施。常用有氯气、高锰酸钾、高铁酸钾、臭氧、二氧化氯、过氧化氢预氧化法，其中臭氧的应用较为广泛。②二氧化钛（TiO_2）光催化技术：该技术是利用强氧化剂的活性自由基（主要是羟自由基）参与反应，能够将多数有机物氧化分解并最终矿化为H_2O和CO_2等小分子。

3. 生物预处理技术　在常规给水处理前，增加塔滤、生物转盘、生物滤池与接触氧化等生物膜技术，从而去除有机物、氨氮和亚硝酸盐等常规给水处理不能去除的污染物。

（五）水质的特殊处理

1. 除氟　常用除氟方法有活性氧化铝法、骨碳法（磷酸钙法）及电渗析法。

2. 除铁和除锰　在饮用水中，过量铁能引起铁味，在白色织物及用具上留下黄斑，铁在管道中沉积和铁细菌繁殖会引起短期"黄水"。锰在管道中沉积可引起"黑水"，所以饮用前需经处理。水中二价铁去除可用空气自然氧化除铁工艺，其原理是在曝气充氧后将亚铁氧化为三价铁，经反应沉淀后，通过过滤将其除去。提高水的pH可大大加快二价铁氧化为三价铁的速度。该工艺采用较大的曝气强度，增加水中的溶解氧，同时驱除CO_2，以提高水的pH至7.0以上，使二价铁氧化为三价铁。然后过滤，以除去由三价铁形成的絮凝体，并将尚未氧化的二价铁接触吸附于滤料上。除锰方法同上。使用曝气氧化法除锰时，pH略高于10才能使锰沉淀下来，处理后再用硫酸调节pH，以符合饮用水要求。

3. 除藻和除臭　常用的除藻方法如下。①物理方法：气浮技术除藻效果较好，去除率可达70% ～ 80%。②化学方法：利用硫酸铝和硫酸铜做除藻剂可去除大部分藻类。还可利用铁盐除藻，铁盐能与水形成较重的矾花，增加混凝效果，提高藻类的去除率。③生物方法：水网藻除藻，水网藻隶属绿藻门，其繁殖能力比蓝绿藻更强，在其生长过程中可大量吸收水中的磷、氮，使蓝绿藻无法在水中大量繁殖，从而达到治藻目的。

自来水中能够产生臭味的物质很多。有机污染物产生的臭味可用O_3和ClO_2加以处理；水中挥发性物质如H_2S等产生的臭味可用曝气法去除；酚和氯酚产生的臭味可用ClO_2去除；原因不明的臭味或用上述方法处理效果不佳时，可用活性炭吸附处理。

四、配水管网的卫生要求

给水管网中，配水到用户的干管和支管，称为配水管。配水管分布在城镇给水区域，纵横交错，形成网状，称为配水管网（distribution net work）。配水管网的布置可分成树枝状管网和环状管网。

配水管材料种类很多。目前的管材有钢管、球墨铸铁管、钢筋混凝土管和聚乙烯管等。选材时应从经济的合理性和技术上的可靠性两方面考虑。管材应有足够的强度，能够承受设计所需的内外压力和机械作用力而不会出现爆裂现象；管材应有稳定的化学性能，耐腐蚀性强，保证供水水质不受污染和维持一定的管道使用年限；管材还应运输安装方便，价格合理。对使用的聚乙烯管材应通过卫生部门的"产品安全性鉴定"。

管道的埋设应避免穿过垃圾和毒物污染区，否则应加强防护措施。供水管道与污水管道交叉时，供水管道应埋设在污水管道的上面，垂直净距不得小于0.4m；污水管道必须在供水管道上面通过时，供水管应加套管，其长度距交叉点每侧3 ～ 5m；供水管与污水管平行铺设时，垂直间距应不小于0.4m，供水管直径≤0.2m时，水平间距不小于1.0m；供水管直径＞0.2m时，水平间距不小于1.5m。供水管埋设深度应在当地冻结线以下，以防冻结。企事业单位自备的供水系统不得与城市公共供水管网直接连接。

管道及其附属系统安装完毕后，应进行冲洗和消毒。先用清水冲洗管道内壁的泥沙杂物后，在管道中灌满含游离氯4 ～ 6mg/L的水，保持24小时，再用清水冲洗。消毒完毕后，必须连续抽样检验，直至水质合格后方准使用。凡是有积垢和"死水"的管段，都必须定期冲洗；管线过长时，应中途加氯；管道在检修后也应冲洗消毒。

配水管网内必须维持一定的水压，应按最高日、最高时用水量所需要的水压设计。为保证用户给水龙头取水，管网任一点设计水压须保证最小服务水头。城镇最小服务水头规定：一层建筑物为10m、二层12m、二层以上每增加一层增加4m，当城镇内主要是六层建筑物时，所需最小服务水头为28m。

金属管道由于易被腐蚀必须进行防腐处理。水塔、水箱和水池应远离污染源；内壁要求光滑，顶部应设盖，并有换气孔，上装纱网；周围应有防护措施，防止闲人接近。给水站周围地面应铺设水泥地坪，并有一定坡度，以利排水。

五、供管水人员的卫生要求

供管水人员是指供水单位直接从事供水、管水的人员，包括从事净水、取样、化验、二次供水卫生管理及水池、水箱清洗消毒人员。对这些人员进行预防性健康检查和提出卫生要求的目的是防止饮用水受污染引起介水传染病的发生和流行，保障居民健康。

直接从事供、管水的人员必须每年进行一次健康检查，取得"体检合格证"后方可上岗工作。此外，直接从事供、管水的人员要取得卫生知识培训合格证书后才能上岗工作。凡患有痢疾、伤寒、甲型和戊型病毒性肝炎、活动性肺结核、化脓性或渗出性皮肤病及其他有碍生活饮用水卫生的疾病或病原携带者，不得直接从事供、管水工作。供、管水人员经健康检查确诊为传染病患者或病原携带者时，供水单位应将其立即调离直接供、管水工作岗位。

第五节　分散式供水

分散式供水指居民按户分散地直接从水源（如井水、山泉水）取水，未经任何设施或仅有简易设施的供水方式，如浅井、深井、插管井、泉水、河水、塘水、窖水等供水。农村采用较多的就是这种供水方式。

一、井水卫生

水井的形式很多，如普通水井、手压机井、陶管小口井等。现以普通水井为例，说明对井水应有的卫生要求。

（一）井水型水源的优缺点

井水型水源的优点是靠近用水区，取水简易，水质稳定且不易被污染；缺点是易受地下水位影响，干旱地区取水深度较深，优质水源难以为一般的家庭自备井获取。

（二）井址选择

井址的选择应从水量、水质及便于防护和使用等多方面加以考虑。要选择水量充足、水质良好的地方；要选择地势平坦、易于施工的地方，避免陡峭、低洼或者容易积水的地方；尽可能设在地下水污染源上游，周围20～30m内无厕所、粪坑、垃圾堆、畜圈、渗水坑、有毒有害物质和化学物质堆积等。

（三）井的构造

井的构造主要包括以下几个方面。①井底：用卵石和粗砂铺垫，厚约0.5m，上设一块多孔水泥板，以便定期淘洗。②井壁：可选用砖、石等材料砌成。井底以上高约1m的井壁外周充填厚30～60cm的沙砾，以利地下水渗入；离地面1～3m的井壁周围应以黏土或水泥填实，内面用水泥沙浆抹平，以防污水渗入井内。③井台：应用不透水材料建成井台，半径1～3m，并应便于排水。④井栏：一般高出地面0.3～0.5m，以防止污水溅入和地面垃圾尘土等被风吹入井内，并保证取水方便和安全。⑤井盖：井口最好设盖。如能修井棚或围墙，则可防止禽畜接近水井。⑥取水设备：公用应设公用桶，并保持桶底清洁。建议尽可能做成密封井，装置手压或脚踏式或电动式抽水泵，既方便取水，又可防止污染。另外，联村、联片或单村取水井周围100m处应设立隔离防护设施或标志。

（四）井水消毒

井水常用漂白粉或漂白粉精片进行消毒。在取水前1～2小时进行消毒，每天在早晨用水前、午后各一次。若用水量大、肠道传染病流行、突发公共卫生事件和自然灾害发生时，消毒次数或用药量应增加。一些地区将消毒剂装入竹筒、塑料袋和广口瓶等容器悬吊于水井中，以延长消毒持续时间，

二、泉水卫生

水质良好、水量充沛的泉水，若取水方便，是农村饮用水的适宜水源。泉水型水源的优点是水质好且不易受到污染；缺点是供水量不稳定，有潜在污染的可能。可在泉水旁设简易导流沟，避免雨水或污水携带大量污染物直接进入泉水。必要时可在集水池中加氯消毒，防止污染危害。

三、地表水卫生

地表水包括江河、湖泊、水库水、沟塘水等。以江河为水源时，宜采用分段用水，将饮水取水点设在河段上游，其下游设洗衣点、牲畜饮水点等；在池塘多的地区，可采用分塘用水，污染严重或很小的池塘不可作饮用水源；较大的湖可分区供水。同时应禁止可能污染饮水水源的一切活动。由于受径流、雨水冲刷、环境污染等影响，地表水中悬浮物较多，还常含有化学性污染物及微生物等，不能直接饮用，应根据情况加强净化和消毒。可选用缸水混凝沉淀、岸边砂滤井、砂滤缸（桶）等方法净化，再用漂白粉消毒。

（一）缸水混凝沉淀

农村家庭常用明矾作混凝剂，其主要成分为硫酸铝，加入水中搅匀后能与重碳酸盐化合成带正电荷的胶体物质，从而黏附许多原本不易沉淀的、带负电荷的极小颗粒一同下沉，澄清混浊的水。将明矾放入竹筒内，在缸水中搅拌溶解，通过加矾筒四周的小孔流出与水混匀，出现矾花时取出加矾筒。静置30～60分钟后，再用吸泥筒吸出缸底污泥。水质经沉淀和过滤后，还需用漂白粉液消毒，其用量以接触30分钟后能嗅到轻微的氯臭为宜。

（二）岸边砂滤井

原水由进水管引入砂滤井，过滤后进入清水井。砂滤井底部铺15cm厚的卵石（粒径15～25mm），其上铺70cm厚的砂层（粒径0.3～0.5mm）。砂滤井和清水井均应设盖。清水井中的水需用漂白粉澄清液消毒。

（三）砂滤缸（桶）

家庭可用缸或大桶作为砂滤容器，自下而上铺卵石10～15cm、棕皮两层、砂子40cm、棕皮两层、卵石5cm。砂滤缸（桶）主要靠砂层滤水。底层和上层的卵石起承托和防止冲刷的作用，也可改用多孔板。初用时出水往往混浊，需过滤一段时间后，水才会变清。使用期间，应使砂层上面经常保持一层

水，以防止空气进入滤层，影响过滤效果。砂滤缸使用一段时间后，砂层会逐渐堵塞，使出水量减少或净水效果下降。当堵塞严重时，应进行清洗。

四、新型饮用水卫生

（一）包装饮用水卫生

包装饮用水指密封于符合食品安全标准和相关规定的包装容器中，可供直接饮用的水。《饮料通则》（GB/T 10789—2015）将包装饮用水分为饮用天然矿泉水、饮用纯净水和其他类饮用水三大类，其他类饮用水包括饮用天然泉水、饮用纯净水和其他类饮用水。

1. 饮用天然矿泉水 从地下深处自然涌出的或经钻井采集的，含有一定量的矿物质、微量元素或其他成分，在一定区域未受污染并采取预防措施避免污染的水；在通常情况下，其化学成分、流量、水温等动态指标在天然周期波动范围内相对稳定。

2. 饮用纯净水 以直接来源于地表、地下或公共供水系统的水为水源，经适当的水净化加工方法制成。

3. 其他类饮用水 ①饮用天然泉水：以地下自然涌出的泉水或经钻井采集的地下泉水，并且未经过公共供水系统的自然来源的水为水源制成。②饮用天然水：以水井、山泉、水库、湖泊或高山冰川等，并且未经过公共供水系统的自然来源的水为水源制成。③其他饮用水：如以直接来源于地表、地下或公共供水系统的水为水源，经适当的加工方法，为调整口感加入一定量矿物质，但不得添加糖或其他食品配料制成的制品。

包装饮用水根据容器外形大小不同可分为桶装水和瓶装水。瓶（桶）装水的类型如下。①纯水（pure water）：以市政自来水为原水，经初步净化、软化（视原水硬度而定），通过反渗透、电渗析、蒸馏等工艺去除水中溶解的矿物质以及其他有害物质，即除水分子外，基本上没有其他化学成分。②净水（purified water）：以市政自来水为原水通过吸附、超滤、纳滤以去除水中有害物质而保留原水的化学特征，保留了原水中的溶解性矿物质。③天然矿泉水（natural mineral water）。

桶装水生产过程中均有消毒这一流程，从理论上说，桶装水是不会被微生物玷污的。但我国桶装水出现细菌总数、大肠菌群超标的现象时有发生。究其原因，一是生产过程中消毒不严；二是水桶清洗消毒不彻底；三是灌装过程玷污；四是桶装水与饮水机配套使用，造成饮水机出水系统污染。近年来，桶装矿泉水出现沉淀的现象也较多见。矿泉水出现的沉淀包括生物性和非生物性两大类。非生物性沉淀主要由于矿泉水中的矿物质和金属盐类发生化学反应或溶解度下降所致。生物性沉淀由微生物引起，亦有因淡水藻类污染引起矿泉水沉淀的报道。有的桶装矿泉水可受到真菌污染，主要为曲霉和枝孢霉菌属，青霉、木霉、镰刀菌也较常见。

《食品安全国家标准 包装饮用水》（GB 19298—2014）于2015年5月24日起实施，但不适用于天然矿泉水。天然矿泉水实行《饮用天然矿泉水》（GB 8537—2018）国家标准。

（二）直饮水卫生

直饮水以符合生活饮用水卫生标准的市政供水或自建供水为原水，经深度净化处理后将自来水通过食品卫生级输水管道送入用户，水质优良可以直接饮用，属于分质供水范畴。

考虑到长期饮用对人体健康的影响及饮用舒适度的要求，直饮水制取工艺可分为四个部分：安全、健康、舒适、保质，也可称之为4个阶段。具体来说，第一阶段的目标是必须把水处理到安全，其核心是膜技术，必须同时配备较完善的预处理工艺，如砂滤、活性炭、KDF过滤、除铁锰、软化、精滤等。

第二阶段的目标是健康，考虑到膜技术（特别是反渗透）对水的脱盐率过高，将对人体有益的微量元素和矿物质也一并去除，并且产水pH较低，长期饮用有可能不利于健康，可在膜处理工艺后，辅以pH调节、矿化、电磁活化等。第三阶段是在健康基础上的进一步提高，主要是考虑到饮用者的口感舒适度，主要采用的工艺有粉末活性炭（压缩活性炭）口感调节、碳酸调节、温度调节等。第四阶段的保质，指的是杀菌及防止水在输送管网中产生二次污染，目前用于直饮水系统的杀菌工艺有臭氧、紫外线和二氧化氯，在实际使用过程中应考虑水在管道中存留的时间，不宜单独采用紫外线杀菌，宜采用具有持续杀菌和抑菌效果的杀菌工艺，也可多种杀菌工艺组合使用；直饮水的输送一般采用优质的PP—R管或不锈钢管。

江苏省质量技术监督局颁布了国内第一部地方标准《生活饮用水管道分质直饮水卫生规范》（DB 32/761—2005）。随后，我国建设部颁布并实施了《管道直饮水系统技术规程》（CJJ 110—2006）和管道分质供水水质标准《饮用净水水质标准》（CJ 94—2005），对于规范和指导管道直饮水系统的设计、施工安装、运行维护管理以及居民的饮水安全都产生了重要影响。

（三）淡化水卫生

我国的西北干旱地区蕴含丰富的地下苦咸水或苦咸水湖，但可供利用的淡水资源非常有限。

我国是一个严重缺水的国家，而且时空分布不均匀，水环境污染较严重，原生劣质水分布面积广，尤其是西北干旱内陆地区，由于降水稀少，蒸发强烈，水资源天然匮乏，作为主要供水水源的地下水，普遍含盐、含氟量高，大部分地区又没有可替代的淡水资源。沿海地区具有丰富的海水资源，但其淡水资源短缺。因此，研究开发并推广有效的苦咸水和海水淡化技术是解决苦咸水地区淡水资源紧缺、沿海居民地区生活用水短缺等问题的重要举措。

苦咸水是指水的溶解性总固体不小于1000mg/L的地下水，水中阴阳离子含量过高，水质低劣，口感极差，甚至不能饮用。苦咸水淡化（bitter salt water desalination）多采用蒸馏法、反渗透法和电渗析法。苦咸水淡化将成为我国某些地区居民生活饮用水的主要来源。

海水淡化（seawater desalination）方法主要有蒸馏法、反渗透法、电渗析法、冷冻法、纳滤膜法以及利用核能、太阳能、风能、潮汐能海水淡化技术等。

知识拓展

健康中国　健康饮水

2016年，中共中央、国务院发布的《"健康中国2030"规划纲要》指出，要推行健康文明的生活方式，营造绿色安全的健康环境，全面保障人民健康，大幅提高健康水平。而饮水健康是实现人民健康的必然前提，也是实现"健康中国"的重要内容。"十四五"环境健康工作规划提出：进一步完善环境健康标准体系。

《健康直饮水水质标准》（TBJWA 001—2021）由中国检验检疫科学研究院综合检测中心和北京包装饮用水行业协会于2021年3月10日发布，并于2021年4月10日实施。该标准将健康直饮水定义为"以符合生活饮用水水质标准的自来水或水源水为原水，经处理后具有一定矿化度，符合食品安全国家标准及本文件规定，可供直接饮用的水"。该标准在满足《生活饮用水卫生标准》和《饮用净水水质标准》严格要求的前提下，对直饮水水质提出了更高要求：①设置了3项重点指标限值（溶解性总固体、总硬度和总有机碳TOC），并且指标同时也满足《生活饮用水卫生标准》中的限值要求。②增加了3项微生物指标，即粪链球菌、铜绿假单胞菌和产气荚膜梭菌。③调整了19项限量指标，多项指标严于WHO、日本、美国和欧盟等饮用水水质标准。

第六节　涉水产品的卫生要求

涉水产品（products related to the health and safety of drinking water）是指涉及饮用水卫生安全的产品，其含义是"凡在饮用水生产和供水过程中与饮用水接触的联接止水材料、塑料及有机合成管材、管件、防护涂料、水处理剂、除垢剂、水质处理器及其他材料和化学物质"。

一、涉水产品的分类

根据《涉及饮用水卫生安全产品分类目录》（2011年版），涉水产品分为以下六大类。

1. 输配水设备　管材、管件、蓄水容器、无负压供水设备、饮水机及密封、止水材料，如密封胶条、密封圈。

2. 防护材料　环氧树脂涂料、聚酯涂料（含醇酸树脂）、丙烯酸树脂涂料及聚氨酯涂料。

3. 水处理材料　活性炭、活性氧化铝、陶瓷、分子筛（沸石）、锰砂、熔喷聚丙烯（聚丙烯棉）、铜锌合金（kinetic degradation fluxion, KDF，俗称黄金碳）、微滤膜、超滤膜、纳滤膜、反渗透膜、离子交换树脂、碘树脂等及其组件。

4. 化学处理剂　包括絮凝剂、助凝剂，如聚合氯化铝（碱式氯化铝、羟基氯化铝）、硫酸铁、硫酸亚铁、氯化铁、氯化铝、硫酸铝（明矾）、聚丙烯酰胺、硅酸钠（水玻璃）及其复配产品；阻垢剂，如磷酸盐类、硅酸盐类及其复配产品；消毒剂，如次氯酸钠、二氧化氯、高锰酸钾、过氧化氢。

5. 水质处理器　以市政自来水为原水的水质处理器，如活性炭净水器、粗滤净水器、微滤净水器、超滤净水器、软化水器、离子交换装置、蒸馏水器、电渗析水质处理器、反渗透净水器、纳滤净水器等；以地下水或地表水为水源的水质处理设备（每小时净水流量≤25m³/h）；饮用水消毒设备，如二氧化氯发生器、臭氧发生器、次氯酸发生器、紫外线消毒器等。

6. 与饮用水接触的新材料和新化学物质　使用新材料或新化学物质制造的与生活饮用水接触的输配水设备、防护材料、水处理材料和化学处理剂。

二、常见水质处理器的原理

1. 活性炭滤芯　特点是空隙小、比表面积大、强度高，对悬浮物、致臭物质以及较大分子的有机物等吸附截滤能力强，但不能去除小分子有机物。因容易滋长细菌，经活性炭过滤的直接出水不可生饮；活性炭过滤会增加出水中的亚硝酸盐氮含量，具有潜在健康危害；停用数天后的活性炭净水器，出水会发臭、发黑。因活性炭微孔易被悬浮物堵塞而老化失效故其使用寿命短。一般与超滤、开水锅炉或紫外线消毒器组合使用。

2. 活性炭＋超滤（GAC＋UF）组合滤芯　为最常见的家用净水器工艺，可在一定程度上去除自来水的色度、混浊度、悬浮物、异味和有机物，可以拦截细菌和微生物。但是，随着处理水量的增加超滤膜的浓差极化作用渐增，出水的亚硝酸氮、总氮和有机氮浓度增高。活性炭和超滤芯的使用寿命不得超过100天。

3. 预处理＋反渗透（RO滤膜）　利用具有选择性透过的膜进行反渗透，须配置活性炭过滤器、软化水装置等预处理设备，延长膜的使用寿命。反渗透可去除水中有机物、无机杂质、细菌、病毒等，能截留住活性炭所不能吸附的有机分子。

三、涉水产品存在的卫生问题

（1）涉水设备、管材等，如果构成部件或材料化学稳定性差，与水反复接触后会致化学成分溶解、迁移到饮水中，对人体产生危害。例如，材质中的金属离子可移行，长期饮用可蓄积并引发机体损伤；塑料管材、管件中残留的单体、催化剂及助剂等，有一定毒性、致癌性。

（2）常见的水质处理器用过滤材料，如活性炭、超滤膜、反渗透膜等，随着过滤时间延续，其微孔易被悬浮物堵塞，极易滋长细菌；此外，出水的亚硝酸氮、总氮和有机氮浓度增高，一些滤材还可致出水中碘离子和锌离子含量增高，对人体健康构成潜在的危害。据报道，过滤处理可导致有益于身体健康的微量矿物元素亦都降至检出限以下。

（3）饮用水化学处理剂的卫生安全性取决于产品的原料、配方和生产工艺，其带入水中的有害物质，容许量不得大于相应规定值的10%。

（4）为防止容器内壁与饮用水接触受到腐蚀，需在容器内壁涂上涂料。常用的涂料有聚酰胺环氧树脂、酚醛环氧树脂、聚四氟乙烯等。从卫生学角度来看，环氧树脂分子量越大越稳定，越不易溶出迁移到食品和饮用水中。

四、涉水产品的卫生监测与评价

为保证生活饮用水卫生安全，保障人体健康，国家根据《中华人民共和国传染病防治法》及《城市供水条例》的有关规定，制定了《生活饮用水卫生监督管理办法》，规定国家对供水单位和涉及饮用水卫生安全的产品实行卫生许可制度。在我国，生产涉及饮用水卫生安全产品的单位和个人，必须按规定向政府卫生主管部门申请办理产品卫生许可批准文件，取得批准文件后，方可生产和销售。任何单位和个人不得生产、销售、使用无批准文件的前款产品。

《生活饮用水卫生监督管理办法》规定："涉及饮用水卫生安全的产品，应当按照有关规定进行卫生安全性评价，符合卫生标准和卫生规范要求。利用新材料、新工艺和新化学物质生产的涉及饮用水卫生安全产品应当取得国务院卫生计生主管部门颁发的卫生许可批准文件；除利用新材料、新工艺和新化学物质外生产的其他涉及饮用水卫生安全产品应当取得省级人民政府卫生计生主管部门颁发的卫生许可批准文件。"

依据《生活饮用水输配水设备及防护材料卫生安全评价规范》对与饮用水接触的输配水设备、防护材料和水处理材料采用浸泡试验进行卫生安全性评价，浸泡水的检测结果必须符合相关要求（表5-3）。

表5-3 与饮用水接触的输配水设备、防护材料和水处理材料浸泡试验的卫生要求

项　目	卫生要求
色	增加量≤5度
混浊度	增加量≤0.2NTU
臭和味	浸泡后水无异臭、无异味
肉眼可见物	浸泡后水不产生任何肉眼可见的碎片杂物等
pH	改变量≤0.5
溶解性总固体	增加量≤10mg/L

续 表

项 目	卫生要求
耗氧量	增加量≤1mg/L（以O_2计）
砷	增加量≤0.005mg/L
镉	增加量≤0.0005mg/L
铬	增加量≤0.005mg/L
铝	增加量≤0.02mg/L
铅	增加量≤0.001mg/L
汞	增加量≤0.0002mg/L
三氯甲烷	增加量≤0.006mg/L
挥发酚类	增加量≤0.002mg/L
铁	增加量≤0.06mg/L
锰	增加量≤0.02mg/L
铜	增加量≤0.2mg/L
锌	增加量≤0.2mg/L
钡	增加量≤0.05mg/L
镍	增加量≤0.002mg/L
锑	增加量≤0.0005mg/L
四氯化碳	增加量≤0.0002mg/L
邻苯二甲酸酯类	增加量≤0.01mg/L
银	增加量≤0.005mg/L
锡	增加量≤0.002mg/L
氯乙烯	材料中含量≤1.0mg/kg
苯乙烯	增加量≤0.1mg/L
环氧氯丙烷	增加量≤0.002mg/L
甲醛	增加量≤0.05mg/L
丙烯腈	材料中含量≤11mg/kg
总α放射性	不得增加（不超过测量偏差的3个标准差）
总β放射性	不得增加（不超过测量偏差的3个标准差）
苯	增加量≤0.001mg/L
总有机碳（TOC）	增加量≤1mg/L
受试产品在水中可能溶出的其他成分	根据国内外相关标准判定项目及限值，无相关标准可依的，按规范要求进行毒理学试验确定限值。毒理学指标应不大于限值的十分之一

依据《生活饮用水水质处理器卫生安全与功能评价规范———一般水质处理器》和《生活饮用水水质处理器卫生安全与功能评价规范——反渗透处理装置》对饮用水处理装置采用整机浸泡试验进行卫生安全性评价，浸泡水的检测结果必须符合相关要求（表5-4）。

表5-4 饮用水处理装置整机浸泡试验的卫生要求

项　目	卫生要求
色度	增加量≤5度
混浊度	增加量≤0.5NTU
臭和味	无异臭和异味
肉眼可见物	不产生任何肉眼可见的碎片杂物等
耗氧量	增加量≤2mg/L（以O_2计）
铝	增加量≤0.02mg/L
铅	增加量≤0.001mg/L
镉	增加量≤0.0005mg/L
汞	增加量≤0.0002mg/L
铬（六价）	增加量≤0.005mg/L
砷	增加量≤0.005mg/L
挥发酚类	增加量≤0.002mg/L
细菌总数	≤100CFU/ml
总大肠菌数	每100ml水样不得检出
粪大肠菌数	每100ml水样不得检出

五、涉水产品的卫生毒理学评价程序

为了保证涉水产品在使用中的安全性，除了对其基本项目进行监测和评价，还应对其进行卫生毒理学评价。当生活饮用水输配水设备、水处理材料和防护材料在水中溶出的有害物质未规定最大容许浓度时，或生活饮用水化学处理剂带入饮用水中的有害物质凡在有关卫生标准中未作规定时，需通过下列程序和方法确定其在饮用水中的限值。

根据涉水产品在水中溶出物质的浓度，毒理学安全性评价分4个水平进行，以确定其在水中的最大容许浓度。

（一）水平Ⅰ：有害物质在饮用水中的浓度＜10μg/L

哺乳动物细胞染色体畸变毒理学试验包括基因突变试验［埃姆斯（Ames）试验］和哺乳动物细胞染色体畸变试验（体外哺乳动物细胞染色体畸变试验、小鼠骨髓细胞染色体畸变试验和小鼠骨髓细胞微核试验）中的各一项。如果两项试验均为阴性，则该产品可以投入使用；如果两项试验均为阳性，则该产品不能投入使用，或者进行慢性（致癌）试验，以便进一步评价；如果两项试验中有一项为阳性，则需另选一种基因突变试验和一种哺乳动物细胞染色体畸变试验作为补充研究。

（二）水平Ⅱ：有害物质在饮用水中浓度在10～＜50μg/L

水平Ⅱ的毒理学试验包括水平Ⅰ全部试验和大鼠90天经口毒性试验。对水平Ⅱ中遗传毒理学试验的评价同水平Ⅰ，并通过大鼠90天经口毒性试验，确定有害物质在饮用水中的最高容许浓度（根据阈下剂量、安全系数可选用1000）。当有害物质在水中的实际浓度超过最大容许浓度时，不能通过。

（三）水平Ⅲ：有害物质在饮用水中的浓度为50 ～＜1000μg/L

水平Ⅲ的毒理学试验包括水平Ⅱ全部试验和大鼠致畸试验。对水平Ⅲ遗传毒理学试验的评价同水平Ⅰ，并通过大鼠90天经口毒性试验和大鼠致畸试验，确定有害物质在饮用水中的最高容许浓度（致畸试验：根据阈下剂量，安全系数可选用范围100 ～ 1000）。当有害物质在水中的实际浓度超过最大容许浓度时，不能通过。

（四）水平Ⅳ：有害物质在饮用水中的浓度≥1000μg/L

水平Ⅳ的毒理学试验包括水平Ⅲ全部试验和大鼠慢性毒性试验。当致畸试验结果为阳性时，不能通过；当致癌试验和遗传毒理学试验结果综合评价有害物质有致癌性时，不能投入使用。根据大鼠90天经口毒性试验、大鼠致畸试验和大鼠慢性毒性试验，确定有害物质在饮用水中的最高容许浓度（慢性毒性试验：根据阈下剂量，安全系数可选用100）。当溶出物在水中的实际浓度超过最大容许浓度时，不能投入使用。

第七节　饮用水卫生调查、监测与监督

饮用水的卫生调查是水质监测的基础，但若只进行一次基础性调查，以后在水质监测中发现了问题后再进行调查，则此种调查实际上是追溯性的。因此，为贯彻预防为主的卫生工作方针，饮用水的卫生调查应定期进行。

一、集中式供水的卫生调查、监测与监督

（一）水源卫生调查

在选择水源时，卫生健康委员会应组织有关部门，对可能选择的各个水源进行较长时间的卫生调查和水质监测，并研究确定水源卫生防护的方案。水源调查主要调查取水点及水源卫生防护措施的执行情况。必要时应检测水源水质。若水质恶化，应追查原因。发现污染源时，应监督有关单位限期消除。

（二）供水单位调查

对供水单位调查的内容：①供水单位使用的涉及饮用水卫生安全产品是否符合卫生安全和产品质量标准的有关规定。②水处理剂和消毒剂的投加贮存室是否通风良好，有无防腐、防潮、安全防范和事故的应急处理设施以及防止二次污染的措施。③取水、输水、蓄水、净化消毒和配水过程中是否建立了各项管理制度，是否有专人负责，执行情况如何。④集中式供水单位是否建立了水质净化消毒设施和必要的水质检验仪器、设备和人员，能否对水质进行日常性检验，并向当地人民政府卫生健康委员会和建设行政主管部门报送检测资料；城市自来水供水企业和自建设施对外供水的企业，其生产管理制度的建立和执行、人员上岗的资格和水质日常检测工作由城市建设行政主管部门负责管理。⑤直接从事供、管水人员是否取得健康体检合格证和上岗证，并每年进行一次健康检查，发现带菌者和传染病患者是否及时调离工作。

（三）水质监测

集中式供水单位必须建立水质检验室，配备与供水规模和水质检验要求相适应的检验人员和仪器设备。负责检验水源水、净化构筑物出水、出厂水和管网末梢水的水质。自建集中式供水及二次供水的水质也应定期检验。政府卫生健康委员会应对本行政区域内水源水、出厂水和居民经常用水点进行定期监测，并做出水水质评价。

按照《生活饮用水标准检验方法》（GB/T 5750）的规定进行水样的采集与保存、检测与检验。

采样点的选择应符合下列要求：采样点的设置应有代表性，应分别设在水源取水口、集中式供水单位出水口和居民经常用水点处。管网水的采样点一般按供水人口每2万人设一个点计算，供水人口在20万以下、100万以上时，可酌量增减。在全部采样点中应有一定的点数选在水质易受污染的地点和管网系统陈旧部位。具体采样点的选择应由供水单位和当地卫生行政部门根据本地区具体情况确定。每一采样点每月采样检验应不少于两次，细菌学指标、混浊度和肉眼可见物为必检项目，其他指标可根据当地水质情况和需要而定。对水源水、出厂水和部分有代表性的管网末梢水至少每半年进行一次常规检验项目的全分析。对于非常规检验项目，可根据当地水质情况和存在问题，在必要时具体确定检验项目和频率。

集中式供水单位应按上级主管部门有关规定进行生活饮用水检验，其测定项目及检验频率至少应符合表5-5要求。当检测结果超过水质指标限值时，应予立即重复测定，并增加监测频率。连续超标时，应查明原因，采取有效措施，防止对人体健康造成危害。选择水源时或水源情况有变化时，应检测全部常规检验项目及该水源可能受到某种成分污染的有关项目。

自建集中式生活饮用水水质监测的采样点数、采样频率和检验项目按上述规定执行。不具备水质检验条件的自建集中式供水单位，应委托计量认证合格的检验机构按上述要求进行。

表5-5　水质检验项目和检验频率

水样类型	检验项目	检验频率
水源水	混浊度、色度、臭和味、肉眼可见物、高锰酸盐指数、氨氮、细菌总数、总大肠菌群、耐热大肠菌群	每日不少于一次
	《地表水环境质量标准》（GB 3838—2002）中规定的水质检验基本项目和补充项目共29项	每月不少于一次
出厂水	混浊度、色度、臭和味、肉眼可见物、余氯、细菌总数、总大肠菌群、耐热大肠菌群、高锰酸盐指数	每日不少于一次
	《生活饮用水卫生标准》（GB 5749—2022）中常规指标全部项目，扩展指标中可能含有的有害物	每月不少于一次
	《生活饮用水卫生标准》中扩展指标全部项目	以地表水为水源：每半年检验一次 以地下水为水源：每一年检验一次
管网水	混浊度、色度、嗅和味、余氯、细菌总数、总大肠菌群、高锰酸盐指数	每月不少于两次
管网末梢水	《生活饮用水卫生标准》中常规指标全部项目，扩展指标中可能含有的有害物	每月不少于一次

（四）卫生监督

我国目前饮用水有关的法律法规和规范性文件有《中华人民共和国刑法》《中华人民共和国传染病防治法》《中华人民共和国环境保护法》《中华人民共和国水污染防治法》《中华人民共和国水法》《中

华人民共和国水污染防治法实施细则》《中华人民共和国城市供水条例》《生活饮用水卫生监督管理办法》及《饮用水水源保护区污染防治管理规定》《二次供水设施卫生规范》等。本部分主要对《生活饮用水卫生监督管理办法》（2016年修订）（以下简称《办法》）进行介绍。

《办法》适用于集中式供水、二次供水单位和涉及饮用水卫生安全的产品的卫生监督管理。

《办法》明确饮用水卫生监督行政执法主体："国家卫生计生主管部门主管全国饮用水卫生监督工作。县级以上地方人民政府卫生计生主管部门主管本行政区域内饮用水卫生监督工作。国务院住房城乡建设部门主管全国城市饮用水卫生管理工作。县级以上地方人民政府住房城乡建设主管部门主管本行政区域内城镇饮用水卫生管理工作。"

《办法》明确规定："供水单位新建、改建、扩建的饮用水供水工程项目，应当符合卫生要求，选址和设计审查、竣工验收必须有建设、卫生计生主管部门参加。新建、改建、扩建的城市公共饮用水供水工程项目由住房城乡建设主管部门负责组织选址、设计审查和竣工验收，卫生计生主管部门参加。""新建、改建、扩建集中式供水项目时，当地人民政府卫生计生主管部门应做好预防性卫生监督工作，并负责本行政区域内饮用水的水源水质监测和评价。""二次供水设施选址、设计、施工及所用材料，应保证不使饮用水水质受到污染，并有利于清洗和消毒。各类蓄水设施要加强卫生防护，定期清洗和消毒。具体管理办法由省、自治区、直辖市根据本地区情况另行规定。"

《办法》要求："县级以上人民政府卫生计生部门设饮用水卫生监督员，负责饮用水卫生监督工作，可聘任饮用水卫生检查员，负责乡、镇饮用水卫生检查工作。""县级以上地方人民政府卫生计生主管部门负责本行政区域内饮用水污染事故对人体健康影响的调查。当发现饮用水污染危及人体健康，须停止使用时，对二次供水单位应责令其立即停止供水；对集中式供水单位应当会同城市住房城乡建设主管部门报同级人民政府批准后停止供水。""供水单位卫生许可证由县级以上人民政府卫生计生主管部门按照本办法第十六条规定的管理范围发放，有效期四年，有效期满前六个月重新提出申请换发新证。""医疗单位发现因饮用水污染出现的介水传染病或化学中毒病例时，应及时向当地人民政府卫生计生主管部门和卫生防疫机构报告。当发现饮用水污染危及人体健康，须停止使用，对二次供水单位应责令其立即停止供水；对集中式供水单位应当会同住房城乡建设主管部门报同级人民政府批准停止供水。"

县级以上地方人民政府卫生计生主管部门和住房城乡建设主管部门对违反《办法》中各项规定的违法供水行为依法处理，处以罚款、责令限期改进等处罚。

二、农村供水卫生调查、监测与监督

为了保证农村居民生活饮用水安全卫生，促进农村饮用水事业的发展，加强农村供水的卫生调查、监测和监督势在必行。

（一）水源调查

卫生行政部门要积极参与水源的选择，对水源进行卫生调查，并提出相应的水源防护措施。对新选水源的水质必须进行全面分析。对已设立防护措施的水源应检查执行情况，是否正确应用一级、二级、三级水质的有关规定。对水质不良，如易引起地方病或污染后难以消除的水源，检查是否采取了净化措施，净化效果如何等。

（二）水质监测

2008年《全国农村饮用水水质卫生监测技术方案》规定：每个县采样点数一般不少于20个，但可酌情增减。采样点的选择应考虑水源类型、水性疾病的人口分布、环境污染和采样的交通情况等。采样次数丰、枯水期各一次。当发生影响水质的突发事件时，对受影响的供水单位增加水质检测频次。监测项目如下。①必测项目：水温、色度、臭和味、混浊度、pH、总硬度、铁、锰、砷、氟化物、氯化物、硫酸盐、氨氮、亚硝酸盐氮、硝酸盐氮、耗氧量、总大肠菌群和细菌总数、耐热大肠菌群、游离氯。②选测项目：可根据当地情况选择如碘、铅、镉、汞、溶解性固体和有机氯农药等。介水传染病流行时应监测水温、pH、色度、混浊度、总大肠菌群和游离氯。其中混浊度和游离氯每天必须测定。

（三）水性疾病的监测

水性传染病的监测内容主要是收集、汇总本年度疫情资料；调查核实由饮用水引起者；调查由饮用水引起暴发性传染病的次数、时间、患病人数以及损失。水性地方病的监测内容是收集、汇总当地地方病资料中记录的地方性氟病的病史、病情、饮用水水质以及改水后的病情变化。

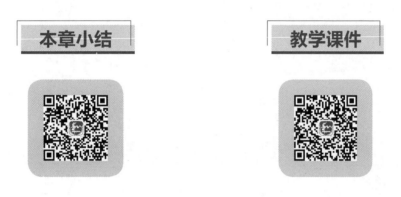

执考知识点总结

本章涉及的2019版及2024版公共卫生执业助理医师资格考试考点对比见表5-6。

表5-6　2019版及2024版公共卫生执业助理医师资格考试考点对比

单元	细目	知识点	2024版	2019版
饮用水卫生	饮用水污染的健康危害	（1）介水传染病	√	√
		（2）化学性污染中毒	√	—
		（3）二次供水污染与健康	√	√
	生活饮用水水质标准	（1）标准制定的原则	√	√
		（2）生活饮用水水质标准的主要指标	√	√
	集中式供水	（1）水源选择的原则	√	√
		（2）水源卫生防护	√	√
		（3）水质处理的主要方法	√	√
	分散式供水	（1）井水卫生	√	√
		（2）包装饮用水卫生	√	√
	饮用水的卫生调查、监测和监督	集中式供水的卫生调查、监测和监督	√	√

拓展练习及参考答案

（杨　娟）

第六章 土壤卫生

学习目标

素质目标： 增强对土壤卫生的关注和社会责任感，树立环境保护意识。

知识目标： 掌握土壤的污染、自净与污染物的转归，以及土壤污染对人体健康的影响；熟悉土壤的卫生学意义，土壤环境特征，土壤质量标准与固体废弃物控制标准；了解生物性污染的危害，土壤的卫生防护，土壤卫生的监督与监测。

能力目标： 能够运用土壤卫生的基本知识制订土壤卫生学防护和日常监督策略。

案例导入

【案例】

成都市原某电镀厂污染地块占地面积约9333m²，主要生产电镀锌、电镀铬等产品，于1985年投产，2017年7月全部停产。成都市生态环境局于2017年底委托第三方单位对该电镀厂涉重金属关停搬迁企业迹地进行了初调评估，调查报告表明该电镀厂厂址东南侧红线范围外土壤中重金属（六价铬、总铬）超标。按照《中华人民共和国土壤污染防治法》第九十一条第四项的规定，该污染地块未达到土壤污染风险评估报告确定的风险管控、修复目标前，不得开工建设与风险管控、修复无关的项目。

【问题】

1. 分析该土壤污染的可能原因，讨论土壤污染对环境和健康有哪些危害。

2. 如何预防土壤污染？

土壤处于大气圈、水圈、岩石圈和生物圈之间的过渡地带，是联系无机界和有机界的重要环节；是结合环境各要素的枢纽；是陆地生态系统的核心及其食物链的首端；同时又是许多有害废弃物处理和容纳的场所。土壤作为自然体和环境介质，是人类生活的一种极其宝贵的自然资源；它承载一定的污染负荷，对污染物有净化作用，具有一定的环境容纳量。但是污染物一旦超过土壤的最大容量将会引起不同程度的土壤污染，进而影响土壤中生存的动植物，最后通过生态系统食物链危害牲畜乃至人类健康。土壤卫生是从卫生学角度来认识土壤和研究土壤环境与人体健康的关系，揭示土壤环境因素的变化通过间接途径对人体健康可能产生的影响，为制订土壤卫生防护措施提供科学依据。

第一节　土壤环境特征

一、土壤的组成

土壤是陆地表面由矿物质、有机质、水、空气和生物组成，具有肥力，能生长植物的未固结层。土壤是由固相、液相和气相组成的三相多孔体系。

（一）土壤固相

土壤中的矿物质、有机物质以及生活在土壤中的微生物和动物组成土壤固相。土壤的矿物质是指含钠、钾、钙、铁、镁、铝等元素的硅酸盐、氧化物、硫化物、磷酸盐。土壤矿物质占土壤固体总重量的90%以上。土壤有机物质是土壤中各种含碳有机化合物的总称，包括腐殖质、生物残体及土壤生物，占固体总重量的1%～10%。

（二）土壤液相

土壤液相是指土壤中的水分及其水溶物质。土壤水分是指土壤孔隙中的水分，主要来源于降水和灌溉水。进入土壤中的各种水分与土体相互作用，经一系列物理、化学、物理化学和生物化学过程，形成土壤溶液。水是土壤中大多数可溶物质的主要载体，一般只有溶解在土壤溶液中的物质才是最活跃的部分。土壤水分既是植物养分的主要来源，也是进入土壤的各种污染物向其他环境圈层（如水圈、生物圈）迁移的媒介。

（三）土壤气相

土壤气相是指土壤孔隙所存在的多种气体的混合物。土壤是一个多孔体系，在水分不饱和情况下，孔隙里总是有空气的。土壤空气是指土壤孔隙中的气体。这些气体主要来自大气，其次为土壤中的生物化学过程所产生的气体。土壤空气的成分在上层与大气相近似，而深层土壤空气中氧气逐渐减少，二氧化碳增加，这主要是由于生物呼吸和有机物分解所致。土壤空气中还可含有氨、甲烷、氢、一氧化碳和硫化氢等有害气体。土壤空气成分的变化受土壤污染程度、土壤生物化学作用和与大气的交换程度等因素的影响。

二、土壤的物理学特征

（一）土壤质地

由于土壤中的矿物质颗粒大小相差悬殊，对土壤的性状影响很大，所以把各种矿物质颗粒按大小和性质的不同进行分组，划成若干等级，称为土壤的粒级，其大小以当量粒径表示。土壤质地是按土壤粒级及其组合比例而定的土壤名称，反映了土壤固相颗粒系列分布情况，是土壤的一个稳定的自然属性和本质的物理特性指标之一。我国将土壤质地划分为砂土、壤土和黏土共三类。其中壤土类土壤因其物理性能良好，通气透水、保水保肥性能均较好，适种作物范围较广，是植物较为理想的质地类型。

（二）土壤的孔隙度

土壤固相是由不同的颗粒和团聚体构成的分散系，它们之间形成了大小不同、外形不规则和数量不等的空间即土壤孔隙。土壤的孔隙度指在自然状态下，单位容积土壤中孔隙容积所占的百分率。土壤孔隙度对土壤性质有多方面的影响。①土壤容水量：土壤颗粒越小，其孔隙总容积就越大，容水量也越大，土壤的渗水性和透气性不良，不利于建筑物防潮和有机物的无机化。②土壤渗水性：土壤颗粒越大，渗水越快，土壤容易保持干燥。若渗水过快，地面污染物容易渗入地下水中，不利于地下水的防护。③土壤的毛细管作用：土壤中的水分沿着孔隙上升的现象，称为土壤的毛细管作用。土壤孔隙越小其毛细管作用越大。建筑物地面和墙壁的潮湿现象等都和土壤的毛细管作用有关。

三、土壤的化学特征

（一）土壤环境背景值

环境背景值是指该地区未受或少受人类活动（特别是人为污染）影响的土壤环境本身的各种化学元素组成及其含量，由于各地区成土母质、土壤种类和地形地貌的不同，造成不同地区土壤背景值差别很大。化学元素含量超过了环境背景值和能量分布异常，表明环境可能受到了污染。

（二）土壤环境容量

土壤环境容量是环境的基本属性和特征，指在一定条件下环境对污染物的最大容纳量。土壤具有一定容纳固、液、气相等物质的能力，不同土壤其环境容量是不同的，同一土壤对不同污染物的容量也是不同的，这涉及土壤的净化能力。土壤的环境容量是充分利用土壤环境的纳污能力，实现污染物总量控制，合理制定环境质量标准和卫生标准、防护措施的重要依据。

土壤的化学特征在上述特点的基础上还应体现在土壤的吸附性、酸碱性和氧化还原性等方面。这些性能对土壤的结构、质量及土壤中污染物的转归都有重大影响。

四、土壤的生物学特征

土壤生物是土壤形成、养分转化、物质迁移、污染物降解、转化和固定的重要参与者。其中土壤微生物（包括细菌、放线菌、真菌、藻类和原生动物等）是土壤中重要的分解者，对土壤自净具有重要的卫生学意义。

第二节　土壤的污染、自净及污染物的转归

一、土壤污染

土壤污染是指在人类生产和生活活动中排出的有害物质进入土壤中，超过一定限量，直接或间接地危害人畜健康的现象。

（一）土壤污染的基本特点

1. 隐蔽性　污染进入土壤时由于有害物质在土壤中可与土壤成分相结合，有的有害物质会被土壤生物分解或吸收，从而改变了其本来性质和特征。当土壤将有害物质输送给农作物，再通过食物链而损害人畜健康时，土壤本身可能还会继续保持其生产能力。因此，土壤污染对机体健康的危害以慢性、间接危害为主。显然，土壤污染具有隐蔽性。

2. 累积性　土壤对污染物进行吸附、固定，其中也包括植物吸收。特别是重金属和放射性元素都能与土壤有机质或矿物质相结合，并且不断积累达到很高的浓度，长久地保存在土壤中，表现为很强的累积性、地域性特点，成为顽固的环境污染问题。

3. 不可逆转性　重金属对土壤环境的污染基本上是一个不可逆的过程。同样，许多有机化合物对土壤环境的污染也需要较长的时间才能降解，尤其是那些持久性有机污染物不仅在土壤环境中很难被降解，而且可能产生毒性较大的中间产物。

4. 长期性　土壤环境一旦被污染，仅仅依靠切断污染源的方法很难自我修复，如受某些重金属污染的土壤可能需要100～200年才能够恢复。只有采用有效的治理技术才能消除现实污染。

（二）土壤污染的来源

1. 工业污染　指工矿企业排放的废水、废气和废渣等，是土壤环境中污染物较重要的来源之一。

2. 农业污染　主要是指基于农业生产自身需要而施入土壤的化肥、农药以及其他农用化学品（如残留于土壤中的农用地膜）等。相对于工业污染源，农业生产过程排放的污染物具有剂量低、面积大等特点，属于非点源污染，包括不合理地使用农药、肥料、地膜等。

3. 生活污染　未经处理的肥源施于土壤，会引起土壤严重的生物污染。城市生活垃圾的不合理处置是引起土壤污染的另一个主要途径。城市生活垃圾常年露天堆放，使大量水质极劣的渗滤液进入土壤、地下水中，造成周围环境的严重污染。

4. 交通污染　交通工具对土壤的污染主要体现在汽车尾气中的各种有毒有害物质通过大气沉降造成对土壤的污染，以及事故排放所造成的污染。公路两侧土壤重金属污染以铅为主，其次是锌、镉、铬、铜、镍和锰等，其中铅污染主要来源于汽车尾气。

5. 灾害污染　某些自然灾害有时也会造成土壤污染，如火山喷发、核战争引起的放射性污染。

6. 电子垃圾污染　电子垃圾含有铅、镉、汞、六价铬、聚氯乙烯塑料、溴化阻燃剂等大量有毒有害物质，比一般的城市生活垃圾危害大得多。

（三）污染物污染土壤的方式

1. 气型污染　是由于大气中污染物沉降至地面而污染土壤。主要污染物有铅、镉、砷、氟等，如大型冶炼厂排放含氟的污染物落到附近土壤中；大气中的硫氧化物和氮氧化物形成酸雨降至土壤，使土壤酸化。气型污染还包括汽车废气对土壤的污染。

2. 水型污染　主要是工业废水和生活污水通过污水灌田而污染土壤。

3. 固体废弃物型污染　是工业废渣、生活垃圾粪便、农药和化肥等对土壤造成的污染。

二、土壤的自净作用

受污染的土壤通过物理、化学和生物学的作用，可消灭病原体，使各种有害物质转化到无害的程度，土壤可逐渐恢复到污染前的状态，这一过程称为土壤自净。土壤自净与土壤特征和污染物在土壤中的转归有密切的关系。

（一）物理自净

土壤是一个多相的疏松多孔体，进入土壤的难溶性固体污染物可被土壤机械阻留；可溶性污染物可被土壤水分稀释，降低毒性，或被土壤固相表面吸附，但可随水迁移至地表水或地下水；某些污染物可挥发或转化成气态物质通过土壤孔隙迁移到大气环境中。

（二）化学自净

污染物进入土壤后，可发生一系列化学反应，使污染物分解为无毒物质或营养物质。性质稳定的化合物如多氯联苯、稠环芳烃、有机氯农药、塑料和橡胶等难以化学净化；重金属通过化学反应不能降解，只能使其价态发生变化。

（三）生物自净

土壤中存在大量依靠有机物生存的微生物，它们具有氧化分解有机物的巨大能力，是土壤自净作用中较重要的因素之一。各种有机污染物在不同条件下分解的产物多种多样，并最终转化为对生物无毒的物质。

三、土壤污染物的转归

（一）化学农药在土壤中的迁移转化

1. 土壤对农药的吸附 土壤是一个由无机胶体（黏土矿物）、有机胶体（腐殖酸类）以及有机－无机胶体所组成的胶体体系，具有较强的吸附性能。所以，在某种意义上土壤对农药的吸附表现为净化作用。但这种净化作用是有限度的，只是在一定条件下起到缓冲作用，而没有使化学农药得到根本降解。

2. 化学农药在土壤中的挥发、扩散和迁移 土壤中的农药在被土壤固相物质吸附的同时，通过气体挥发和水的淋溶在土壤中扩散迁移，进而导致大气、水和生物的污染。农药在以水为介质进行迁移时，在吸附性能小的砂性土壤中容易移动，而在黏粒含量高或有机质含量多的土壤中则不易移动，大多积累于土壤表层30cm土层内。

3. 农药在土壤中的降解过程

（1）光化学降解：指土壤表面接受太阳辐射和紫外线能量而引起农药的分解作用。这是农药转化和消失的一个主要途径。大部分除草剂、滴滴涕以及某些有机磷农药等都能发生光化学降解作用。

（2）化学降解：主要是水解和氧化作用。这种降解与微生物无关，但受土壤的温度、水分和pH的影响。许多有机磷农药进入土壤后，可进行水解，如马拉硫磷和丁烯磷可进行碱水解，二嗪磷则进行酸水解。

（3）生物降解：土壤中的微生物（包括细菌、霉菌、放线菌等）对有机农药的降解起着重要的作用。土壤微生物对有机农药的生物化学作用主要有脱氯、氧化还原、脱烷基、水解、环裂解等。

（二）重金属元素在土壤中的转化

1. 土壤胶体、腐殖质的吸附和螯合作用 重金属可被土壤吸附而处于不活化状态。土壤腐殖质能大量吸附重金属离子，通过螯合作用使其稳定地滞留于土壤腐殖质中而不易迁移到水和植物中，使其危害减轻。

2. 土壤pH的影响 重金属一般是以氢氧化物、离子和盐类形式存在，土壤pH越低，金属溶解度越高，越容易被植物吸收或迁移。而土壤pH偏碱性时，多数金属离子形成难溶的氢氧化物而沉淀，植物难以吸收。

3. 土壤氧化还原状态的影响 在还原条件下，许多重金属形成不溶性的硫化物被固定于土壤中，减少了植物对金属的吸收。但砷与之不同，在还原状态下的三价砷比五价砷更易被植物吸收，并且毒性增强。

（三）重金属和农药的残留

土壤中的重金属由于化学性质不甚活泼，迁移能力低，此外土壤中有机、无机组分吸附、螯合限制了重金属的移动能力。因此，一旦污染，可长期以不同形式存在于土壤中，也可经植物吸收和富集。农药进入土壤中，水溶性农药可随降水渗透至地下水中，或由地表径流横向迁移、扩散至周围水体。脂溶性农药易被土壤吸附，因移动性差而被作物根系吸收，引起食物链高位生物的慢性危害。污染物在土壤或农作物中的残留情况常用半衰期和残留期表示，前者是指污染物浓度减少50%所需的时间，后者表示污染物浓度减少75%～100%所需的时间。据报道，含有铅、镉、砷、汞等农药的半衰期为10～30年，有机氯农药也需2～4年，有机磷农药为2周到数周。

第三节 土壤污染对健康的影响及土壤环境标准

一、重金属污染的危害

土壤无机污染物中以重金属比较突出，主要是由于重金属不能为土壤微生物所分解，而易于积累，或转化为毒性更大的化合物。有的甚至可通过食物链传递在人体内蓄积，严重危害人体健康。重金属系指密度4.0以上的约60种元素。砷、硒是类金属，但是它的毒性及某些性质与重金属相似，所以将砷、硒列入重金属污染物范围内。环境污染方面所指的重金属主要是指生物毒性显著的汞、镉、铅、铊及类金属砷，还包括具有毒性的重金属锌、铜、钴、镍、锡、钒等污染物。本部分仅就铊污染和铬污染进行介绍。

（一）铊污染

铊是典型的剧毒重金属元素，呈银白色，具有延展性。在空气中很不稳定，室温下易氧化，易溶于水、硝酸和硫酸。在自然界中铊的独立矿物不多，大多以一价形式存在，少数情况下为三价形式存在，在成岩作用过程中，铊元素具备亲石性和亲硫性，是一种高度分散的稀贵金属元素。在已发现的近40种含铊矿物中，主要是硫化物和少量的硒化物。世界范围土壤中铊的含量为0.1～0.8mg/kg，平均约0.2mg/kg。我国34个省（区）、市853个土壤样本的铊背景值为0.29～1.17mg/kg，平均约0.58mg/kg。铊在工业上主要用于制造光电管、合金、低温温度计、颜料、染料、焰火。铊矿的开采带来的污染日趋严重，这些地区植物和水体沉积物中铊含量远高于背景值，成为一种重要的环境污染源，以采矿活动和废渣堆放导致土壤铊含量增加为主要原因。

铊在土壤中的迁移主要是由铊的存在形态和土壤的理化性质决定的。水溶态的铊可直接被植物吸收，容易淋溶进入土壤深层或随溶液迁移至地下水、地表水中。同时，土壤pH是影响铊迁移的主要因素。土壤铊污染造成的环境危害，主要表现在土壤中铊极易被植物吸收，直接进入食物链，从而危害人体健康。植物中铊含量的高低与生长植物土壤中的铊含量有关，也和植物种类有关。铊对土壤微生物毒性很大，可抑制硝化菌的生长而影响土壤的自净能力等。

铊对人体健康的危害主要是由于植物富集或者附着在烟尘上通过消化道、呼吸道、皮肤进入人体，随着血液分布于全身组织所致。一般情况下，铊对成人最小致死量约为12mg/kg。人摄入后2小时，血铊达到最高值，24～48小时血铊浓度明显降低。在人体内以肾中含量最高，其次是肌肉、骨骼、肝、心脏、胃、肠、脾、神经组织、睾丸，皮肤和毛发中也有一定量铊。铊主要通过肾和肠道排出，少量可从乳汁、汗腺、泪液、毛发和唾液排出。但铊的代谢缓慢，在人体内的半衰期为10～30天。铊对人体的危害主要表现为急性铊中毒和慢性铊中毒。急性铊中毒主要发生在皮肤接触或口服铊盐后。环境中铊污染对人体的影响多为慢性危害，主要表现如下。①周围神经损害，早期表现为双下肢麻木、疼痛过敏，很快出现感觉、运动障碍。②视力下降甚至失明，可见视网膜炎、球后视神经炎及视神经萎缩。③毛发脱落。男性还可见性欲丧失、睾丸萎缩、导致精子生成障碍等。铊对睾丸的损伤作用比铊中毒的一些典型症状如脱发和周围神经系统紊乱的出现时间要早，说明雄性生殖系统对铊的早期作用特别敏感。④致畸和致突变性。动物实验结果表明，铊对小鼠有致畸作用，表现为胚胎吸收率增高、胸骨和枕骨缺失。铊还可使大鼠胚胎成纤维细胞DNA断裂，也能引起单链DNA断裂，具有明显的致突变效应。

（二）铬污染

铬广泛存在于自然界，铬的天然来源主要是岩石风化，土壤中含铬水平，因地质条件、土壤性质的不同变化很大，为5～3000mg/kg，平均含铬量约为100mg/kg，由此而来的铬多为三价。土壤铬污染主要来自铬矿和金属冶炼、电镀、制革等工业废水、废气、废渣及含铬工业废水灌溉。铬渣长期堆放引起的土壤污染问题已经成为我国环境保护工作中的突出问题。铬在环境中最常见的价态是三价和六价。

铬对人体与动物的健康影响与铬的价态有很大的关系。三价铬是铬最稳定的氧化态，是人体必需的微量元素，是葡萄糖耐量因子的组成部分，影响糖代谢。六价铬因具有强氧化性和腐蚀性，又有透过生物膜的作用，容易进入细胞内，对人体有很强的毒性作用，其毒性比三价铬毒性大100倍。因此铬的毒性研究主要集中在六价铬化合物。人口服六价铬的化合物致死剂量为1.5～1.6g。进入人体的铬主要蓄积在肺、肝、肾、脾及内分泌腺中，代谢和被清除的速度缓慢。铬80%经肾排泄，小部分由粪便排出，乳汁和毛发也可检出铬。相对于对职业铬暴露人群的健康研究而言，暴露于环境铬污染状况下的一般人群健康研究极为有限。六价铬污染对健康的影响主要表现在致癌作用和对消化系统、呼吸系统、泌尿系统、循环系统及皮肤的影响等方面。

二、农药污染的危害

农药种类繁多，全世界已开发出的农药原药有1200多种，其中常用的有200余种，主要包括有机氯、有机磷、有机砷、有机汞、氨基甲酸酯、菊酯类化合物等几大类。据统计，使用农药可挽回年粮食减产损失的30%，相当于使用农药每年可增加3亿至3.5亿吨的粮食。但是，由于不少农药具有高毒性、高生物活性及其在土壤环境中残留的持久性，农药滥用引发的问题已引起人们的高度关注。农药污染土壤后即使土壤中农药的残留浓度很低，通过食物链和生物浓缩作用可使体内浓度提高数千倍甚至上万倍，而对人体健康造成危害。农药污染对人体造成的危害是多方面的，如急性、慢性中毒和致癌、致畸、致突变作用等。

三、持久性有机污染物的危害

持久性有机污染物（persistent organic pollutants，POP）是指能持久存在于环境中，并可借助大气、水、生物体等环境介质进行远距离迁移，通过食物链富集，对环境和人类健康造成严重危害的天然或人工合成的有机污染物质。

（一）持久性有机污染物的特性

1. 持久性 POP因具有抗光解、抗化学分解和抗生物降解性，能够在水体、底泥和土壤等环境中存在数年、数十年，甚至百年。例如，二噁英类在土壤和沉积物中可存留数十年到百年。

2. 生物蓄积性 POP具有高亲脂性和高疏水性，在机体的脂肪组织中蓄积，可达到相当高的浓度，并通过食物链危害人类健康。

3. 迁移性 POP可通过风和水流向遥远的地区扩散，能从水体或土壤以蒸发形式进入大气环境或附着在大气颗粒物上，通过大气环流远距离迁移，导致全球范围的污染。POP易从温暖地区向寒冷地区迁移，这可以很好解释为什么在远离污染源的北极圈也可检测到POP。

4. 高毒性 POP在低浓度时也会对生物体造成伤害，其中毒性最强的是二噁英类。POP还具有生物放大效应，环境中低浓度的POP可通过食物链逐渐蓄积在人体内达到相当高的浓度而产生严重的危害。

（二）持久性有机污染物对健康的危害

POP除对人体造成急性损伤外，更多地表现为长期、低剂量POP暴露带来的危害，包括对免疫系统、神经系统、内分泌系统、生殖系统的影响及致癌、致畸、致突变作用。

四、生物性污染的危害

土壤生物性污染是指由于病原体和带病的有害生物种群从外界侵入土壤，导致土壤中致病菌、病毒、寄生虫（卵）等病原微生物增多，对人体健康或生态系统产生不良影响的现象。其主要来源是用未经处理的人畜粪便施肥；用生活污水、垃圾渗滤液、含有病原体的医院污水和工业废水作农田灌溉或将其底泥施肥。病畜尸体处理不当等也可污染土壤。土壤生物性污染的致病特点主要表现为散发性，但如果污染水源或造成食源性污染，也可以导致大规模疾病的暴发。

五、土壤卫生标准

土壤卫生标准是指土壤中有害物质的最高容许浓度。

（一）制定土壤卫生标准的原则

1. 不影响人体健康 在该标准的范围内，土壤不致使农作物、水和空气超过各自的卫生标准而影响健康。

2. 不影响土壤自净 制定土壤卫生标准要保证土壤自净过程的正常进行。

（二）土壤卫生标准的研究方法

制定土壤中有害物质卫生标准时，首先应收集该物质的理化性质及其在土壤环境中存在的状态、含量、降解产物和分析方法等资料。

1. 实验研究

（1）有害物质在土壤中稳定性的研究。

（2）有害物质向农作物、地下水和空气中迁移情况的研究。

（3）有害物质对土壤自净过程影响的研究。

（4）卫生毒理学实验研究。

2. 现场流行病学调查研究　首先调查各类型土壤中该化学物质的本底水平，各地区土壤实际污染情况以及迁移、转化和自净规律。然后研究土壤污染与居民的健康状况、生长发育、疾病的发病率、患病率和某些生理、生化、免疫反应指标之间的关系，查明土壤中有害物质对居民健康有轻微影响的浓度和对健康有危害的浓度，为制定土壤卫生标准提供直接依据。

六、土壤环境质量标准

土壤环境质量标准是国家为防止土壤污染、保护生态系统、维护人体健康所制定的土壤中污染物在一定的时间和空间范围内的容许含量值。与环境空气质量标准、地表水环境质量标准等相比，土壤环境质量标准的制定更加复杂。这是由土壤和受体的复杂性所决定的：外源污染物进入土壤并达到一定数量后，通过多种途径对生物、水体、空气和人体等各种受体产生影响。影响因素有两个方面，一是土壤因素，由于受气候、成土母质、地形、生物、时间和人为活动的深刻影响，土壤类型和性质不同，因此同一污染物在不同土壤中的活性也有差异；二是受体因素，土壤中同一污染物对各类受体（植物、微生物、动物、人体以及水体、大气等）的影响是不同的，并且同一受体又有地区的差别。

（一）土壤环境质量标准制定的基本原则

在制定土壤环境质量标准时，通常考虑各种化学物生态毒害性、土壤环境背景值、污染程度、影响化学污染物迁移和暴露的环境因素，从土地利用功能保护和污染土壤修复目的出发，形成以重金属、有机污染物为主要指标，由土壤质量基准与标准、污染起始浓度、污染土壤修复行动值、修复基准与标准构成的土壤质量标准体系。以保护生态系统、人体健康为目标而确定的土壤污染物的临界含量，是制定土壤环境质量标准的基础依据。土壤环境质量标准制定的基本原则如下。

1. 保护陆地生态安全　主要是指土壤自身、植物/农作物、无脊椎动物、野生动物等生态受体以及大气、水等其他环境要素暴露于土壤污染物时不产生有害影响。

2. 保护人体健康　主要指人体长期暴露于土壤污染物时不产生显著的健康风险。

（二）土壤环境质量标准内容

《土地质量地球化学评价规范》（DZ/T 0295—2016）依据影响土地质量的营养有益元素、有毒有害元素及化合物、有机污染物、理化性质等地球化学指标，以及其对土地基本功能的影响程度而进行土地质量地球化学等级评定。土地质量地球化学评价指标以影响土地质量的土壤养分指标、土壤环境指标为主，以大气沉降物环境质量、灌溉水环境质量为辅，综合考虑与土地利用有关的各种因素，以实现土地质量的地球化学评价。依据土壤中砷、镉、汞、铅、铬、镍、铜、锌等有毒有害元素，六六六及滴滴涕等有机污染物的指标含量水平及其土壤环境质量标准而划分出的环境地球化学等级，分为单指标划分出的土壤环境地球化学等级和多指标划分出的土壤环境地球化学综合等级。

（三）制定土壤环境质量标准的基本方法

地球化学法和生态效应法是制定土壤环境质量标准的两种基本技术路线。地球化学法指根据土壤中元素地球化学含量状况、分布特征来进行土壤环境质量标准推断的方法。这种方法制定的标准计算准确，可以充分考虑不同地理区域的实际状况，但与元素的生态学影响联系不够。生态效应法主要包括下列方法：建立土壤－植物（动物）—人的系统模型，应用食品卫生标准来推算土壤中有害物质的最高允许浓度值；以作物产量减少10%的土壤有害物质的浓度作为最高允许浓度；将土壤微生物减少或活性降低到一定限度时土壤中有害物质的浓度作为最高允许浓度；对地表水、地下水不产生次生污染时的土壤有害物质的浓度作为最高允许浓度；根据人体血液中有害物质的浓度不得超过规定而推算出的土壤最高允许浓度值；将上述方法中得出的最低浓度值作为土壤环境质量基准值。

我国依据上述两种技术路线，把土壤环境质量划分为3个等级。其中，第一级标准主要是依据土壤背景值，即地球化学法进行制定的。第二、三级标准主要依据生态效应法制定，所不同的是第二级标准的制定是从全国范围内选用诸多类型土壤中最小的土壤环境基准值作为二级标准，而第三级标准是根据国内某些高污染物含量但尚未发生危害地区土壤（或人工外源污染的试验资料）制定的。

第四节　土壤卫生防护与修复

一、土壤卫生防护措施

（一）粪便无害化处理和利用

粪便无害化处理是控制肠道传染病，增加农业肥料和改良土壤的重要措施。

1. 厕所的卫生要求　厕所是收集和贮存粪便的场所，必须符合以下卫生要求：位置适当：坑式厕所应选土质干燥，坑底应距地下水位2m以上，距分散式供水水源、饮食行业和托幼机构30m以外的地方。粪池要高出地面，防雨雪水流入，应防渗漏，不污染地下水。有防蝇、防蛆、防鼠、防臭、防溢的设施。采光、照明、通风良好，使用方便，便于保洁。具体卫生要求见《公共厕所卫生规范》（GB/T 17217—2021）、《农村公共厕所建设与管理规范》（GB/T 38353—2019）。

2. 粪便的无害化处理和利用　粪便无害化处理方法很多，依据我国发展需要及《粪便无害化卫生要求》（GB 7959—2012），按好氧、厌氧与兼性厌氧发酵、密闭贮存、粪尿分离干式粪便处理和固液分离絮凝－脱水处理方法的类别，分别提出了卫生要求。

（二）城市垃圾无害化处理和利用

按照我国《城市生活垃圾处理及污染防治技术政策》规定，城市生活垃圾（以下简称垃圾），是指在城市日常生活中或者为城市日常生活提供服务的活动中产生的固体废物以及法律、行政法规规定视为城市生活垃圾的固体废物。城市垃圾成分复杂，主要受城市的规模、地理条件、居民生活习惯、生活水平和民用燃料结构等影响，一些发达国家城市垃圾组成和排放有机物含量相对较高。我国城市垃圾中无机物含量高，多为煤渣和土砂等，有机垃圾中以厨房垃圾为主，所以我国城市垃圾热值较低，可燃垃圾含水率较高。统计数据显示，1980年，我国城市生活垃圾无害化处理能力仅为每天2107吨，2009年达到每天35.59万吨，无害化处理率达到71.3%。

1. 城市垃圾的处理方法

（1）垃圾的压缩、粉碎和分选：垃圾收集后进行压缩，以减少容积，便于运输，有机垃圾易腐败，便于处理。粉碎后便于堆肥、燃烧或填埋。通过分选将垃圾成分进一步分开，以便分别处理和利用。

（2）垃圾的卫生填埋：卫生填埋是最常用的垃圾处理方法，也是多数发达国家处理垃圾的一种主要方法。此法安全卫生，成本较低，已回填完毕的场地可以作绿化地、公园、游乐场等。我国不少城市已建起了大型垃圾填埋处理场。填埋法看似成本最低、最易实施，但必须做到卫生填埋，要解决渗漏、压实、覆盖、雨水导流、污水处理、环境绿化、沼气引流等一系列问题。垃圾填埋场应严格遵守《生活垃圾填埋场污染控制标准》（GB 16889—2008）等有关标准的规定。填埋法具有局限性，一是消耗大量土地资源，不少城市很难找到新的填埋场；二是产生大量渗滤液，污染地下水及土壤，垃圾堆放产生的臭气严重影响场地周边的空气质量；三是填埋产生的甲烷气体既是火灾及爆炸隐患，排放到大气中又会产生温室效应。

（3）垃圾的焚烧：焚烧是将垃圾置于高温炉内，使其可燃成分充分氧化的一种方法。垃圾经过焚烧后，体积可以减少80%～90%，是目前世界上经济发达国家广泛采用的一种城市生活垃圾处理技术。2015年，我国设市城市生活垃圾清运量为1.92亿吨，城市生活垃圾无害化处理量为1.80亿吨，其中焚烧处理量为0.61亿吨，占33.9%；卫生填埋处理量为1.15亿吨，占63.9%；其他处理方式占2.2%。无害化处理率达93.7%，比2014年上升1.9%。垃圾焚烧应严格遵守《生活垃圾焚烧污染控制标准》（GB 18485—2014）的有关规定。

2. 城市垃圾的回收利用　城市垃圾是丰富的再生资源的源泉，大约80%的垃圾为潜在的原料资源，可以回收有用成分并作为再生原料加以利用。近年来，世界上许多工业发达国家都大力开展垃圾回收利用的研究工作。

目前，我国城市生活垃圾绝大部分是处于"混合倾倒、混合清运、混合堆放"状态，垃圾的分类回收和利用，基本上处于空白。混合收集是指各种城市生活垃圾不经过任何处理，混杂在一起收集的一种方式。一是增加了垃圾无害化处理的难度，如废电池的混入有可能增加垃圾中的重金属含量；二是降低了垃圾中有用物质的纯度和再利用的价值，如废纸会与湿垃圾粘连在一起，增加后续分拣工作的难度。

国外的垃圾分类方法主要包括二类法，三类法、四类法以及五类法。以美国为例，垃圾分类采取大类粗分与部分居民分类相结合的方式。美国旧金山率先规定人们必须把垃圾分类后分别投入不同颜色的垃圾桶中，绿桶垃圾由垃圾公司免费回收并加工成优质的有机肥料销售；蓝桶垃圾分类后送往加工企业循环利用；黑桶垃圾则被送到垃圾场填埋。根据其性质，分别进行回收再利用、焚烧或堆肥等处理。

（三）有害工业废渣的处理措施

工业废渣产量更大，为城市垃圾的10倍以上，其有害成分约占10%。有害工业废渣种类繁多，危害性质各异。如果处理不当，可污染环境，破坏生态平衡，引起人畜中毒。其处理措施如下。

1. 安全土地填埋　亦称安全化学土地填埋，是一种改进的卫生填埋方法，对场地的建造技术比卫生管理更为严格，如衬里的渗透系数要小于8～10cm/s，渗滤液要加以收集和处理，地表径流要加以控制，要控制和处理产生的气体。此法是一种完全的、最终的处理，最为经济，不受工业废渣种类限制，适于处理大量的工业废渣，填埋后的土地可用作绿化地和停车场等，但场址必须远离居民区。

2. 焚烧法　是高温分解和深度氧化的综合过程。通过焚烧使可燃性的工业废渣氧化分解，达到减少容积，去除毒性，回收能量及副产品的目的。此法适合于有机性工业废渣的处理。对于无机和有机混合的工业废渣，若有机性废渣是有毒有害物质，一般也最好用焚烧法处理，尚可回收无机物。本法能迅速而大量减少可燃性工业废渣的容积，达到杀灭病原菌或解毒的目的，还能提供热能用于供热和发电。要防止固体废物产生的大量酸性气体和未完全燃烧的有机组分及炉渣产生的二次污染。

3. 固化法 是将水泥、塑料、水玻璃、沥青等凝固剂同有害工业废渣加以混合进行固化。我国主要用于处理放射性废物。它能降低废物的渗透性，并将其制成具有高应变能力的最终产品，从而使有害废物变成无害废物。

4. 化学法 是一种利用有害工业废渣的化学性质，通过酸碱中和、氧化还原等方式，将有害工业废渣转化为无害的最终产物。

5. 生物法 许多有害工业废渣可以通过生物降解毒性，解除毒性的废物可以被土壤和水体接纳。目前常用的生物法有活性污泥法、气化池法、氧化塘法等。

6. 有毒工业废渣的回收处理与利用 化学工业生产中排出的许多废渣具有毒性，须经过资源化处理加以回收和利用。例如，砷矿一般与铜、铅、锌、锑、钴、钨、金等有色金属矿共生，用含砷矿废渣可以提取三氧化二砷和回收有色金属；氰盐生产中排出的废渣含有剧毒的氰化物，可以采用高温水解－气化法处理，得到二氧化氮气体等有用的资源。

（四）污水灌溉的卫生防护措施

利用城市污水灌溉农田，既解决了城市部分污水处理问题，又为农业生产提供了水和肥料。污水灌溉农田处理污水的原理是利用土壤的自净能力净化污水，同时供给农田水分和肥料。但是，土壤对有机污染物的自净能力和对毒物的容纳量都是有限的，超过了卫生上容许的限度就会增加健康危害风险，如使肠道传染病和寄生虫病增多、癌症患病率增高等。我国利用城市污水灌溉农田已有悠久的历史，取得了丰富的经验。北京、沈阳、天津、广州、哈尔滨等城市多年的经验表明，卫生防护措施是保证污水灌溉农田成功的关键，必须加强卫生防护措施。

1. 污灌水质达标 农田灌溉用水需达到《农田灌溉水质标准》（GB 5084—2021）的要求后才能灌溉。选择城市污水及与城市污水水质相近的工业废水作为农田灌溉用水水源，尽量避免重金属输入土壤环境和农作物中，有条件的应实行清污混灌。

2. 防止污染水源 污水沟渠和灌田土壤应防渗漏，灌区应距水源地200m以上，防止污染水源。在集中式供水水源地上游1000m至下游100m的沿岸农田不得用污水灌田。特别是距村庄较近的渠段，更应做好防渗处理，避免污染饮用水源。

3. 防止污染农作物 污水中有害物质可通过作物的富集经食物链对人体健康造成危害，因此不是所有作物都能利用污水进行灌溉。调查研究表明，作物株体不同部位对污染物累积程度不一，呈现根、茎、叶、籽粒果实递减的规律。因此食用根、茎、叶的蔬菜和土豆等作物应杜绝污灌，小麦、玉米、谷子、棉花等作物可适量引污灌溉。

4. 设定安全检疫期 污灌田在末次灌溉之后和收获之前要有一定的安全检疫期，时间的长短视不同地区而定。参照国外标准：贫瘠地区（荒漠、半荒漠）不少于8天；亚贫瘠地区（草原、森林草原地带）不少于10天；腐殖土地区（森林草甸地带）不少于14天。每个具体场合的安全检疫期，依据种植的作物及其用途，由当地卫生监督机构规定。

5. 防止污染大气 灌区在居民区的下风侧，距居民区500m以上。防止灌田污水发生厌氧分解和腐败产生恶臭。

6. 防止蚊蝇滋生 灌区要土地平整，无积水、无杂草，防止有机物堆积腐败，以减少蚊蝇滋生。

7. 个人安全防护 必须对污灌田工作人员进行管理规则的安全技术、个人卫生等知识的培训。直接与污灌田操作有关的个人，每年进行一次蠕虫病和带菌状况的检查。

二、污染土壤的修复

（一）污染土壤修复的技术原理

（1）改变污染物在土壤中的存在形态或与土壤的结合方式，降低其在环境中的可迁移性和生物的可利用性。

（2）降低土壤中有害物质的浓度。

（二）污染土壤修复的技术体系

根据工艺原理划分，污染土壤修复的方法可分为物理、化学和生物三种类型，其中物理方法主要包括物理分离法、溶液淋洗法、固化稳定法、冻融法以及电动力法；化学方法主要包括溶剂萃取法、氧化法、还原法以及土壤改良剂投加技术等。作为污染土壤修复技术主体的生物修复方法，可分为微生物修复、植物修复与动物修复三种，其中又以微生物与植物修复应用最为广泛。同物理、化学方法相比，生物修复具有基本保持土壤的理化特性、污染物降解完全、处理成本低与应用广泛诸多优点。

第五节　土壤卫生监督与监测

一、预防性卫生监督

土壤污染的预防要优于治理，应预防和控制新污染的产生。对于未污染土壤要防患于未然。卫生主管部门可在以下几个方面进行防治土壤污染的管理工作。

1. 场址选择的审查　主要审查有可能污染土壤的工程项目，如粪便垃圾处理厂、污水处理厂、垃圾填埋场、废渣堆积场、污水灌田以及其他各种污染土壤的项目和设施。在场址选择时必须有卫生部门参加经过事先审查，符合卫生要求后，才能实施。

2. 土壤污染的预测　对已造成土壤污染的工业企业，可预测工厂今后排放污染物在土壤中蓄积的趋势，以便提出限制其排放量的需求。

3. 验收工作　对一些可造成土壤污染的建设项目和设施建成后，投入使用之前必须经过有卫生部门参加的验收工作，确认是否符合卫生要求，投入使用时是否会造成土壤污染，以及提出改进措施和要求。验收工作是预防性卫生监督工作的重要环节。

二、经常性卫生监督

土壤经常性卫生监督是卫生部门依照国家有关法规，对辖区内废弃物堆放和处理场地及其周围土壤进行经常监督和管理，使之达到卫生标准的要求。对土壤环境进行经常性卫生监督的内容如下。

（1）对居民区内或附近土壤的卫生状况以及垃圾站（堆）、废渣堆、公共厕所等的污染情况，进行定期调查与监督管理。

（2）对废弃物的土地处置（包括土地填埋、土地处理、地面贮池和深井灌注等），其经常性卫生监督的重点在于防止渗出物对地下水和地表水的污染，避免散发出的气态污染物（硫化氢、甲烷、吲哚、甲基吲哚、硫醇等）的危害。因此必须定期对有害成分进行监测分析与监督管理，检查其有效的管理制度和运行记录制度等。

（3）对污水灌田区的土壤、地下水、空气和农作物，定期进行监督监测，了解居民的相关反映，积累有关资料，进行动态分析。防止因污灌造成生态环境破坏和人群健康危害。

三、土壤卫生监测

土壤卫生监测的任务是要查明土壤的卫生状况，阐明其对环境的污染和对居民健康可能产生的影响，为保证生态环境和保障人体健康提出卫生要求和防护措施。对个别复杂问题要做专题调查。

土壤卫生监测的内容包括污染源调查、土壤污染现状调查与监测、土壤污染对居民健康影响的调查。

（一）污染源调查

查清污染来源和特点，要调查污染源的性质、数量、生产过程、净化设施、污染物的排放规律以及影响因素等。要随时掌握各污染源的污染方式、污染范围、生产规模和净化设施的变化情况，还要随时掌握新出现的土壤污染来源，以便弄清污染性质、范围和危害，为治理提供线索，指明方向。

（二）土壤污染现状调查与监测

依据2004年国家环境保护总局颁布的《土壤环境监测技术规范》，根据土壤监测目的，土壤环境监测有4种主要类型：区域土壤环境背景监测、农田土壤环境质量监测、建设项目土壤环境评价监测和土壤污染事故监测。

1. 采样点的选择和采样方法　土壤监测时，采样点的分布应根据污染特点决定。点源污染时应以污染源为中心向周围不同方向布设采样点。面源污染时，则可将整个调查区划分为若干个等面积的方格，每个方格内采一个土样。详细调查时可以$0.025 \sim 0.25km^2$设一个采样点，粗略调查时可以$10km^2$设一个点。采样深度根据调查目的而不同，表层采样可取$0 \sim 20cm$深的土样，用金属采样筒打入土内采样。深层采样深度为$1.0m$，用土钻采样。

2. 土壤环境背景调查监测　当地天然土壤背景资料是评价土壤污染状况的基础。背景调查的主要内容是各种化学元素的背景值和放射性物质背景值的监测。背景调查的采样点选择必须是当地未受污染的天然土壤，并应包括当地各种不同类型的土壤。

3. 化学污染的调查监测　对污染土壤的有毒有害化学物质的调查，不仅要调查监测土壤中化学物质的含量，还要监测当地各种农作物中的含量，以观察该污染物在农作物中的富集情况。例如，氟污染应以茶叶为指示植物，镉污染则以稻米为指示植物等以观察土壤对各种化学污染物的容纳量，估计污染的危害程度。化学污染物在农作物中的残留是土壤污染调查的重要内容。此外，还必须监测化学污染物渗入土壤的深度，迁移到地下水中的浓度和扩散到空气中的浓度等，以估计其对周围环境的污染程度。

4. 生物性污染的调查监测　常用的监测指标有以下几种。①大肠菌值：发现大肠菌的最少土壤克数称为大肠菌值。它是代表人畜粪便污染的主要指标，也是代表肠道传染病危险性的主要指标。②产气荚膜杆菌值：也是代表粪便污染的指标。因为产气荚膜杆菌以芽孢的形态在土壤中的存活时间比大肠菌长。所以，研究它和大肠菌在土壤中数量的消长关系就可以判定土壤受粪便污染的时间长短。例如，土壤中产气荚膜杆菌多而大肠菌相对少，则表明土壤的污染是陈旧性的。反之，则表明是新鲜污染，危害性较大。③蛔虫卵数：它对判定土壤污染有重要意义，因为它可以直接说明土壤在流行病学上是否对人体健康有威胁。根据蛔虫卵在土壤中的不同发育阶段以及活卵所占的百分比来判断土壤的自净程度。例如，大部分蛔虫卵是死卵，表明土壤已达到自净，危险性较小。

（三）土壤污染对居民健康影响的调查

土壤污染对居民健康的影响是间接的、长期的慢性危害。对个体的健康状况的影响往往不明显，需要在大规模的人群中进行流行病学调查。

1. 患病率和死亡率调查　调查污染区和对照区居民与土壤污染有关的各种疾病的患病率和死亡率。也可收集和利用现有的死亡和疾病统计资料，如卫生部门的人口死亡统计、疾病统计、医院病例统计等。将污染区居民与对照区居民的健康状况进行对比分析，以分析土壤污染与居民健康的关系。

2. 居民询问调查　了解居民对土壤污染的主观感觉及对生活条件影响的反映，进行统计分析。

3. 居民健康检查　选择一定数量有代表性的居民进行临床检查，以及对生理、生化和免疫功能等健康状况指标进行检测，以便发现居民健康状况的变化与土壤污染的关系。

4. 有害物质在居民体内蓄积水平的调查　常用人体生物材料监测。应针对污染物质选择敏感指标，一般选用头发、血、尿、乳汁、唾液等，以判定体内蓄积水平和危险程度。

土壤污染对居民健康影响的调查范围应当与土壤污染调查监测的范围一致，同时要选择对照人群进行对比分析。

知识拓展

电子垃圾污染

电子垃圾主要以复合污染为主，特别是电子垃圾拆解场属于多种重金属与有机污染物的复合污染，在当地的土壤、水体及其沉积物、作物中可同时检出多种重金属和有机污染物，并通过大气、水等影响人体健康。已发现高污染风险的毒物包括多溴联苯醚、多氯联苯、二噁英等持久性有机污染物以及铜、铅、镉等重金属。对人群的调查显示，人体血样中重金属和有机污染明显偏高，具有明显的有机-无机复合污染特征。由于处理手段极为原始，只能通过焚烧、破碎、倾倒、浓酸提取贵重金属、废液直接排放等方法处理。有毒物质一旦进入环境，就会严重污染土壤和水源。

本章小结

教学课件

执考知识点总结

本章涉及的2019版及2024版公共卫生执业助理医师资格考试考点对比见表6-1。

表6-1　2019版及2024版公共卫生执业助理医师资格考试考点对比

单元	细目	知识点	2024版	2019版
土壤卫生	土壤污染	概念与污染来源	√	√
	土壤污染对健康的影响	（1）重金属污染对健康的危害	√	√
		（2）农药污染的危害	√	√
		（3）生物性污染的危害	√	√
	土壤卫生防护	（1）粪便的无害化处理	√	√
		（2）垃圾的无害化处理	√	√

拓展练习及参考答案

（李治伟）

第七章　生物地球化学性疾病

学习目标

素质目标： 提升环保意识，认识人类活动对环境的影响，倡导绿色生活方式，减少对环境的污染和破坏。

知识目标： 掌握生物地球化学性疾病的定义、流行特点、影响因素，地方性氟中毒的定义、流行特点、分型、发生机制及预防措施，碘缺乏病的定义、临床表现和预防措施；熟悉地方性砷中毒、地方性硒中毒的流行特征、发生机制和预防措施；了解不同生物地球化学性疾病的诊断方法及治疗措施。

能力目标： 独立分析和解决生物地球化学性疾病相关问题的能力。

案例导入

【案例】

《健康中国行动（2019—2030年）》指出地方病问题仍然不容忽视，地方病重点地区与贫困地区高度重合，全国832个国家级贫困县中，831个县有碘缺乏病，584个县有饮水型氟中毒、饮茶型地氟病、大骨节病、克山病等，因病致贫、返贫现象突出。加大传染病及地方病防治工作力度是维护人民健康的迫切需要，也是健康扶贫的重要举措。行动目标：到2020年持续消除碘缺乏危害；到2022年基本消除燃煤污染型氟砷中毒、大骨节病和克山病危害，有效控制饮水型氟砷中毒、饮茶型地氟病和水源性高碘危害；到2030年保持控制和消除重点地方病，地方病不再成为危害人民健康的重点问题。

【问题】

1. 我国常见的地方病有哪些?
2. 地方病与生物地球化学性疾病的关系是什么?

第一节 概 述

一、定义及诊断依据

1. 定义 由于地壳表面化学元素分布的不均匀性，某些地区的水和/或土壤中某些元素过多或过少，当地居民通过饮水、食物等途径摄入这些元素过多或过少，而引起的某些特异性疾病，称为生物地球化学性疾病。

2. 诊断依据 疾病的发生有明显的地区性。疾病的发生与地质中某种化学元素之间有明显的剂量反应关系。

二、影响生物地球化学性疾病流行的因素

（一）营养条件

在生物地球化学性疾病的流行区，人们生活条件和营养状况的改善，可降低流行强度。早年由于经济落后，居民生活贫困，致使碘缺乏病、地方性氟中毒、克山病和大骨节病发生较严重的流行。随着人民生活水平的提高和营养条件的改善，与缺硒有关的大骨节病和克山病发病率呈明显下降趋势。

（二）生活习惯

在研究氟、砷等病因元素的生物学效应时，应全面考虑经饮水、食物和空气三种介质的总摄入量，以便能更加客观、准确地评价人群外暴露水平。例如，在我国贵州、四川、广西、湖南、湖北和陕西等12个省区的150个县，分布着燃煤污染型地方性氟中毒病区；而四川和贵州也发现燃煤污染所致的砷中毒病例。当地居民有敞开炉灶烤火取暖和烘干粮食及辣椒的习惯，使粮食和辣椒中氟、砷含量增加数十倍乃至数百倍。

（三）多种元素的联合作用

多种病因元素并存对生物地球化学性疾病的流行强度、流行规律及健康效应产生影响，一些地区同时存在两种或两种以上疾病，加重了防治工作的复杂性。例如，在某些山区有地方性氟中毒的流行，同时存在着碘缺乏病；在碘缺乏病流行病区，往往存在着与硒缺乏有关的大骨节病、克山病。这种高氟与低碘、高氟与低硒、高氟与高砷、低碘与低硒并存的地质环境，增加了对人群健康影响的复杂性。研究表明，低硒与低碘之间有一定的协同作用，可使碘缺乏病流行强度加重；在碘（或硒）水平过低的地区，若同时存在有高氟危害，可使人群较早出现氟中毒效应。

三、生物地球化学性疾病的控制措施

（一）组织措施

应建立健全专业防治队伍和信息网络，建立健全县、乡、村三级防治队伍，明确各级人员的职责，

将地方病控制工作落到实处。开展经常性疾病调查监测，准确了解疾病的流行强度、流行规律，为制订有效干预控制措施提供科学依据。

（二）技术措施

1. 限制摄入 对于环境中元素水平过高所致的中毒性疾病，其主要技术措施是减少、控制机体总摄入量。

2. 适量补充 对于环境中元素水平过低所致的缺乏性疾病，其主要措施是适当补充，增加摄入量，从而满足机体生理需要。

第二节 碘缺乏病

碘缺乏病（iodine deficiency disorders，IDD）是指从胚胎发育至成人期由于碘摄入量不足而引起的一系列病症，包括地方性甲状腺肿、地方性克汀病、地方性亚临床克汀病、流产、早产、死产等。

一、碘在自然界中的分布

碘（iodine，I）广泛分布于自然界中，空气、水、土壤、岩石以及动植物体内都含有碘，并以碘化物形式存在。空气含碘极微，水碘含量与碘缺乏病的流行有密切关系，在碘缺乏病区水碘含量多在10μg/L以下。陆产食物中的碘绝大部分为无机碘，不同地区所产蔬菜和粮食的碘含量不同，为10～100μg/kg。在碘缺乏地区碘含量较低，一般在10μg/kg以下。海产品中碘含量较高，可达到100μg/kg以上，特别是海藻类碘含量更高。海藻中碘有一部分是以碘化酪氨酸形式存在的有机碘。碘化物溶于水，可随水迁移。因此，山区水碘低于平原，平原低于沿海。

二、碘在人体内的代谢

碘是人体必需微量元素，主要来源于食物，其余来源于水和空气。人体由食物提供的碘几乎占所需碘的90%以上。碘主要是在胃和小肠被迅速吸收，空腹时1～2小时即可完全吸收。甲状腺是富集碘能力最强的组织，24小时内可富集摄入碘的15%～45%。在碘缺乏地区，其浓集能力更强，可达到80%。正常成人体内含碘量为20～50mg，其中20%存在于甲状腺中。血碘被甲状腺摄取，在甲状腺滤泡上皮细胞内合成甲状腺激素。甲状腺激素中的碘被脱下成为碘离子，再重新被甲状腺摄取作为合成甲状腺激素的原料。碘主要通过肾由尿排出，少部分由粪便排出，极少部分可经乳汁、毛发、皮肤汗腺和肺呼气排出。正常情况下，每日由尿排出50～100μg碘，占排出量的40%～80%。人体通过唾液腺、胃腺分泌及胆汁排泄等从血浆中清除碘，最后从粪便排出，这部分占10%左右。乳汁中含碘量为血浆的20～30倍，一次母体泌乳会丢失较多碘，在20μg以上。通常可用尿碘排出量来估计碘的摄入量。碘的最低生理需要量为每人75μg/d，供给量为生理需要量的2倍，即每人150μg/d。

三、碘的生理作用

碘是人体维持正常生理活动的必需元素，碘的生理作用主要是通过其在甲状腺合成甲状腺素（thyroxine，T_4）和三碘甲状腺原氨酸（triiodothyronine，T_3）来实现的。甲状腺上皮细胞是合成人体甲状腺激素的功能细胞。血液中的甲状腺激素有2%是T_3，98%是T_4。T_4含碘65%，正常情况下T_4可在外周组织中脱去一个碘形成T_3，T_3含碘58%，其发挥生理作用的能力却为T_4的3～5倍，但持续时间较短。T_4的生理作用很可能是通过T_3形式而发挥的。碘的生理作用主要是通过T_4形式而起作用。

甲状腺激素的生理作用包括促进生长发育，维持正常新陈代谢，影响蛋白质、糖和脂类的代谢，调节水和无机盐，维持神经系统正常功能等。

四、碘缺乏病的流行病学

（一）流行特征

1. 病区分布　明显的地区性是本病的主要流行特征。主要流行在山区、丘陵以及远离海洋的内陆，但平原甚至沿海也有散在的病区。过去全世界除冰岛外，各国都有程度不同的流行。亚洲的喜马拉雅山区、拉丁美洲的安第斯山区、非洲的刚果河流域等都是著名的重病区。我国的病区主要分布在东北的大小兴安岭、长白山山脉；华北的燕山山脉、太行山、吕梁山、五台山、大青山一带；西北的秦岭、六盘山、祁连山和天山南北；西南的云贵高原、大小凉山、喜马拉雅山山脉；中南的伏牛山、大别山、武当山、大巴山、桐柏山等；华南的十万大山等地带。这些地带的共同特点是地形倾斜，洪水冲刷严重；有的降雨量集中，水土流失严重，碘元素含量极少。除上述山区外，一些内陆丘陵、平原地带也有不同程度的流行。碘缺乏病病区分布总的规律是山区高于丘陵、丘陵高于平原、平原高于沿海，内陆高于沿海、内陆河的上游高于下游、农业地区高于牧区。

2. 人群分布　在流行区任何年龄的人都可发病。发病年龄一般在青春期，女性早于男性。碘缺乏病流行越严重的地区发病年龄越早。成年人的患病率，女性高于男性，但在严重流行地区，男女患病率差别不明显。从重病区到轻病区男女患病率比可以从1：1到1：8。

3. 时间趋势　采取补碘干预后，可以迅速改变碘缺乏病的流行状况。1995—2005年我国开展的连续5次全国碘缺乏病监测结果显示，儿童地方性甲状腺肿的发病率呈逐年下降趋势。

（二）影响碘缺乏病流行的因素

1. 自然地理因素　环境中碘的水平受地形、气候、土壤、水文、植被等因素的影响，所以碘缺乏病的流行与自然地理因素有着极其密切的关系。容易造成流行的自然地理因素包括远离海洋、山高坡陡、土地贫瘠、植被稀少、降雨集中和水土流失等。

2. 水碘含量　人体需要的碘归根结底来自环境中的土壤和水。土壤中的碘只有溶于水才能被植物吸收，最后通过食物被人体摄入。水碘含量不仅反映了环境中碘的水平，而且反映了人体碘的摄入水平，水碘含量与碘缺乏病的流行有着密切的关系。

3. 协同作用　环境中广泛存在的致甲状腺肿物质，一般情况下含量甚微，不致引起甲状腺肿的流行。但如果在环境严重缺碘的同时致甲状腺肿物质含量也很高，两者就会产生强大的协同作用，是形成重病区的主要原因。

4. 经济状况　现今地方性甲状腺肿主要分布在发展中国家，而且越贫穷的国家流行越严重。同在一个病区内，也是越贫穷的家庭发病越多。病区大多在偏僻的山区和农村，交通不便，经济落后，食用当地自产粮菜。一旦交通条件改善，物质交流频繁，生活水平提高，即使不采取食盐加碘等防治措施，流行情况也会缓解。

5. 营养不良　蛋白质和能量摄入不足以及维生素缺乏，会增强碘缺乏和致甲状腺肿物质的效应，促进地方性甲状腺肿的流行。

（三）病区划分标准

我国制定的《碘缺乏病病区划分》（GB16005—2009）中判定为碘缺乏病病区的指标包括水碘中位数小于10μg/L；8～10岁儿童尿碘中位数小于100μg/L，并且小于50μg/L的样本数量占20%以上；8～10岁儿童甲状腺肿大率大于5%。病区类型划分标准见表7-1。

表7-1 碘缺乏病病区类型划分标准

病区类型	8～10岁儿童尿碘		8～10岁儿童甲状腺肿大率（TGR）/%	地方性克汀病
	中位数（MUI）/μg·L⁻¹	<50μg/L的百分数/%		
轻病区	50≤MUI<100	0	5<TGR<20	无
中等病区	20≤MUI<50	—	20≤TGR<30	无或有
重病区	MUI<20	—	≥30	有

注：当3项指标不一致时，以8～10岁儿童甲状腺肿大率为主。

五、地方性甲状腺肿

地方性甲状腺肿（endemic goiter）是一种主要由于地区性环境缺碘引起的地方病，是碘缺乏病的主要表现形式之一，其主要症状是甲状腺肿大。

（一）发病原因

1. 碘缺乏 是引起本病流行的主要原因。碘含量与地方性甲状腺肿患病率呈负相关。缺碘影响甲状腺激素的合成，使血浆甲状腺激素水平降低，甲状腺发生代偿性肿大。碘的生理需要量成人为100～300μg/d，我国推荐每日碘供给量150μg。妊娠与哺乳妇女及青少年的需要量较一般人为高，推荐每人每天碘摄入量0～3岁为50μg、4～10岁为90μg、11～13岁为120μg、14岁以上为150μg、孕妇和哺乳期妇女为250μg。碘主要来源于食物和水，当碘摄入量低于40μg/d或水中含碘量低于10μg/L时，可能发生地方性甲状腺肿的流行。

2. 致甲状腺肿物质 是指除碘缺乏外，干扰甲状腺激素的合成，引起甲状腺肿大的所有物质。①有机硫化物：如硫氰化物、硫脲类等，主要存在于木薯、杏仁、黄豆、芥菜、卷心菜等食物中。②某些有机物：包括生物类黄酮、酚类、邻苯二甲酸酯和有机氯化合物等。③某些无机物：如水中的钙、氟、镁、锂等以及硝酸盐等。致甲状腺肿物质单独作用者较少见，常与缺碘联合作用而使地方性甲状腺肿和克汀病流行，如刚果的某些病区就是吃木薯和缺碘共同造成的。

3. 其他原因 有报道长期饮用高硬度水、含氟化物或硫化物过高的水以及某些化学物质污染的水可引起地方性甲状腺肿流行。长期摄入过量碘也可引起甲状腺肿，国内在河北及山东沿海地区发现饮用高碘深井水（100～1000μg/L）及腌海带盐（含碘约200μg/kg）引起的甲状腺肿流行。我国高碘性甲状腺肿流行地区分布于115个县，受威胁人口约3000万。某些病区居民膳食中维生素A、维生素C、维生素B₁₂不足可促使甲状腺肿发生。

（二）临床表现

地方性甲状腺肿的临床表现主要为甲状腺肿大。弥漫性肿大的甲状腺表面光滑，有韧性感；若质地较硬，说明缺碘较严重或缺碘时间较长。患者仰头伸颈，可见肿大的甲状腺呈蝴蝶状或马鞍状。早期无明显不适。随着腺体增大，可出现周围组织的压迫症状。气管受压时，出现憋气、呼吸不畅甚至呼吸困难。食管受压造成吞咽困难。声音嘶哑为肿大的甲状腺压迫喉返神经所致。早期出现声音嘶哑、痉挛性咳嗽，晚期可失声。颈交感神经受压使同侧瞳孔扩大，严重者出现霍纳（Horner）综合征（眼球下陷、瞳孔变小、上睑下垂）。上腔静脉受压引起上腔静脉综合征，使单侧面部、头部或上肢水肿。胸廓入口处狭窄可影响头、颈和上肢的静脉回流，造成静脉淤血。甲状腺内出血可造成急性甲状腺肿大，加重阻塞和压迫症状。异位甲状腺（如胸骨后甲状腺）肿可压迫颈内静脉或上腔静脉，造成胸壁静脉怒张或皮肤瘀点及肺不张。

高碘性甲状腺肿可能是由于摄入过多的碘占据过氧化物酶的活性基团，使酪氨酸被氧化的机会减少，以致甲状腺激素的合成受到抑制，促使甲状腺滤泡代偿性增生。长期摄入碘量在0.5mg/d以上，人群中甲状腺肿发病增多。其临床表现与缺碘性甲状腺肿相似，多无自觉症状。触诊可感到腺肿韧性较大，易于触知，一般为生理增大到Ⅰ度范围，个别达Ⅱ度。以青少年为主，女性较男性多见。实验室检查可见血清无机碘、尿碘升高，血清激素（T_2、T_3、TSH）水平在正常范围。甲状腺摄碘率明显降低，24小时值低于15%。主要发生于进食海藻过多的沿海居民或渔民及饮水含碘量在100μg/L以上居民中。控制过量碘摄入，改饮适量碘饮用水后病情即可控制。少数高碘性甲状腺肿患者有促甲状腺激素（TSH）升高，表明有亚临床的甲状腺功能减退。

（三）碘缺乏病的诊断与鉴别诊断

1. 诊断标准　我国现行的地方性甲状腺肿诊断标准包括生活于缺碘地区或高碘地区；甲状腺肿大超过本人拇指末节，并且可以观察到；排除甲状腺功能亢进症、甲状腺炎、甲状腺癌等其他甲状腺疾病。

2. 分型　根据甲状腺肿病理改变情况分为3型。①弥漫型：甲状腺均匀肿大，B超检查不出结节。②结节型：在甲状腺上可查到一个或几个结节。此型多见于成人，特别是妇女和老年人，说明缺碘时间较长。③混合型：在弥漫肿大的甲状腺上可查到一个或几个结节。

3. 分度　国内统一的分度标准如下。①正常：甲状腺看不见，摸不着。②Ⅰ度：头部保持正常位置时，甲状腺容易看到。由超过本人拇指末节大小到相当于1/3拳头大小，特点是看得见。甲状腺不超过本人拇指末节大小，但摸到结节时也算Ⅰ度。③Ⅱ度：由于甲状腺肿大，脖根明显变粗，大于本人1/3个拳头到相当于2/3个拳头，特点是脖根粗。④Ⅲ度：颈部失去正常形状，甲状腺大于本人2/3个拳头，特点是颈变形。⑤Ⅳ度：甲状腺大于本人一个拳头，多带有结节。

4. 鉴别诊断　临床上需要与地方性甲状腺肿进行鉴别的疾病包括单纯性甲状腺肿、甲状腺功能亢进症、亚急性甲状腺炎、慢性淋巴性甲状腺炎、侵袭性纤维性甲状腺炎、甲状腺癌。

六、碘缺乏病的预防措施与治疗原则

（一）预防措施

1. 碘盐　食盐加碘是预防碘缺乏病的首选方法，全民食盐加碘是消除碘缺乏病的最好措施。我国执行因地制宜、分类指导、科学补碘的防治策略。碘盐是把微量碘化物（碘化钾或碘酸钾）与大量的食盐混匀后供食用的盐。WHO推荐碘和盐的比例为1/10万。我国《食品安全国家标准　食用盐碘含量》（GB 26878—2011）规定，在食用盐中加入碘强化剂后，食用盐产品（碘盐）中碘含量的平均水平（以碘元素计）为20～30mg/kg，允许波动范围为平均水平±30%。各省、自治区、直辖市人民政府卫生

行政部门在此范围内，根据当地人群实际碘营养水平，选择适合本地情况的食用盐碘含量平均水平。

2. 碘油　碘油是以植物油为原料加碘化物制成的。碘油分肌内注射和口服两种。1周岁以内的婴儿注射0.5ml（含量237μg），1～45岁注射1.0ml，每3年注射1次，注射后半年至1年随访1次，观察有无甲状腺功能亢进或减退。口服碘油的剂量一般为注射量的1.5倍左右，每2年重复给药一次。尽管碘油是防治碘缺乏病的有效措施，但不能代替碘盐，在没有推广碘盐的病区，应尽早实行碘盐预防。

3. 其他　患者可口服碘化钾，但用药时间长，不易坚持。其他还有碘化面包、碘化饮水，加工的富碘海带、海鱼等。

（二）治疗原则

一般来说，在碘缺乏病区，Ⅰ度、Ⅱ度甲状腺肿只要能坚持补碘，可以逐渐好转而无须治疗。

1. 甲状腺激素疗法　对于补碘后疗效不佳，怀疑有致甲状腺肿物质或高碘性甲状腺肿者可采用激素疗法，以促进肿大腺体恢复。可采用甲状腺片制剂、碘塞罗宁、左甲状腺素钠等治疗。

2. 外科疗法　Ⅲ度以上有结节的甲状腺肿大患者，特别是有压迫症状或怀疑有癌变者可行外科手术，切除肿大的甲状腺组织。

知识拓展

地方性克汀病

地方性克汀病（endemic cretinism）原是指欧洲阿尔卑斯山区常见的一种表现为体格发育落后、痴呆和聋哑的疾病，是在碘缺乏地区出现的一种比较严重的碘缺乏病的表现形式。患者出生后即有不同程度的智力低下，体型矮小，听力障碍，神经运动障碍和甲状腺功能减退，伴有甲状腺肿，可概括为"呆、小、聋、哑、瘫"。

地方性克汀病的发病机制为胚胎期由于缺碘，胎儿的甲状腺激素供应不足，生长发育障碍，特别是中枢神经系统的发育分化障碍。此外，出生后摄碘不足，使甲状腺激素合成不足，引起甲状腺激素缺乏，明显影响身体和骨骼的生长，从而表现出体型矮小、性发育落后、黏液性水肿及其他甲状腺功能减退等症状。

第三节　地方性氟中毒

地方性氟中毒是由于一定地区的环境中氟元素过多，而致生活在该环境中的居民经饮水、食物和空气等途径长期摄入过量氟所引起的以氟骨症和氟斑牙为主要特征的一种慢性全身性疾病，又称地方性氟病。

一、氟在自然界中的分布

氟（fluorine，F）在自然界中分布广泛，其化学性质活泼，常温下能同所有的元素化合，尤其是金属元素，所以氟一般不以游离状态存在，而是以化合物形式存在。氟的成矿能力很强，各种岩石都含有一定量的氟，平均为550mg/kg。地下水中含氟量较地表水高。空气含氟较低，但大气受到较严重的氟污染时，可从空气中吸入较多氟。各种食物都含有不同浓度氟，植物中氟含量与品种、产地土壤及灌溉用水的氟含量有关。瓜果类含氟较低，即使在氟中毒病区，鲜品含氟量多在0.5mg/kg以下。叶类蔬菜氟含量较果实类为高，用高氟水灌溉有时可达较高浓度。粮食含氟量一般高于瓜果类，有些地区含量可以超过1mg/kg。除乳类含氟很低外，动物性食物含氟量往往高于植物性食物，并且与动物生长环境有关。多数情况下海产动物食品高于陆生动物食品。在动物食品中，骨组织及筋腱等部位含氟较高。每千克食盐可含氟数毫克至数十毫克。燃烧高氟煤取暖、做饭和烘烤粮食可引起室内空气和粮食氟的污染。砖茶中氟含量很高，一般在100mg/kg以上。

二、氟在人体内的代谢

人体氟通常主要来源于饮水及食物，少量来源于空气。氟主要经消化道吸收，其次是经呼吸道。皮肤虽可吸收少量的氟，但与消化道和呼吸道相比其量甚微。溶解于水溶液中的氟，包括饮水和饮料中的氟，几乎可以全部被消化道吸收，食物中氟80%左右可被吸收。环境受到燃煤污染时，空气中含有大量氟化物经呼吸道进入体内。

氟吸收后进入血液，在血液中约75%的氟存在于血浆，25%与血细胞结合。血浆中氟约75%与血浆清蛋白结合，游离的氟离子占25%。氟在体内分布于全身各器官组织，主要是硬组织如骨骼和牙齿等分布较多。氟通过尿液、粪便和汗液等途径排出体外，其中以肾排氟的途径最为重要。此外，乳汁、唾液、头发、指甲等也排出微量的氟。

三、氟的生理作用

1. 构成骨骼和牙齿的重要成分　正常人体内含有一定量的氟，主要分布在富含钙、磷的骨骼和牙齿等硬组织中。氟易与硬组织中的羟基磷灰石结合，取代其羟基形成氟磷灰石，后者的形成能提高骨骼和牙齿的机械强度和抗酸能力，增强钙、磷在骨骼和牙齿中的稳定性。此外，适量氟对参与钙磷代谢酶的活性有积极影响，氟缺乏使其活性下降而影响钙、磷代谢，导致骨质疏松。生活在低氟区的居民摄入氟过低可引起骨密度下降、骨质疏松，临床上给以适量氟可收到较好防治效果。对骨折患者，适量氟也有助于骨折愈合。牙齿中含有较高浓度氟，对于增强牙齿机械强度有一定意义。

2. 促进生长发育和生殖功能　在动物实验中，缺氟可使其生长发育减慢，并且使动物的繁殖能力下降，其子代生活能力差，易发生死亡，并且子代的繁殖能力也较低。人类由于从环境中容易得到所需氟，一般不存在严重的缺氟问题。

3. 对神经肌肉的作用　氟能抑制胆碱酯酶活性，从而使乙酰胆碱的分解减慢，乙酰胆碱是神经传导介质，因而提高了神经传导效果。氟抑制腺苷三磷酸酶，使腺苷三磷酸分解减少，有利于提高肌肉对乙酰胆碱的敏感性及肌肉本身的供能效果。

四、地方性氟中毒的流行病学

（一）病区类型和分布

1. 饮水型病区　指由于饮用高氟水而引起氟中毒的病区，是最主要的病区类型。一般以地下水氟含量高为主要特征，受干旱、半干旱气候影响。离子淋溶累积规律导致地势高的山区水氟较低，倾斜平原及平原区水氟逐渐升高，形成平原病区。主要分布在淮河—秦岭—昆仑山—线以北广大北方地区的平原、山前倾斜平原和盆地，如东北平原西部、华北平原、华东平原、中原地区、河西走廊、塔里木盆地、准噶尔盆地，形成东起山东半岛西至新疆南天山山脉的面积辽阔的氟中毒病区。此外，有些地区受含氟矿藏影响形成局部高氟区，如浙江、河南、云南、辽宁、四川等地萤石矿或磷灰石矿。温泉也往往含氟较高，若饮用可引起发病，主要散在分布于北方地区，这些病区一般范围不大。饮水型病区分布最广，其特点是饮水中氟含量高于国家饮用水标准1.0mg/L，最高甚至可达17mg/L。氟中毒患病率与饮水氟含量呈明显正相关。

2. 燃煤污染型病区　指燃用含高氟煤做饭、取暖，敞灶燃煤，炉灶无烟囱，并用煤火烘烤粮食、辣椒等严重污染室内空气和食品，居民吸入污染的空气和摄入污染的食品引起的地方性氟中毒病区，是我国特有的氟中毒类型。主要分布在云、贵、川和长江三峡流域，见于陕西、四川、湖北、贵州、云南、湖南和江西等省。

3. 饮砖茶型病区　指长期饮用含氟过高的砖茶而引起氟中毒的病区类型。饮砖茶型氟中毒是近年来在我国发现的，当地饮水及食物中氟含量不高。饮砖茶型病区主要分布在内蒙古自治区、西藏自治区、四川、青海、甘肃和新疆维吾尔自治区等习惯饮砖茶的少数民族地区。

（二）人群分布

1. 年龄　地方性氟中毒与年龄有密切关系。氟斑牙主要发生在正在生长发育中的恒牙，乳牙一般不发生氟斑牙。恒牙形成后再迁入高氟地区一般不患氟斑牙。而氟骨症发病主要在成人，发生率随着年龄增长而升高且病情严重。

2. 性别　地方性氟中毒的发生一般无明显性别差异。但是，由于生育、授乳等因素的影响，女性的病情往往较重，特别是易发生骨质疏松软化，而男性则以骨质硬化为主。

3. 居住时间　恒牙萌出后迁入者一般不会再发生氟斑牙，但氟骨症发病往往较当地居民更敏感。在病区居住年限越长，氟骨症患病率越高，病情越重。非病区迁入者发病时间一般较病区居民短，迁入重病区者，可在1～2年内发病，并且病情严重，民间有"氟中毒欺侮外来人"的说法。

4. 其他影响因素　地方性氟中毒的发生也受其他因素影响，主要为饮食营养因素。

（三）病区的判定与划分

1. 病区判定

（1）饮水型病区：生活饮用水含氟量大于1.2mg/L，并且当地出生居住的8～12周岁儿童氟斑牙患病率大于30%。

（2）燃煤污染型病区：居民有敞炉敞灶燃煤习惯，并且当地出生居住的8～12周岁儿童氟斑牙患病率大于30%。

（3）饮砖茶型病区：16周岁以上人口日均茶氟摄入量大于3.5mg，并且经X线检查证实有氟骨症患者。

2. 病区程度划分

（1）饮水型和燃煤污染型病区：①轻度病区，当地出生居住的8～12周岁儿童中度及以上氟斑牙患病率≤20%，或经X线检查证实有轻度氟骨症患者但没有中度以上氟骨症患者。②中度病区，当地出生居住的8～12周岁儿童中度及以上氟斑牙患病率＞20%且≤40%，或经X线检查证实有中度及以上氟骨症患者但重度氟骨症患病率≤2%。③重度病区，当地出生居住的8～12周岁儿童中度及以上氟斑牙患病率＞40%，或经X线检查证实重度氟骨症患病率＞2%。

（2）饮砖茶型病区：①轻度病区，经X线检查，36～45周岁人群中没有中度及以上氟骨症发生。②中度病区，经X线检查，36～45周岁人群中中度及以上氟骨症患病率≤10%。③重度病区，经X线检查，36～45周岁人群中中度及以上氟骨症患病率＞10%。

五、地方性氟中毒的临床表现

（一）氟斑牙

1. 釉面光泽度改变 釉面失去光泽，不透明，可见白垩样线条、斑点、斑块，白垩样变化也可布满整个牙面。一经形成，永不消失。

2. 釉面着色 釉面出现不同程度的颜色改变，浅黄、黄褐乃至深褐色或黑色。着色范围可由细小斑点、条纹、斑块直至布满大部釉面。

3. 釉面缺损的程度不一 可表现为釉面细小的凹痕，小的如针尖或鸟啄样，乃至深层釉质较大面积的剥脱。轻者缺损仅限于釉质表层，严重者缺损可发生在所有的牙面，包括邻接面，以致破坏了牙齿整体外形。牙齿发育完成后发病者不产生氟斑牙，可表现为牙磨损。磨损面可有棕色环状色素沉着、牙剥脱、牙龈萎缩、松动、脱落等表现，多发生在较重病区。

（二）氟骨症

1. 症状 氟骨症发病缓慢，患者很难说出发病的具体时间，症状也无特异性。

（1）疼痛：是最常见的自觉症状。疼痛部位可为 1～2 处，也可遍及全身。通常由腰背部开始，逐渐累及四肢大关节一直到足跟。疼痛一般呈持续性，多为酸痛，无游走性，局部也无红、肿、发热现象，活动后可缓解，静止后加重，尤其是早晨起床后常不能立刻活动。受天气变化的影响不明显。重者可出现刺痛或刀割样痛，这时患者往往不敢触碰，甚至不敢大声咳嗽和翻身，患者常保持一定的保护性体位。

（2）神经症状：部分患者除疼痛外，还可因椎孔缩小变窄，使神经根受压或营养障碍，而引起一系列的神经系统症状，如肢体麻木、蚁走感、知觉减退等感觉异常；肌肉松弛，有脱力感，握物无力，下肢支持躯干的力量减弱。

（3）肢体变形：轻者一般无明显体征，病情发展可出现关节功能障碍及肢体变形，表现为脊柱生理弯曲消失，活动范围受限。

（4）其他：不少患者可有头痛、头晕、心悸、乏力、困倦等神经衰弱症候群表现，也可有恶心、食欲缺乏、腹胀、腹泻或便秘等胃肠功能紊乱的症状。

2. 体征 轻症者一般无明显体征，随着病情的发展，可出现关节功能障碍及肢体变形。体征随临床类型和疾病严重程度而异。

（1）硬化型：以骨质硬化为主，表现为广泛性骨质增生，硬化及骨周软组织骨化所致的关节僵硬及运动障碍、脊柱固定、胸廓固定、四肢关节强直。

（2）混合型：在骨质硬化及骨旁软组织骨化的同时，因骨质疏松、软化而引起脊柱及四肢变形。

3. X 线表现

（1）骨结构改变：密度增高主要表现为骨小梁均匀变粗、致密，骨皮质增厚，骨髓腔变窄或消失，尤以腰椎、骨盆明显。密度减低主要表现为骨小梁均匀变细、变小，骨皮质变薄，骨髓腔扩大。多见于脊椎、骨盆和肋骨。混合型则兼有硬化和疏松两种改变，多为脊柱硬化和四肢骨的吸收及囊性变。

（2）骨周改变：主要表现为软组织的钙化，包括韧带、肌腱附着处和骨膜、骨间膜及关节周围软组织的钙化（骨化），有骨棘形成，是本病特征性表现之一。多见于躯干骨和四肢长骨，尤以胫腓骨和尺桡骨骨膜钙化最为明显，对诊断有特殊意义。

（3）关节改变：关节软骨发生退变坏死，关节面增生凸凹不平，关节间隙变窄，关节边缘呈唇样增生，关节囊骨化或有关节游离体，多见于脊椎及髋、膝、肘等大关节。

4. 氟骨症临床分度

（1）轻度：有持续性腰腿痛及其他关节疼痛的症状，而无其他阳性体征者（当地出生者可有氟斑牙），能从事正常体力劳动。

（2）中度：除上述症状加重外，兼有躯干和四肢大关节运动功能受限，劳动能力受到不同程度的影响。

（3）重度：一个或多个大关节屈曲、强直、肌肉挛缩或出现失用性萎缩。脊柱、骨盆关节发生骨性粘连，患者有严重的弯腰驼背，基本无劳动能力或发生残疾。

（三）非骨相氟中毒

地方性氟中毒非骨相损害中以神经系统损害多见，另外有骨骼肌、肾等的损害。

1. 神经系统损害 神经根损害症状常为首发症状，特点是沿受损神经根走行方向的放射性疼痛，咳嗽、打喷嚏、用力排便等可使疼痛加剧，神经根痛区皮肤常可查出痛觉过敏或痛觉减退。脊髓损害症状以截瘫多见，也有呈四肢瘫痪者。感觉障碍症状多由下向上发展，先有双下肢远端麻木、烧灼、刺痛、蚁走感等异常感觉，逐渐上升至病变平面。括约肌功能障碍随病情进展，渐渐出现尿急、尿频、尿失禁、便秘或大便失禁等症状。

2. 骨骼肌损害 地方性氟中毒患者常见手部肌肉或下肢肌肉萎缩，可由神经系统损害引起骨骼肌继发性改变，也可能是氟对骨骼肌直接毒作用的结果，部分是肢体瘫痪引起的失用性萎缩。

3. 肾、肝损害及其他损害 主要表现为肾功能不全，因而肾排氟能力下降，造成机体氟潴留而加重氟中毒。过量氟对大鼠肝产生毒作用，致肝细胞肿胀和空泡样变性，酶活性改变，肝功能异常。地方性氟中毒能引起继发性甲状旁腺功能亢进，对心血管系统也有一定影响。

六、地方性氟中毒的诊断与鉴别诊断

（一）氟斑牙

1. 诊断 出生或幼年在氟中毒病区生活，或幼年时长期摄氟过量者；牙齿釉质出现不同程度的白垩样变，伴不同程度缺损和棕黄、棕黑色色素沉着，排除其他非氟性改变者即可诊断为氟斑牙。

2. 鉴别诊断 需与氟斑牙鉴别的牙齿损伤有非氟斑、釉质发育不全、四环素牙、外源性染色、龋齿。

（二）氟骨症

1. 诊断 生活在高氟地区，并有饮高氟水，食用被氟污染的粮食或吸入被氟污染的空气者；临床表现有氟斑牙（成年后迁入病区者可无氟斑牙），同时伴有骨关节痛，肢体或躯干运动障碍及变形者；骨及骨周软组织具有氟骨症X线表现者。尿氟含量多超过正常值。

2. 氟骨症的X线诊断

（1）诊断标准：①长期生活在氟病区。②凡X线发现骨增多、骨减少或混合（骨转换）以及肌腱、韧带、骨间膜骨化和关节退变继发骨增生变形等X线征象者，均可诊断为地方性氟骨症。

（2）诊断分期

1）Ⅰ期（早轻）：具有下列征象之一者。①沙砾样或颗粒样骨结构、骨斑。②骨小梁变细、稀疏、结构紊乱、模糊，或单纯长骨干骺端硬化带并有前臂、小腿骨周软组织轻微骨化。③桡骨嵴增大、边缘硬化、表面粗糙。④前臂或小腿骨间膜钙化呈幼芽破土征。

2）Ⅱ期（中度）：具有下列征象之一者。①骨小梁结构明显异常，表现为粗密、细密、粗布状骨小梁或骨小梁部分融合。②普遍性骨质疏松并有前臂或小腿骨间膜骨化。③四肢骨干骺端骨小梁结构明显紊乱、模糊，在旋前圆肌附着处骨皮质松化。④前臂、小腿骨间膜或骨盆等肌腱、韧带附着处明显骨化。

3）Ⅲ期（重度）：具有下列征象之一者。①多数骨小梁融合呈象牙质样骨质硬化。②明显的骨质疏松或骨质软化并有前臂或小腿骨间膜骨化。③破毯样骨小梁或棉絮样骨结构、皮质骨松化、密度增高伴骨变形。④多个大关节严重退行性改变、畸形并骨周软组织明显骨化。

3. 鉴别诊断　临床上氟骨症应与以下疾病进行鉴别：类风湿、风湿性关节炎、骨与关节结核、强直性脊椎炎、退行性骨关节病、神经根痛。

七、地方性氟中毒的预防措施与治疗原则

（一）预防措施

1. 饮水型地方性氟中毒

（1）改换水源：病区内如有低氟水源可以利用，应首先改换水源。①打低氟深井水，我国大部分干旱地区浅层地下水氟含量高，而深层地下水氟含量低，适于饮用，符合防病要求。②引入低氟地表水，将病区附近低氟的江、河、湖和泉水等地表水引入病区作为水源。③收集降水，在缺水地区修建小型水库或水窖，蓄积天然降水。

（2）饮水除氟：本法适用于无低氟水源可供利用的病区。采用理化方法降氟，如电渗析、反渗透、活性氧化铝吸附法、铝盐或磷酸盐混凝沉淀法、骨炭吸附法等除氟技术。

2. 燃煤污染地方性氟中毒

（1）改良炉灶：改造落后的燃煤方式，炉灶应有良好的炉体结构并安装排烟设施，将含氟烟尘排出室外。

（2）减少食物氟污染：应防止食物被氟污染，如改变烘烤玉米及辣椒等食物的保存方法，可用自然条件烘干粮食，或用烤烟房、火炕烘干，避免烟气直接接触食物。

（3）不用或少用高氟劣质煤：更换燃料或减少用煤量，最大限度地降低空气中氟含量。

3. 饮砖茶型地方性氟中毒　研制低氟砖茶和降低砖茶中的氟含量，并在有饮砖茶习惯的病区增加其他低氟茶种代替砖茶。

（二）治疗原则

目前尚无针对地方性氟中毒的特效治疗方法。治疗原则主要是减少氟的摄入和吸收，促进氟的排泄，拮抗氟的毒性，增强机体抵抗力及适当的对症处理。

1. 合理调整饮食和推广平衡膳食　加强和改善患者的营养状况，可增强机体的抵抗力，减轻原有病情。提倡蛋白质、钙、镁、维生素丰富的饮食，以使能量摄入足够，特别应重视儿童、妊娠妇女的营养补充。高钙、高蛋白质和高维生素A、维生素C、维生素D的饮食尤为重要。

2. 药物治疗　可用钙剂和维生素D、氢氧化铝凝胶、蛇纹石等治疗。对有神经损伤者宜给予B族维生素、腺苷三磷酸、辅酶A等以改善神经细胞正常代谢，减少氟的毒性作用。

3. 氟斑牙治疗　可采用涂膜覆盖法、药物脱色法（过氧化氢或稀盐酸等）、修复法等治疗。使用防氟牙膏也有一定的疗效。

4. 其他 对因有椎管狭窄而出现脊髓或马尾神经受压的氟骨症患者应进行椎板切除减压。对已发生严重畸形者，可进行矫形手术。氟骨症的对症疗法主要是镇痛，对手足麻木、抽搐等症状可给予镇静药。

第四节 地方性砷中毒

地方性砷中毒是由于长期自饮用水、室内煤烟、食物等环境介质中摄入过量的砷而引起的一种生物地球化学性疾病。临床上以末梢神经炎、皮肤色素代谢异常、掌跖部皮肤角化、肢端缺血坏疽、皮肤癌变为主要表现，是一种伴有多系统、多脏器受损的慢性全身性疾病。

一、砷在自然界中的分布

砷是地壳的构成元素，其丰度为 $1.7 \sim 1.8mg/kg$，在自然界广泛分布于岩石、土壤和水环境中。环境中的砷多以含砷矿石的形式存在，如砷铁矿、雄黄（二硫化二砷）、雌黄（三硫化二砷）等，并多与锌、铜、铅等元素共生于硫化物矿藏之中。因成土母质（岩）的种类不同，致使土壤砷含量差别很大，含有机质较高的页岩所形成的土壤含砷量较高；而含有机质较少的砂岩所形成的土壤含砷量较低。近些年来，随着矿藏的开采、冶炼和煤炭燃烧量的增加，大量的砷以废弃物的形式进入土壤，有可能使土壤砷呈逐步积累趋势。

地表水中砷含量因地理、地质条件不同而差别很大，淡水中砷含量为 $0.01 \sim 0.60mg/L$，海水砷浓度范围为 $0.03 \sim 0.06mg/L$。在地下水被开发利用的过程中，当流经含砷岩层时，大量的砷溶解于水中，致使含砷量升高，如砷矿区附近的地下水含砷量高达 $10mg/L$ 以上。

不同地区的煤炭含砷量不同。我国西南某地煤炭含砷量为 $876.3 \sim 8300.0mg/kg$，个别地区达 $35\,000mg/kg$。当地居民以高砷煤为燃料取暖、做饭、烘烤粮食蔬菜，致使室内空气、玉米、辣椒中砷含量升高。经计算当地居民每人每天平均摄砷量达 $6.788mg$；而经饮水摄入的砷仅占砷摄入总量的 2.28%。人群调查资料表明，煤炭中含砷量与尿砷浓度、发砷含量、砷中毒发病率之间呈正相关。

二、砷在人体内的代谢

（一）砷的吸收途径

1. 呼吸道吸收 室内外空气中的砷大部分是三价砷，并多以颗粒物为载体被吸入肺部。含砷的颗粒物质被吸入呼吸道后主要沉积在肺组织，其沉积率与颗粒物直径大小有密切关系。室内外空气中的砷来自含砷煤炭的燃烧，并多以氧化物的形式向空气中排放，其中三氧化二砷毒性较强。在燃煤污染型地方性砷中毒病区，由于煤中含砷量较高，在没有烟囱的室内敞开燃烧，致使室内空气中砷含量增高，可使居住者自呼吸道吸入过量的砷。

2. 消化道吸收 饮用水、粮食、蔬菜中的砷以三价或五价砷的形式经消化道摄入后，大部分在胃肠道吸收。在消化道内五价砷较三价砷易吸收，无机砷较有机砷易吸收。砷在胃肠道吸收率较高，一般可达 95% 以上。有机砷与无机砷比较，其吸收方式和吸收速度有所差异。无机砷进入胃肠道后，以可溶性砷化物的形式被迅速吸收，而有机砷如一甲基砷、二甲基砷、三甲基砷等，主要通过肠壁的扩散来实现吸收。

3. 皮肤黏膜吸收 有关砷经皮肤黏膜吸收的研究报告尚少，其吸收机制不十分清楚。但是，可以肯定的是，被吸收的砷可以贮存于皮肤角蛋白中。此种现象是否与砷易诱发皮肤癌有关，值得进一步深入研究。

（二）砷的运输、分布与蓄积

砷吸收入血后首先在血液中聚集，其中95%的三氧化二砷、砷酸盐、亚砷酸盐与血红蛋白中的珠蛋白结合，然后被运输至肝、肾、脾、肺、脑、皮肤及骨骼中。从上述砷的分布看，砷化物可以对多个组织器官造成毒性作用。某些有机砷主要分布于肝，并参与机体甲基代谢。研究发现砷在肝的亚细胞组织中分布不均匀，微粒体＞胞液＞溶酶体＞线粒体＞细胞核。

砷在体内有较强的蓄积性，特别是三价砷极易与巯基结合，并于吸收后24小时内分布于富含巯基的组织器官，如肝、肾、脑等实质性脏器。五价砷主要以砷酸盐的形式取代骨组织中磷灰石的磷酸盐，从而蓄积于骨组织中。如前所述，三价砷易与角蛋白结合，故易蓄积于角蛋白含量高的皮肤、指（趾）甲、毛发之中。五价砷被还原为三价砷后，亦可贮存于毛发、皮肤之中。由于砷在毛发中易蓄积潴留，故在研究砷化物所致的健康损害时，毛发砷含量已成为人群早期、敏感的内暴露生物标志。

（三）砷在体内的代谢产物及相关酶的多态性

由于砷代谢相关酶的基因多态性，砷暴露人群的健康效应表现出很大差异。

（四）砷的排泄

砷在生物体内的半衰期较长，故排泄较慢。肾是砷化物排泄的主要器官，尿砷测定亦可灵敏地反映机体砷的内暴露水平。此外，经皮肤、汗腺、唾液腺、泌乳、毛发、指（趾）甲脱落等途径也可排出部分砷。

三、地方性砷中毒的流行病学

（一）病区类型和分布

依据摄入砷的介质不同，地方性砷中毒可分为饮水型和燃煤污染型病区，病区遍及世界各地，呈高度分散的灶状分布。

1. 饮水型病区　指由于饮用水中含砷量较高，造成机体摄入过量的砷，从而导致砷在体内蓄积，使暴露人群表现出砷中毒症状群。全世界约有20多个国家发现有地方性砷中毒病区或高砷区存在，暴露于水砷浓度超过0.05mg/L的人群在5000万以上。北美的加拿大、美国；东欧的匈牙利；以及南亚、东南亚的孟加拉国、印度、尼泊尔、越南、柬埔寨等国家均有饮水型砷中毒病区。

2. 燃煤污染型病区　燃煤污染型地方性砷中毒是我国特有的一种生物地球化学性疾病，病区主要分布于贵州、四川、陕西等省。调查资料显示，贵州省病区主要分布于兴仁、兴义、安龙、织金等县（市）；陕西省病区为氟砷联合污染型，主要分布于秦巴山区。

（二）人群分布

本病多发于农业人口且有一定的家族聚集性，大部分受累家庭有2名或2名以上的患者，有些则全家发病。

在砷暴露人群中，患病者年龄范围很大，从幼儿到高龄老人均有病例报告，患病率有随年龄增长而升高的趋势。随着年龄增长，机体累积砷量增高，故20岁以上居民患病率明显高于20岁以下居民；

40～50岁年龄段是患病的高峰期。在砷外暴露水平较高的地区，可出现相当数量的儿童砷中毒患者，并且主要为中小学生。地方性砷中毒性别间差异不明显，但也有调查资料显示，成年男性患者略高于女性。分析其原因，可能与女性甲基化代谢能力较高、男性吸烟饮酒等不良行为生活方式有关。在成年男性患者中，以重体力劳动者居多，并且病情严重。

（三）病区的判定与划分

1. 饮水型病区　在居民生活环境中，因非工业污染所致饮用水砷含量较高，造成人群发病，可定为饮水型地方性砷中毒病区；凡饮用水砷含量在0.05mg/L以上，即可确定为高砷地区。根据水砷含量和病情，将饮水型地方性砷中毒病区划分为轻病区、中等病区和重病区。

（1）轻病区：饮用水砷含量为0.05～0.20mg/L，临床上可有轻度病例发生，砷中毒患病率小于10%，无中、重度砷中毒病例。

（2）中等病区：饮用水砷含量为0.21～0.50mg/L，临床上有不同程度的砷中毒病例发生，砷中毒患病率为10%～30%，中、重度病例检出率小于5%。

（3）重病区：饮用水砷含量大于0.50mg/L，砷中毒患病率大于30%，中、重度病例检出率大于5%。

病区以自然村（屯）为单位划分，饮用水砷含量以含砷最高的饮用水源计算，饮用水含砷量与患病率不符时，以患病率划分轻、中、重病区。

2. 燃煤污染型病区　凡以砷含量大于100mg/kg的高砷煤为燃料，引起室内空气、食物、饮用水砷含量增高，造成人群砷中毒流行的地区，可定为燃煤污染型地方性砷中毒病区。其病区的划分主要根据高砷煤分布范围和病情作为主要参考指标。

四、地方性砷中毒的临床表现

（一）特异表现

地方性砷中毒早期多表现为末梢神经炎症状，四肢呈对称性、向心性感觉障碍，出现痛温觉减退、麻木、蚁走感等异常。四肢肌肉疼痛、收缩无力，甚至出现抬举、行走困难。患者毛发干枯，易脆断、脱落。

皮肤损害是慢性砷中毒特异体征。早期可出现弥漫性褐色、灰黑色斑点条纹；与此同时部分皮肤出现点状、片状、条纹状色素脱失，呈现白色斑点或片状融合。皮肤色素沉着与色素缺失多同时出现在躯干部位，以腹部（花肚皮）、背部为主，亦可出现在乳晕、眼睑、腋窝等皱褶处。皮肤角化、皲裂以手掌、脚跖部为主。四肢及臀部皮肤角化，可形成角化斑、赘状物。皮肤角化、皲裂处易形成溃疡，合并感染，甚至演变为皮肤癌。

砷化物是一种毛细血管毒物，可作用于血管壁，使之麻痹、通透性增加；亦可损伤小动脉血管内膜，使之变性、坏死、管腔狭窄、血栓形成。此种病变多发生于下肢远端脚趾部位，患者主诉足背、足趾发凉，颜色苍白，足背动脉搏动减弱或消失。由于血液供应减少，致使足趾疼痛明显。早期以间歇性跛行为主要表现，久之足趾皮肤发黑、坏死（"乌脚病"）。失活、坏死、发黑的皮肤可部分自行脱落，或需手术切除。我国传统医学将这种足趾皮肤发黑、坏死、脱落等改变称之为"脱骨疽"。

（二）多系统多脏器损害

1. 砷对肝的损害　地方性砷中毒地区人群调查发现，不明原因的肝大、肝区疼痛、肝功能异常率较高，并且能排除各种肝炎病毒感染及其他理化损伤。个别敏感个体反复发作的肝功能损伤，可发展为肝纤维化、肝硬化。

2. 砷对神经系统的损害 地方性砷中毒患者典型的末梢神经炎症状是其特异性损害指征之一。此外，患者多主诉头痛、头晕、失眠、健忘、多梦、心烦、易怒、多汗、易激惹等自主神经功能紊乱症状，部分患者可表现为短暂性脑缺血发作。

3. 砷对肾的损害 慢性砷暴露可致肾小球肿胀、肾小管空泡变性、炎细胞浸润、肾小管萎缩等改变，严重者可使肾皮质、肾髓质广泛坏死。

4. 砷对心血管系统的损害 长期砷暴露对心血管系统损害明显，可引起高血压、冠状动脉粥样硬化、脑动脉硬化、脑卒中等缺血性疾病，并且病情的轻重与砷暴露剂量及时间有关。

5. 砷的其他毒作用表现 砷暴露可引起红细胞、白细胞（特别是粒细胞）减少，因而使地方性砷中毒患者表现出程度不同的贫血症状。砷具有较强的生殖毒性，可引起人类少精、不育等。

（三）砷的致癌、致畸作用

国际癌症研究机构（IARC）已于1987年将其确定为致癌物。人群流行病学调查资料显示，砷能引起人类的许多脏器癌瘤，以不同方式接触不同形式的砷可诱发皮肤癌、乳腺癌、肾癌、膀胱癌、淋巴肉瘤、血管肉瘤、口腔癌、骨癌、腹膜及生殖系统肿瘤等。

三氧化二砷、砷酸钠、亚砷酸钠等物质具有较强致畸作用。研究发现饮水型地方性砷中毒病区新生儿畸形率明显增高，并且以神经系统畸形为主。

五、地方性砷中毒的预防措施与治疗原则

（一）预防措施

1. 改换水源 在地下水含砷量较高的地区，可改换水源，引来水质清洁的地表水，以供居民饮用和灌溉农田。

2. 饮水除砷 水中的砷多吸附于悬浮物质，故经过沉淀过滤可以除去一部分。自然沉淀除砷效果不佳，可修建混凝沉淀池，并投加明矾、碱式氯化铝、活性氧化铝、硫酸铝、硫酸亚铁、硅酸等混凝剂和助凝剂。可采用家庭自制滤水器、社区小型砂滤池等过滤设施，除去饮水中的砷。在砷中毒流行区的农村，已结合应用沉淀过滤技术，兴建小型集中式供水设施，其除砷效果良好。另外，利用砷化物吸附性强这一特性，在除砷设施中放置骨炭、活性炭等吸附材料，可强化饮用水除砷效果。

3. 限制高砷煤炭的开采使用 我国在燃煤污染型地方性砷中毒病区对高砷煤矿采用封闭、禁采政策，从而减少砷化物向环境中的排放，降低了人群外暴露水平。

4. 改良炉灶以减少室内空气砷污染 在燃煤污染型地方性砷中毒病区，应加强宣传教育，改造敞开式燃烧炉灶，修建烟囱以加强室内通风换气，同时应把粮食、蔬菜等食物贮藏室与厨房分开，以防止含砷煤烟污染食品。

（二）治疗原则

1. 营养支持 在膳食中增加优质蛋白质、多种维生素等营养素，以提高机体抗病能力，可建议居民增加豆制品、乳制品、新鲜蔬菜、水果的摄入比例。

2. 治疗末梢神经炎 选用维生素 B_2、肌苷、腺苷三磷酸、辅酶 A、辅酶 Q 等制剂，以减轻砷对神经系统的损害。

3. 处理皮肤损害 用5%二巯丙醇油膏涂抹，可缓解慢性砷中毒皮肤损害；对于经久不愈的溃疡，或短期内明显增大的赘状物应及时做病理学检查，以便早期确诊、早期处理皮肤恶变组织。

4. 砷的解毒剂 可采用有效的解毒剂二巯基丙磺酸钠，每天肌内注射0.125～0.250g，每3～5天为一疗程，应视尿砷浓度变化决定用药期限。如无巯基解毒剂，也可选用10%硫代硫酸钠，成人每次静脉注射10～20ml，每日1次，3～5天为一疗程，连用3～5个疗程。

本章小结

教学课件

执考知识点总结

本章涉及的2019版及2024版公共卫生执业助理医师资格考试考点对比见表7-2。

表7-2　2019版及2024版公共卫生执业助理医师资格考试考点对比

单元	细目	知识点	2024版	2019版
生物地球化学性疾病	概述	概念、流行特征、预防措施	√	—
	碘缺乏病	流行特征、临床表现、预防措施	√	√
	地方性氟中毒	流行特征、临床表现、预防措施	√	√
	地方性砷中毒	流行特征、临床表现、预防措施	√	√

拓展练习及参考答案

（李治伟）

第八章　环境污染性疾病

学 习 目 标

素质目标：认识到制订环境污染性疾病预防策略的重要性。

知识目标：掌握环境污染性疾病的概念及其特点，慢性甲基汞中毒的发病原因、流行病学及防制原则，慢性镉中毒的发病原因、流行病学及防制原则；宣威肺癌的高发原因、防制对策，军团病的病因、传染源、传播途径、流行方式和分布以及防治措施；熟悉慢性甲基汞中毒的发病机制、病理学改变，临床表现及诊断标准，慢性镉中毒的发病机制、病理学改变、临床表现及诊断标准，宣威肺癌的流行病学特征，军团病的发病机制；了解军团病主要临床类型及临床表现，军团病的诊断。

能力目标：能够运用环境污染性疾病的发病原因、发病机制以及对人群健康危害的知识，做好环境污染性疾病的有效预防的宣教工作。

案例导入

【案例】

2009年5月，湖南浏阳市双桥村一名44岁村民突然死亡，经湖南省相关机构检测，死者体内镉严重超标。一个月后，另一名61岁的村民因呼吸系统病症入院治疗，不久不治身亡，检测其尿镉超出参考值4倍多。经调查，该地区有一家化工企业，主要生产粉状硫酸锌和颗粒状硫酸锌。2004年4月，这家企业未经审批擅自建设一条炼铟生产线。此后不久，厂区周围树林大片枯死，部分村民相继出现全身无力、头晕、胸闷、关节疼痛等症状。相关部门对该企业周边环境的土壤、井水、地表灌溉水进行采样检测，结果表明，厂区周边500m范围内大部分土壤样品镉含量超标，厂区周边500～1200m范围内部分土壤样品镉含量轻度超标。调查认为，该化工企业废渣、废水、粉尘、地表径流、原料产品运输与堆存，以及部分村民使用废旧包装材料和压滤布等，是造成这一区域土壤镉污染的主要原因，引发了该地区人群出现慢性镉中毒患者。随之对污染区的人群进行了全面的身体检查和流行病学调查，对患者进行了积极治疗，并对受害者进行了一定的补偿。相关责任人被移送司法机关。

【问题】

1. 试分析引起慢性镉中毒的主要原因。

2. 从本案例中我们应该吸取哪些经验教训？

核心知识拆解

第一节　概　　述

环境污染已成为严重威胁人类健康的重要外源性病因。各种环境污染因素在一定强度和时间作用下均可对人体产生不同程度的损伤，在受暴露人群中引发急性、慢性以及远期健康危害，严重时导致公害病的发生。例如，物理性环境污染因素的放射性污染可引起放射性损伤、皮炎、皮肤癌、白血病、再生障碍性贫血等疾病；噪声污染可引起听觉疲劳、噪声性听力损失或噪声性耳聋，也是导致老年性耳聋的一个重要因素；无线通信、电视广播等产生的电磁辐射可引起神经衰弱综合征、白内障、男性睾丸功能受损等。生物性环境污染因素的军团菌等病原微生物在一定条件下可以导致军团病等的流行；而花粉、真菌孢子、尘螨、昆虫鳞片、皮屑等污染可引发变应性鼻炎、哮喘等疾病。但在诸多环境污染因素中，化学性环境污染对人群健康的危害尤为突出，如日本水俣病、痛痛病以及我国云南宣威地区燃煤型室内空气污染导致的肺癌等。

凡能污染环境，使环境质量恶化，而直接或间接使人患病的环境污染因素，统称为环境污染性致病因素（environmental pollution-related pathogenic factor），由此在暴露人群中引发的疾病称为环境污染性疾病（environmental pollution-related disease）。环境污染性疾病多具有以下特点：①环境污染区域内的人群不分年龄、性别都可能发病。②发病者均出现与暴露污染物相关的相同症状和体征。③除急性危害外，大多具有低浓度长期暴露、陆续发病的特点。④往往缺乏健康危害的早期诊断指标。⑤预防的关键在于消除环境污染性致病因素、加强对易感人群和亚临床阶段人群的保护。

环境致病因素存在多暴露途径的复杂性，目前还难以进行准确的综合暴露评价和效应预测。本章将选择在环境与健康领域中具有代表性的环境污染性疾病进行阐述。

第二节　慢性甲基汞中毒

慢性甲基汞中毒（chronic methyl-mercury poisoning）是人群长期暴露于被汞（甲基汞）污染的环境，主要是水体汞（甲基汞）污染和由此导致的鱼贝类等食物甲基汞污染，造成摄入者体内甲基汞蓄积并超过一定阈值所引起的以中枢神经系统损伤为主要中毒表现的环境污染性疾病。

一、甲基汞污染来源

汞在环境中广泛存在，主要以金属汞、无机汞和有机汞三种形态存在，无机汞无论呈何种形态，都会直接或间接地在微生物的作用下转化为有机汞，主要包括甲基汞、二甲基汞、苯基汞、甲氧基乙基汞等。大气、水、土壤等环境介质中都可能含有汞，土壤中汞的含量为0.03～0.30mg/kg；河水、湖水以及内陆地下水的汞含量一般不超过0.1μg/L，雨水中汞的平均含量为0.2ng/m³，泉水中可达80μg/L。

汞的人为来源主要包括化石燃料的燃烧、城市及医疗废弃物焚烧、钢铁冶炼、有色金属冶炼、水泥生产过程、氯碱工业、化工、仪表、电子、颜料等工业企业排出的废水及含汞农药的使用是水体汞污染的主要来源。我国生态环境部要求对14个涉汞行业进行监督管理。

二、慢性甲基汞中毒的发病原因与机制

（一）发病原因

水体汞污染是引起慢性甲基汞中毒的重要原因。甲基汞易于被水生生物吸收，并通过食物链在水生生物体内富集浓缩，这种生物放大作用可使鱼、贝等水生生物体内甲基汞富集百万倍以上。水中胶体颗粒、悬浮物、泥土细粒、浮游生物等能吸附汞，并通过重力沉降进入底泥，底泥中的汞在微生物的作用下可转变为甲基汞或二甲基汞，甲基汞能溶于水，又可从底泥返回水中。因此，无论汞或甲基汞污染的水体均可造成潜在危害。

（二）发病机制

甲基汞主要经消化道摄入，具有脂溶性、原形蓄积和高神经毒等特性。甲基汞进入胃内与胃酸作用，生成氯化甲基汞，95%～100%可经肠道吸收进入血液，在红细胞内与血红蛋白中的巯基结合，随血液分布到脑、肝、肾和其他组织。在脑中的浓度约为血液浓度的6倍，其次为肝、肠壁、心、肺、呼吸道黏膜和皮肤。睾丸、甲状腺、头发及指甲等也有一定含量。甲基汞能通过血脑屏障，进入脑细胞；还能透过胎盘，进入胎儿脑中。脑细胞富含类脂质，而脂溶性的甲基汞对类脂质具有很高的亲和力，所以很容易蓄积在脑细胞内。对成人，甲基汞主要侵害大脑皮质的运动区、感觉区和视觉听觉区，有时也会侵害小脑。对胎儿脑的侵害，几乎遍及全脑。

甲基汞分子结构中的C—Hg键结合得很牢固，不易破坏，在细胞中呈原形蓄积，以整个分子损害脑细胞，而且随着时间的延长，损害日益加重。对胎儿的脑损伤发生在胎儿早期，病理检查可见小脑颗粒细胞萎缩、弥漫性髓质发育不良、胼胝体和锥体束发育不良等典型甲基汞中毒病变。甲基汞中毒动物模型研究发现局灶性小脑发育不良，包括颗粒细胞和浦肯野细胞异位；脑干、边缘系统包括海马和杏仁核神经元出现退行性病变，海马和杏仁核神经元数量明显减少，而齿状回的神经元数目增多；神经节内可见散在大型神经元被吞噬细胞浸润，神经元胞质内线粒体变性；神经远端轴索变性及髓鞘崩解，大量吞噬细胞浸润，病变逐渐加重，有向心性发展的特点。在慢性甲基汞中毒的病程中，各种损害的表现均呈现进行性和不可恢复性。

近年来对甲基汞健康危害的分子机制研究结果显示：①甲基汞可以抑制β-微管蛋白，进而干扰神经元内部的结构以及生化反应的动态平衡；明显破坏线粒体的结构和功能；干扰神经递质的释放。②脂质过氧化作用也是甲基汞中毒时诱发脑神经细胞损伤的原因之一。甲基汞在体内代谢转化过程中产生自由基，可造成DNA链断裂、碱基与核糖氧化、碱基缺失以及蛋白质交联等多种类型的损伤，在蛋白质、核酸等生物大分子的局部引起自由基反应，造成结构的破坏。甲基汞可使脑中脂质过氧化物（lipid hydroperoxide，LPO）的含量增加。甲基汞一方面与谷胱甘肽（glutathione，GSH）等抗氧化物结合，降低机体消除自由基的能力；另一方面又可产生自由基，导致体内LPO含量增高，最终导致细胞死亡。③体内金属硫蛋白（metallothionein，MT）是一种低分子量、富含巯基且能与重金属结合的蛋白质，与二价汞有极大的亲和力。在培养的神经元中加入汞，神经元的MT-Ⅲ mRNA表达下降了30%～60%。MT-Ⅲ mRNA表达降低会导致汞易于进入脑组织，进而产生神经毒作用。④甲基汞能特异性抑制星形胶质细胞对谷氨酸盐的摄取，干扰星形胶质细胞胶质原纤维酸性蛋白的合成，从而改变细胞的结构。⑤体外细胞培养及动物实验均证明甲基汞可诱导神经细胞中细胞凋亡相关基因的异常过量表达，从而可导致细胞凋亡。过度脑细胞凋亡可能与甲基汞诱发脑部畸形有关。⑥甲基汞可使脑神经细胞内游离钙离子水平显著升高，引起神经细胞钙稳态失调，导致神经细胞损伤，甚至

死亡。

三、慢性甲基汞中毒的流行病学

（一）地区分布

在慢性甲基汞中毒流行地区通常存在汞和甲基汞的污染源。使用和生产汞或汞化合物的企业排出的废气、废水、废渣造成区域性汞污染（主要是水体汞污染）后，汞经微生物转化成为毒性较大的甲基汞，甲基汞则通过食物链不断富集，最终造成区域性人群慢性甲基汞中毒的发生。

日本水俣湾地区是最早出现慢性甲基汞中毒病例的地区。日本水俣病发病范围涉及遭受甲基汞废水污染的多个地区，包括熊本水俣湾地区，新潟阿贺野河地区，以及天草岛御所浦市等，受害人数多达1万余人。

20世纪60年代，我国第二松花江和松花江出现汞和甲基汞污染。松花江上游的醋酸和乙醛制造厂等化工企业是主要污染源，其中含汞废水排放最严重的工厂年排汞量达20～25吨。20世纪70年代是松花江水系汞污染高峰时期，江水中的汞含量高达5.6μg/L，底泥中的汞含量为89.8mg/kg，鱼体中的汞含量为0.922mg/kg，沿岸渔民头发中的汞含量平均值为13.5mg/kg。在1982年汞污染源被切断前，已有大约5.4吨甲基汞和150余吨汞被排入江中。在污染源被切断后，仍有大量的汞沉积在江底淤泥中，这部分汞通过向环境中释放成为松花江汞污染的主要来源。20世纪80年代对沿江渔民健康状况连续10年的调查结果显示，部分渔民体内已有相当量的甲基汞蓄积，达到了水俣病患者的低限水平，出现了周围型感觉障碍、向心性视野缩小、听力下降、神经性耳聋等慢性甲基汞中毒的典型体征，并发现了慢性甲基汞中毒的患者。

湘江也是我国重金属污染较为严重的水体，"九五""十五"期间汞的年均排入量达到1.85吨/年。经过治理，汞污染得到初步控制，污染程度大大减小，2005年湘江汞排入量已降为1.17吨/年。2011年，国务院批准了《湘江流域重金属污染治理实施方案》，计划投资近600亿元，用5～10年的时间基本解决湘江流域重金属污染问题。虽然湘江沿江地区人群中迄今还未出现慢性甲基汞中毒的流行，但沉积在江底淤泥中的大量的汞对水环境和人群健康的潜在危害仍然值得高度警惕，定期对此类污染区人群进行健康监测十分必要。

近年来，在我国的广东、浙江等地，电子废弃物回收处理工厂采用简单的手工拆卸、露天焚烧或直接酸洗等粗放的处理技术，汞在焚烧、酸洗等过程释放出来，而回收处理残余物则被随意丢弃到田地、河流之中，又导致田地、水体污染。由此，因专业指导缺失、技术不规范而导致的环境污染难以估量。2014年资料显示，我国电子废弃物的产量已超过600万吨，目前正以每年5%～10%的速度增长，电子废弃物回收行业地区环境汞污染特征及相关人群健康风险值得关注。

（二）年龄、性别与发病的关系

污染区各年龄的人均可发病，症状取决于甲基汞的摄入量。发病与性别关系不大，但已有资料提示孕妇和哺乳母亲可能是高危险人群。由于甲基汞易通过胎盘屏障，而且胎儿对甲基汞的敏感性更强，在慢性甲基汞中毒流行的日本水俣湾地区，先天性水俣病的发病率很高，甚至达到100%。

（三）汞摄入量与发病的关系

WHO/FAO食品添加剂联合专家委员会提出人体总汞每周耐受摄入量为5μg/kg体重，其中甲基汞不超过3.3μg/kg体重。关于甲基汞的每日安全摄入量目前尚无统一规定，一些国家提出人体摄入的甲基汞量不得超过0.5μg/kg（日本）、0.43μg/kg（瑞典）和0.1μg/kg（美国）。

人群流行病学调查发现，随着母亲发汞含量的增加，胎儿神经系统损害的程度也明显加重。患者的症状与甲基汞体内积蓄量密切相关，某些症状与体内甲基汞蓄积量的关系分别为：使人知觉异常约为25mg、步行障碍约为55mg、发音障碍约为90mg、200mg以上可导致死亡。据估算引发成人（体重60kg）水俣病最低需汞量为25mg或发汞含量为50μg/g。

知识拓展

水俣病

水俣病是慢性甲基汞中毒的典型案例。因最早发现在日本熊本县水俣湾附近渔村而得名。1968年被日本政府认定为公害病。

日本熊本县水俣湾地区1925年建立的水俣氮肥公司，在生产过程中一直将没有经过任何处理的含汞废水排放到水俣湾中，造成了该地区严重的汞污染。1950年后，该地区在出现大量患病的猫死亡之后，居民中相继出现以走路不稳、言语不清、肢端麻木、狂躁不安等症状为主的患者。1956年，熊本大学医学院组成了水俣病研究组，从环境流行病学、临床医学、病理检查、动物实验等方面开展联合研究，证明了水俣病的发生是由于氮肥公司排出的含甲基汞废水所致。1965年水俣病在日本新潟县阿贺野河下游地区再次暴发流行。直到1968年日本政府才正式确认：熊本水俣病是水俣氮肥公司乙酸乙醛装置内生成甲基汞化合物排放到水俣湾所致的公害病，新潟水俣病是昭电鹿濑化工厂乙醛制造过程中产生的副产物甲基汞化合物排放到阿贺野河所致的公害病。已知受害人数多达12 000余人，其中2955人被确认为水俣病患者，2009人已经病故。

四、慢性甲基汞中毒的临床表现及诊断标准

（一）临床表现

长期摄入小剂量甲基汞会引起慢性甲基汞中毒，症状的轻重与甲基汞摄入量和持续作用时间呈剂量-反应关系。

慢性甲基汞中毒的主要靶器官是中枢神经系统，最突出的症状是神经精神症状，早期表现为神经衰弱综合征。少数严重者，症状可持续发展加重，表现为精神障碍。严重者可出现神志障碍、谵妄、昏迷、锥体外系受损等。小脑受损时可出现笨拙跟跄步态、书写困难等共济失调现象。颅神经受损出现向心性视野缩小、听力减退等。亦可表现消化道刺激症状、肾损害及心、肝受损害等。重症患者可出现肢端感觉麻木、向心性视野缩小、共济运动失调、语言和听力障碍等典型症状，称之为亨-拉综合征（Hunter-Russel综合征）。

先天性水俣病（congenital minamata disease）又称胎儿性水俣病，是由于母亲在妊娠期摄入的甲基汞通过胎盘侵入胎儿脑组织所致的中枢神经系统障碍性疾病。大都在婴儿出生3个月后开始出现各种症状，患儿症状较成人甲基汞中毒者更为严重。主要出现咀嚼、运动、言语和智力发育障碍等一系列症状，如出现原始反射、精神迟钝、斜视、咀嚼吞咽困难、肌肉萎缩、癫痫大发作、动作协调障碍、语言困难、阵发性抽搐和呆笑等；患儿随着年龄的增长，可出现明显的智力低下、发育不良和四肢变形等。先天性水俣病患儿病史的共同点是患儿母亲在妊娠期间都食用过受甲基汞污染的鱼贝类，其中个

别人有轻度手足麻木感。患儿家庭中多有家属患有水俣病。患儿发汞检测值高于母亲20%～30%，脐带血汞含量高于正常儿。通常母亲乳汁中甲基汞含量也高，表明先天性水俣病患儿在母乳喂养过程中，可再加重甲基汞的影响。

（二）诊断标准

临床诊断可参照《水体污染慢性甲基汞中毒诊断标准及处理原则》（GB/T 6989—1986）。根据水体汞污染水平、食用被汞污染食物的病史、体内汞蓄积状况以及临床表现和检验结果，进行综合分析，排除其他疾病，方可诊断。头发中总汞值超过10μg/g，其中甲基汞值超过5μg/g者，即可认为有甲基汞吸收。

（1）在明确存在汞吸收的基础上，出现下列三项体征中的1～2项阳性体征者，被列为观察对象：①四肢周围型（手套、袜套型）感觉减退。②向心性视野缩小15～30度。③高频部感音神经性听力减退11～30dB（A）。

（2）在汞吸收的基础上，具有下列三项体征者，可诊断为慢性甲基汞中毒：①四肢周围型（手套、袜套型）感觉减退。②向心性视野缩小15～30度，或有颞侧月牙状缺损到30度者。③高频部感音神经性听力减退11～30dB（A）。当具有上述三项体征，但发汞低于10μg/g以下时，可做驱汞试验，驱汞后尿中总汞值超过20μg/L，其中甲基汞超过10μg/L者，可予以诊断。

实际中还要特别注意体内甲基汞负荷量相当高，但症状不明显或较轻的病例，以防漏诊。

五、慢性甲基汞中毒的防治原则

1. 消除污染源 汞及甲基汞一旦进入水体，单靠水体自净是难以消除的。因此，改革生产工艺，实现不向环境排放汞及其化合物是预防慢性甲基汞中毒的根本措施。我国《污水综合排放标准》（GB 8978—1996）中规定总汞的最高允许排放浓度为0.05mg/L，烷基汞不得检出。

近年来，国际社会为限制汞排放与使用作出了积极努力。2013年1月19日，联合国环境规划署通过了旨在全球范围内控制和减少汞排放的国际公约《关于汞的水俣公约》，就具体限排范围作出详细规定，开出了有关限制汞排放的清单，以减少汞对环境和人类健康造成的损害。2013年10月10日，中国签署《关于汞的水俣公约》，极大推进了我国对涉汞行业的监督管理。

2. 加强环境与人群健康监测 加强对水体中汞含量的动态监测，掌握汞污染水体水质、底泥及鱼等水生生物体内汞含量的变化；对汞污染区居住人群加强健康检查并建立健康档案。通过监测掌握汞在水体中的动态变化和在生物体内的蓄积情况，以便能够及时采取措施，控制污染，保护污染地区人群健康安全。

3. 控制甲基汞的摄入 在已知受甲基汞污染的地区，应根据污染的程度，限制捕捞或禁止食用鱼、贝等水生生物。WHO规定鱼体内汞含量应低于0.4mg/kg。

4. 保护临床前期人群 对已有一定量甲基汞蓄积的慢性甲基汞中毒临床前期人群可应用二巯基丁二酸等药物进行驱汞治疗，控制病程发展。同时积极改善一般情况，防止神经、心脏、肾等的受损。

5. 提高国民环保意识 发挥健康教育活动对增强国民环保意识的重要作用，积极宣传《中华人民共和国水污染防治法》和《中华人民共和国环境保护法》，使汞污染企业的排放与危害情况能够得到及时监督与控制。

┌───
知识拓展

汞污染监管与生态环境风险防控技术

目前国际生态环境科技发展趋势向污染物全过程协同治理方向转变，突出解决复杂生态环境的系统问题。快速有效的生态环境监测、多污染物多行业全过程控制、资源循环利用以及经济高效的环境友好型技术开发成为生态环境科技创新的重点。

《"十四五"生态环境领域科技创新专项规划》提出：开发汞化合物在线监测、多维溯源和动态监管技术，开展汞废物阈值及生态环境风险评估方法研究；研发汞污染生态环境风险评估方法和履约成效评估模型；研发管控产品、工艺和排放源的替代、减排技术及废物/污染场地无害化处理技术；建立我国汞物质流向图并提出汞公约履约策略。
└───

第三节　慢性镉中毒

慢性镉中毒（chronic cadmium poisoning）是人群长期暴露于受镉污染的环境，主要是水体与土壤镉污染和由此导致的稻米与鱼贝类食物镉含量增高，造成摄入者体内镉蓄积并超过一定阈值所引起的以肾和骨骼损伤为主要中毒表现的环境污染性疾病。日本痛痛病就是典型的慢性镉中毒。

一、镉污染来源

镉在自然界中多以化合态存在，大气中含镉量一般不超过$0.003\mu g/m^3$，水中不超过$10\mu g/L$，而土壤中不超过$0.5mg/kg$。镉在工业上用途广泛，主要用于电镀、颜料、塑料稳定剂、合金、电池、陶瓷制造等，这些用途共占镉总消耗量的90%。此外，镉还可用于生产电视显像管磷光体、高尔夫球场杀真菌剂、核反应堆的慢化剂和防护层、橡胶硫化剂的生产等。全球每年向环境中排放4000～13 000吨镉，我国每年随工业企业排出的废气、废水、废渣有600余吨镉排入环境，造成严重的环境污染。一般来说，大气中的镉主要来自有色金属的冶炼、煅烧，矿石的烧结，含镉废弃物的处理等。水体的镉污染主要来自工业废水，矿石冶炼也可排出含镉量较高的废水，每升废水含镉量可达数十至数百微克。土壤镉污染的主要来源是含镉废水灌溉农田。在镉污染区，大气中镉含量可超过$1\mu g/m^3$，地表水的含量高达$3.2mg/L$，土壤中含量高达$50mg/kg$。环境受到镉污染后，镉不仅在环境中蓄积，而且可在生物体内及农作物中富集。

由于工业污染，日本曾发生过严重的土壤镉污染。日本环境厅1971年调查了35个地区的117个含镉地区的农田土壤，土壤含镉平均值最高为$15.26mg/kg$。日本痛痛病发病地区富山县神通川流域水体中的镉超过$100\mu g/L$，土壤中的镉最高超过$50mg/kg$，大米中的镉含量超过$0.68mg/kg$。我国约有$130km^2$耕地受到镉污染，涉及11个省市的25个地区。这些地区环境镉污染除了矿冶资源的私挖乱采，或含镉工业废水的无组织排放外，主要来源于农田的污水灌溉。土壤镉污染导致了上述地区的水稻、蔬菜等农作物含镉量严重超标，部分地区已经发展到产出"镉米"的程度，每年生产的"镉米"多达数亿千克。有的镉污染地区已出现了镉污染所致慢性镉中毒的病例，甚至出现了疑似"痛痛病"的患者。例如，沈阳张士污灌区用污水灌溉20多年后，被污染的耕地已超过$25km^2$，稻田含镉5～7mg/kg，稻米的镉含量高达0.4～1.0mg/kg，已达到或超过诱发痛痛病的平均镉含量。兰州市白银灌区东大沟流域土壤中的镉含量已达到日本富山县神通川流域的水平。江西省大余县污灌引起的镉污染面积达55km^2，并形成了6.7km^{2}的"镉米"生产区。研究表明，当稻米中的镉含量达0.4mg/kg时，不宜长期食用；超过1.0mg/kg时应禁止食用。

另外，吸烟对人体镉摄入也具有重要意义。每吸烟20支就会摄入镉15μg。侧流烟气中的镉含量比主流烟气中的高，因此被动吸烟者可能处在浓度更高的含镉烟气中，对暴露人群具有潜在危害。

二、慢性镉中毒的发病原因与机制

（一）发病原因

长期摄入过量的镉是造成慢性镉中毒的主要原因。国际癌症研究机构已将镉列为Ⅰ类致癌物，WHO确定镉为优先研究的食品污染物，联合国环境规划署提出12种具有全球性意义的危险化学物质，镉被列为首位。镉也被美国毒物管理委员会列为第6位危及人体健康的有毒物质。

镉不是人体所必需的元素。镉主要通过食物、水、空气、吸烟等途径经由消化道和呼吸道进入人体。通过消化道摄入镉的吸收率约为5%，通过呼吸道吸入镉的吸收率高达20%～40%。成人每天从食物中摄入20～50μg的镉。镉在人体中的生物半衰期长达10～25年，可在体内不断累积。新生儿体内含镉约1μg。在从事无镉职业暴露的情况下，70kg体重、50岁男性的镉蓄积量约为30mg，是新生儿的3万倍。

（二）发病机制

经消化道摄入是机体摄取镉的主要途径。吸收的镉进入血液后，部分与血红蛋白结合，部分与低分子硫蛋白结合，形成镉硫蛋白，通过血液循环到达全身，并有选择性地蓄积于肾、肝中。肾可蓄积吸收量的1/3，是镉中毒的重要靶器官。此外，在脾、胰、甲状腺、睾丸和毛发也有一定的蓄积。镉的排泄途径主要通过粪便，也有少量从尿中排出。在正常人的血中，镉含量很低，接触镉后会增高，但停止接触后可得以恢复。镉与含羟基、氨基、巯基的蛋白质分子结合，能使许多酶系统受到抑制，从而影响肝、肾器官中酶系统的正常功能。镉还能干扰铁代谢，使肠道对铁的吸收减少，破坏红细胞，从而引起贫血症。

镉损伤肾小管后，使人出现糖尿、蛋白尿和氨基酸尿等症状，并使尿钙和尿酸的排出量增加。肾功能不全又会影响维生素D$_3$的活性，使骨骼的生长代谢受阻碍，从而造成骨骼疏松、萎缩、变形等。病理检验可见肾小管出现退行性变，管腔扩大或呈慢性间质性改变，电子显微镜可见近端肾小管和部分远端肾小管上皮细胞发生改变，线粒体肿胀，核浓缩，线粒体内颗粒增加，细胞质内出现电子密度高的含镉颗粒，肾小球无显著变化。

慢性镉中毒时出现骨软化症的形成机制迄今尚无定论，一般认为由于肾功能的损害抑制了维生素D的活性。维生素D的正常代谢受到干扰，就会妨碍钙、磷在骨质中的正常沉着和贮存，导致骨软化。慢性镉中毒患者常伴有肠道吸收障碍，也会妨碍脂溶性维生素和钙的吸收。

动物实验和人群的流行病学调查发现，镉还可使动物和人的染色体发生畸变。镉的致畸作用和致癌作用（主要致前列腺癌）也经动物实验得到证实，但尚未得到人群流行病学调查的确切证据。

近年来有关镉的毒性作用分子机制的研究结果显示：①镉通过与酶类巯基结合或替代作用，置换出细胞内酶类金属，特别是各类巯基蛋白和抗氧化酶，消耗细胞内抗氧化蛋白，破坏细胞抗氧化系统，使机体清除自由基的能力下降，引起氧化损伤。如镉与超氧化物歧化酶（superoxide dismutase，SOD）、谷胱甘肽还原酶（glutathione reductase，GSSG-R）的巯基结合，与谷胱甘肽过氧化物酶（glutathione peroxidase，GSH-Px）中的硒形成Cd-Se复合物，或取代CuZn-SOD中的Zn形成CuCd-SOD，从而使这些酶的抗氧化活性降低或丧失。②镉通过破坏线粒体电子呼吸传递链的正常功能，抑制细胞呼吸，造成细胞活性氧（reactive oxygen species，ROS）的大量生成。通过活化黄嘌呤氧化酶、血红素氧化酶，协同铜、铁离子在受干扰的相关细胞呼吸过程中产生氧自由基，从而引起脂质过氧化反应，造成肾功能及结构损害，如可产生具有很强氧化功能的代谢产物OH，可使人和大鼠吞噬细胞中超氧阴离子O_2^-的产生增多，与金属硫蛋白结合过程中可有自由基的产生，Cd^{2+}与DNA结合蛋白"锌指"结构中的Zn^{2+}发生置换反应时也产生自由基；另外，镉可以引起炎症反应，活化的炎症细胞释放多种细胞因子引发氧化损伤，同时伴随着一些细胞因子的基因表达，如*IL*-1、*IL*-6、*TNF-α*、*MIP*-2和*ICAM-I*等。镉是一种强的脂质过氧化诱导剂，可通过自由基促进细胞脂质过氧化使细胞膜的结构和功能受到损害；但也发现，用维生素A、维生素C等脂质过氧化拮抗剂虽可抑制镉引起的细胞脂质过氧化水平，却不能对抗镉引起的细胞其他损害，提示氧化性损伤并非镉引起肾损伤的直接原因，可能是一种伴随现象。③金属硫蛋白（metallothionein，MT）和还原型谷胱甘肽（reduced glutathione，GSH）是细胞内最重要的非酶性巯基化合物，结合镉后的MT和GSH会丧失还原性，对细胞内ROS失去清除能力，降低其抗氧化功能。④细胞内镉含量的增加能将Ca^{2+}从它的生理结合位点上替换下来，引起钙依赖性蛋白功能的丧失。镉离子可以通过与内质网、线粒体膜上的电压门控式通道蛋白结合，引起细胞器内Ca^{2+}外流，造成内源性细胞质Ca^{2+}含量的短暂或持续上升，使细胞内钙稳态失衡。⑤镉能引起DNA单链断裂，并抑制包括核苷酸切除修复、碱基切除修复和错配修复等几乎所有类型的DNA修复过程，导致细胞凋亡。

三、慢性镉中毒的流行病学

（一）地区分布

环境镉污染是引起区域性慢性镉中毒的主要原因。在发病地区可找到镉污染源，通常是因污染源排放废气、废水、废渣污染环境后，造成该地区人群镉摄入量增加而引发慢性镉中毒，其中以土壤镉污染引发的健康风险问题最为突出。2014年，我国环境保护部和国土资源部发布的全国土壤污染状况调查公报显示，全国土壤环境状况总体不容乐观，部分地区土壤污染较重，耕地土壤环境质量堪忧，工矿业废弃地土壤环境问题突出。从污染类型看，以无机型为主，无机污染物超标点位数占全部超标点位的82.8%，而镉在8种无机污染物点位超标率位居第一。我国镉污染事件主要发生在镉矿相对丰富及采选冶炼较密集的云南、广东、湖南、贵州等地区，这些地区同时具有雨量大、坡度陡、水土流失严重的地理特点，因此，该地区镉污染的潜在威胁较大。

在我国已明确认定的镉污染区中已经出现了慢性镉中毒的病例。1994年，湖南凤凰铅锌矿含镉尾砂尾水未进行有效治理，污染水源、稻田，引起稻谷镉含量增加，最终进入人体。调查发现该地区稻谷镉含量为国家标准的1.17倍，污染区15.9%的居民尿镉高于10μg/L，并且伴有β_2-微球蛋白升高，24.4%的居民血红蛋白低于10g/100ml，提示镉污染已对居民健康造成损害。2006年1月，由于工业废水排放导致土壤和作物长期镉污染，株洲市天元区马家河镇新马村1000余村民被检出尿镉超标2～5倍，150余人被诊断为慢性轻度镉中毒。因此，关注环境镉污染地区人群健康状况具有重要意义。

（二）年龄、性别与发病的关系

慢性镉中毒发病年龄主要集中在30～70岁。本病潜伏期可长达10～30年，一般为2～8年，受女性的生理差异和激素水平的影响。患者多为40岁以上的妇女。妊娠、哺乳、营养不良、更年期等是发病的诱因。

（三）镉摄入量与发病的关系

尿镉主要与体内镉负荷量及肾镉浓度有关，可用作镉暴露和吸收的生物标志物。研究显示，当尿镉达 5 ～ 10μmol/mol 肌酐时，肾小管功能异常的患病率可达 5% ～ 20%，故以 5μmol/mol 肌酐的尿镉作为慢性镉中毒的诊断下限值。慢性镉中毒时，尿镉通常超过此值，脱离接触较久者可有所降低，但仍高于当地正常参考值上限。

知识拓展

痛痛病

痛痛病（itai-itai disease）是发生在日本富山县神通川流域部分镉污染地区的一种严重的环境污染性疾病，以全身剧烈疼痛为主要症状而得名，是慢性镉中毒的典型案例。1968 年痛痛病被日本政府认定为公害病。神通川地区自 1913 年建立炼锌厂，1931 年出现首例患者，1955 年发生大量病例，到 1968 年查明原因，受害者众多。主要原因是当地居民长期饮用受镉污染的河水，并食用此水灌溉的含镉稻米，致使镉在体内蓄积，发生慢性镉中毒，导致了痛痛病的发生。

四、慢性镉中毒的临床表现及诊断标准

（一）临床表现

病情呈渐进性加重，发病初期腰、背、膝关节疼痛，随后遍及全身。疼痛的性质为刺痛，活动时加剧，休息时缓解。由于髋关节活动障碍，步态摇摆。数年后骨骼变形，身长缩短，可比健康时缩短 20 ～ 30cm，骨骼严重畸形。骨脆易折，甚至轻微活动或咳嗽都能引起多发性病理骨折。不同地区慢性镉中毒患者的临床表现特征有一定的差别，在日本痛痛病地区，慢性镉中毒患者有明显的骨软化症。患者疼痛难忍，卧床不起，呼吸受限，最后往往死于其他并发症。慢性镉中毒肾功能损伤明显，常见贫血症状。患者尿糖增高，尿钙增多，尿中低分子蛋白增多，尿酶有改变。尿中镉含量增高，最高可达 100μg/g 肌酐以上（正常情况下，人体尿镉含量大多在 2μg/g 肌酐以下，上限在 5μg/g 肌酐以下）。由于血镉主要反映近期接触量，尚不能建立镉的远期吸收量与血镉浓度之间的定量关系，并且血镉与肾功能异常的剂量−反应关系资料远较尿镉少。因此，尿镉测定对慢性镉中毒的诊断具有重要意义，在一定程度上反映了镉性肾损伤和体内镉负荷。慢性镉中毒以肾损伤为主，最终出现肾衰竭，也可累及其他器官，但缺乏特异性，故诊断依据以肾损害为主。

（二）诊断标准

对慢性镉中毒的临床诊断可参照《职业性镉中毒的诊断》（GBZ 17—2015）慢性镉中毒部分。在考虑具体镉暴露情况下，将慢性镉中毒分为两类。

（1）慢性轻度镉中毒：一年以上镉及其化合物的接触史，尿镉连续二次测定值高于 5μmol/mol 肌酐（5μg/g 肌酐），可有头晕、乏力、嗅觉障碍、腰背及肢体痛等症状，实验室检查发现有以下任何一项改变时，可诊断为慢性轻度镉中毒。①尿 β_2- 微球蛋白含量在 9.6μmol/mol 肌酐（1000μg/g 肌酐）以上。②尿视黄醇结合蛋白含量在 5.1mol/mol 肌酐（1000μg/g 肌酐）以上。

（2）慢性重度镉中毒：除慢性轻度镉中毒的表现外，出现慢性肾功能不全，可伴有骨质疏松症、骨质软化症。

在慢性镉中毒的肾损害中，公认的早期改变主要是肾近曲小管重吸收功能减退，故以肾小管性蛋白尿为诊断起点。目前诊断的主要依据是尿β_2-微球蛋白、视黄醇结合蛋白等低分子量蛋白排出增多。早期镉中毒时，尿中低分子量蛋白质β_2-微球蛋白（beta 2-microglobulin，β_2-MG）、视黄醇结合蛋白（retinol binding protein，RBP）、清蛋白（albumin）以及尿N-乙酰-β-D-氨基葡萄糖苷酶（beta-N-acetyl-glucosaminidase，NAG）等都是肾损伤早期较为理想的生物标志物。尿金属硫蛋白（metallothionein，MT）作为一种分子量比β_2-MG更小的低分子金属结合蛋白，具有较高的灵敏度，其在尿中的变化，先于尿蛋白总量和肾小球滤过率（glomerular filtration rate，GFR）的变化；随着肾损伤的加重，尿MT与β_2-MG不断增加，但尿MT的增加幅度更大，尿中的β_2-MG和尿MT的含量已作为镉暴露的生物标志物。测定尿β_2-MG和RBP主要有放射免疫分析法和酶联免疫分析法两种，可任选一种。尿镉、尿β_2-MG和RBP测定多用点尿样标本，易受尿液稀释度的影响，故上述尿中被测物的浓度均需用尿肌酐校正。对肌酐浓度小于0.3g/L或大于3.0g/L的尿样应重新留尿检测。病情发展到慢性肾功能不全，可伴有骨质疏松、骨质软化时，已属重度中毒，其诊断依据与其他有关临床学科相同。

国内外研究虽已发现慢性镉中毒患者尿中溶菌酶、NAG、核糖核酸酶、碱性磷酸酶、γ-谷氨酰转移酶、中性肽链内切酶等尿酶改变，并且从理论上讲，尿酶测定比尿蛋白测定更灵敏、定位也更准确，但由于对尿酶的保存条件、反应条件、激活因子、抑制因子等细节还不甚清楚，测定方法的规范化和质量控制问题还没有完全解决，使测定结果波动范围很大，因此限制了尿酶检测的实际应用。

五、慢性镉中毒的防治原则

1. 消除污染源　镉一旦排入环境，对环境的污染就很难消除，因此预防镉中毒的关键在于控制排放和消除镉污染源。

2. 加强监测，控制摄入量　我国《生活饮用水卫生标准》规定生活饮用水中镉含量不得超过0.005mg/L，《地表水环境质量标准》规定地表水中镉最高容许浓度为0.005mg/L，《污水综合排放标准》规定废水中总镉含量不得超过0.1mg/L。为了预防摄入过量的镉，联合国粮农组织和世界卫生组织下的食品添加剂联合专家委员会（Joint FAO/WHO Expert Committee on Food Additives，JECFA）于2011年将镉的暂定每周耐受摄入量调整为暂定每月耐受摄入量，为每月25μg/kg体重。《食品安全国家标准　食品中污染物限量》（GB 2762—2012）基于风险评估结果，参照国际食品法典委员会（Codex Alimentarius Commission，CAC）标准，结合我国主要消费食品及镉污染特点，设置了谷物及其制品、蔬菜及其制品、新鲜水果、食用菌及其制品、豆类、花生、肉及肉制品、水产动物及其制品、蛋及蛋制品、调味品、饮用水等11大类食品中镉的限量要求。

为早期发现镉污染的健康危害，我国制定了《环境镉污染健康危害区判定标准》（GB/T 17221—1998）。此标准适用于环境受到含镉工业废弃物污染，并以食物链为主要接触途径而导致镉对当地一定数量的定居人群产生靶器官肾慢性损伤的污染危害区。根据镉污染区现场的环境流行病学调查资料，以当地接触镉的定居人群镉负荷量（尿镉）增加为先决条件，排除职业性镉接触，结合靶器官肾重吸收功能和肾小管细胞损害等健康危害指标及其达到判定值的联合反应率水平，对该污染区镉是否已造成当地人群慢性早期健康危害作出判定。在此标准的应用中应掌握以下判断原则：①有明确的工业镉污染源和环境长期受到含镉工业废弃物的污染，当地饮用水、灌溉水和自产粮食、蔬菜食品或单项或多项超过国家标准的地区为观察区。②一直居住在镉污染区并食用当地自产粮食、蔬菜等主要食品的非流动居民，平均每日镉摄入量达到300μg，25～54岁的长期定居居民为调查人群。③三项健康危害指标同时达到判定值的受检者，为镉污染所致慢性早期健康危害的个体，并列为追踪观察对象。④三项健康危害指标同时达到判定值的受检者人数占受检总人数的联合反应率达到判定值的，确认该污染区的镉已构成对当地定居人群的慢性早期健康危害。三项健康危害指标及联合反应率的判定标准见表8-1。

表8-1 健康危害指标及其联合反应率的判定标准

健康危害指标判定值			联合反应率判定值/%
尿镉/（μg/g肌酐）	尿β₂-MG/（μg/g肌酐）	尿NAG酶/（μg/g肌酐）	
15	1000	17	10

注：联合反应率指数项健康危害指标均达到判定值的受检者人数与受检总人数的百分比。

3. 保护高危人群 加强对镉污染区居民的定期健康检查，建立健康档案，实施高危人群健康动态监控。

4. 对症治疗 对慢性镉中毒患者以对症支持治疗为主。给予大量维生素D并补充钙、磷，同时给予高蛋白质高能量富营养膳食，可使病情缓解。对于体内蓄积的镉，目前尚无安全的排镉方法，若用络合剂驱镉治疗时，必须慎重，应从小剂量开始。依地酸钙钠驱镉效果不显著，在慢性中毒时还可引起镉在体内重新分布，使肾镉蓄积量增加、肾病变加重，因而目前多不主张用依地酸钙钠等驱排药物。

第四节 肺 癌

随着人们生产和生活方式的不断改变，室内污染因子日益增多，而社会化的快速推进，使人们在室内活动的时间更长，因此，室内环境质量与人体健康的关系更显密切。20世纪中期以来，由于民用燃料使用带来的室内环境质量问题被人们逐步认识，我国云南省宣威市（原为宣威县）高发的肺癌就是室内空气严重污染导致健康危害的实例。20世纪70年代，国家卫生部肿瘤防治办公室在全国恶性肿瘤死因调查中发现云南宣威地区是我国肺癌死亡率最高的地区之一，肺癌死亡率是全国农村地区的6.4倍。由此，宣威市肺癌高发的问题受到高度关注。故本节以宣威市高发的肺癌（以下简称宣威肺癌）为例进行详细介绍。

一、宣威肺癌的病因学研究

（一）多环芳烃类物质污染室内空气

生活炉灶燃煤排放出大量以苯并[a]芘为代表的致癌性多环芳烃类物质是导致宣威肺癌高发的主要危险因素。当地居民生活用煤主要是质量较差的自产烟煤，含焦油物质多，燃烧时产生的多环芳烃等有害物质的浓度高、种类多，造成室内空气严重污染。尤其是当地产烟煤燃烧后产生的苯并[a]芘、总悬浮颗粒物、SO_2浓度均较高，此外还有砷、镍、铬、镉等致癌性金属和放射性物质如镭、铀、氡及其子体等。该地区室内空气中苯并[a]芘浓度最高可达6.26μg/m³，远超过我国《环境空气质量标准》（GB 3095—2012）中苯并[a]芘的浓度限值0.001μg/m³。研究显示，该地区室内空气中苯并[a]芘浓度与人群肺癌死亡率之间具有明显的剂量-反应关系，而与其他恶性肿瘤之间未见相关性；遗传毒理学和经皮肤涂抹、皮下注射、气管注入等动物实验均表明，宣威地区室内空气颗粒提取物具有较强的致突变性与致癌性。

（二）无烟囱生活炉灶的使用

居民普遍在室内使用没有进风口和烟囱的生活炉灶，居室通风不良，燃煤产生的煤烟积聚在室内，空气质量极差。

（三）遗传易感性

与其他地区肺癌相比，宣威肺癌在易感变异位点、体细胞基因突变、突变频率、突变位点以及肿瘤相关蛋白表达量等方面均具有一定差异。GSTM1基因缺失者烟煤用量高时患肺癌的危险性增加。

肺癌发病机制复杂，已有研究成果有助于进一步探讨宣威肺癌发病机制中苯并[a]芘暴露与遗传易感性的交互作用。

二、宣威肺癌的环境流行病学研究

宣威肺癌病因的环境流行病学研究是我国科学家开展环境污染与健康关系研究的成功典范，为我国开展环境污染性疾病的病因学调查与研究积累了丰富的经验，提供了重要借鉴。

云南省宣威市位于滇东北部乌蒙山区，全市面积6000多平方千米。20世纪70年代，人口110余万，90%以上是农民，其中汉族占94%左右。当地居民以烟煤、无烟煤、木柴为主要生活燃料，因交通不便居民以用当地产煤为主。该地区经济落后，生活水平较低。资料显示，1973—1975年，宣威市男性肺癌粗死亡率为24.81/10万，用中国标准人口年龄调整的死亡率为27.95/10万，世界标准人口年龄调整的死亡率为39.17/10万，0～74岁累积死亡率为4.66%。宣威市女性肺癌粗死亡率为21.35/10万，用中国标准人口年龄调整的死亡率为24.49/10万，世界标准人口年龄调整的死亡率为33.28/10万，0～74岁累积死亡率为3.95%。宣威市男女肺癌死亡率性别比值为1.09，小于全国平均水平的2.13。当地妇女习惯在室内火塘上燃煤取暖和烹调食物，长期暴露于燃煤引起的室内空气污染。

为了揭示引起宣威肺癌高发的主要危险因素，探索暴露与疾病关联强度，中国预防医学科学院（现为中国疾病预防控制中心）与当地卫生防疫部门密切合作，对宣威肺癌的分布特点、饮水与粮食的致癌物污染状况、职业接触、吸烟、大气和室内空气污染状况，以及遗传易感性等与肺癌高发的关系等进行了系统的病因学研究与干预，通过20多年的环境流行病学、卫生化学、环境毒理学调查研究，取得了一系列重要成果。

（一）工业污染与宣威肺癌高发未见明显联系

研究表明，该地区肺癌死亡率有明显地域差异，城关、榕城和来宾三个乡镇特别高。宣威肺癌死者中绝大多数是农民，其死亡率是厂矿、机关职工及家属的9.8倍，与职业接触无关。当地工业规模小，投产时间短，并且不存在特别致癌物质，因而可以排除工业污染导致肺癌高发的可能性。

（二）吸烟不是宣威肺癌高发的主要危险因素

流行病学调查结果表明，宣威地区肺癌死亡率高峰较全国提前了2～3个年龄组。宣威男性吸烟率为32.6%～42.7%，女性吸烟率为0.01%～0.23%，男性吸烟率比女性高200多倍，而肺癌死亡率在两性间差别不大，吸烟率的高低与肺癌死亡率并不吻合，不能解释女性肺癌死亡率高的原因，女性肺癌死亡率居全国之首；病例-对照研究显示，有吸烟史与无吸烟史两组人群，在肺癌发病方面未见明显差别，肺癌死亡率与吸烟率之间无相关性。吸烟率相仿的肺癌高发区和低发区农民肺癌死亡率之间，相差30多倍；在肺癌高发区或低发区中吸烟与非吸烟人群肺癌死亡率之间差别不明显。此外，当地居民吸烟方式多用装水的竹筒和细长的旱烟锅作烟具，很少吸香烟或用纸卷烟，此种吸烟方式在某种程度上能减少一些对健康的危害。综上所述，吸烟不是宣威肺癌高发的主要危险因素。

（三）生活燃料与宣威肺癌死亡率间存在明显联系

宣威地区肺癌死亡率居各类恶性肿瘤死亡率之首，除肺癌死亡率较高外，其他恶性肿瘤死亡率并不高于国内其他地区，表明该地区肺癌发病危险因素具有其特殊性。宣威地区不同区域人群的肺癌死亡率分布也有所不同，周围区域发病较低而中部区域发病最严重，发病程度的区域分布与使用燃料的种类呈现明显相关，中部地区主要使用当地产烟煤作为生活燃料，而周边地区主要使用木柴与无烟煤作为生活燃料。烟煤燃烧排放物的颗粒小、有机物含量高，并含有大量以苯并［a］芘为代表的致癌性多环芳烃类化合物，并且具有较强的致突变性、致癌性等特征。烟煤燃烧排放物诱发实验动物肺癌发生率远远高于木柴组和对照组。烟煤燃烧排放物也能引起人群气道阻力增高。根据对宣威地区约60万人所进行的室内空气中苯并［a］芘浓度与肺癌死亡率之间的关系研究，两者有剂量-反应关系，见表8-2。

表8-2　空气中苯并［a］芘浓度与肺癌死亡率的关系

公社	室外苯并［a］芘浓度/（µg/100m³）	室内苯并［a］芘浓度/（µg/100m³）	1973—1979年肺癌调整死亡率/10万⁻¹
城关	3.36	108.56	174.21
来宾	1.85	67.97	128.31
榕城	15.65	248.50	104.09
龙潭	3.14	55.98	22.96
龙场	7.01	107.99	39.46
板桥	0.53	39.95	19.03
海岱	0.29	53.94	13.48
普立	1.54	28.62	7.49
落水	1.16	43.76	9.55
热水	0.52	35.60	2.08
宝山	3.12	46.73	9.18

对宣威地区室内空气污染状况、肺癌环境流行病学调查和实验室研究结果的综合分析表明，宣威地区室内燃煤空气污染是宣威肺癌高发的重要原因。

（四）宣威肺癌的流行趋势

宣威作为一直以来的肺癌高发区，总死亡模式也在发生变化。根据前期研究结果，针对室内燃煤空气污染进行了大量的干预工作，主要危险因素有所改善。现在和20年前相比，烟煤和木柴穗杆的使用率降低，无烟囱炉灶（火塘）和有烟煤地炉的使用率显著下降，而电的使用率上升，手提炉和电炉的使用率显著上升。但是，宣威肺癌死亡率一直呈上升趋势，并维持在较高的水平。2013年有报道显示，宣威男性15～60岁人群肺癌死亡率为全国农村的3～5倍，女性为7～9倍，男性和女性接近的性别分布特点依然存在；肺癌患者死亡年龄提前。高发区有所扩大，除原来的肺癌高发区外，增加地区主要集中在原来高发区的西南、南部和东南地区，女性肺癌的高发区较男性更加集中。低发区肺癌死亡率有所增加，但与全国农村肺癌死亡水平的上升速度类似。因此，室内空气污染还不能完全解释宣威肺癌高发的特点，需要对导致宣威肺癌的危险因素做进一步系统的研究。

三、宣威肺癌的防治原则

长期以来，宣威肺癌死亡率明显高于全国平均水平，多数患者临床发现时已失去治疗机会，只能对症处理，患者生活质量受到极大影响，临床总体治疗效果差，预后不佳。因此，采取积极有效的一级预防措施，是减少宣威肺癌发病率、死亡率的核心策略。

（一）改变燃料结构

宣威地区人群仍然普遍使用苯并［a］芘排放量较高的烟煤，因此，生活用煤的选用应更加注重品质。积极推动农村地区使用沼气，使空气质量从根本上得到改善。

（二）彻底消除无烟囱炉灶的使用

近30年来，改炉改灶使宣威地区室内以苯并［a］芘为代表的燃煤污染物浓度大大降低。但改炉改灶不彻底的问题明显存在，许多农村家庭虽然装了烟囱，但高度仅有一米多，煤烟排出后风一吹就很容易倒灌回来，少量农户仍然使用无烟囱炉灶。另外，当地地形四面环山，不利于煤烟的扩散，有助于煤烟长期积聚在本地区的空气中。

（三）加强环境监测和人群健康监测

进一步加强室内外环境中有害大气污染物的监测和人群健康监测，提高对肺癌发生的预警能力，保护高危人群。

（四）加强宣传教育，提高整体人群的健康意识

宣威地处山区，经济欠发达，文化落后，健康意识差。因此，运用多种手段进行科学知识的宣传和普及十分必要，使民众充分认识环境污染性疾病与不良生活行为密切相关，使关注健康、崇尚科学成为自觉行为。

第五节 军 团 病

军团病（legionnaires disease，LD）是由嗜肺军团菌（legionella pneumophila，LP）引起的一种以肺炎为主的全身性疾病，以肺部感染伴全身多系统损伤为主要表现，也可表现为无肺炎的急性自限性流感样疾病。该病具有分布广、易造成流行和不易诊断的特点，病死率为7%～24%。

1976年7月21—24日，在美国费城召开第58届退伍军人年会期间，与会者中暴发流行了一种不明原因的急性发热性肺部疾病。参会人员4400人，有182名与会人员以及会议所在宾馆街区的39名居民发病，死亡34人。6个月后，微生物学家MeDade从死者肺组织中分离到一种革兰阴性杆菌。美国卫生部和疾病控制与预防中心历时13个月的调查证明该病是一种细菌性肺炎。1978年，在美国召开的第一次军团病国际学术会议上该病菌被命名为嗜肺军团菌，该病被命名为军团病，或称退伍军人病。追溯研究发现，早在1943年即有这种疾病的病例。1973年发生在西班牙地中海的英国旅游者肺炎、1968年美国密歇根州的庞蒂亚克热和1965年美国华盛顿圣伊丽莎白医院肺炎都是由军团菌感染引起的。所以，军团病不是一种新出现的传染病，而是一种新发现的、对全球人群健康和安全造成严重威胁的传染病。20世纪80年代起WHO已正式把军团病列入传染病范围，此后每年世界各地都有散发和暴发流行报告。

一、军团病的发病原因与机制

（一）发病原因

军团菌（legionella）为需氧革兰阴性杆菌，是一种人类单核细胞和巨噬细胞内寄生菌。现已确认的军团菌有50个种，70多个血清型，其中至少有20种与人类疾病有关。常见的有嗜肺军团菌、麦氏军团菌、博氏军团菌、菲氏军团菌等，其中嗜肺军团菌是引起军团菌肺炎的主要病原菌。

军团菌是一类水生细菌，在蒸馏水中可存活139天，在自来水龙头中可存活1年左右。军团菌嗜热怕冷，适宜生长繁殖的温度为25～42℃，在相对湿度为80%左右的环境稳定性较好。当水温为31～36℃且水中含有丰富有机物时，军团菌可长期存活。

军团菌能与一些常见原虫形成共生关系，可寄生于阿米巴变形虫内而保持致病活力，这种生存方式对军团病的流行有重要意义。几乎所有军团菌株都能感染棘阿米巴，棘阿米巴是土壤中常见的阿米巴，可以随尘土进入空调系统的蒸发冷凝器内，当平均气温及环境湿度增高时，已感染军团菌的阿米巴数及其体内细菌数都可在有故障的空调系统中大量增加，从而引起疾病的播散。因此，军团病的传播流行与使用集中空调、淋浴设施等有密切关系。

军团菌广泛存在于天然水体及人工水环境中，并且能在其中生长、繁殖。它可以生活在淡水中、生物膜上，也可以寄生在淡水原虫如阿米巴的细胞内。如果上述水环境条件适合军团菌生长，就会为其提供一个长期、良好的定居繁殖场所。天然水源中军团菌含量较低，很少引起人感染。研究证实，多数军团菌感染均与人工水环境如冷热水管道系统、空调冷却水、空气加湿器、淋浴水等军团菌污染有关。

由于多数集中空调冷却塔系统采用半开放式结构，空调冷却塔中的水不断地循环、受热、冷却，并与外界相通，极易受到外界的污染。空调冷却塔的水温一般保持在25～45℃，是军团菌生长的适宜温度；集中空调冷却塔极易生锈的铁质材料为军团菌提供了生长繁殖过程需要的铁离子；如果集中空调冷却塔不及时清洗，会有淤泥沉积在底部，使原虫类生物大量繁殖，这些都为军团菌的生长繁殖提供了条件。

目前，集中空调系统、淋浴设施、游泳池及喷泉等人工水环境中军团菌污染比较普遍，均可以检出军团菌，其中空调系统冷却塔水中检出率最高，阳性率可达到50%左右。早在20世纪80年代，英国和日本就对空调系统冷却塔军团菌污染进行过调查，阳性率分别达到52%和44.1%；法国巴黎27个喷泉水的军团菌检出率为30%；德国70家个人和公共场所热水龙头军团菌检出率为26%。国内的研究报道，北京某大饭店空调系统冷却塔军团菌检出率曾达55.3%；上海自1994年首次发现军团病病例后，又从患者及环境中检出近60株军团菌。此外，还在地铁站、影院、医院、大型宾馆酒店及百货商场、办公楼的空调系统和淋浴设施中检出了军团菌，其中医院的检出率为52.4%、地铁站为69.4%、商场为35.9%、影剧院等文体场所为37%。2010年，石家庄市对多家宾馆、酒店、大型超市、温泉、医院、办公楼的215份水样（冷却水、生活用水、温泉水等）进行检测，结果显示嗜肺军团菌检出率为12.50%～52.52%，以冷却水为最高；2013—2014年，杭州市对30家公共场所集中空调冷却水、冷凝水的检测显示，军团菌检出率分别为33.33%和13.33%；2014年，贵阳市79份冷却塔水军团菌检出率为35.44%；2016年，山东省泰安市34家公共场所集中空调冷却塔中冷却水和冷凝水中军团菌总阳性率为22.06%。由此可见，公共场所嗜肺军团菌污染状况仍然比较严重。随着社会经济的发展，集中空调的使用已普及到民用建筑的各个领域，更增加了军团菌污染和传播的机会。这类人工水环境设施与人们的日常生活息息相关，军团菌广泛而长期藏匿于其间，必将对人体健康构成潜在的威胁。

（二）发病机制

军团病的发病机制仍不十分清楚。吸入军团菌后，是否发病与病原菌的毒力以及机体的细胞免疫功能密切相关，军团菌属中致病性最强的为嗜肺军团菌。含军团菌的气溶胶经呼吸道被吸入肺部，与肺泡上皮细胞、巨噬细胞和中性粒细胞附着并进入细胞，在细胞内大量繁殖、释放、导致细胞死亡，故胞内寄生是其重要的致病因素之一。军团菌被吞噬后仍能存活繁殖的原因可能是其对细胞的需氧杀菌系统有抵抗作用。军团菌还能抑制吞噬体与溶酶体的融合，而且能调节单核吞噬细胞内的pH，阻断吞噬体正常的酸化作用，这对军团菌在细胞内寄生和繁殖有重要作用。含军团菌的肺泡巨噬细胞最终被裂解并释放出大量细菌，导致肺泡上皮和内皮的急性损害，并伴有肺水肿，可引起低氧血症和呼吸障碍。

军团菌能够进入Ⅱ型肺泡上皮细胞或许能解释军团菌肺炎的严重性及呼吸窘迫综合征的发生。因为军团菌在肺泡上皮细胞内可逃避机体防御系统从而大量繁殖。Ⅱ型肺泡上皮细胞遭到破坏后，表面活性物质产生不足可致呼吸窘迫。Ⅰ型肺泡上皮细胞的再生要通过Ⅱ型肺泡上皮细胞的增生分化，Ⅱ型肺泡上皮细胞破坏导致上皮细胞难以修复。军团菌也可以通过诱导细胞凋亡的方式产生损害作用。

军团菌的致病作用还与细菌的表面结构和产生多种毒素有关。军团菌外膜蛋白可促进吞噬细胞对细菌的摄入并破坏细胞杀菌功能；细胞毒素可抑制吞噬细胞的活化，损害单核-巨噬细胞的杀菌功能；脂多糖（lipopolysaccharide，LPS）作为内毒素有利于细菌黏附宿主细胞，保护细菌免受细胞内酶破坏，阻止吞噬体与溶酶体的融合。军团菌的巨噬细胞感染增强因子（macrophage infectivity potentia-tor，MIP）可促进吞噬细胞对细菌的摄入，破坏细胞的杀菌功能，其基因及表达产物MIP蛋白是目前研究较多且较明确的毒力因子之一。军团菌在体内产生多种酶类，如蛋白酶、酯酶、DNA酶、酸性磷酸酶等。其中主要分泌蛋白（嗜肺军团菌效应蛋白）具有分解蛋白、溶血和细胞毒三种活性，是一种重要的毒力因子。军团菌不仅能产生多种毒素和酶，还能诱导人末梢血单核细胞产生前凝血因子活性物质，有助于感染过程中发生弥散性血管内凝血。

肺部感染后军团菌产生的毒素和酶可逆行经支气管、淋巴管及血行播散到其他部位。少数细胞免疫功能低下者，可引起菌血症。军团病常见的心、肾、肝、脾、神经和肌肉等肺外多系统损伤主要由菌血症、毒血症引起，细菌直接侵犯肺外器官组织的情况较少见。

二、军团病的流行病学

（一）国内外流行概况

1976年美国费城暴发军团病，引起美国卫生部和疾病控制与预防中心的高度关注。历时13个月，耗资150万美元对首次暴发的疾病进行了调查研究。之后，美国每年都有军团病暴发的报道，军团病已经成为美国法定报告的传染病。仅1976—1985年，美国报道军团菌感染病例达75 000人，其中11 250人死亡。近30年来，世界各地都有军团病暴发的报道。据欧洲军团菌感染监测网络（The European Working Group for Legionella Infections NET，EWGLI NET）的数据，1993—2004年，共报告军团病病例28 647例，报告国家由1993年的19个上升到2004年的35个，发病率在3.35/100万～10.10/100万，平均发病率为8.3/100万。军团病已经成为当今社会所面临的一个严重的公共卫生问题。

1985年，英国的Stafford General医院暴发军团病68例，22例死亡，系军团菌院内感染引起。1999年，荷兰某地一次花展后，暴发军团病大流行，参观展览的77 061人中，188人发病，23人死亡。经过两年的流行病学研究，证实此次军团病的暴发是由于某展厅中的温泉水喷淋系统被军团菌污染所致。

2002年8月，英格兰西北部坎布里亚郡地区发现军团病，上百人感染，这是英国近几十年来暴发的最大规模的军团病。2004年，西班牙暴发大规模的社区获得性军团病，750名患者中310人被确诊军团病，死亡1人，其原因也是由于中央空调冷却塔被军团菌污染。在日本，沐浴热水是军团菌感染的常见来源，先后有多起洗温泉感染军团菌的事例报道。2003年，日本石岗市由于公用浴池水循环不充分和过滤系统军团菌污染导致军团病暴发，共确诊34人，死亡1人；2008年，日本宫崎一公共浴室也发生了一起军团病暴发，报告病例76例。2015年7月10日，纽约暴发了历史上最大规模的军团病，布朗克斯区的12栋大楼军团菌检测结果呈阳性，确诊感染者113例，死亡12人，其原因为空调冷却塔被军团菌污染。

我国自1982年在南京首次证实军团病病例以来，已有多起军团病暴发流行及散发病例报道。目前，除西藏自治区外所有的省、自治区、直辖市（包括我国台湾省）均有军团病报道。1997年6月，北京某写字楼多名员工发热、咽痛、肌肉痛，在312名员工中共发病193人，发病率为61.9%。经检查证实，这是一次由空调系统冷凝水导致的庞蒂亚克热型军团病的暴发流行。2000年1月，北京市某新兵训练营地发生了一起呼吸道感染疫情，流行病学和血清学检查证实，这是一起由博杰曼军团菌引起的军团病暴发流行，发病率为89%。2003年8月，北京市通州区某工业园区一家月饼生产公司发生一起军团病暴发，由于员工宿舍热水淋浴系统污染，导致住集体宿舍的570名员工中共有76例发病，发病率为13.3%。近年来，广州、石家庄等地的调查显示，人群存在嗜肺军团菌的隐性感染，集中空调公共场所从业人员嗜肺军团菌感染率超过10%，患有慢性病的人群和使用集中空调的场所是嗜肺军团菌感染的高危人群和高危场所。

目前发现，军团病是人畜共患的急性呼吸道传染病。美国、英国、加拿大、荷兰、瑞典和西班牙等30多个国家和地区相继报道了军团病在马、牛、羊、猪和犬等动物中的发生和流行。据报道，我国沈阳、成都地区部分畜禽的血清学调查中，牛、羊、猪、鸡、鸭、鹅和犬均检出不同程度军团菌阳性抗体，感染率为10.3%～55.5%。

（二）传染源

军团菌感染多与人工水环境有关，冷热水管道系统、空调冷却塔循环水和空气加湿器等由于富含无机盐、有机物和微生物，为军团菌创造了良好的生存环境。当冷热水管道流通不畅或不经常使用时，军团菌就会在其中生长繁殖，并以气溶胶的形式进行传播，人体可通过吸入淋浴喷头、加湿器和冷却塔等所产生的含有军团菌的气溶胶颗粒而感染发病。因此，被污染的空调冷却塔水及冷热水管道系统是最重要的传染来源。除此之外，医院温热水系统、被污染的呼吸道治疗器械等也能引起医院内感染。

（三）传播途径

虽然军团菌主要存在于空调冷却水、淋浴喷头水、饮用水系统等与人群密切接触的水体中，但是人们不会因为饮用了含有军团菌的水而感染。人感染军团菌主要是通过吸入被军团菌污染的气溶胶造成的，使军团菌有机会侵染肺泡组织和肺巨噬细胞，引起严重的肺部感染，导致军团病的发生。

气溶胶是军团菌传播、感染的重要载体。冷却塔和空调系统的风机、水龙头、淋浴、加湿器、人工喷泉等是形成气溶胶的主要动因。由于使用集中空调的环境相对密闭，空气流通不畅，场所中新风量不足，以及集中空调冷却系统的设计特点，在循环水被冷却的过程中会产生大量水气，形成气溶胶外排。冷却塔的底部水池容易被外界污染，灰尘和淤泥沉积会形成局部的有利于军团菌生长繁殖的微环境。当军团菌达到一定浓度的时候，会随着气溶胶排向大气，又会被新风口的新风重新送入建筑物中，从而引起传播和感染。同时形成的含军团菌的气溶胶也会感染集中空调周围环境中的人群，引起周围人群的感染发病。美国第一次暴发军团病的221名患者中就有39例是周围街道中的居民。生活中能够形成气溶胶的其他设施和环境条件还有空气加湿器、温泉、玻璃窗防凝喷雾剂、蒸汽熨斗以及多雾的天气等。

军团菌的另一个传播载体是原虫。自由生活的阿米巴是军团菌的宿主，军团菌在阿米巴等原虫细胞内的寄生增强了其在环境中的存活能力、传播能力和致病性。此外，军团菌还可以在原虫细胞内增殖。当大量军团菌从原虫细胞内释放出来时，会成为军团病严重暴发的潜在危险因素。

军团病患者一般不具有传染性，研究表明军团病患者咳嗽与咳痰所产生的飞沫虽然也含有军团菌，但由于这种飞沫颗粒较大而无法进入人类肺泡中，目前尚无人与人之间直接接触传播军团病的报道。与其他介水传染病不同的是军团菌并没有粪—口传播途径，同饮食无关。但作为一种呼吸道传染病，其传播方式、途径的特点，更易引起大规模的暴发与流行。

（四）流行形式

军团病除暴发流行外，多半为散发性社区获得性肺炎。其流行形式有以下几种。

1. 医院获得性感染 一些医院内军团病患者是由于其他疾病而住院治疗的患者，这些患者多是在接受手术、气管插管、人工通气、采用鼻胃管以及使用呼吸道治疗设备等情况下受到军团菌感染而并发军团病。最易感宿主为免疫功能受损患者，包括器官移植受体及癌症患者和接受皮质类固醇治疗的患者。医院内感染的病例病死率较高，可达40%。近年来，医院内感染军团病的报道频繁出现，散发病例中医院内感染占5%，全部病例中医院内感染可占20%以上。

2. 社区获得性感染 在日常生活环境和公共场所中，多由于吸入空调制冷塔、冷热水供应系统、加湿器和漩涡按摩浴池等产生的有军团菌污染的气溶胶而感染致病，其中社区获得性军团病比较多见。欧洲军团病研究的数据提示，2%～5%的社区获得性肺炎病例实际上为军团病。军团菌所致社区获得性肺炎死亡率约为10%，远高于其他原因所引起的社区获得性肺炎死亡率。

3. 旅行获得性感染 在旅游人群中也有军团病的暴发和散发病例，患者病前10天内，可能在宾馆、饭店、车船、营地等环境中获得感染。此类感染目前日渐增多，WHO曾多次发出旅游忠告，提醒那些外出旅游者要警惕军团病的发生。一些国家报告病例中，旅游者占很高的比例，瑞典为10%～30%，英国和威尔士为29%～59%。2003年，欧洲军团菌感染监测网络报告军团病病例4578例，其中632例与旅游相关。

4. 职业获得性感染 某些特殊职业使得工作人员在作业中接触军团菌污染源的机会较高而罹患军团病。此类报道虽少，但涉及特殊职业及其特殊的劳动保护，因此也应引起重视。

5. 办公室获得性感染 此类感染近年在城市中越来越普遍，与职业无关，感染者通常是在密闭、通风不良的空调办公室中工作的员工。目前我国大中城市里高档写字楼、办公楼越来越多，并且多采用集中空调系统，而通风条件却比较差，因而办公室内军团病的暴发隐患将会越来越严重，需要特别关注。

（五）易感人群

人群对军团菌普遍易感，任何年龄都可感染，以成年人为主，75%～80%的报告病例为50岁以上人群。男性明显多于女性，男女比例为（1.5～2.3）:1.0。军团菌感染通常发生在宿主防御功能下降的患者中，导致严重感染乃至死亡。长期吸烟、酗酒者及慢性阻塞性肺疾病、慢性心血管疾病、糖尿病、肾衰竭、恶性肿瘤、器官移植和使用大量免疫抑制剂的患者是军团菌感染的高危人群。长期从事宾馆、医院、大型建筑工地或长期旅行者也较易感染军团菌。由于军团菌通过气溶胶的形式传播，故经常接触气溶胶的人群如园艺工人等感染该菌的机会较大。牙科治疗仪的冲洗用水中军团菌的检出率也很高，这对于牙科医师和接受治疗的患者都构成威胁。人类感染军团菌是否可获得巩固免疫力尚不完全清楚。

（六）地区分布

军团病呈世界性分布，已有数十个国家有本病报告，呈散发或点状暴发流行，患病率因地区不同而异。2003年，欧洲军团菌感染工作小组（European Working Group for Legionella Infections，EWGLI）调查的36个国家中有34个国家（人口4.6776亿）总共报告了4578例军团病例，全欧洲军团病平均患病率为9.8/100万；2011年，欧洲军团病的年龄标准化发病率为9.2/100万，且不同国家间差异较大（0～21.4/100万）。2009年美国军团病的发病率为11.5/100万，并且东北地区的发病率高于其他地区。

（七）时间分布

军团病一年四季均可发病，但夏末秋初是发病高峰期，这与其他多种原因引起的肺炎有着较明显的季节性区别，有研究认为发病率增高与这些季节暖和、潮湿的气候及相对湿度高的环境有关。

三、军团病的临床表现和诊断

（一）临床表现

军团病的临床表现主要有军团菌肺炎（legionnaires pneumonia）和庞蒂亚克热（pontiac fever）两种类型。

1. 军团菌肺炎　主要表现为以肺部感染为主的全身多脏器损害。潜伏期为2～10天，发病初期表现为发冷、不适、肌肉痛、头晕、头痛，伴有烦躁。1～2天后症状加重，90%以上的病例体温迅速升高达39～41℃，为弛张热型。表现为高热、寒战、呼吸困难、胸痛、咳嗽并有少量黏液，有的痰中带血。重症患者可发生急性呼吸窘迫综合征（ARDS）、肝功能变化及肾衰竭，表现为腹痛、呕吐、腹泻以及尿中有蛋白及红细胞等。有的患者可见有中枢神经系统症状，如谵妄、幻觉，但脑脊髓液检查正常，体检时反应迟钝。肺部有时有干、湿啰音。90%的患者X线检查显示有肺炎征象，50%为单侧肺炎，胸膜渗出积液、大叶性肺炎、间质性肺炎也可见，典型表现为结节性肺实变，病程为7～14天。部分患者可出现并发症，如心内膜炎、肺脓肿、肺空洞、急性肾衰竭、弥散性血管内凝血、休克等，因进行性肺炎并伴有呼吸衰竭和/或休克以及多器官功能衰竭而死亡。病死率在未经治疗的免疫受损患者中可高达40%～80%。通过适当治疗以及视临床症状和体征的严重程度，可使病死率降至5%～30%。

2. 庞蒂亚克热　是一种发病急且具有自限性的流感样疾病，病程2～5天。潜伏期短，仅1～3天。主要症状为发热、寒战、咳嗽、胸痛、头痛、乏力、肌肉痛、食欲缺乏等。有时有胸膜炎及渗出炎症，但无肺炎表现。预后良好，无死亡。

（二）诊断

军团病因其无典型临床特征，很难与其他病原体所致的肺炎相区别，又因其多系统受累还需与相关疾病鉴别，故临床诊断比较困难，早期常被误诊，导致病死率较高。因此，早期诊断对于军团病的转归具有重要的意义。应结合流行病学资料、临床表现和实验室检查结果进行综合分析。

1. 流行病学资料　夏秋季发病，环境中有建筑施工、空调系统及淋浴喷头的设施，中老年人及烟酒嗜好者，特别是免疫功能低下而有可能发生医院内感染的患者，可供诊断参考。

2. 临床资料　实践表明，仅依据临床表现、非特异性实验室诊断及胸部X线检查，很难将早期军团病与其他原因所致肺炎区别开来。部分军团病患者虽有典型临床表现，但只在该病暴发时才能作为确诊依据。临床医师应考虑与地点或时间相关的其他病例存在的可能，这对识别感染的可能来源有重要作用。非特异性实验室检查仅能用于军团病患者鉴别诊断的参考。因此进行病原体的特异性检测是确诊军团菌感染的必备条件。

从呼吸道分泌物和肺组织标本（痰液、气管内吸取物、支气管镜洗液、胸腔积液或肺组织匀浆）中培养分离到军团菌是特异和可信的军团病诊断方法；快速诊断采用荧光抗体或基因探针和聚合酶链反应直接检查标本中的细菌或细菌核酸；放射免疫分析或直接免疫荧光法检测患者尿或呼吸道分泌物中LP抗原；间接免疫荧光法检测患者血清中LP抗体效价，急性期和恢复期血清抗体效价4倍增长或单份血清抗体效价≥1:256。依据以上实验室数据，结合X线检查及临床表现可以确诊。

军团菌对人工生长条件有特殊要求，在普通培养基上不生长，需添加L-半胱氨酸和铁盐。军团菌的分离培养可用BCYE-α琼脂培养基，该培养基中加入了适合军团菌生长繁殖的L-半胱氨酸、可溶性焦磷酸铁等。由于军团菌含有大量独特的支链脂肪酸，故支链脂肪酸图谱可作为军团菌分类的依据，并可通过气相色谱分析作军团菌的快速诊断。

应注意与衣原体肺炎、支原体肺炎、肺炎链球菌肺炎、病毒性肺炎、鹦鹉热等相鉴别，有明显神经精神症状和严重呕吐、腹泻者应与中枢神经系统感染及急性胃肠炎相鉴别，多系统受累还需与肾综合征出血热和钩端螺旋体病等相鉴别。

四、军团病的防治措施

目前尚无有效的军团菌疫苗预防本病的发生，空气传播的特征也使切断传播途径的预防措施难以实现，预防控制军团病只能通过早发现、早治疗以及预防为主的综合措施。加强对军团病重要传染源——水系统的卫生管理，以最大限度减少军团菌的繁殖以及气溶胶的扩散是预防军团病发生和流行的关键。国际标准化组织在1992年把水源中军团菌检测作为水质标准细菌学检查的一部分。军团病已经成为许多国家法定报告和管理的传染病，一些国家制定了相关行业标准。例如，美国空调工程师协会制定了建筑物中军团菌控制指南，以指导建筑物集中空调的装配。我国卫生部于2012年9月重新修订并颁布的《公共场所集中空调通风系统卫生规范》（WS 394—2012）规定公共场所集中空调冷却水、冷凝水中不得检出军团菌，成为我国与军团病防治有关的指导性文件。

（1）加强对集中空调系统较集中的医院、宾馆、饭店、办公室、写字楼等大型建筑物空调冷却塔系统的卫生管理。定期清洗冷却塔系统，减少淤泥及沉淀物的形成，保证空调系统注入水洁净，避免使用长期贮存水。对家居使用的空调机、热水管道、淋浴器、加热器等有可能存留水体的地方，也应注意进行定期清洗。

（2）对大型建筑物的循环水系统、集中空调系统进行定期消毒。使用军团菌敏感的消毒抑菌剂，有效抑制军团菌的生长繁殖。消毒方法有化学消毒法、物理除菌法及生物灭菌法等。军团菌对理化因子抵抗力并不是很强，很多物理与化学消毒方法能有效将其杀灭。物理方法中热力消毒和紫外线消毒均比较有效，含氯消毒剂、过氧化物类消毒剂、醛类消毒剂以及很多中低效消毒剂均可有效杀灭军团菌。目前在循环水和集中空调系统消毒中，广泛应用的是加氯消毒法。提倡采用符合环保要求且灭菌效能持久的生物灭菌法。

（3）加强对公共场所集中空调通风系统的监管和水环境的监测。根据《公共场所集中空调通风系统卫生学评价规范》（WS/T 395—2012），定期对集中空调和冷热水系统、水管网进行病原学检测和卫生学评价，一旦发现军团菌检测阳性，应立即采取有效的消毒措施。上海市已颁布《上海市集中空调通风系统卫生管理办法》，并于2011年12月1日正式施行，规定今后新建、改建、扩建的集中空调通风系统应按照相关卫生管理标准设计，并要求建有集中空调的卫生管理实行"谁所有，谁负责"原则，定期加强清洗消毒，卫生状况检测每年不得少于一次，有效预防空气传播性疾病在公共场所的传播。

（4）锻炼身体，提高机体抵抗能力，保护易感人群。年老或体弱者尽量少到人群密集空气不畅的公共场所。

（5）对健康人群进行血清流行病学调查，了解军团菌隐性感染情况。对现症患者、疑似患者（特别是夏末秋初季节发生的肺炎患者、流感患者）进行病原体分离鉴定，做到早诊断、早治疗，降低病死率。发现军团病患者，应立即报告卫生部门，进行流行学和环境卫生学调查，查明军团菌污染来源。

（6）对军团病患者进行有效治疗。首选药物是红霉素，大环内酯类药物如阿奇霉素、克拉霉素等对军团病治疗效果比较明显，利福平常用作联合治疗用药。β-内酰胺类药物和头孢菌素类抗生素对军团菌无效，可能和军团菌产生的β-内酰胺和酰基转移酶能水解这两类抗生素有关。

（7）在免疫缺陷者中暴发流行本病时，给未发生本病的易感者口服少于治疗量的红霉素（1.5～3.0g/d）可达预防目的，也可选用四环素、大剂量复方磺胺甲噁唑预防军团菌感染。

军团病被称为"城市文明病"。随着人民物质生活水平的提高，城市大型建筑物如宾馆、医院、写字楼等使用集中空调越来越普及，军团病传播和流行的机会也会越来越多。目前，世界上许多国家的宾馆、饭店都要求具有"军团菌检测合格"等相应证明，我国也曾出现过国外游客要求我国宾馆、饭店出具证明的事例。军团菌造成的空气污染和水源污染已成为现代城市一个突出的公共卫生问题。控制军团菌的污染和传播，已成为当务之急。要针对军团病流行的各个环节，采取有效措施，防止军团病的发生和流行。

本章小结	教学课件

执考知识点总结

本章无执考知识点。

拓展练习及参考答案

（罗月妙）

第九章 住宅与办公场所卫生

学 习 目 标

素质目标：认识到室内及公共场所卫生监督的重要性，提高专业素质和综合素质。

知识目标：掌握室内小气候的概念、卫生要求，室内小气候对居民健康的影响，室内空气污染的来源和特点、危害，居室空气清洁度的常用评价指标；熟悉住宅设计的平面配置要求，住宅的卫生规模要求。

能力目标：具备分析及解决问题的能力、科学创新能力，并逐步培养现场工作能力，为将来开展环境卫生工作及从事科研活动打下基础。

案例导入

【案例】

2016年，上海的张先生和妻子兴高采烈地搬进了装修后焕然一新的100m²新房，没想到，刚搬进去两个多月，他和妻子同时觉得身体不舒服，到医院一检查，发现两人都患上了"再生障碍性贫血"。经上海环境检测中心检测，张先生的新房里甲醛超标12.6倍，挥发性有机物超标3.3倍。于是，张先生将装修公司告上法庭。

【问题】

1. 甲醛对人体有哪些危害？室内浓度是多少才符合国家标准？
2. 如何测定室内甲醛浓度？
3. 入住新装修完的房屋，应做哪些卫生防护措施？

核心知识拆解

第一节 概 述

住宅（residential building）是人类为了充分利用自然环境和生活环境因素中的有利作用并防止其不良影响而创造的生活居住环境。人类的生活环境包括住宅场所、办公场所和公共场所等不同环境，其中最为重要的是住宅环境。从环境卫生的角度出发，"以人为本"，创造有利于身心健康的住宅内环境始终是环境卫生工作者的一项重要任务。

一、住宅的卫生学意义

（一）住宅是人们生活、居住、学习、工作最重要的环境

随着现代科学技术的快速发展，尤其是信息技术和计算机网络的迅速发展，住宅不再只具有居住功能，而是扩展到了人们学习、工作、文体娱乐、家庭办公等多种用途的场所。有研究表明，人们每天在室内的时间为19~22小时，农村居民也有超过一半的时间在室内，一些特殊群体，如婴幼儿和老弱病残者在住宅内度过的时间还要更长，因此现代社会住宅和办公场所环境质量对人的健康至关重要，人们对其要求也越来越高，它影响的不仅是一代人的健康，还可影响到数代人的健康。

（二）住宅的卫生条件和人类健康密切相关

住宅环境与外界环境密切相关，住宅环境卫生质量受多种因素的影响。住宅内的环境因素包括小气候、日照、采光、噪声、绿化和空气清洁状况等，住宅内经过人工创造的局部小环境对人体健康的影响一般呈长期、慢性的作用。

1. 良好住宅环境有利于人体健康　安静整洁、明亮宽敞、小气候适宜、空气清洁的住宅环境对机体有积极作用，可使机体精神焕发、提高机体各系统的生理功能，增强机体免疫功能，防止疾病的传播，降低人群患病率和死亡率，达到增强体质、延长寿命的作用。

2. 不良住宅环境不利于人体健康　拥挤、寒冷、炎热、潮湿、阴暗、空气污浊、噪声、含有病原体或有毒有害物质的住宅环境对机体有不良作用，可使中枢神经系统功能紊乱、失调，降低机体各系统的功能和抵抗力，使居民情绪恶化、生活质量和工作效率下降、患病率和死亡率增高。

3. 住宅环境对健康影响的特点　住宅环境对健康的影响具有长期性和复杂性。一般情况下，单一污染物在住宅内的浓度不会太高，较短的时间内不易对健康产生影响，其影响往往表现为慢性、潜在性和功能上的不良影响。住宅内的有害因素种类繁多，通常情况下，各种因素同时存在联合作用于人体，其与居民健康间的关系十分复杂。病态建筑综合征（sick building syndrome，SBS）就是现代住宅中多种环境因素作用对健康产生影响所引起的一种综合征。

二、住宅的基本卫生要求

为了确保住宅室内具有良好的居住和生活环境，为儿童、青少年生长发育和老年人的健康提供良好条件，也为家庭办公、学习等提供有利环境，使机体各系统正常运行，防止疾病传播，在住宅建筑上应采取各种措施满足下列各项基本卫生要求。

1. 小气候适宜　室内有适宜的小气候，冬暖夏凉，干燥，防止潮湿，必要时应有通风、采暖、防寒、隔热等设备。

2. 采光照明良好　白天充分利用阳光采光，晚间照明适当。

3. 空气清洁卫生　应避免室内外各种污染源对室内空气的污染，冬季室内也应有适当的换气。

4. 隔音性能良好　应避免室外及相邻居室的噪声污染。

5. 卫生设施齐全　应有上、下水道和其他卫生设施，以保持室内清洁卫生。

6. 环境安静整洁　应保证休息、睡眠、学习和工作。

三、住宅卫生研究的主要任务

人类在经历了"煤烟型""光化学烟雾型"污染后，现已进入以"室内空气型"污染为标志的第三污染期。住房的装修使许多人工合成的化学产品进入家庭，有调查显示，目前人体所患疾病中68%是源于室内空气污染，而至今已发现的室内污染物中仅挥发性有机物就可检出500多种，室内某些有害气体浓度可高出室外数十倍，对人体的危害不言而喻。为此，住宅卫生的研究，特别是对室内空气污染及其对健康影响的研究，已成为环境卫生工作者目前的一项迫切任务。住宅卫生研究的主要任务如下。

1. 研究住宅对居民健康的影响　结合各地气候、地理等自然条件和当地居民生活习惯研究住宅对居民健康的影响，尤其是建筑、装饰和装修材料中有毒、有害物质对居民健康的影响。通过住宅室内空气污染的暴露评价研究，阐明危害健康的主要因素和特点，从而为提出因地制宜的卫生要求和修订完善卫生标准提供科学依据。

2. 研究住宅室内空气有害物质和微生物的检测方法　开展此类检测方法的研究，不断改进实验室检验分析技术、不断提高测试分析灵敏度，对于住宅室内空气有害物质和微生物的快速、准确检测，确定住宅室内空气污染的程度具有重要的意义。

第二节　住宅设计的卫生要求

在建筑设计中，住宅的设计不仅要考虑近期的健康状况，也要考虑远期健康状况，甚至要考虑到子孙后代的健康。因此，住宅设计的卫生要求是最基本和最全面，包括用地和建材的选择、设计、建造工艺以及有关设备的使用和管理等。

一、住宅的选址

住宅的用地应该选择质量最好的地段，对于用作住宅用地的地段，应该满足以下几点卫生要求。

1. 位置　住宅用地地段应位于当地主导风向的上风侧，应该远离工业区、垃圾处理厂、污水处理厂、传染病院等严重污染源，同时还要注意远离对外交通枢纽、码头和大型仓库。空气要清洁，环境要安静。

2. 土质　住宅用地应清洁干爽，地下水位低，透气性能好。地层中不应含有高本底放射性物质。原则上不应在曾经用于垃圾场、工业废渣堆放地、传染病院、化工厂等严重污染的土地上建房。如果十分必要，必须首先彻底清除污染土壤，再用清洁土壤填实后才能再次使用。所以，选址时必须了解土地使用历史，并对土质进行卫生学检测，以确保住宅用地的清洁、安全。

3. 地形　若在坡地上建房，应选择向阳坡地，避免在低凹处建房，以充分利用日照和利于排除雨雪水。

如果选择在农村建房时，一般要考虑以下条件。

（1）交通方便，在同劳动、工作距离适中的坡地和闲置地建造房屋。

（2）村落或邻居相对集中，以便相互关照、帮助和支持。

（3）地势相对较高，以保持室内相对干燥；地形向阳，坡度最好为0.5%～4.0%，以利于雨雪水和生活污水的排放。

（4）水源充足，水质良好，以便采取生活和生产用水。

（5）为了方便保持卫生安全，有以下几点要求。①自然林木较多。②无蚊蝇滋生和尘土、毒物、噪声污染。③避开自然疫源地。④避开灾害易发区，如风口、水口、泥石流和滑坡易发地段。

二、住宅的平面配置

住宅的平面配置主要包括住宅朝向、住宅间距、住宅内各户之间的配置和住宅内各房间的配置等，在住宅平面配置中要注意贯彻住宅的卫生标准和卫生要求。

（一）住宅朝向

住宅朝向（direction of building）是指住宅建筑物主室窗户所面对的方向。住宅朝向和室内的日照、采光、通风、小气候和空气清洁程度等都有直接关系。因此，朝向的选择应综合考虑当地气候条件、地理环境、建筑用地等情况，如各季节的太阳高度、日照时数、风向频率和风速等，选择住宅的最佳朝向。

从日照和太阳辐射来看，我国绝大部分地区在北纬45°以南，居室最适宜的朝向是南向，即住宅楼的长轴应采用东西走向，从而使住宅主要房间朝南，辅助房间放在北面。住宅南北朝向的设计，可使居室能满足在冬季得到尽量多的日照，夏季能避免过多的日照和有利于自然通风的要求。

（二）住宅间距

住宅间距（distance of building）指住宅的主要采光面与室外前排建筑物之间的距离。前后两排建筑物之间应有足够的间距，以免后排建筑物的日照、采光和通风受到前排建筑物的影响。

根据日照的卫生要求确定的住宅间距，要随纬度、住宅朝向、建筑物高度和长度及建筑用地的地形等因素而决定。一般可根据室内在冬至日应不少于1小时的满窗日照时间要求来推算。根据夏季通风的需要来确定间距时，主要应考虑住宅中的主室要面向炎热季节的主导风向，当建筑物长轴与此主导风向垂直时通风量最大，但也可允许房屋的长轴与主导风向成不小于30°的角。在住宅群建筑区，使建筑物长轴与主导风向成60°时，在相同间距情况下，要比建筑物长轴与主导风向垂直更有利于对其下风向的建筑物的通风。

（三）住宅内各户之间的配置

住宅内各户之间的配置主要解决各户之间的分隔，造成安静的环境，避免互相干扰和减少疾病传播的机会。住宅楼内各户之间的平面配置应满足以下要求。

（1）尽可能每户至少有一间主室享有适宜的朝向。

（2）每户应有穿堂风。

（3）户与户之间相邻的门、窗或相对面的门窗应保持适当距离，以免污染空气进入。例如，一户刚装修完毕，开窗排放挥发性有机物，如果各户之间配置不合理，则相邻的一户在开窗通风时就可能受到邻户污染空气的影响。

（4）如果将数户住宅的窗户围成天井式的住宅楼，应保证各层各户窗户排出的污染空气能充分上升到屋顶以上扩散，形成"烟囱"效应，或者促使污染气体从窗口排出后立即得到足够的稀释。

（四）住宅内各房间的配置

每户住宅都应有自己独用的成套房间，一般包括主室和辅室。主室包括起居室（厅）、卧室和书房等。辅室是主室以外的其他房间，包括厨房、卫生间、储藏室、浴室、壁橱、门厅、阳台等。各居室之间的设计应合理，卧室、起居室（厅）、书房应与厨房、贮藏室充分隔开，两个卧室之间也要充分隔离，卧室应配置最好的朝向；卧室、起居室（厅）、书房和厨房应有直接采光，厨房和卫生间应有良好的通风，以保证整洁、舒适、安静，便于休息和娱乐。

三、住宅的卫生规模

住宅的卫生规模是指根据卫生要求提出的住宅居室容积、净高、面积和进深等应有的规模。

（一）居室容积

居室容积（volume of living room）是指每个居住者所占有居室的空间容积，通常以人均占有空间容积的立方米数来表示（立方米/人）。居室容积与居住者的生活方便、舒适以及室内小气候和空气清洁度有关。因此，常用居室容积作为一个重要指标来评定住宅卫生状况。

居室容积的大小应根据每人每小时的通气量来估算。在住宅卫生研究中，常以室内空气中CO_2的浓度变化来估算每人每小时的通气量，也用作评价空气清洁度的一个重要指标。有研究表明，空气中CO_2浓度达到0.07%时，敏感的居民已有所察觉，室内空气中CO_2的含量如果超过0.1%，就可能引起乏力、头痛、食欲减退、工作效率下降等不良反应。据此，居室中CO_2浓度的卫生学要求不应超过0.07%，即不应超过$0.7L/m^3$。以室外空气中CO_2浓度为0.04%（$0.4L/m^3$）、每人每小时呼出CO_2 22.6L计算，每人每小时的换气为22.6/（0.7-0.4）＝$75.3m^3/h$。按室内自然换气次数为2.5～3.0次每小时计算，则居室容积为25～30立方米/人，室内空气中CO_2浓度即可符合卫生学需求。

（二）居室净高

居室净高（net storey height）是指室内地板到天花板之间的高度。在房间面积相同的情况下，居室净高越高，居室容积就越大，室内空气的垂直对流就越充分，越有利于污染空气的稀释和扩散，也越有利于采光、通风和改善室内小气候。居室净高较低的房间，冬季有利于采暖，但居室过低也会使人产生压抑感，而且不利于通风换气和散热。居室净高可根据各地的气候等特点来综合确定当地房屋的合适净高，一般在炎热地区应高一些，在寒冷地区可适当低些。我国《住宅建筑规范》（GB 50368—2005）以及《住宅设计规范》（GB 50096—2011）规定，居室净高不应低于2.40m，局部净高不应低于2.10m，并且局部净高的室内面积不应大于室内使用面积的1/3。

（三）居室面积

居室面积（room area）又称居住面积，通常指居室的使用面积，一般不包括墙体、柱子等建筑结构所占用的面积。为了保证居室内空气清洁、放置必要的家具、有足够的活动范围、避免过分拥挤和减少传染病的传播机会，每人在居室中应占有一定的面积。根据每人平均所占有的居室容积和居室净高，可计算出每人应有的居住面积。如果每人平均居住容积以$20m^3$计算，居室净高2.80m时，每人的居住面积应为$7.14m^2$。随着我国经济发展和人民生活水平的提高，我国大多数地区的人均居住面积已达到或超过$20m^2$，达到了小康水平。

（四）居室进深

居室进深（depth of room）指开设窗户的外墙内表面至对面墙壁内表面的距离。居室进深与室内日照、采光、通风和换气有关。居室进深大，远离外墙处的空气滞留，换气困难。一般居室进深与居室宽度之比不宜大于2∶1，以3∶2较为适宜。居室进深与地板至窗上缘高度之比称室深系数。室深系数在一侧采光的居室不应超过2.0～2.5，在两侧采光的居室不应超过4～5。

（五）居室隔声

隔声是指利用隔声材料和隔声结构阻挡声能的传播，把声源产生的噪声限制在局部范围内，或在噪声的环境中隔离出相对安静的场所，如用实体墙板、密封门窗等隔声屏障将居室相对封闭起来，使其与周围环境隔绝，以减少噪声污染。居室隔声对于保证居室内环境相对安静尤为重要。我国《住宅建筑规范》规定，住宅应在平面布置和建筑构造上采取防噪声措施。卧室、起居室在关窗状态下的白天允许噪声级为50dB（A），夜间允许噪声级为40dB（A）。

四、居室采光和照明的卫生学要求

1. 采光（day light）　是指建筑物采进多少室外天然光的能力。太阳光谱中波长400～760nm的光谱是可见光，是地球上天然的照明来源。建筑物的采光要合理地让天然可见光进入室内，使得在全阴天的天气状况下，白天的室内照度也能达到卫生要求。合理的采光不仅能满足视觉功能的需要，也能缩短使用人工照明的时间，节约能源。

评价室内采光的常用指标有窗地面积比值、投射角、开角、采光系数等。

（1）窗地面积比值（Ac/Ad）：指直接天然采光口的窗玻璃的面积与室内地面面积之比。有效透光面积是指能直接透进天然光的窗户上的玻璃等透光材料的面积，不包括窗框、花格图案等不透光材料的面积。有效透光面积不包括离地面高度低于0.5m的窗户透光面积。因为这部分窗户的材料虽然也是透光材料，但由于高度太低，光照面积偏低偏少，有效照度极小，因此不计入有效透光面积之内。地面面积是指该室内全部地面的面积，包括室内家具等摆放所占面积。窗地面积比值越大，采光效果越好。

我国《住宅建筑规范》（GB 50368—2005）规定，卧室、起居室、厨房等窗地面积比值不得低于1/7，楼梯间窗地面积比值不得低于1/12。

（2）投射角（angle of incidence）：是指室内工作点与采光口上缘的连线和水平线所成的夹角。采光口上缘的高度越高，投射角就越大，光线进入越多，室内的采光越好。投射角不应小于27°。

（3）开角（opening angle）：是室内工作点与对侧室外遮光物上端的连线和工作点与采光口上缘连线之间的夹角。如果窗外有遮光物，即使投射角很大，遮光物也会影响室内采光。窗外遮光物越高，开角越小，室内采光越差。因此，一般要求开角不应小于4°。

（4）采光系数（daylight factor）：又称自然照度系数，是指室内工作水平面上（或距窗1m处）散射光的照度与同时室外空旷无遮光物的地方接受整个天空散射光（全阴天，见不到太阳，但不是雾天）的水平面上照度的百分比（%），也即全阴天的室外散射光有百分之多少能进入室内。

采光系数能反映当地光气候、采光口大小、位置、朝向的情况，以及室外遮光物等有关影响因素，所以是比较全面的客观指标。一般要求主室内最低值不应低于1.0%，楼梯间不应低于0.5%。

室内采光在靠近窗户处的照度最大，离窗2.0～2.5m处照度明显降低。窗户越高，即窗户的上缘距天花板越近，直射光和散射光越容易深入室内。窗户的有效采光面积和房间地面面积之比不应少于1.0∶1.5。

2. 照明（illumination）　是使人体发挥视觉功能的唯一环境因素。没有照明，人体的视觉功能就失去了发挥的条件。良好的照明条件，可使视觉功能和神经系统处于舒适状态，能使人体保持良好的视力，改善机体的生理反应，提高工作效率。如果照明条件欠佳，不但影响视力，而且也使机体各部位的生理功能处于抑制状态，容易疲劳，降低工作效率。

通常以照度（illuminance）表示照明的强弱程度，单位是勒克斯（lx）。相关的调查研究认为，居室内的自然照度至少需要75lx才能基本满足视觉功能的生理需要。

照明在夜间或白天自然光线不足时，需利用人工光源的直射光或散射光进行照明。人工照明的照度标准，应按视力工作精密程度和持续时间而确定，在阅读或从事缝纫等较精细工作时，一般应达到100lx左右，居室只作为卧室时，则可以低些，但不应低于30lx，卫生间、楼梯间应不低于15lx。

在使用人工照明时应满足以下卫生要求。

（1）照度要合适：人的视力受照度影响很大，当照度达到50lx时，基本能满足视力要求；照度在100lx时最适宜，所以一般室内人工照明照度要求在50～100lx。

（2）光线要均匀，照度要稳定。如果照明时明时暗，或者光源经常晃动，不但容易产生视觉疲劳，而且会加速视力下降。

（3）应防止眩目。眩目也能加速视觉产生疲劳，降低视力。

（4）照明的光谱应尽可能接近日光光谱。人工照明最常用的是白炽电灯和日光灯，日光灯更接近日光光谱。

五、住宅的卫生防护设施

在设计阶段，除了设计建筑物本身的构造形式以外，对于建筑物的保暖、隔热、隔音、采暖、防潮等的卫生防护措施也应进行设计。

（一）围护结构

围护结构对于阻挡外界环境的不良因素、维持室内适宜小气候起着关键的作用。所以，围护结构的建筑材料性能非常重要。围护结构包括保暖与隔热、防潮和隔音等设施。

1. 保暖与隔热 应选用导热性能低的材料，也就是导热系数小的材料。因为材料的导热系数越小，室内的温度越不容易波动，越有利于防暑和防寒。寒冷地区还可增加围护结构的厚度。

2. 防潮 在底层房间的基底地面以及各层的厕所、浴室、厨房的基底地面应采用防潮材料铺设，以防渗漏。

3. 隔音 房屋的天花板、地板、墙壁等的材料都应有良好的隔音功能，不仅要有良好的竖向隔音效果，还应有良好的横向隔音效果。常用的吸声材料如玻璃棉、矿渣棉、泡沫塑料、毛毡、麻纤维、吸声砖等，主要用于吸收波长较短的高频噪声。低频噪声可采用共振腔吸声结构加以解决。

（二）供水排水设施

室内应有完善的上下水道设施，要有足够数量的取水龙头。应有地漏和聚水管（水封），防止下水道臭气反流。上水管道材料不应溶出有害物质。下水管道应排水通畅。管材应耐油、耐腐蚀。下水管道若在室内为明管敷设，排水时应不产生噪声。

（三）采暖设备

集中供暖的建筑物内，各个房间应有足够的散热暖气片。对于距离暖气进楼管道较远的楼层以及朝向不佳的房间，应增加足够数量的暖气片以提高室温，使各楼层之间各朝向之间的温差不宜过大，以免影响室内人员的正常生活。

六、住宅设计的发展方向

至今，世界各国的住宅理念大致经历了三个阶段：节能环保、生态绿化和舒适健康。我国从20世纪90年代开始引入绿色建筑概念，目前住宅设计的发展方向是健康住宅和绿色生态住宅。

（一）健康住宅

健康住宅（heath residence）是指在符合住宅基本要求的基础上，突出健康要素，以人类居住健康的可持续发展为理念，满足居住者生理、心理和社会多层次的需求，为居住者创造一个健康、安全、舒适和环保的高品质住宅和社区。健康住宅更注重住宅的内在品质，是人们可以用来调节情绪、缓解工作压力、陶冶情操、保持身心健康的重要休息场所，可满足理想中健康生活的全部内涵。

根据WHO的建议，健康住宅的标准至少应包括以下几点。

（1）尽可能不使用有毒的建筑材料装修房屋，如含高挥发性有机物、甲醛、放射性的材料。若材料中含有有害挥发性有机物，则这些住宅在竣工后应等候一段时间才能入住，在此期间要进行通风换气。

（2）室内CO_2浓度低于0.1%，粉尘浓度低于$0.15mg/m^3$。

（3）室内气温保持在17 ～ 27℃，湿度全年保持在40% ～ 70%。

（4）噪声级小于50dB（A）。

（5）一天的日照要确保在3小时以上。

（6）有足够亮度的照明设备，有良好的换气设备。

（7）有足够的人均建筑面积。

（8）有足够的抗自然灾害的能力。

（9）住宅要便于护理老人和残疾人。

（10）厨房灶具及吸烟处应设局部排气设备。

（11）致敏性化学物质浓度很低。

（二）绿色生态住宅

绿色生态住宅（green ecosystem residence）是指消耗最少的资源和能源，产生最少废弃物的住宅和居住小区。绿色生态住宅注重人与自然的和谐共存，关注环境保护和废弃物的回收和再利用。体现节能、节水、节地和治理污染的方针，强调可持续发展原则，是宏观的、长期的国策。

第三节　室内小气候对健康的影响及卫生要求

住宅的室内由于屋顶、地板、门窗和墙壁等围护结构以及室内的人工空气调节设备等综合作用，形成了与室外不同的室内气候，称为室内小气候（cryptoclimate），主要是由气温、气湿、气流和热辐射（周围墙壁等物体表面温度）四个气象因素组成。它们同时存在并综合作用于人体，对人体健康产生重要影响。

一、室内小气候

(一)气温

气温主要取决于太阳辐射和大气温度,同时也受生活环境中各种热源影响。大气温度可直接影响室内温度,在室内自然通风良好的情况下,室内温度可略高于室外气温。小气候各要素中,气温对体温调节起主导作用。通常气温以干球温度(dry bulb temperature)表示,人可以耐受的室内温度,冬季下限为8～10℃;夏季上限为28～30℃。在地面高度、穿单衣、静坐、风速很小、无明显辐射热的温度环境中,舒适的气温为(23.5±2)℃。夏、冬季由于服装隔热和室内外温差作用可使舒适气温分别提高或降低2.0～2.5℃。

(二)气湿

气湿即空气中含水量,一般以相对湿度(水蒸气压)表示,相对湿度随气温升高而降低。相对湿度>80%为高气湿,<30%为低气湿。我国东南沿海地带夏季受季风气候的影响,使海洋气团带入大量水蒸气,湿度增高,甚至可达90%以上。城市由于植被面积小和城市热岛效应,使市区相对湿度比郊区低。相对湿度每天也有变化,最高值为黎明前后,最低值在午后。气湿主要影响人体蒸发散热。一般在低温环境下,气湿对人体热平衡影响较小,随着气温升高,蒸发散热占人体总散热量的比例不断升高,气湿的影响也随之增加。在高气温时,气湿过高将阻碍蒸发散热,而低气温时,气湿增高可增加机体散热和衣服导热性,使机体寒冷感增加。气湿的非温度性作用主要是湿度过低可引起皮肤黏膜干燥,甚至引起鼻出血。一般相对湿度在40%～70%为适宜。

(三)气流

气流(风速)除受大自然风力影响外,还与局部区域热源及通风设备有关。不同季节气流对人体有不同影响,夏季气流能明显影响机体的对流和蒸发散热。但如果气温高于皮肤温度,则气流可促使体表从周围环境中吸收热量而不利于体温调节。冬季气流可使体热散发加快,尤其是在低温、高湿环境更为明显。若气流过大,会带来不舒服的吹风感,使精力分散并影响工作效率。在室内环境中,舒适温度的气流为0.15～0.25m/s。

(四)热辐射

热辐射由太阳辐射以及人体与周围环境物体之间通过辐射形式的热交换组成。两种不同温度的物体之间均存在热辐射。由温度较高的物体向温度较低的物体辐射散热,直至两物体温度相等为止。物体温度高于人的体表温度时,物体向人体辐射热流,使人受热,为正辐射,反之为负辐射。人体皮肤对正辐射敏感,而对负辐射不敏感,故寒冷季节容易因负辐射丧失热能而使机体受凉。

室内小气候四种物理因素综合作用于人体,决定着人是否感到舒适,当机体无体温调节性活动(无寒战和分泌汗液等)、外周血流量适中时,即达到热舒适(thermal comfort)状态。

二、室内小气候对健康的影响

良好的小气候是维持机体热平衡,使体温调节处于正常状态的必要条件。反之,如果人处于不良的小气候中,则可能影响人体热平衡,使人体体温调节处于紧张状态,并影响机体其他系统的功能,长期处于不良小气候中，还可能使机体抵抗力下降，引发各种疾病。

（一）人体与室内小气候的相互关系

小气候对人体健康的影响反映在热代谢过程中。人体在代谢过程中产生热，同时也不断地通过传导、对流、辐射和蒸发等方式与外界环境进行热交换。通常情况下，机体可以通过与外界环境的热交换达到热平衡。热交换的公式如下：

$$S = M \pm C \pm R - E$$

式中，S为人体蓄热状况；M为代谢产热量，成人约2000kcal/d；C为传导、对流吸收或放散的热量；R为辐射散热或吸收的热量。当气温或人体周围物体表面温度高于人体皮温时，C或R为"＋"值，反之之为"－"值。E为蒸发散热量，当汗液蒸发时（不是汗珠的滴下），蒸发汗液1g，相当于放出潜热0.585kcal，蒸发值E为"－"值。

当机体产热和散热量相等时，S＝0；产热高于散热时，S＞0，造成热蓄积，使体温上升。当产热低于散热时，S＜0，造成体温下降。

机体对产热和散热的调节根据其机制可分为生理性体温调节和行为性体温调节两大类。生理性体温调节是指机体具有将体内温度稳定在（37±0.2）℃狭小范围内的能力；行为性体温调节是通过体外调节来改变外环境对机体生理的应激作用，常见的方式为穿衣或应用各种通风采暖设施，从而使体温调节维持在正常范围。机体处于正常状态时，上述两种体温调节方式同时起作用。健康人在适宜的小气候作用下，进行轻体力活动时，产热和散热的速率处于基本平衡状态，主观感觉良好，称为热平衡状态。

（二）反映小气候对人体影响常用的生理指标

在研究小气候对人体的影响、评价环境作用于机体的热负荷和制定小气候的卫生标准时，反映小气候对人体影响的生理指标都是十分重要的。这类人体生理指标要求能灵敏反映机体对小气候的反应，测定方法应方便、准确和重复性好。常用的指标如下。

1. 皮肤温度　简称皮温。由于皮温测定方法简便，并与人的温热感觉、脉搏变化基本上平行，因此是评价小气候对人体影响的常用生理指标。人体在着装轻度活动时，舒适的平均皮温为32.0～32.5℃。由于衣着不同、局部毛细血管分布和汗腺分泌不同、离心脏的距离不同等因素，身体各部位皮温是不一样的。因此，需要测定有代表性部位的皮温来推算全身平均皮温。通常可以测定3～8个点的皮肤温度，再计算加权平均皮肤温度（weighted mean skin temperature，WMST）。计算如下：

3点法：$WMST \approx 0.5T_{胸} + 0.36T_{小腿} + 0.14T_{上臂}$。

4点法：$WMST \approx 0.34T_{胸} + 0.33T_{股} + 0.18T_{大腿} + 0.15T_{上臂}$。

8点法：$WMST \approx 0.07T_{头} + 0.175T_{胸} + 0.175T_{背} + 0.07T_{上臂} + 0.07T_{前臂} + 0.05T_{手} + 0.19T_{大腿} + 0.20T_{小腿}$。

2. 体温　是判断机体热平衡是否受到破坏的最直接的指标。由于人体具有较强的体温调节能力，除在很热或很冷情况下，机体的热平衡一般不易受到破坏，因此体温一般变化不大。

3. 脉搏　气温对机体的热调节起着主要的作用。在气温升高时，机体首先表现的是适应过程，皮肤末梢毛细血管扩张，立即增快脉搏以满足血液供应。因此，脉搏在高温条件下是一种简单和灵敏的指标。国内报道，气温在35℃以上脉搏可增快60%。

4. 出汗量　人体在任何气温下，皮肤表面均有汗液蒸发。但在气温较低时，出汗量少，自己感觉不到，即为不自觉出汗。在安静情况下，若相对湿度为22%，气温达30℃时，开始知觉出汗。知觉出汗是反映体温调节过程紧张的一项指标。休息时人的最大出汗量为1800g/h，劳动时最大出汗量约为3900g/h，出汗量可通过观察出汗前后体重变化求得。

5. 温热感 是一种主观感觉，反映机体在小气候作用下皮肤、鼻腔、口腔、咽喉黏膜等外感受器所感受的热和冷的综合感觉。在进行小气候对机体生理影响的测定时，应考虑到有时主观感觉可能与体内发生的客观变化不一致，这与人的主观因素有关，而且与皮肤供血变化、中枢神经的反应性、对气象条件的适应能力等个体情况有关。

6. 热平衡测定 是了解机体在小气候作用下生理反应的一种重要方法，但因测量计算烦琐，因此一般不经常使用。

三、小气候的评价指标

气温、气湿、气流和热辐射对人体的热平衡均会产生明显的影响。气温对机体的热调节起重要作用，但其他因素对机体的热调节也起相当大的作用。因此，在评价小气候时，必须采用包括气温、气湿、气流和热辐射四种因素的综合指标来评价。小气候的综合评价指标可分为四类。

第一类是根据环境因素的测定而制订的，如湿球温度、黑球温度等。湿球温度表示气温和气湿综合作用的结果；黑球温度表示气温、热辐射和气流综合作用的结果。这类指标简单易行，但没有考虑到机体的反应，因此已较少单独使用，而常作为其他综合指标的组成成分。

第二类是根据主观感觉结合环境因素测定而制订的，如有效温度、校正有效温度、风冷指数等。

第三类是根据生理反应结合环境因素测定制订的，如湿球－黑球温度指数等。

第四类是根据机体与环境之间热交换情况制订的，如热强度指数、热平衡指数等。

在以上指标中，最常用的是有效温度和校正有效温度。

1. 有效温度（effective temperature，ET） 是1923—1925年由美国学者亚格罗等提出的。该指标是根据气温、气湿、气流与人体处在休息或坐着工作状态下的热感觉综合制订而成的。

ET是在不同温度、湿度和风速综合作用下，人体产生的冷热感觉指标，是以风速为0m/s，相对湿度为100%，气温为17.7℃时产生的温热感作为评价标准，将其他不同气温、气湿和风速组成的小气候与之相比较而得出的有效温度值。例如，在气温为22.4℃、相对湿度为70%、风速为0.5m/s时的热感觉与气温为17.7℃、相对湿度为100%、风速为0m/s时的热感觉相同，这时的有效温度就以17.7℃来表示。有效温度是根据受试者进入各种不同气温、不同相对湿度、不同气流风速的室内环境后立即产生的温热感觉而制订的，可通过查有效温度图获得。

在室温范围内，有效温度与人的温热感觉，以及皮肤温度、氧的消耗量、体重减轻率等生理指标相关性较好，在一定程度上能够反映小气候的综合作用。有效温度适用于评价气温适中的气象条件，但在高温条件下其相关性较差，并且不能反映在室内逗留较长时间的温热感。

2. 校正有效温度 在有效温度基础上，综合考虑热辐射对机体的影响，将干球温度（气温）改用黑球温度，所得的有效温度称为校正有效温度（corrected effective temperature，CET）。

四、室内小气候的卫生要求

室内小气候的卫生要求是为了保证大多数居民机体的热平衡，使他们有良好的温热感觉，各项生理指标在正常范围以内，以及有正常的学习、工作、休息和睡眠效率，因此，住宅的气温、气湿、气流与热辐射等均应保持在正常范围内。

由于各地区的气候条件、居住条件、生活习惯等各有不同，致使居民对气候有不同程度的适应能力，因而在制定室内小气候卫生标准时，要研究影响室内小气候和机体适应能力的各种因素。气温变化既是影响体温调节的主要因素，又较易受外界气象因素的影响，所以制定室内小气候标准应以气温为主。住宅室温标准一般是指气湿、气流、热辐射在正常范围时，居室中央距地板1.5m高处的气温。由于冬夏两季室内外温差较大，因此制定室内小气候标准应以冬夏两季为主。我国《室内空气质量标准》（GB/T 18883—2022）规定，夏季室温22～28℃、相对湿度40%～80%、风速≤0.3m/s；冬季室温16～24℃、相对湿度30%～60%、风速≤0.2m/s。

第四节　室内空气污染对健康的影响及其控制措施

室内空气污染（indoor air pollution）是指由于室内引入能释放有害物质的污染源或室内环境通风不佳导致室内空气中有害物质在浓度和/或种类上不断增加，当有害物质在有限的空间内达到一定浓度时，会对人体健康产生直接或间接，近期或远期，或潜在的有害影响。

室内空气主要来源于室外大气。室内需要经常通风换气，排出污浊空气，引进新鲜空气，以保持室内良好的空气质量。

室内空气质量一直是国内外学者极为关注的环境卫生问题之一，主要原因如下。①室内环境是人们接触较密切的环境之一，室内空气质量的优劣直接关系到每个人的健康，尤其是老、弱、病、残、幼、孕等人群。②室内污染物的来源和种类越来越多，随着经济、生活和生产水平的不断提高，室内用的化学品和新型建筑材料等的种类和数量较以往明显增多。③建筑物密闭程度增加，使室内污染物不易排出，增加了室内人群与污染物的接触机会。研究表明，较差的室内环境质量可直接引起疾病或恶化原有疾病或提高机体对其他疾病的敏感性。

当前，室内空气污染问题和室内空气质量的研究已经成为环境卫生学领域中的一个新的重要部分，WHO对此极为关注和支持。

一、室内空气污染的来源和特点

（一）室内空气污染的来源

根据污染物形成的原因和进入室内的途径，可将室内空气主要污染源分为室外来源和室内来源。

1. 室外来源　这类污染物主要存在于室外或其他室内环境中，但可以通过门窗缝隙或其他管道的缝隙等途径进入室内，具体来源如下。

（1）室外空气：大气污染物可以通过机械通风系统和自然通风进入室内空气中，常见的如二氧化硫、氮氧化物、一氧化碳、铅、颗粒物等。这类污染物主要来自工业企业、交通运输及住宅周围的各种小锅炉等污染源。此外，还有来自大气烟雾事件或意外事故的毒烟和毒气。例如，1984年印度博帕尔市异氰酸甲酯泄漏，覆盖全市范围的毒气使生活在该市住宅中的居民都受到了不同程度的影响，造成全市共有2500余人丧生，20余万人中毒，是至今人类史上最惨重、最典型的一次室外污染源引起室内居民中毒的事件。此外，还有植物花粉、孢子、动物毛屑、昆虫鳞片等变应原物质，可通过门窗进入到室内。

（2）建筑物自身：建筑物自身含有某些可逸出挥发的有害物质。一种是建筑施工过程中加入了化学物质，如北方冬季施工加入的防冻剂，渗出有毒气体氨；另一种是地基的地层和建筑物石材、地砖、瓷砖中的放射性氡及其子体。美国国家环保局调查，美国每年有14 000人的死亡与氡污染有关。

（3）人为带入室内：人们每天进出居室，很容易将室外或工作环境中的污染物带入室内。这类污染物主要有大气颗粒物和工作环境中的苯、铅、石棉等。

（4）相邻住宅污染：从邻居家排烟道进入室内的毒物或熏蒸杀虫剂等。这类污染物主要有一氧化碳、磷化氢等。

（5）生活用水污染：受到病原体或化学污染物污染的生活用水，通过淋浴器、空气加湿器、空调机，以水雾的形式喷到室内空气中。这类污染物主要有军团菌、苯和机油等，然后被人吸入体内，引起感染或中毒。

2. 室内来源

（1）室内燃烧或加热：主要指各种燃料的燃烧及烹调时食油和食物加热后的产物。这些燃烧和烹调时产生的污染物都是经过高温反应产生的，不同的燃烧物或相同种类但品种或产地不同，其燃烧产物的成分和数量都会有很大不同。燃烧的条件不同，燃烧产物的成分也有不同。此类污染物主要有二氧化硫、氮氧化物、一氧化碳、二氧化碳、烃类{包括苯并［a］芘等致癌性多环芳烃}和颗粒物等。

（2）室内活动：人体排出的大量代谢废弃物以及说话时喷出的飞沫等都是室内空气污染物的来源。人呼出的气体中主要含有二氧化碳、水分和一些氨类化合物，还带有少量的一氧化碳、甲醇、乙醇、苯、甲苯、苯胺、二硫化碳、二甲胺乙醚、氯仿、硫化氢、砷化氢、甲醛等。人体在炎热季节出汗蒸发出多种气味，在拥挤的室内引起的污染尤为严重。吸烟更是一项重要的有害物来源，烟气中至少含有3800种成分，其中致癌物不少于44种。呼吸道传染病患者和带菌（毒）者均可将流感病毒、新型冠状病毒、结核分枝杆菌、链球菌等病原体随飞沫喷出污染室内空气。此外，家养的宠物活动也可能成为室内有害物质和致病微生物的重要来源。

（3）室内装饰材料及家具：是目前造成室内空气污染的主要来源，如油漆、涂料、胶合板、刨花板、泡沫填料、塑料贴面等材料中均含有甲醛、苯、甲苯、乙醇、氯仿等挥发性有机物；建筑材料砖块、石板等本身成分中含有镭、钍等氡的母元素较高时，室内氡的浓度会明显增高。此类污染物对健康的危害越来越为人们所关注。有调查显示，住宅室内装修污染的主要污染物为甲醛、苯系物、总挥发性有机物（total volatile organic compounds，TVOC）。住宅装修后，室内TVOC超标率高达40.79%，在装修完成半年以内的最高超标率达到67.74%，即使在装修完成1年以上的超标率也达到20.97%。

（4）室内生物性污染：由于居室密闭性好，室内小气候稳定，温度适宜，湿度大，通风差，为真菌和尘螨等生物性变应原以及蟑螂等致病生物提供了良好的滋生环境。螨是家庭室内传播疾病的重要媒介之一，常隐藏在家中的床、床垫、枕头、被褥、纯毛地毯、家具填充物、挂毯、窗帘、沙发套以及不常洗涤的厚纤维衣服织物中生存。这些生物性变应原除可引起人的变态反应，还能作用于生物性有机物，产生有害气体，如二氧化碳、氨、硫化氢等有毒气体。

（5）家用电器：随着人们生活水平的提高，电脑、电视机、组合音响、微波炉、电热毯、空调等多种家用电器进入室内，由此产生的空气污染、噪声污染、电磁波及静电干扰已经给人们的身体健康带来不可忽视的影响，已引起国内外学者的关注。

（二）室内空气污染的主要特点

室内空气污染来源多、成分复杂，其主要特点表现为以下几个方面。

1. 室外污染物对室内空气的污染　一般来讲，来源于室外的污染物在室内一般都比室外空气中浓度有较大衰减。例如，室外大气中最常见的二氧化硫极易被各种建筑物表面的石灰、墙纸等材料吸收；悬浮颗粒物进入室内的过程中，通过门或纱窗时被阻挡了一部分，进入室内后又被墙壁吸附去一部分，因此这些污染物的浓度在室内都低于室外。

2. 室内外存在同类污染物对室内空气的污染　如果室内和室外同时存在某种污染物，其浓度往往是室内高于室外。例如，在我国家庭做饭使用的燃料主要是煤气和天然气，在使用的过程中也可释放出二氧化硫、二氧化氮、一氧化碳等污染物，由于同时有室内和室外两种来源，室内浓度均高于室外。

3. 建筑材料和装饰物品对室内空气的污染　主要是使室内各种毒性较大的挥发性有机物和放射性污染物的含量增高。室内建筑材料和装饰物品有些是传统的天然材料，有些是废渣或再生材料，有些是现代化工产品，特别是很多用于室内建筑和装饰的原材料在加工过程中，要加入各种助剂，其中很多都具有挥发性，如甲醛、苯、甲苯、二甲苯、三氯乙烯、三氯甲烷、二异氰酸、甲苯酯、萘等，这些挥发性有机物可以逐渐释放到室内空气，对人体的健康危害极大，如甲醛除可引起呼吸道和结膜产生刺激作用外，已经被世界卫生组织确定为致癌和致畸物质，并多次引起室内空气污染事件。氡及其子体也被认为与肺癌的发生有关系。

4. 空调引起的室内空气污染　随着人们生活水平的提高，空调逐渐走入千家万户。空调创造了使人感到舒适的空气环境，但在设计安装、运行各环节中显现出各种卫生问题，一旦发生问题，很易引起室内新鲜空气量不足；从采风口进入室外环境中的污染物；存在于室内的致病因素不易排除；过滤器失效导致室内空气严重污染；气流不合理而形成局部死角；以及冷却水中的军团菌通过空气传播等。我国对60多个城市的空调系统风管积尘量和积尘中细菌含量进行检测，发现存在严重污染的空调风管占47.11%，中等污染占46.17%，合格的仅占6.12%。显然，空调已成为室内空气的主要污染源之一。

5. 吸烟对室内空气的污染　吸烟是室内空气污染的重要来源之一。我国是吸烟人数最多的国家，约有3.2亿烟民，每年香烟消耗量占全世界的1/3。香烟在燃烧过程中，局部温度可高达900～1000℃，会产生大量有害化学物质，烟雾中90%为气体，主要有氮、二氧化碳、一氧化碳、氰化物、挥发性亚硝胺、烃类、氨、挥发性硫化物、腈类、酚类等；还有8%为颗粒物，主要有烟焦油和烟碱（尼古丁），还有镉、放射性^{222}氡、^{210}铅和^{210}钋等有害物质。

二、室内空气主要污染物的种类、来源及危害

室内空气污染物的种类很多，包括化学性、物理性、生物性和放射性四大类。这四大类污染物往往相互有关、共同存在。例如，室内烹调时，即可产生化学性污染物，又可使室温升高或产生电磁波（使用微波炉或电炉时）引起物理性污染。烹调用的食材和水以及使用空调等过程中还可给室内带来生物性污染物。常见室内空气污染物和污染源及其危害见表9-1。

表9-1　常见室内空气污染物和污染源及其危害

污染物	污染物来源	健康危害	标准
二氧化碳	燃料的燃烧、吸烟、人体自身代谢活动等	影响呼吸中枢、全身	0.1% （日平均值）
一氧化碳	燃料的燃烧、吸烟等	影响中枢神经、心血管系统、全身	10mg/m³ （1小时平均值）
二氧化氮	燃料的高温燃烧，吸烟以及室外空气污染的引入等	影响呼吸道、全身	0.24mg/m³ （1小时平均值）
二氧化硫	含硫燃料的燃烧、吸烟等	黏膜刺激；影响呼吸道；致敏、促癌等	0.50mg/m³ （1小时平均值）
可吸入颗粒（PM10）	木材和煤球的燃烧、吸烟等，以及室外空气污染引入等	黏膜刺激；影响呼吸道	0.15mg/m³ （日平均值）
甲醛	燃料的燃烧、吸烟、建筑装修材料、家用化工产品等	黏膜刺激、呼吸道刺激；影响嗅觉、皮肤、全身	0.10mg/m³ （1小时平均值）
总挥发性有机物（TVOC）	建筑材料、装饰材料、家用有机化工产品、燃料燃烧、油烟、吸烟等	影响嗅觉、刺痛感、黏膜刺激、过敏、呼吸道症状、神经毒性作用、全身反应	0.60mg/m³ （8小时平均值）

续 表

污染物	污染物来源	健康危害	标准
微生物	气悬灰尘中的尘螨、真菌、花粉以及人和动物的皮、毛、屑等	过敏、呼吸道症状等	—
氡（^{222}Rn）	房屋地基及建筑材料等	引起肺癌等	400Bq/m³

注：表中标准指《室内空气质量标准》（GB/T 18883—2022）。

（一）化学性污染物

1. 烹调油烟 是烹调过程中食用油加热后产生的油烟。据报道，烹调油烟中的成分有200多种，包括脂肪烃类、多环芳烃、有机酸、有机碱、酯类、醛类、酮类、醇类以及杂环类化合物等，这些成分多数对人体是有害的。高浓度烹调油烟能影响肺活量，出现呛咳、胸闷、气短等症状。

2. 二氧化碳 正常空气中CO_2含量为0.03%～0.04%。室内CO_2的主要来源如下。①人体和其他动物、绿色植物释放。②含碳物质的充分燃烧。③其他来源，如吸烟。密闭的室内如果存放大量的潮湿木材、蔬菜瓜果、秸秆等有机物或大量有机垃圾时，也会放出大量CO_2。

较低浓度的CO_2会对呼吸中枢有一定的兴奋作用，较高浓度的CO_2会对呼吸中枢有抑制作用，严重时甚至有麻痹作用。当CO_2浓度<0.07%时，人体感觉良好；当CO_2浓度为0.1%时，个别敏感者有不舒适感；CO_2浓度为0.15%时，不舒适感明显；达到3%时，使人呼吸程度加深；达4%时，会使人产生头晕、头痛、耳鸣、目眩、血压上升；达8%～10%时，使人呼吸困难、脉搏加快、全身无力、肌肉抽搐甚至痉挛，由神志兴奋转至神志丧失；达30%时可致死亡。由于CO_2升高时，往往同时伴有缺氧，也是引起致死的一个原因。我国北方地区菜窖中CO_2中毒或致死事件时有发生。

3. 甲醛及其他挥发性有机化合物 甲醛是一种挥发性有机化合物（volatile organic compound，VOC），被广泛使用于多种化工生产的工业原料之一，也是生物体内的一种代谢中间产物，在外环境中是甲烷氧化的一种中间产物。

甲醛的主要来源如下①来自室外空气的污染：工业废气、汽车尾气、光化学烟雾等在一定程度上均可排放或产生一定量的甲醛，但是这一部分含量很少。②来自室内本身的污染：主要以建筑材料、装修物品及生活用品，如化妆品、清洁剂、杀虫剂、消毒剂、防腐剂、印刷油墨、纸张、纺织纤维等化工产品在室内的使用为主，同时也包括燃料及烟叶的不完全燃烧等。挥发性有机化合物是一类重要的室内空气污染物，以TVOC表示其总量，目前已鉴定出500多种，它们各自的浓度并不高，但若干种VOC共同存在于室内时，其联合作用是不可忽视的。

甲醛有刺激性，人的甲醛嗅觉阈是0.06～0.07mg/m³，但个体差异很大。0.15mg/m³甲醛可引起眼红、眼痒、流泪、咽喉干燥发痒、喷嚏、咳嗽、气喘、声音嘶哑、胸闷、皮肤干燥发痒、皮炎等。甲醛是公认的变应原，其引起的变态反应主要是变应性哮喘，甲醛大量存在时可引起过敏性紫癜。长期接触低剂量的甲醛可引起慢性危害，接触1.34mg/m³甲醛，能引起神经衰弱症状；有的还可引起肝功能异常，出现中毒性肝炎；肺功能方面也可出现呼气性功能障碍。甲醛已经被世界卫生组织确定为致癌和致畸物质，也是潜在的强致突变物之一。

目前认为VOC有嗅味，有一定刺激作用；能引起机体免疫水平失调；影响中枢神经系统功能，出现头晕、头痛、嗜睡、无力、胸闷、食欲缺乏、恶心等症状，甚至可损伤肝和造血系统，并可引起变态反应等。

4. 燃烧产物 燃烧过程是可燃物质在高温作用下由表及里进行氧化分解和再合成的复杂过程。在这个过程中，会同时进行物理作用和化学反应。通过燃烧生成的物质统称燃烧产物。燃料能否完全燃烧，与燃烧温度、供氧量、燃烧时间和燃烧均匀度等燃烧条件有关。燃烧后能达到充分氧化的产物称为完全燃烧产物（complete combustion products），如 CO_2、水分、SO_2 等。当燃烧条件不充分时，很多物质不能充分氧化，或者又重新合成一些中间产物，这些产物统称为不完全燃烧产物（incomplete combustion products）。燃烧产物主要来自燃料燃烧和烟草燃烧，是室内环境中的主要污染物之一。

生活燃料包括固体燃料（煤、焦炭）和气体燃料（煤气、液化石油气、天然气）。各种燃料以及烟草等在燃烧后会产生多种多样的污染物。由于燃料的种类不同，其燃烧产物的种类、数量和危害性也存在一定差异。燃烧产物对人体产生的危害主要体现在以下几个方面。①燃料所含有杂质的污染，如含氟、砷高的煤燃烧时，可导致室内空气和食品的氟、砷污染，引起氟中毒、砷中毒。②燃烧产物 SO_2、NO 可对机体皮肤、黏膜产生刺激作用；进入肺组织的颗粒物可引起肺通气功能下降，肺泡换气功能障碍。③烟草燃烧时会产生4000多种化学物质，其中至少含有250种已知的有害物质，可对机体的呼吸、神经、循环、内分泌、生殖系统以及免疫功能产生明显的损伤作用。

（二）物理性污染物

1. 噪声　从物理学观点来看，噪声是指声强和频率的变化都没有规律、杂乱无章的声音；从生理学观点出发，噪声是指人们主观上不需要的声音，即使是协调优美的音乐，在人们不需要的时候响起也是噪声。

室内噪声的来源主要有室外噪声的侵入、家用电器、室内装修作业、宠物的叫声等。室外噪声主要来源于交通运输、工业生产、建筑施工、取暖锅炉风机、高音喇叭等。

室内噪声的危害如下。①影响休息和睡眠：30～40dB（A）的声音是比较安静的正常环境，一旦超过50dB（A）就会影响睡眠和休息。连续处于噪声环境中，会影响睡眠的生理过程，使入睡时间延长、睡眠深度变浅，出现缩短醒觉时间、多梦等症状，突然出现的噪声还会使人惊醒。②影响生活质量和工作效率：40dB（A）的噪声环境一般对生活和工作影响并不大，但70dB（A）的噪声，就会干扰谈话，造成精神不集中、心烦意乱，降低学习和工作效率，使生活质量下降，容易出现差错或发生事故。③特异性伤害和非特异性伤害：特异性伤害指噪声对听觉系统的损伤作用，按其影响程度可分为听觉适应、听觉疲劳和听力损伤三个等级。而非特异性危害是由于噪声作用于机体，引起听觉以外的反应，即听觉外效应。

2. 非电离辐射　是波长大于100nm的电磁波，由于其能量低于12eV（电子伏），不能引起水和组织电离，故称非电离辐射，如紫外线、红外线、激光、微波等都属于非电离辐射。非电离辐射是伴随着科技发达和人民生活水平不断提高而产生的新型污染。

室内非电离辐射主要有两个来源，一是室外环境的非电离辐射源。这类辐射主要来自调频和电视广播（54～806MHz），但不包括短波广播（0.535～1.605MHz）。其辐射强度在不同地点、不同高度建筑物的室内有很大差别，楼层越高，室内强度越大（$100\mu W/cm^2$），底层的室内强度则较低（$7\mu W/cm^2$），近窗口地点的强度（$30\mu W/cm^2$）大于远离窗口的地点（$1.5\mu W/cm^2$）。二是室内环境的非电离辐射源。这类辐射主要来自各种家用电器，如家用微波炉、电视机、电冰箱、空调器、移动电话等。

长期处于电磁辐射中的人群容易出现头晕、疲劳、记忆力衰退、食欲减退、烦躁易怒、血压变化、白细胞减少等症状。女性可能会发生月经不调，个别男性有性功能减退，甚至会导致某些脏器癌变。较强的非电离辐射的照射可使人体的中枢神经系统、心血管系统、免疫系统、生殖系统、内分泌系统和消化系统等都会受到影响。

（三）生物性污染物

室内常见的生物性污染物种类繁多，人们熟悉的许多微生物大都能通过空气或饮用水在室内传播，一些常见的病毒、细菌、真菌等可引起相应的疾病，如流行性感冒、麻疹、结核、白喉、百日咳等。

了解和研究室内空气生物性污染物的种类、来源、时空分布、致病性、预防和空气净化对预防潜在的生物危害是非常重要的。

1. 尘螨 是螨虫的一种，属于昆虫类，是节肢动物。尘螨又分为几种，但基本形态相似，与室内环境关系最密切的是屋尘螨，世界各地家庭尘土样本中都可检出。

尘螨以粉末性物质为食，如动物皮屑、面粉等，在干燥、通风条件好的环境中不适宜生存，在室内潮湿、通风不良的环境中，如床垫、被褥、枕头、地毯、挂毯、窗帘、沙发罩等纺织物内极易滋生。近年来某些住宅由于使用空调或封闭式窗户，室内温湿度极其适宜，气流极小，以致室内尘螨滋生。

尘螨是一类极强的变应原，各年龄组人都可受到影响，尤其以儿童最为敏感。引起变态反应的变应原不仅存在于尘螨本身，也存在于尘螨的分泌物、排泄物中。尘螨是室内主要的生物性变应原，可通过空气传播进入人体，因反复接触而致敏，可引起变应性哮喘、变应性鼻炎、皮肤过敏等。在很多过敏性疾病患者家中，都可检出大量尘螨。

2. 霉菌 是一种能够在温暖和潮湿环境中迅速繁殖的微生物。室内常见的霉菌有青霉菌、曲霉菌、交链孢霉菌、支孢霉菌和念珠菌等，其中交链孢霉菌和支孢霉菌已被确认是诱发哮喘的变应原。现代社会随着空调和加湿器的普遍使用，增加了室内空气霉菌污染的危险。在夏秋季节，室外空气中真菌孢子的数量较多，室外空气是室内空气霉菌的主要来源，真菌孢子更容易长期漂浮在室内空气中，引起过敏性疾病。

（四）放射性污染物

自然界中的氡有三种同位素，即铀系中的镭（^{226}Ra）衰变成氡（^{222}Rn）；钍系中的镭（^{224}Ra）衰变成氡（^{220}Rn）；锕系中的镭（^{223}Ra）衰变成氡（^{219}Rn）。后两种氡的半衰期不到一天，故危及人体健康的机会较少。通常将^{222}Rn简称为氡（下文中氡即指^{222}Rn），氡的半衰期为3.8天，一旦从镭衰变到氡，即变成气体，可从附着物中逸出，传播极快。氡接着衰变成钋，变成固体，附着于物体上继续衰变为^{218}Po，然后是^{214}Po，再进一步衰变^{214}pb直至^{206}pb。上述衰变过程中的产物总称为氡子体（radon daughters）。室外空气中氡的年平均浓度为$0.1 \sim 10.0Bq/m^3$，室内空气中则为$5 \sim 100Bq/m^3$。

居室的氡污染具有普遍性，一般说来，室内的氡来源包括地基土壤和建筑材料，影响室内氡含量的因素除了污染源的释放量外，室内密闭程度、空气交换率、大气压高低、室内外温差都是重要的影响因素。

氡进入呼吸道后，一部分可随呼吸活动被呼出体外，另一部分黏附在呼吸道上被人体吸收。氡及其子体被人吸收后沉积在气管、支气管部位，可以不断发射粒子杀伤杀死细胞，最终可能导致肺癌。

三、室内空气污染引起的疾病

室内空气污染主要引起三种疾病，即病态建筑综合征（sick building syndrome，SBS）、建筑物相关疾病（building related illness，BRI）和化学物质过敏症（multiple chemical sensitivity，MCS）。

（一）病态建筑综合征

SBS又称为不良建筑物综合征，是现代住宅内多种环境因素联合作用对健康产生影响所引起的一种综合征，其确切原因尚不清楚。

现代建筑物的建筑材料和室内装饰、装修材料、室内的多种家具、家用化学品以及烹调、吸烟等都会产生有害物质，造成室内空气污染。由于气候的原因，许多地区为了保暖或防暑降温，节约能源，以致建筑物保持良好的密闭性，使得室内通风换气的性能较差，导致室内空气污染物浓度升高，室内空气质量明显下降。由此可见，这种综合征是由于建筑物内空气污染、空气交换率很低造成的，从而导致在该建筑物内活动的人群出现眼、上呼吸道刺激征以及头晕、头痛、恶心、皮肤干燥、注意力不集中、记忆力减退等非特异性症状。WHO将其称为"病态建筑综合征"。

SBS的特点一是发病快，二是患病人数多，三是病因很难鉴别确认，四是患者一旦离开污染的建筑物后，症状即可缓解或消失。

（二）建筑物相关疾病

BRI是由于人体暴露于建筑物内的有害因素（如细菌、真菌、尘螨、氡、一氧化碳、甲醛等）引起的疾病。这类疾病包括呼吸道感染、哮喘、过敏性皮炎、军团病、心血管病、肺癌等（表9-2）。

表9-2　常见建筑物相关疾病及其致病因素

疾病	病因
鼻炎、鼻窦炎	变应原（真菌孢子、尘螨），刺激性化学物（如清洁剂），VOC
哮喘	变应原（真菌孢子、尘螨），刺激性化学物（如清洁剂），VOC，邻苯二甲酸酯（PAE）
外源性变应性肺泡炎	真菌，木尘，二苯基甲烷二异氰酸酯（MDI），化学品，与潮湿有关的耐热菌
肺部感染性疾病	嗜肺军团菌，结核分枝杆菌，上呼吸道感染的病毒
肺癌	氡，香烟烟雾，石棉，燃烧产物
变应性接触性皮炎	甲醛，真菌抗原
刺激性接触性皮炎	玻璃纤维，低相对湿度

与SBS相比，BRI的不同之处在于以下三个方面，一是患者的症状在临床上可以明确诊断；二是病因可以鉴别确认，可以直接找到致病的空气污染物，乃至污染源；三是患者即使离开特殊环境，症状也不会消失，必须进行治疗才能恢复健康。尽管BRI与SBS在临床表现、发病原因等方面可以鉴别开来，但是在出现某种BRI典型的临床表现之前，患者常表现出多种与SBS类似的非特异性症状，应注意鉴别。

（三）化学物质过敏症

MCS是由于多种化学物质作用于人体多个器官系统，引起多种症状的疾病。在室内，即使仅有微量的化学污染存在，人们长期生活工作在这样的环境中，也可能出现神经系统、呼吸系统、消化系统、循环系统、生殖系统和免疫系统的障碍，出现眼刺激感、易疲劳、鼻咽喉痛、运动失调、失眠、恶心、哮喘、皮炎等症状。

该病具有复发性、症状呈慢性过程、由低浓度化学污染物质引发的特点。患者对多种化学物质过敏，多种器官同时发病，在致病因素排除后症状将会改善或消退。MCS的一大特征是很难找到具体单一的对应致病源，并且家庭中不同成员虽然居住于同一环境中，其症状轻重程度却可以有明显的差异，有的成员可很快发病，症状较重，而有些成员却需很长时间发病，且症状较轻。

四、居室空气清洁度的评价指标及其相应的卫生措施

（一）评价居室空气清洁度常用的指标

室内空气中污染物的种类很多，因此评价居室空气清洁度的指标也非常多，在实际工作中应根据

目的和要求来选定指标。

1. 二氧化碳 室内CO_2的浓度可以反映出室内有害气体的综合水平，也可以反映出室内通风换气的实际效果，在一定程度上可作为居室内空气污染的一个指标。我国《室内空气质量标准》规定要求，居室内CO_2浓度1小时平均值$\leqslant 0.1\%$。

2. 微生物和悬浮颗粒 室内空气中微生物（细菌、病毒等）的主要来源是人们在室内的生活活动。当室内存在细菌、病毒感染者时，这些致病微生物随飞沫和悬浮颗粒物飞扬于空气中，在室内空气湿度大、通风不良、阳光不足的情况下，致病微生物可在空气中保持较长的生存时间和致病性。因此，应该对室内微生物和悬浮颗粒物的污染程度作出数量上的限制。由于室内空气中可生存的致病微生物种类繁多，以病原体作为直接评价的指标在技术上还有一定的困难，所以目前仍以细菌总数作为最常用的居室空气细菌学的评价指标。我国《室内空气质量标准》规定，室内细菌总数$\leqslant 1500CFU/m^3$。

室内可吸入颗粒物浓度与房间结构、卫生条件、通风方式、居住人口和居住者活动情况等有关，同时还与室内外的风速和湿度有关。我国《室内空气质量标准》规定，室内PM10浓度日平均值$\leqslant 0.10mg/m^3$。

3. 一氧化碳 使用煤炉或煤气灶烹饪以及人们在室内吸烟时，室内CO浓度常高于室外的浓度。人血液中碳氧血红蛋白在2.5%以下时，人处于正常生理状态，当空气中CO浓度在$10mg/m^3$以下时，血液中碳氧血红蛋白可维持在此水平。空气中CO浓度超过$10mg/m^3$时会对心肺病患者的活动产生不良影响，加重心血管患者的缺氧症状。我国《室内空气质量标准》规定，室内CO浓度1小时平均值$\leqslant 10mg/m^3$。

4. 二氧化硫（SO_2） 室内用煤炉或煤气灶取暖或烹饪时，室内SO_2浓度常高于室外浓度。SO_2与水结合形成亚硫酸，并可氧化成硫酸，刺激眼和鼻黏膜，并具有腐蚀性。SO_2在组织液中的溶解度高，吸入空气中的SO_2很快会在上呼吸道溶解，造成呼吸道黏膜损伤。我国《室内空气质量标准》规定，室内SO_2浓度1小时平均值$\leqslant 0.50mg/m^3$。

5. 其他评价参数 我国《室内空气质量标准》规定，室内NO_2浓度1小时平均值$\leqslant 0.20mg/m^3$；室内甲醛浓度1小时平均值$\leqslant 0.08mg/m^3$；室内TVOC浓度8小时平均值$\leqslant 0.60mg/m^3$；^{222}Rn浓度年平均值（参考水平）$\leqslant 300Bq/m^3$。

（二）保证居室空气清洁的卫生措施

居室空气中污染物的来源很多，保证居室空气质量的措施应从多方面考虑，除立法机构、政府各部门和企业共同努力防治室内外各种空气污染外，还要针对住宅卫生要求考虑以下几个主要方面。

1. 合理选择住宅地段 住宅应选择在大气清洁，日照通风良好，周围环境无各种污染源，有绿化地带，与闹市、工业区和交通要道隔离的地段内。

2. 合理选择建筑材料和装饰材料 应选择不散发有害物质、不易沾上尘埃和易于清洗的材料。为了减少和避免建筑材料中氡的逸出，除注意选材外，还可在建筑材料表面刷上涂料，以阻挡氡的逸出，起到降低室内氡浓度的防护作用。为了减少室内甲醛及其他挥发性有机物的浓度，要选用低TVOC的建筑材料和装饰材料，或者选用已在空旷处释放了甲醛后的产品。为了减少室内积尘和尘螨，在室内尽可能避免使用毛制的地毯或挂毯等装饰品。另外，要严格按照《住宅装饰装修工程施工规范》（GB 50327—2001）、《住宅室内装饰装修管理办法》进行施工和管理，以最大限度地减少室内空气污染。

3. 合理的住宅平面配置 住宅的平面配置要防止厨房产生的煤烟和烹调油烟吹入居室；防止厕所的不良气味进入起居室；避免各室间互相干扰等。

4. 合理的住宅卫生规模 住宅内各室的容积、室高、面积应足够；朝向要合乎卫生要求，有利于日照、采光和通风换气。

5. 采用改善空气质量的措施　有条件的地区，厨房应使用煤气或电热烹饪设施；厨房应安装排气扇或排油烟机。厨房使用天然气或煤气时必须注意排气通风。

6. 改进个人卫生习惯　改变烹调习惯，减少油炸、油煎，烹调时降低用油温度，减少油烟逸散。提倡不吸烟，禁止室内吸烟。坚持合理的清扫制度，养成清洁卫生的习惯。

7. 合理使用和保养各种设施　设有空调装置的室内，应保证空调使用后能进入一定的新风量，空调过滤装置应定期清洗或更换。同样，对排油烟机等各种卫生设施也都要定期清洗、及时维修，以保证其效率，保证清洁空气循环进入室内，使室内空气接近室外大气的正常组成。

8. 加强卫生宣传教育和健全卫生法制　以消除吸烟危害为例，全世界每年约有300万人死于吸烟，吸烟已成为全球人类死亡的一个最大因素。世界卫生组织将每年的5月31日定为"世界无烟日"。我国烟民约3.5亿，每年约有100万人死于与吸烟有关的各种疾病，吸烟已成为"中国最大的死亡危害"。但目前我国还没有颁布全国性无烟环境的法律。因此，加强我国的卫生宣传教育和法律法规建设显得尤为重要，特别要制定和严格执行严禁青少年吸烟、严禁向青少年销售香烟以及严禁在公共场所吸烟的有关条例和法律。

五、室内空气污染的控制措施

（一）建立健全室内空气质量标准

为了控制室内空气污染，保证室内空气清洁，近年来国家相关政府部门先后制订了"室内装饰装修材料有害物质限量"《民用建筑工程室内环境污染控制标准》以及《室内空气质量标准》等一系列规范和标准。总体来看，我国目前已基本形成了控制室内环境污染的技术标准体系。

（二）加强建筑施工工程室内环境质量管理

（1）在勘察设计和施工过程中严格执行《民用建筑工程室内环境污染控制标准》。在工程勘察、室内换气通风、装饰装修设计中充分考虑室内环境污染控制。施工单位和监理单位要做好建筑施工材料的验收工作，不得使用有害物质含量超标的建筑施工材料。

（2）建立民用建筑工程室内环境竣工验收检测制度。建筑工程竣工时，建设单位要对室内环境质量进行检查验收，委托具有检测资质的机构对建筑工程室内氡、甲醛、苯、氨、总挥发性有机物的含量进行检测。室内有害物质含量指标不符合《民用建筑工程室内环境污染控制标准》规定的，不得投入使用。

（三）加强能源利用的管理

（1）改变能源结构，提高居民天然气、液化石油气的使用比重，大力发展集中供热系统。同时，增加太阳能和风能的利用率。

（2）合理选用炉具、灶具，提高抽油烟机的排烟效果，对于节省能源，防止室内空气污染具有重要意义。

（四）合理使用空调设备

设有空调装置的室内，应保证空调使用后能进入一定的新风量，空调过滤装置应定期清洗或更换，及时维修，以保证其效率，保证清洁空气循环进入室内，使室内空气接近室外大气的正常组成。

（五）加强卫生宣传教育

加强卫生宣传教育，增强卫生意识，纠正个人不良卫生习惯，提倡不吸烟，禁止室内吸烟。坚持合理的清扫制度，养成清洁卫生的习惯。

第五节　住宅的卫生防护措施、卫生监督和管理

一、住宅的卫生防护措施

（一）住宅设计中的主要卫生防护措施

建筑物的围护结构是建筑物的墙壁、屋顶、门窗、地板等的总称。在住宅设计中采用符合卫生要求的建筑材料和合理的构筑方式筑成围护结构，再通过住宅设计中主要的卫生措施，可以使住宅有较好的防寒、防暑、隔热、隔潮和隔声等性能，使室内免受或减轻外界不良的气候条件和噪声等的影响。

1. 保温与隔热　建筑材料的导热性越低，建筑物的保温与隔热性能越好，越有利于住宅的防寒和防暑。因此，应尽可能选择导热系数较小的建筑材料，在冬季寒冷地区，若当地的建筑材料导热系数过大，可考虑加大围护结构的厚度。在夏季炎热地区，则不宜加厚围护结构，而必须采用导热系数小的建筑材料或在围护结构中间用导热性小的填充层或构成中空的空气层，以加大其热阻值。

2. 遮阳与采暖

（1）遮阳：能避免室内过热，避免产生眩光，也可防止雨水侵入室内。遮阳措施应能最大限度地挡住夏季的直射阳光，但室内同时仍应有足够而分布均匀的照度，而且应尽量减少对通风的影响。遮阳的措施很多，主要有两类：①绿化遮阳，即建筑物利用爬墙或攀架植物作为遮阳物，并借植物蒸发等作用减少太阳照射于墙面的辐射热，这些植物在冬季落叶后又不致影响冬季室内对太阳辐射热的吸收。这类遮阳植物有蔷薇、紫藤、爬山虎、葡萄、山葡萄、金银藤、五味子、丝瓜、扁豆等。②结合建筑设置各种遮阳物，如我国各地不同形式的固定式的出檐、悬挂式的遮阳竹帘、百叶板、百叶窗等都有良好的遮阳效果。

（2）采暖：我国北方在冬季较寒冷，昼夜平均温度低于5℃的时间很长。在北纬45°左右地区，冬季严寒，昼夜平均温度可达到零下25℃，这些地区每年有半年左右时间需要采暖。采暖方式和设备主要分两类：①分散式采暖，常用的设备有火炉、炕、火墙。这类采暖应特别注意排气通畅。②集中式采暖，这类采暖便于集中管理，热效率高，较易调节，室内空气不致污染，占地面积小，可布置在适当地点，室内气温较均匀。

3. 通风换气　指室内外空气不断进行交换。为保证居室空气的清洁，居室必须有适当的通风换气以改善室内小气候、降低室内空气中二氧化碳和有害气体的浓度，减少病原微生物和灰尘的数量，以及促进氡等有害物质的排出。按通风的动力源可分为依靠风压和温压的自然通风和依靠机械力的机械通风两种。一般住宅应首先考虑充分利用自然通风，建筑密度过高或难以利用主导风向或门窗面积过小或门窗等安排不当时，可采用机械通风，在居室可采用排气扇，在厨房炉灶上方可安装排油烟机。在夏季室外气温很高，或在冬季室外气温很低而又没有采暖设备的住宅，可以安装空气调节设备以保证室内良好的环境。近年来，暖风扇和制冷、制暖两用移动式空调风扇等通风和采暖的新产品正不断涌现，值得关注。

4. 噪声控制　控制住宅噪声的根本性措施在于居住区要与工业区、商业区、交通干线、机场、火车站隔离。采取有效的立法、技术和管理措施是治理噪声污染的关键。控制环境噪声的技术措施主要有两方面，一是控制声源和声传播的工艺技术措施；二是采用吸声、隔声、隔振等技术以及安装消声器等以控制声源的辐射。为了有效地隔声，要在选用的建筑材料、隔墙及门窗的厚度和构造等方面采取有效措施。

（二）住宅装饰中的主要卫生防护措施

住宅装饰中的主要卫生防护措施分为三个方面：一是材料选择，要注意选用甲醛及其他挥发性有机化合物、氡及其子体等含量少或无的装饰材料，以及不含铅等其他有害物的材料，应选用耐用和表面光滑易于清洁的材料。严格执行国家"室内装饰装修材料有害物质限量"10项标准，督促生产厂家改进工艺，生产出合格的对居民健康无害的产品。二是减少释放，如某些含有氡及其子体的装饰材料表面可涂上涂料，以防止或减少其逸出，含甲醛及其他挥发性有机化合物的装饰材料可选用已在室外放置过一段时间的产品，使进入室内后减少其释放量。三是加强排出，即应用上述通风换气措施，以便有效地及时排出有害物质。

二、住宅的卫生监督和管理

（一）住宅的卫生监督

1. 预防性卫生监督　住宅选址及设计图纸除当地建设部门审查外，也应经卫生部门审查，对住宅的地段选择、平面配置、卫生规模、采光照明、围护结构的保温隔热性能、遮阳、通风、采暖、隔声、防潮、供水排水、室内装饰等设计项目，根据国家和地方颁布的有关卫生标准、条例或卫生要求，逐项进行审查，评价其是否符合要求，并针对存在的问题及时指出并要求限期整改，修改后的设计资料经卫生机构认可后才能进行施工。住宅完工后卫生部门应参加竣工验收，并对未按批准图纸施工的部分要求限期改正。根据住宅内环境影响人体健康的特点，从预防医学的角度出发，制定和修订相关标准。

2. 经常性卫生监督　定期检查在住宅使用过程中出现的各种卫生问题，卫生主管部门应选择不同类型住宅进行卫生学调查，对住宅的平面配置、各类空气质量、室内小气候、隔声与防潮措施、室内供水质量、排水和污物处理、所用建材和装饰材料等方面是否符合卫生要求或相关标准进行评价。对住户使用不当造成的卫生质量下降，应对住户进行指导，以进一步改善。对设计不当造成的卫生缺陷，应与住宅主管部门联系，给予适当改造或补充必要的设施。对设计上存在的普遍问题，应在今后设计工作中改进。

（二）住宅的卫生管理

1. 住宅的物业管理　应从居住环境的健康性、对自然的亲和性、居住区环境保护等方面进行。保障充足的阳光、自然风、水源和植被保护，避免噪声污染，防止室内空气污染，并有防火救灾措施，从而提高住宅使用效率和管理的质量。同时通过地段或住宅小区内居委会等组织开展卫生活动。

2. 住宅的卫生部门管理　卫生部门通过预防性卫生监督和经常性卫生监督工作来参与住宅的卫生管理，对物业工作人员进行卫生知识培训，检查物业管理工作中的卫生问题，及时指出纠正，为居民提供健康、安全、舒适的居住环境。

第六节 办公场所卫生

一、办公场所及办公场所卫生的概念

办公场所（office place）是指管理或专业技术人员处理（或办理）某种特定事务的室内工作环境，如公职人员、商务职员和企事业单位专业技术或管理人员履行职责的办公环境。

办公场所是根据人们社会活动的需要，由人工建造具有服务功能和一定围护结构的建筑设施，供数量相对稳定的固定人群以及数量不等的流动人群工作、学习、交流、交际、交易等活动的场所。在这种环境中，工作人员停留时间长、流动性小，因此，办公场所环境卫生质量与所在环境的工作人员健康状况密切相关。

办公场所卫生，就是应用现代环境卫生学的理论、方法和技术，研究各种办公场所存在的环境卫生问题，阐明其对人群影响的性质、程度和规律；提出利用有利环境因素和控制不利环境因素的对策，为制定办公场所卫生标准和实施卫生监督提供科学依据，创造良好的办公场所卫生条件，预防疾病，保障人群健康。办公场所卫生既是一项专业技术工作，又是一项卫生管理工作。

二、办公场所的分类和卫生要求

（一）办公场所的分类

办公场所的种类很多，一般根据办公室的性质、规模和特点分为以下五类。

1. 行政管理办公场所 行政管理公职人员的办公室、会议室、接待室、资料档案室等。

2. 商务、律师办公室（写字楼） 商务职员、律师的办公室、会议室、接待室等。

3. 文化、教育事业办公场所 文化、教育事业单位管理和专业技术人员的办公室、会议室、接待室、资料档案室等。

4. 企业单位办公室 企业单位管理和专业技术人员的办公室、会议室、接待室、资料档案室等。

5. 商业服务、金融邮电、社区服务等部门办公室 商业服务、金融邮电、社区服务等部门工作人员的办公室、会议室、接待室、资料档案室等。

随着科学技术的进步和发展，特别是信息产业的快速发展，脑力劳动成分的比重增加，劳动工具计算机化，如编辑、写作、绘画、美术、音乐作曲、教案准备以及多媒体制作、网上交流等都以计算机作为主要办公手段，可在家庭办公室完成。

（二）办公场所的卫生要求

1. 办公场所的用地选择 新建办公场所选址必须符合城乡总体规划的要求，合理布局。行政机关、写字楼、文化教育等办公场所应远离有"三废"污染的工厂、企业和有剧毒、易燃、易爆物品的仓库；工业、企业办公场所应与生产区、车间保持一定的距离。

2. 采光照明良好 要充分利用自然光线。在采光不足的办公场所，要保证人工照明的照度，避免眩光。

3. 适宜的小气候 要充分利用自然或机械通风设备以及冷暖空调、加湿器等装置，调节办公场所的小气候，以保证使其达到适宜的小气候。

4. 空气质量良好 避免办公场所室内外污染物对室内空气的污染。

5. 宽松的环境 应保证适宜的办公场所面积（空间），安放必要的办公室设备，避免拥挤，防止噪声。

三、办公场所的卫生学特点

现代社会，办公场所的建筑风格、装饰装潢、室内设施、办公条件等都能体现出当今的社会物质文明的先进水平。因此，从这个意义上来讲，办公场所是一个清洁、舒适的工作环境，室内温度适宜，没有风沙尘土，是许多人向往的优越环境。但是，随着科学技术水平的进一步提高，办公环境的进一步优越、办公条件的现代化，使得办公环境在卫生学方面具有一定特点。

1. 人员稳定，相对集中，流动性小 一般情况下，办公人员是相对稳定的，流动较少。办公人员主要在各自的办公区域内工作，工作任务相对独立，业务交流往往在办公区内完成。表现为办公场所人员较为固定，涉外人员流动性较小，与公共场所的主要区别在于接纳的涉外流动人员较少。

2. 办公人员滞留时间长，活动范围小 办公人员平均每天有1/3的时间是在办公室度过的，许多工作人员整天都待在办公室，甚至固定在一个座位上，活动范围很小，有的甚至连午餐、午休也在办公楼内完成。

3. 办公场所分布范围广泛，基本条件和卫生状况差异较大 行政管理、商务、律师、文化、教育、商业服务、金融、邮电、社区服务等办公场所主要集中在城市（或乡镇）的商业区、教育区、居住区等，而企业单位的办公场所则主要集中在工业区，其办公场所室内的空气质量与企业的生产性质、规模等有着密切的关系。

4. 办公场所中存在诸多影响人体健康的不利因素 越来越多的现代化办公设备进入办公场所，由此产生的空气污染、噪声污染、电磁波、静电干扰等，以及由建筑材料和装饰装修材料中有害物质造成的污染如放射性污染物（氡）、化学性污染物（甲醛、苯、甲苯、二甲苯等）均可对人们的健康造成不可忽视的影响。

四、办公场所污染物的分类及危害

办公场所环境污染物的种类很多，按其属性可分为物理性、化学性、生物性和放射性污染物四大类。这些污染物往往相互有关、共同存在，对机体产生不良影响和危害。

（一）物理性污染物

办公场所的物理性污染物主要包括气温、气湿、气流、辐射、采光、照明、噪声等。办公场所环境中的异常物理因素，可导致室内环境质量下降，影响人体神经、消化、呼吸、循环、皮肤等系统功能，导致疾病发生。流行病学调查结果显示，不同功能区办公场所噪声强度与办公人员亚临床状态率呈正相关。

（二）化学性污染物

办公场所的化学性污染物主要包括颗粒物、一氧化碳、二氧化碳、臭氧、氨、甲醛、挥发性有机物等。办公场所环境中的各种化学性因素不仅污染空气，影响环境质量，而且还能对人体呼吸、循环、神经、消化等系统造成不良影响。室内空气中可检出300多种污染物，有68%的疾病发生与室内空气污染有关。国内外的调查结果显示，办公场所室内甲醛、氨、二氧化碳、臭氧等污染物含量存在明显的超标现象。造成甲醛室内浓度超标的主要原因是建筑材料、室内装饰材料和香烟的不完全燃烧；造成室内氨浓度超标的主要原因是室内装饰材料和建筑物施工过程中加入的防冻剂，如尿素；造成室内二氧化碳浓度超标的主要原因是办公场所工作人员比较密集、人均工作使用面积（空间）较小、建筑物密封性好和通风状况较差；造成室内臭氧浓度超标的主要原因是紫外线的照射和办公设备（如复印机、传真机、电脑等）的使用。

（三）生物性污染物

办公场所的生物性污染物主要包括细菌、病毒、真菌、病媒生物（苍蝇、蚊子、尘螨、蟑螂等）、致敏植物花粉等。办公场所存在的各种生物性致病因素是引发职员疾病的主要因素之一。在写字楼密集的办公场所，患变应性鼻炎、皮炎的职员占很大比例，这是由于在办公场所内，人体、房间和空调机形成一个封闭的系统，给尘螨提供了易于生存的环境，从而增加了人体与尘螨及其排泄物（变应原）的接触机会，引起变应性鼻炎、皮炎。

（四）放射性污染物

办公场所室内放射性污染主要来自建筑物中的放射性物质。对人体健康的危害主要是引起肺癌。建筑物室内氡的来源不仅与建筑材料中的 ^{226}Ra 含量、氡及其子体在建筑材料中的析出率有关，而且与建筑物地基的地质条件、建筑物的结构有关，更与人的生活习惯、室内通风条件有关。因此，办公场所建筑材料核素放射性比活度（Bq/kg）应符合《建筑材料放射性核素限量》（GB 6566—2010）的规定。办公场所的放射性物质含量应符合《室内空气质量标准》（适用于住宅和办公建筑物）的规定（氡 $^{222}Rn \leqslant 400Bq/m^3$）。

五、办公场所的卫生管理

办公场所卫生质量的改善和提高，不仅要依靠卫生管理部门，而且要调动办公场所主管部门和使用单位的积极性和主动性，共同管理。要提高主管部门和办公场所使用单位领导及工作人员的素质，增强卫生意识。同时，积极开展办公场所卫生质量监督和评价工作，建立考核评价指标体系；积极开展卫生宣传工作，增强法律法规意识，将办公场所卫生的行政管理变为办公场所的法制化管理。随着我国经济的发展，现代化办公场所的数量需求增大，对办公场所硬件设施、卫生设施的完善程度和物业管理提出了更高的要求。我国现有的卫生标准涉及办公场所的很少，国家环境保护总局、卫生部于2002年发布了《室内空气质量标准》，其中规定了住宅和办公建筑物中室内环境有害物质的限制。卫生部于2012年颁布的《公共场所集中空调通风系统卫生规范》中相关条例，可以用于对办公场所集中空调通风系统进行环境卫生学评价。这些标准的颁布和实施极大地推动了办公场所卫生管理工作的开展，为建立良好的、舒适的办公环境创造条件。

1. 办公场所主管部门的职责　办公场所主管部门应配备专职或兼职管理人员，加强所属单位的卫生管理工作。要制定相关管理制度，明确卫生要求，定期检查。对所属单位办公场所出现的卫生问题应及时过问，并监督和协助解决。

2. 办公场所使用单位的职责　办公场所使用单位负责本单位的卫生管理工作。应配备专职或兼职卫生管理人员，建立卫生管理岗位责任制度，明确其工作职责，增强其卫生意识；负责定期组织办公场所工作人员参加健康检查和卫生知识培训，使工作人员充分认识到办公场所环境污染物的来源、种类及对健康危害的重要性，增强自我保护意识；积极创造条件，改善办公场所的卫生状况，使其达到国家卫生标准的要求；对办公场所发生的危害健康事件应积极采取措施、妥善处理，并采取有效预防措施，及时向当地疾病预防控制中心报告。

六、办公场所的卫生监督

卫生监督是指国家授权卫生监督机构，依照国家有关卫生法规的规定和疾病控制的需要，为消除或减轻影响人体健康的污染负荷，强制推行保障人体健康的卫生防护措施和卫生管理办法的手段。其目的是预防和控制疾病，保护和增进人体健康。

在国家制定和发布"办公场所卫生管理"的相关法律法规之前，办公场所卫生监督可参照国务院于1987年4月1日发布的《公共场所卫生管理条例》和卫生部2011年颁布的《公共场所卫生管理条例实施细则》相关规定执行。办公场所卫生监督可采用现场卫生学调查、卫生检测、健康危害分析评价报告以及现场记录和行政处罚等方式实施。

办公场所卫生监督的职责，由国家行政机关认定的卫生监督机构和卫生监督员履行。受监督的办公场所使用单位不得以任何借口和手段妨碍或拖延卫生监督机构和卫生监督员履行卫生监督职责。

办公场所卫生监督的主要内容如下。

（1）对办公场所进行卫生监督、检查和监测，对发现的卫生问题，责令其制订限期改进措施，并迅速贯彻落实，对情节严重的给予行政处罚。

（2）监督办公场所工作人员进行健康检查。

（3）宣传卫生知识，指导和协助有关部门进行卫生知识教育和培训。

（4）对办公场所发生的危害健康事故进行调查处理。

（5）对新建、扩建和改建办公场所的设计和选址进行卫生审查，并参与竣工验收工作。

第七节　室内空气污染对健康影响的调查

为保证室内空气安全，保障人身健康，我国先后颁布并实施了一系列相关规范和标准，对控制住宅、办公场所室内空气污染起到了积极的作用。卫生部门应根据相关的规范、标准，开展室内空气污染对健康影响的调查，参与住宅、办公场所的新建、改建、扩建工程建设项目的选址、设计审查和竣工验收等工作。

室内空气污染对健康影响的研究主要用于解决以下两方面情况：一是在已知室内暴露因素的情况下，研究其对健康的危害；二是在未知室内暴露因素，但人群呈现健康危害的情况下，探讨引起健康危害的暴露因素，即病因研究。

一、室内空气污染对健康影响调查的目的

（一）查明室内空气污染的来源与污染状况

由于住宅、办公场所的地理位置、建筑与装饰装修使用的材料不同，加之人们的生活方式和生活习惯有所不同，使得住宅、办公场所室内空气污染的来源多样，种类繁多，污染状况也有所不同。掌握室内空气污染的来源、确定室内主要污染物种类是进行室内空气污染调查的首要工作。

（二）查明室内空气污染对人体健康的危害

室内空气污染物由于其种类不同、污染的程度不同，以及个体敏感性的差异等，使其对健康的危害也明显不同，如急性和慢性危害等。通过对室内空气中各种污染物的测定，掌握室内空气污染暴露与人体健康影响的反应关系，阐明其对人体健康危害的特点，可为进一步研究室内空气污染对人体健康影响提供依据。

（三）提出预防控制室内空气污染的对策与措施

室内风速、气温、气湿等小气候对室内空气污染物的浓度有明显的影响。针对室内空气污染物的特征和污染物对健康影响的特点，根据室内空气污染监测长期积累的结果，结合已有的室内空气污染控制技术，充分利用国家的法律法规、卫生标准、规范等，制定合理、可行、具有可操作性的室内污染控制对策和措施，保障人群的健康。

二、室内空气污染对健康影响调查的内容与方法

（一）室内空气污染来源调查

根据住宅、办公场所室内空气污染来源的不同，将其分为室外污染来源和室内污染来源。

1. 室外污染来源调查 大气污染源排出的污染物不仅对环境空气造成污染，而且污染物可通过门、窗和管道的缝隙等途径进入室内，造成室内空气污染。在对以室外污染源污染为主的室内空气污染来源调查时，应按照大气污染调查的方法进行。具体方法见第三章大气卫生。

2. 室内污染来源调查 引起室内空气污染的室内污染来源较多，种类多样，并且持续存在。因此，在开展室内污染来源调查时，应综合考虑污染来源的特点、种类、成分、数量和释放的形式等因素。主要调查内容：①生活燃料，包括固体燃料（煤、焦炭）和气体燃料（煤气、液化石油气、天然气）等。②室内建筑装饰材料，包括油漆、涂料、胶合板、刨花板、泡沫填料、塑料贴面材料，以及建筑材料砖块、石板等。③家用化学品的种类。④室内吸烟状况。⑤办公与家用电器的种类及放置情况，包括计算机、打印机、复印机、传真机、电视机、组合音响、微波炉、电热毯、空调机等电器设备。⑥室内人员的数量及活动方式。⑦其他，包括室内卫生状况、家养宠物等。

（二）室内空气污染状况调查

室内空气污染状况调查的主要内容包括采样点的选择、采样时间和频率、采样方法和仪器、检测指标、质量保证措施、记录、检测结果的分析和评价。

1. 采样点的选择

（1）采样点数：采样点的数量根据室内面积大小和现场情况而确定，要能正确反映室内空气污染物的污染程度。原则上室内面积小于50m²的房间，一般设置1～3个采样点；室内面积在50～100m²的房间，可设置3～5个采样点，室内面积大于100m²的房间，至少应设置5个采样点。

（2）布点方式：多点采样时应按对角线或梅花式均匀布点，应避开通风口，离墙壁距离应大于0.5m，离门窗距离应大于1m。

（3）采样点的高度：原则上采样点的高度应在人的呼吸带高度，一般相对高度为0.5～1.5m，也可根据房间的使用功能，人群的高低以及在房间立、坐或卧时间的长短，来选择采样高度。有特殊要求的可根据具体情况而定。

2. 采样时间和频率 经装修的室内环境，采样应在装修完成7天以后进行。一般建议在使用前采样检测。年平均浓度至少连续或间隔采样3个月，日平均浓度至少连续或间隔采样18小时；8小时平均浓度至少连续或间隔采样6小时；1小时平均浓度至少连续或间隔采样45分钟。采样时间应涵盖通风最差的时间段。

3. 采样方法和仪器 具体采样方法应按各污染物检验方法中规定的方法和操作步骤进行。要求年平均、日平均、8小时平均浓度参数的，可以先做筛选采样检验。若筛选采样检验结果符合标准值要求，为达标；若筛选采样检验结果不符合标准值要求，用累积采样检验结果评价。

筛选采样法：在满足封闭时间要求的条件下，采样时关闭门窗，一般至少采样45分钟；累积采样法：按筛选采样法达不到标准要求时，必须采用累积采样法（按年平均浓度、日平均浓度、8小时平均浓度）的要求采样。年平均浓度是指任何1年的日平均浓度的算术均值。日平均浓度是指任何1日的平均浓度。小时平均浓度是指任何1小时的平均浓度。

应注意的是，用于室内的采样仪器的噪声应小于50dB（A）。

4. 检测指标 根据住宅的地理位置、建筑与装饰装修使用的材料，以及生活习惯等因素，确定检测指标。常用的检测指标如下。

（1）物理指标：温度、相对湿度、空气流速、新风量等。

（2）污染指标：二氧化硫、二氧化氮、一氧化碳、二氧化碳、甲醛、苯、TVOC、菌落总数、^{222}Rn等。

（3）特殊污染指标：在燃煤污染型地方性砷、氟中毒病区，应监测空气中的砷、氟含量。

5. 质量保证措施

（1）气密性检查：动力采样器在采样前应对采样系统进行气密性检查，不得漏气。

（2）流量校准：采样系统流量要能保持恒定，采样前和采样后要用经检定合格的高一级流量计，如一级皂膜流量计在采样负载条件下校准采样系统进气流量，误差不超过5%。

（3）空白检验：在现场采样中，一批应至少留有两个采样管不采样，并按其他样品管一样对待，作为采样过程中的空白检验，样品分析时测定现场空白值，并与校准曲线的零浓度进行比较，若空白检验超过控制范围，则这批样品作废。

（4）采样仪器：在仪器使用前，应按仪器说明书对仪器进行检验和标定。

（5）采样体积计算：在计算浓度时，应将实际采样体积换算成标准状态下的采样体积。

（6）平行样品：每批采样中平行样品数量不得低于10%，每次检测平行样品的测定之差与平均值比较的相对偏差不超过20%。

6. 记录

（1）采样现场记录：在采样时，应对采样日期、时间、地点、布点方式、现场情况（现场的气压、气温、相对湿度、风速等）、各种污染源、数量，以及采样者签字等作出的详细记录，随样品一起送到实验室。

（2）样品检验记录：在检验时，应对检验日期、实验室、仪器和编号、分析方法、检验依据、试验条件、原始数据、测试人、校核人等作出详细记录。

7. 检测结果的分析和评价 测试结果用平均值表示，化学性、生物性和放射性指标平均值符合标准值要求时，为符合本标准，如有一项检验结果未达到本标准要求时，为不符合本标准。

三、人群健康调查

住宅、办公场所人群健康调查的资料是反映住宅、办公场所室内环境质量对人体健康影响最直接的科学依据。根据住宅、办公场所人群健康调查的目的，制订具有针对性的调查方案，确定调查范围、调查对象、观察指标、调查方法、资料整理分析方法等。

1. 确定调查范围 不同住宅、办公场所室内存在不同类型的污染物，对人群健康危害呈现不同的形式。根据造成人群健康不良影响、危害的住宅、办公场所环境，确定住宅、办公场所调查范围。同时，以未产生人群健康不良影响、结构和类型相近的住宅、办公场所作为对照组，尽可能避免混杂因素的干扰，以保证调查结果的科学性、准确性。

2. 确定调查对象 调查对象必须来自对健康产生不良影响、危害的住宅、办公场所内的人群。同时，应避免职业暴露、服用药物、吸烟、饮酒等嗜好，以及非室内空气污染等混杂因素的干扰。对照人群应来自上述对照组居住或办公场所的人群，而且在性别、年龄、职业种类、生活饮食习惯、经济水平等方面基本相同。

值得注意的是，在进行调查时，应向被调查对象说明调查的目的、意义，以及调查的内容和方法，在征得被调查对象的同意后，由其本人填写知情同意书。

3. 确定观察指标及调查方法

（1）污染物暴露检测：反映人体污染物暴露水平常用的方法有以下两类。①个体采样，将微型个体采样器固定在衣领或胸前等靠近鼻孔的部位，以便采集到较确切的吸入空气量和其中所含的污染物浓度。目前 SO_2、NO_2、CO、甲醛等的测定均可以采用该法。②生物材料检测，生物材料中污染物的含量可以反映该污染物被吸收到体内的实际含量。在实际工作中，常采集的样品包括人的血液、乳汁、头发、尿液、脂肪、汗液、指甲、脱落齿或活检材料等，常用的指标有血液COHb、血铅、尿铅、尿氟、尿汞、呼出气中的CO、苯、甲苯、二甲苯等。

（2）健康效应测定：反映健康效应的指标和方法很多。常用的有以下几种。①疾病资料，如与室内空气污染有关的疾病的死亡率、患病率和发病率。②儿童生长发育资料，最常用的指标有儿童身高、体重、胸围、智力等。③生化指标，可以反映某些代谢酶的活性、代谢产物的种类和含量、代谢动力学特性等。④生理功能指标，室内空气污染对健康影响最常用的是肺功能测定，常用的指标有FVC、FEV_1、$FEV_1\%$、PEF、MMEF等；如今也常用神经行为指标，如智力量表、视觉反应时值、视觉保留记忆测试等；还可以测定脑电图、肌电图、指血流图、心电图等指标。⑤免疫指标，常用的有唾液溶菌酶、唾液分泌型免疫球蛋白A（SIgA）、血清免疫球蛋白（IgG、IgM、IgA）等含量测定，T淋巴细胞转化试验等指标。⑥遗传毒性试验，常用外周血淋巴细胞转化试验、外周淋巴细胞姐妹染色单体交换试验、尿液Ames试验等。

4. 资料统计分析 根据卫生统计学和流行病学的方法对资料进行统计分析。根据资料的主要项目对室内污染程度分类进行统计，比较分析室内空气污染组与对照组之间有无显著性差异；可采用相关、回归与多因素分析方法找出室内空气污染程度与居民健康调查结果之间的相关关系；甄别室内空气污染对居民健康影响的主因和辅因；初步估计室内空气污染对健康危害的可能性；为深入探索和提出防治措施打下基础。

> **知识拓展**
>
> **噪声污染防治行动计划**
>
> 2023年1月，生态环境部、中央文明办等16个部门联合印发了《"十四五"噪声污染防治行动计划》（以下简称《行动计划》），《行动计划》共十章50条，构建了"1＋5＋4"的框架体系：实现"1"个目标，持续改善全国声环境质量；深化"5"类管控，推动噪声污染防治水平稳步提高；强化"4"个方面，建立基本完善的噪声污染防治管理体系，为噪声污染防治提供了系统指导。

　　《行动计划》是继"大气十条""水十条""土十条"之后，我国在声环境领域出台的一项重磅文件。《行动计划》明确了主要目标：通过实施噪声污染防治行动，基本掌握重点噪声源污染状况，不断完善噪声污染防治管理体系，有效落实治污责任，稳步提高治理水平，持续改善声环境质量，逐步形成宁静和谐的文明意识和社会氛围。到2025年，全国声环境功能区夜间达标率达到85%。

本章小结

教学课件

执考知识点总结

本章涉及的2019版及2024版公共卫生执业助理医师资格考试考点对比见表9-3。

表9-3　2019版及2024版公共卫生执业助理医师资格考试考点对比

单元	细目	知识点	2024版	2019版
住宅卫生	住宅设计的卫生学要求	（1）住宅的平面配置	√	√
		（2）住宅的卫生规模	√	√
	室内小气候对居民健康影响及其卫生要求	（1）室内小气候的概念	√	√
		（2）健康影响	√	√
		（3）卫生要求	√	√
	室内空气污染	（1）来源和特点	√	√
		（2）室内空气污染的危害	√	√
		（3）居室空气清洁度的常用评价指标	√	√

拓展练习及参考答案

（苑佼佼）

第十章　公共场所卫生

学 习 目 标

素质目标： 树立关注环境、保护生态平衡，降低环境相关性疾病的发生率，维护健康的职业素养。

知识目标： 掌握公共场所的概念、卫生学特点及分类，公共场所环境污染及对健康的影响，公共场所卫生管理和卫生监督的主要内容；熟悉公共场所卫生研究的内容；了解各类公共场所的基本卫生要求。

能力目标： 能够运用相关概念和卫生学特点进行公共场所的管理和监督；具备环境与健康关系的正确认知和理解能力。

案例导入

【案例】

某区卫生局于2009年1月15日对A公共浴室进行监督检查，检查时该浴室正在营业中。现场未查见"禁止患有性病、传染病、皮肤病的顾客就浴"的标志。对清洗消毒后供顾客使用的拖鞋、毛巾进行监督采样，样品送至区疾病预防控制中心进行检测。卫生监督员制作了现场检查笔录、非产品样品采样记录。2009年1月22日，该区疾病预防控制中心出具的检测报告单显示，6号样本（拖鞋）、10号样本（拖鞋）的霉菌均为70CFU/cm²，检测结论为不合格。2009年2月1日，卫生监督员向A公共浴室经营者告知了检验结果，送达了检测报告单，并制作了询问笔录。调查中该公共浴室经营者表示的确未设置禁浴标志，并对检验结果无异议，承认其两项主要卫生指标不合格的事实。

【问题】

1. 公共浴室的主要卫生问题可能有哪些？

2. 卫生监督员的执法有什么程序？

3. 该公共浴室可能违反了《公共场所卫生管理条例》和《公共场所卫生管理条例实施细则》中的哪些条款？该如何处罚？

第一节 概 述

公共场所（public place）是根据公众生活活动和社会活动的需要，人工建成的具有多种服务功能的封闭式、开放式或移动式公共建筑设施，供公众进行学习、工作、休闲、娱乐、参观、旅游、交流、交际、购物、美容等活动之用。对公众来说，它是人为的生活环境（某些场所如公园、休闲度假胜地等也有自然环境的属性），而对公共场所的从业人员来说，它又属于职业环境。

一、公共场所的分类和范畴

我国的公共场所种类繁多，按建筑类型可分为封闭式（如宾馆、展览馆、电影院等）、开放式（如公园、体育场等）和移动式（如一些小型游乐场）。如按其用途则可分为四类：①生活服务设施类，包括宾馆、招待所、饭馆、咖啡馆、酒吧、茶座、公共浴室、理发店、美容店、影剧院、游艺厅（室）、舞厅、音乐厅、银行和邮政营业厅、照相馆（婚纱影楼）、殡仪馆、商城（集市）、书店、候诊室等。②体育设施类，包括体育场（馆）、游泳场（馆）、健身房等。③公共文化设施类，包括展览馆、博物馆、美术馆、图书馆、公园等。④公共交通设施类，包括候车（机、船）室、公共交通工具（汽车、火车、飞机和轮船）等。

近二十多年来，由于我国经济和社会的快速发展，公众生活娱乐方式改变，部分公共场所已逐渐趋于消失，如车马店、录像厅（室）等，但总的来说公共场所的种类不断增多，如证券交易厅、会展中心、网吧、KTV歌厅、按摩店、足浴室、老年人活动中心、高铁列车、地铁列车、娱乐城、儿童乐园、温泉度假村、高尔夫球场等，都是近二十多年来出现的。此外，我国幅员辽阔，民族风俗习惯各异，社会经济发展水平参差不齐，不同阶层人群的需求、生活方式差异很大，因此全国各地还有许多各色各样的民众聚集之地，从广义上都被认可为公共场所。

二、公共场所的卫生学特点

与居住、办公等场所相比，公共场所具有以下特点：①人群密集，流动性大。公共场所常在一定的空间和时间内接纳众多人群，不同性别、不同年龄、不同职业、不同身体状况（健康和非健康）的人员密切接触，给疾病传播提供了机会。此外，由于人群多为短期停留，流动性大，保洁意识差，也给卫生管理带来难度。②设备及物品易被污染。由于公共场所的设备和物品供公众长期反复使用，极易造成致病微生物污染，如不消毒或消毒不彻底，可通过交叉污染危害人群健康。③涉及面广。无论城乡，只要是有人群居住的地方，都会有大小不一、数量不等、建筑各异及功能不同的公共场所，因而涉及面广。④从业人员流动性大，素质参差不齐。随着社会经济的不断发展，公共场所不断增多，从业人员数量也随之增加，这些人员素质参差不齐，流动性大，给卫生制度的落实和卫生监督工作的开展带来一定的困难。

三、公共场所卫生学研究的内容

公共场所卫生涉及环境卫生学的许多领域，包括大气卫生、饮用水卫生、室内空气卫生以及噪声、采暖、采光、照明、公共用品污染等卫生问题。公共场所卫生就是研究各种公共场所存在的环境卫生问题，阐明其对公众健康产生的影响，制定公共场所的卫生标准和卫生要求，研究改善公共场所卫生的措施与管理监督措施，预防和控制疾病，保障公众健康。

第二节 公共场所环境污染及对人体健康的影响

公共场所卫生工作的核心是创造良好、方便、舒适和卫生的环境。它属于生活环境，大多数具有围护结构，因而许多环境因素与居室、办公场所相似，但也有其特点。公共场所主要有以下几种环境污染存在。

一、公共场所空气污染

空气污染是公共场所的主要卫生问题。公共场所空气中可存在物理性、化学性、生物性及放射性因素。适宜的微小气候、舒适的采光和照明、安静的环境可以使人身心愉悦，有利于健康。反过来公共场所异常的物理因素如高温、高湿、不良采光和照明、噪声等会使人心情烦躁，影响人体的体温调节和消化、呼吸、循环等系统的功能，导致一些亚健康状态出现甚至中暑等疾病发生。例如，一些露天游泳池、桑拿室可出现高温和高湿的情况；简陋的小剧院、网吧、KTV包厢、商场等如果管理不好，可出现光线过强或过弱、噪声刺耳、视距视角不合理等现象；图书馆、博物馆、美术馆、展览馆是人们进行学习、文化交流的场所，如果条件不合适，不仅影响人们的观看效果，而且对健康有害。

公共场所还存在大量化学性污染。商场、网吧、KTV等场所，由于大量聚集的人群的自身代谢、吸烟、空气流速慢等原因可使CO_2浓度升高。当CO_2浓度升高到一定程度时，会出现不良气味，使室内的人感到不舒服，甚至出现头痛、耳鸣、脉搏迟缓和血压升高。在密闭的环境中吸烟或饭馆及烧烤店里使用火炭、燃气炉、小型煤油加热器等可致CO增多甚至导致CO中毒。CO中毒轻则使人头痛、头晕、恶心、呕吐，重则使人痉挛、昏迷，甚至死亡。可吸入颗粒物PM10来源于围护结构外的大气污染、公共场所内大量人群的活动、地面的清扫等，高浓度的PM10可损害呼吸系统，诱发哮喘病；细颗粒物吸入还可引发心脏病。甲醛、氨、苯和总挥发性有机物等则来源于建筑材料、装修材料和公共场所内的一些用具，这些物质或对人体有刺激、致敏作用，或可引起全身作用。

生物性污染也是公共场所卫生的一个重要问题，污染物包括细菌、病毒、真菌、病媒生物（蚊子、苍蝇、蟑螂、尘螨等）、植物花粉等，致病性微生物主要来源于人说话、咳嗽时产生的飞沫。因此，当有流行性感冒、百日咳、流行性脑脊髓膜炎、肺结核、严重急性呼吸综合征（SARS）等呼吸系统传染病流行时，密闭拥挤的公共场所将成为危险之地。例如，医院候诊室（楼）往往是患者在门诊就医过程中停留时间最长的场所，空气质量常可因候诊人数众多而恶化。候诊者多为患者，大都抵抗力低下，加之心理承受能力也较差，再与具有传染性疾病的患者近距离接触，易发生交互感染。

公共场所中也可能存在放射性污染物，如氡及其子体，主要来源于建筑物的地基和建筑材料，长期接触高浓度的氡及其子体可以引起肺癌。

二、公共场所水污染

公共浴池和一些温泉浴池水易受污染。在我国一些地区，池浴仍是人们的主要洗浴方式，但开放时间稍长后池浴水中往往细菌总数和大肠菌群数增加，定时更换的池水比循环供水的池水更甚，都会大大超过游泳池水质的卫生标准。通常认为，温泉水具有消毒或抑菌作用，但实际上温泉水温却有利于细菌的滋生繁殖。对22份未消毒的温泉水样的检测结果显示，细菌总数最小值为79 000CFU/ml，15份无法计数；总大肠菌群数最小值为9200CFU/L，17份＞16 000个/升。这反映了温泉池水细菌学指标安全性较差，如不定期消毒和科学管理，会成为接触传播和介水传播疾病的隐患，引起皮肤癣、滴虫性阴道炎、肠道传染病、寄生虫病和性病的传播和流行。在游泳过程中，游泳者汗液、尿液的排出和皮肤污垢进入池水，导致水中尿素含量超标，水质质量下降，水质污染的程度随着游泳者人数的增多而加重。游泳池水质受到污染可引起脚癣、游泳池咽炎、流行性出血性眼结膜炎、传染性软疣、中耳炎及一些介水传染病的传播。许多公共场所如宾馆、饭店等都有二次供水系统，开放式水塔易被空气中的尘埃和病原微生物污染，空调系统冷却水和冷凝水易被军团菌污染。军团菌在自然界广泛存在，如果进入水温适宜的冷却水系统中，又没有定期清洗和消毒，这些微生物在其中蓄积或繁殖，在一定条件下对人体健康造成影响。此外，如果水池箱的内壁涂料、填充剂、水管密封剂等不符合国家卫生标准，会释放一些有害物质，危害人体健康。公共场所的饮用水不洁可引起介水传染病流行及其他胃肠道疾病。

三、集中空调通风系统污染

集中空调通风系统是为使房间或密闭空间空气温度、湿度、净度和气流速度等参数达到给定的要求，而对空气进行处理、输送、分配，并控制其参数的所有设备、管道、附件及仪器仪表的总和。目前我国许多公共场所都安装集中空调通风系统（中央空调系统），它在改善室内微小气候方面起着重要作用，但也存在许多卫生问题。有些风道内有建筑垃圾，或疏于清理，灰尘堆积，细菌总数和真菌总数超标，甚至检出致病微生物，不能保证送风质量。空调系统空气一般是由新风和回风组合的混合空气，这使得空调系统内的污染物既来自室外、也来自室内，包含悬浮颗粒物（粉尘、微生物、花粉、气溶胶）和各类有机和无机化合物。因此空调系统收集空气，经处理后又把空气送回到室内，在这个过程中有可能把空气中及空调系统本身的污染物扩散到其他房间，从而使其可能成为传播、扩散污染物的媒介，集中空调通风系统的卫生管理最主要的目的就是要预防空气传播性疾病在公共场所传播。

此外，送风口空气不良还可引起不良建筑综合征及各类变态反应。如果送风量不足或送风口配置不合理，还可致大型室内公共场所新风量不足，CO_2浓度升高。

四、公共用品用具污染

公共场所人群密集，流动性大，保洁意识差，设备和物品供公众长期反复使用，极易造成致病微生物污染，如不消毒或消毒不彻底，可通过交叉污染危害人群健康。例如，有些宾馆、旅店及招待所的床单、枕套、被套、毛巾、浴巾、浴衣等各种棉纺织品和杯具、洁具、拖鞋等清洁不彻底可传播性传播疾病、皮肤病；地毯等不经常清洁可因尘螨导致变态反应。美容店的化妆品使用不当可致皮炎、过敏和色素沉着，美容用具不洁引起交叉污染可致头癣、化脓性球菌感染、急性出血性眼结膜炎，操作不慎造成的创面可能通过交叉污染传播乙型病毒性肝炎、丙型病毒性肝炎和艾滋病等。在医院候诊室（楼），就诊者可能通过门把手和水栓等增加受感染的机会。此外，扶梯、座椅、窗台等也都可能造成疾病的交叉感染。

第三节　公共场所的卫生要求

公共场所种类繁多、功能各异，因此，应有不同的卫生要求。但是，有一些基本要求对各类场所都是适用的。

一、公共场所的基本要求

（一）选址、设计和装修要求

公共场所的设置通常应根据市政建设总体规划由市政建设部门统一安排设计。但是，公共场所从选址、设计、施工到竣工验收，根据《公共场所卫生管理条例》规定，均应在卫生行政部门会同有关部门的监督指导下进行，以防止公共场所建成后，因不符合国家规定的卫生要求而返工。设计上的不合理，往往会造成公共场所卫生无法补救的困难局面。所以，无论哪类公共场所，在选址设计时都必须接受卫生监督部门预防性设计卫生审查。

1. 选址的基本原则 公共场所位置的选择，除按城市建设部门的统一规划外，还应考虑要有合理的服务半径、地势高而不潮湿、环境安静优雅、周围无较大污染源、交通便利，同时，还要根据公共场所的性质，考虑是否影响周围居民的生活。

2. 平面布置的基本要求 平面布置与公共场所的性质有密切关系，主要应做到布局和工艺流程合理，容量应与服务半径相适应，避免拥挤和人群过密频繁接触。布局上应有利于微小气候的调节，具有夏可防暑热、冬可防风寒的效果。同时，还应考虑有利于维持环境卫生和预防传染病的传播。

3. 内部结构的基本要求 公共场所的内部结构应以满足卫生学要求为前提，以有利于群众健康为目的。一般的公共场所，鉴于人数众多、使用时间集中、容易受到污染，所以在建筑物的进深、净高、采光、照明、通风和基本卫生设施等方面，应根据场所性质充分满足卫生标准的要求。

4. 装修的基本要求 公共场所内部装修要注意选用绿色环保的材料，并且耐用、表面光滑、易于清洁。严格执行国家室内装饰装修材料有害物质限量的标准，含甲醛及其他挥发性有机物的装修材料可选用已在室外放置了一段时间的产品。加强通风换气，以便有效地及时排出有害物质。开业前应达到国家《室内空气质量标准》的要求。

（二）基本卫生要求

1. 良好的环境 公共场所是人们休息、娱乐和强身健体的地方，所以，应该有良好的环境条件。首先，地理位置要好，周围绿化美观大方，空气清洁新鲜，并有良好的采光及照明；其次，场所布置典雅、颜色协调，使人感到精神愉快、心旷神怡；最后，公共场所建筑物应美观大方，地面、墙壁、天花板、门窗等应使用便于清洗保洁、无毒无害的材料建造，以保证室内清洁卫生。

2. 良好的微小气候 通常公共场所适宜的微小气候是通过合理的通风、降温防暑、供暖防寒和正常的采光照明措施而获得。由于各类公共场所性质不同，设备条件和服务功能各异，所处地理位置也有极大差别，所以必须根据具体情况创造和改善微小气候。例如，在南方炎热季节，公共场所必须有完善的防暑降温和通风换气设备。相反，在北方的冬季，公共场所应有适当的防寒保暖和适宜的采暖设施。无论是哪类和哪些地区的公共场所，都要根据自己的特点和条件，适当调节厅内和室内的温度、湿度、风速，以保证适宜的微小气候。

3. 良好的空气质量 公共场所大多具有围护结构，有的密闭性较强，因而保持良好的空气质量非常重要。空气中的新风量、二氧化碳、一氧化碳、可吸入颗粒物、细菌总数、甲醛等浓度都要符合相应公共场所卫生标准的要求，集中空调通风系统要符合公共场所集中空调通风系统要求并运转正常，并且符合相关卫生规范和规定。

4. 公共用品用具清洁卫生，各种卫生设施运转正常 多种公共场所需要备足餐具、茶具、浴巾、面巾、床上用品、拖鞋及其他各种公共用品，由于这些用品反复使用，难免带有病原微生物。公共场所的从业人员必须随时保证这些公共用品的清洁卫生。此外，要保证公共场所内各种卫生设施使用正常，要经常维护和检测。

5. 从业人员必须身体健康并具备基本卫生知识　公共场所的各类从业人员直接为顾客服务，为防止交叉感染传播疾病，须要求从业人员身体健康，这就要进行就业前体检和定期体检。此外，由于公共场所的从业人员又是直接从事卫生工作的人员，所以应具备基本的卫生知识和技能，以便更好地开展公共场所的自身卫生管理工作。因此，从业人员上岗前及工作中都必须经过必要的卫生知识培训。必须衣着整洁，应根据工作性质和岗位不同，穿不同的工作服和鞋帽。要注意个人卫生，勤剪指甲、勤理发、勤洗换工作服。

二、各类公共场所的具体卫生要求

为加强对公共场所的卫生监督，创造良好的公共场所卫生环境，防止疾病的传播，保障人民健康，国务院于1987年4月1日颁布的《公共场所卫生管理条例》（本章以下简称《条例》）规定，能依法进行卫生监督的公共场所共7类28种。①住宿与交际场所（8种）：宾馆、饭馆、旅店、招待所、车马店、咖啡馆、酒吧、茶座。②洗浴与美容场所（3种）：公共浴室、理发店、美容店。③文化娱乐场所（5种）：影剧院、录像厅（室）、游艺厅（室）、舞厅、音乐厅。④体育与游乐场所（3种）：体育场（馆）、游泳场（馆）、公园。⑤文化交流场所（4种）：展览馆、博物馆、美术馆、图书馆。⑥购物场所（2种）：商场（店）、书店。⑦就诊与交通场所（3种）：候诊室、候车（机、船）室、公共交通工具。由于体育场（馆）、公园和公共交通工具卫生问题相对较少，并且可以采用事后监督的方式管理，2012年《国务院第六批关于取消和调整行政审批项目的决定》取消了这三类场所的卫生许可。早在1996年，国家卫生部就发布了与《条例》相配套的12项公共场所卫生标准，对相应公共场所的经常性卫生要求、设计卫生要求、监测指标及限值都做了具体规定。2019年11月1日实施的《公共场所卫生管理规范》（GB 37487—2019）、《公共场所卫生指标及限值要求》（GB 37488—2019）整合了上述12项标准，部分代替了上述标准中有关卫生指标限值的内容。

（一）住宿与交际场所

标准规定了室内小气候、一氧化碳、二氧化碳、可吸入颗粒物、细菌总数、照度、噪声、新风量、床位面积等指标的限值，要求客房每床位占地面积不应低于$4m^2$，不宜低于$7m^2$；在采暖季节室温宜为$16 \sim 20℃$，相对湿度为$40\% \sim 65\%$，新风量不应小于每人$30m^3/h$，甲醛浓度不超过$0.10mg/m^3$，照度应大于100 lx，噪声夜间不超过45dB（A），二氧化碳浓度不应大于0.10%，一氧化碳不超过$10mg/m^3$，可吸入颗粒物不超过$0.15mg/m^3$，空气细菌总数少于$1500CFU/m^3$等。

（二）洗浴与美容场所

标准对公共浴池的室内小气候、空气质量、池水温度和混浊度等都提出了卫生要求。更衣室的气温以25℃为宜，浴室内温度以$30 \sim 50℃$为宜。浴室保持良好通风，二氧化碳浓度不应大于0.10%（浴室）或0.15%（更衣室），一氧化碳$\leq 10mg/m^3$。公共浴室应以淋浴为主，池浴室中应有淋浴喷头。禁止患有性传播疾病和各种传染性皮肤病（如疥疮、化脓性皮肤病、广泛性皮肤霉菌病等）的顾客就浴。浴池业卫生应将工具、用品的消毒放在首位，在消毒方法或药剂选择上以消灭真菌为主。浴池水应每日更换，并且一天中还要补充新水2次，每次补充新水的量应不少于池水总量的20%，浴池水混浊度不超过30度。浴室内不设公用脸巾、浴巾等。理发刀具、胡须刷、毛巾不得检出大肠菌群和金黄色葡萄球菌。毛巾细菌总数不得超过200CFU/25cm²。理发店应备有专供患头癣等皮肤传染病顾客单独用的理发用具，用后应及时消毒。标准还对各级理发和美容店的室内小气候、空气质量等方面的指标值作了具体规定：甲醛浓度≤0.10mg/m³，二氧化碳≤0.15%，一氧化碳≤10mg/m³，可吸入颗粒物≤0.15mg/m³，空气细菌总数≤4000CFU/m³或≤40CFU/皿，氨≤0.5mg/m³。

（三）文化娱乐场所

我国公共场所卫生标准规定了文化娱乐场所的室内小气候、空气质量、照度、噪声、通风等指标限值，并提出了有关建筑设计和经常性的卫生要求。标准要求空气相对湿度在40%～65%，二氧化碳含量不超过0.15%，甲醛含量不超过0.10mg/m³，细菌总数不应超过4000CFU/m³，可吸入颗粒物≤0.15mg/m³，环境噪声不应超过85dB（A）。影剧院场次的间隔时间不应少于30分钟，其中空场时间不少于10分钟，换场时应加强通风换气。新风量在影剧院不应低于每人20m³/h，在歌舞厅不应低于每人30m³/h，在酒吧、茶座和咖啡厅不应低于每人30m³/h。场内严禁吸烟、使用有害观众健康的烟雾剂及杀菌波长的紫外线灯和滑石粉。在呼吸道传染病流行期间，应对室内空气和地面进行消毒。

（四）游泳场所

人工游泳池水温宜为23～30℃，pH应为7.0～7.8，混浊度不应大于1度/NTU，尿素不得超过3.5mg/L，游离性余氯应为0.3～1.0mg/L，细菌总数不应超过200个/毫升，总大肠菌群不得检出等。游泳场馆内温度冬季游泳池要按规定设置更衣间、淋浴间和净脚池，开放日内每天定时补充新水，严禁患有肝炎、心脏病、皮肤癣疹（包括脚癣）、重症沙眼、急性结膜炎、中耳炎、肠道传染病、精神病等患者及酗酒者进入人工游泳池游泳。天然游泳场的水质为：pH 6.0～9.0，透明度不低于30cm，水面不得出现油膜，无明显漂浮物，水底应平坦无淤泥，不应有礁石、树枝树桩等障碍物，附近无污染源等。游泳场所应有急救人员及急救设备。

第四节　公共场所的卫生管理与监督

一、公共场所的卫生管理

2011年3月，卫生部颁布了新的《公共场所卫生管理条例实施细则》（本节以下简称《细则》），明确规定公共场所的法定代表人或负责人是其经营场所卫生安全的第一负责人。公共场所卫生管理是指公共场所经营者依照国家有关卫生法律法规的规定对公共场所进行的预防疾病、保障公众健康的卫生管理工作。公共场所经营者主要有以下几个方面的责任。

（一）成立卫生管理机构，配备卫生管理人员

各类公共场所要从保护群众的身体健康出发，本着《条例》及《细则》的基本精神，成立卫生管理机构（组织），配备专职或兼职的卫生管理人员。经营者的卫生管理是国家法律法规赋予的法定义务，也是公共场所日常经营管理的重要组成部分。卫生状况的好坏，也反映了一个场所的整体经营管理水平。

（二）建立卫生管理制度和卫生管理档案

公共场所经营者建立健全卫生管理制度，提出做好卫生工作的具体要求，把卫生服务纳入整个服

务工作的考核内容中，促使单位全面达到公共场所卫生标准规定的各项卫生要求；建立卫生管理档案，内容应该包括卫生管理部门人员设置情况及卫生管理制度，空气、微小气候（湿度、温度、风速）、水质、采光、照明、噪声的检测情况，顾客用品用具的清洗、消毒、更换及检测情况，卫生设施的使用、维护、检查情况，集中空调通风系统的清洗、消毒情况，从业人员的健康检查情况和培训考核情况，公共卫生用品进货索证管理情况，公共场所危害健康事故应急预案或者方案等。卫生管理档案应当有专人管理，分类记录，至少保存两年。

（三）建立卫生培训制度和从业人员健康检查制度

公共场所从业人员必须学习和掌握《条例》《细则》和相关公共场所卫生标准的内容及一些卫生法律知识。通过学习使其熟悉有关其本职岗位上的卫生工作，掌握必要的卫生操作技能和常用的消毒方法，了解常见传染病的传播途径和预防措施，了解常见突发事故的现场救护方法。从业人员经考核合格后方可从事本职工作。公共场所的经营者应负责组织本单位从业人员的健康检查工作，获得有效健康证方可上岗，患有甲型病毒性肝炎、戊型病毒性肝炎、细菌性痢疾、伤寒、活动性肺结核、化脓性或渗出性皮肤病等疾病的从业人员，在治愈前不得从事直接为顾客服务的工作。

（四）配备健全卫生设施设备及维护制度

公共场所经营者应当根据经营规模、项目设置清洗、消毒、保洁、盥洗等设施设备和公共卫生间；建立卫生设施设备维护制度，定期检查，确保其正常运行，不得擅自拆除、改造或者挪作他用。公共场所设置的卫生间，应当有单独通风排气设施，保持清洁无异味。公共场所应当配备安全、有效的预防控制蚊、蝇、蟑螂、鼠和其他病媒生物的设施设备及废弃物存放专用设施设备，并保证相关设施设备的正常使用，及时清运废弃物。

（五）加强禁烟控烟管理

国家将逐步通过立法来禁止公共场所吸烟，部分省市已通过并实施相关法规。公共场所经营者应当设置醒目的室内公共场所禁止吸烟警语和标志；室外公共场所设置的吸烟区不得位于行人必经的通道上，公共场所不得设置自动售烟机；应当开展吸烟危害健康的宣传，并配备专（兼）职人员对吸烟者进行劝阻。

（六）定期开展卫生检测

公共场所经营者应当按照卫生标准、规范的要求对公共场所的空气、微小气候、水质、采光、照明、噪声、顾客用品用具等进行卫生检测，检测每年不得少于一次；检测结果不符合卫生标准、规范要求的应当及时整改。经营者不具备检测能力的，可以委托检测，应当在醒目位置如实公示检测结果。

（七）制定危害健康事故预案

公共场所危害健康事故指公共场所内发生的传染病疫情或者因空气质量、水质不符合卫生标准、用品用具或者设施受到污染导致的危害公众健康事故，常见以下几种。①因微小气候或空气质量不符合卫生标准所致的虚脱或休克。②饮水受到污染而发生的介水传染病流行或水源性中毒。③放射性物质污染公共设施或场所造成的内照射或外照射健康损害。④公共用具、卫生设施被污染所致的传染性疾病流行和暴发。⑤意外事故造成的一氧化碳、氨气、氯气、消毒杀虫剂等中毒。公共场所经营者应当制定公共场所危害健康事故应急预案或者方案，定期检查各项制度、措施的落实情况，及时消除危害公众健康的隐患。发生危害健康事故时，应当立即启动预案，防止危害扩大，并及时向县级人民政府卫生行政部门报告，不得隐瞒、缓报、谎报。

二、公共场所的卫生监督

公共场所卫生监督是指卫生行政部门依照国家有关卫生法规的规定对公共场所进行的预防疾病、保障健康的卫生监督检查工作。县级以上地方各级人民政府卫生行政部门负责本行政区域的公共场所卫生监督管理工作，应当根据公共场所卫生监督管理需要，建立健全公共场所卫生监督队伍和公共场所卫生监测体系，制定公共场所卫生监督计划并组织实施。国境口岸及出入境交通工具、铁道部门所属的公共场所由这些部门系统的卫生行政部门负责监督管理。公共场所卫生监督分为预防性卫生监督和经常性卫生监督两大类。

（一）预防性卫生监督

公共场所预防性卫生监督是指卫生行政部门对新建、改建和扩建公共场所的选址、设计和竣工验收实施的预防性卫生监督活动。通过对建筑项目进行环境卫生的预防性卫生监督，把影响人体健康的因素和可能出现的卫生问题消除在规划实施、项目设计过程中，它是卫生监督最积极、最有效的预防措施，并为公共场所经常性卫生监督奠定工作基础。预防性卫生监督与建设项目同步进行，即在设计、施工、竣工验收三个阶段，均进行公共场所预防性卫生监督。

1. 公共场所设计审查 凡受周围环境质量影响和有职业危害以及对周围人群健康有影响的公共场所建设项目，必须执行建设项目卫生评价报告书制度。在向卫生行政部门呈报卫生审查申请书时，同时应提交以下相关材料：项目一般情况、建筑物地址的地理和周围环境状况、设计说明书及设计图纸、卫生专篇（根据建设工程的性质，从卫生学角度提供的包括设计依据、主要卫生问题、卫生设施、措施及其预防效果等的报告）及卫生行政部门要求提供的其他相关材料。在进行技术审查论证和综合分析后，卫生行政部门对审查同意的建设项目发给"建设项目卫生许可证"。

2. 施工监督 在工程建设过程中，卫生监督员应深入施工现场对卫生防护设施的施工情况进行监督。若发现有违背原审定设计方案的行为，应该及时制止，责令按原定设计方案进行施工，必要时有权要求停止施工。

3. 建设竣工的卫生验收 公共场所建筑项目竣工进行试营业时，卫生防护设施须同时投入运行使用。卫生行政部门应根据建设工程的性质和卫生标准进行审查和监测，对工程设计的卫生质量作出全面评价，写出卫生评价报告书，对于符合卫生要求的，卫生行政部门应向被监督单位发出"建设项目竣工卫生验收认可书"。之后该公共场所建筑可以交付使用，同时经营者可向卫生行政部门申请卫生许可证。

（二）经常性卫生监督

经常性卫生监督是指卫生行政部门对公共场所卫生有计划地进行定期或不定期检查、指导、监督和监测，主要有以下几方面的工作。

1. 发放卫生许可证 国家对公共场所实行卫生许可证管理。卫生许可证是卫生行政部门在开业之前，依据经营者申请进行预防性卫生监督之后，认为所经营的项目符合卫生标准和要求而制发的卫生许可证明书。未取得卫生许可证的公共场所不得营业。公共场所经营者申请卫生许可证应当提交下列资料："卫生许可证"申请表，法定代表人或者负责人身份证明，公共场所地址方位示意图、平面图和卫生设施平面布局图，公共场所卫生检测或者评价报告，公共场所卫生管理制度，省、自治区、直辖市卫生行政部门要求提供的其他资料。使用集中空调通风系统的还应当提供集中空调通风系统卫生检测或者评价报告。县级以上地方人民政府卫生行政部门应当自受理公共场所卫生许可申请之日起20日内，对申报资料进行审查，对现场进行审核，符合规定条件的，作出准予公共场所卫生许可的决定；对不符合规定条件的，作出不予行政许可的决定并书面说明理由。公共场所卫生许可证有效期限为4年，每2年复核1次。公共场所经营者变更经营项目、经营场所地址的，应重新申请卫生许可证。对已经开业需要复核卫生许可证的，如有不合格者，卫生行政部门应给予技术指导并限期改进或停业整顿。对在短期内无法改进或拒不改进者，停发卫生许可证，已有工商营业执照的，可通知工商部门吊销其营业执照。公共场所卫生许可证应当在经营场所醒目位置公示。

2. 开展公共场所健康危害因素监测　卫生行政部门指定县级以上疾病预防控制机构对公共场所的健康危害因素进行监测、分析，为制定法律法规、卫生标准和实施监督管理提供科学依据。

3. 实施量化分级管理　卫生行政部门应当根据卫生监督量化评价的结果确定公共场所的卫生信誉度等级和日常监督频次。信誉度等级分为A、B、C、D 4等，A等每年监测1次，B等每年监测2次，C等每年监测3次，D等属于不符合卫生要求的公共场所，应限期改进或停业整顿。以此促进公共场所自身卫生管理，增强卫生监督信息透明度。公共场所卫生信誉度等级应当在公共场所醒目位置公示。

4. 处理危害健康事故　卫生行政部门对发生的公共场所危害健康事故，可以依法采取封闭场所、封存相关物品等临时控制措施。经检验，属于被污染的场所、物品，应当进行消毒或者销毁；对未被污染的场所、物品或者经消毒后可以使用的物品，应当解除控制措施。

5. 处罚公共场所卫生问题　卫生行政部门采取现场卫生监测、采样、查阅和复制文件、询问等方式，检查和监督各公共场所执行《条例》的情况，对违反《条例》的经营者依据《细则》进行处罚。出现下列情况的，根据情节轻重，分别给予警告、罚款、停业整顿、吊销卫生许可证等处罚：①未依法取得公共场所卫生许可证，擅自营业或未办理公共场所卫生许可证复核手续。②未对公共场所进行卫生检测，未对顾客用品用具进行清洗、消毒、保洁，或者重复使用一次性用品用具的。③未建立卫生管理制度、设立卫生管理部门或者配备专（兼）职卫生管理人员，或者未建立卫生管理档案。④未组织从业人员进行相关卫生法律知识和公共场所卫生知识培训，或者安排未经相关卫生法律知识和公共场所卫生知识培训考核的从业人员上岗，或者安排未获得有效健康合格证明的从业人员从事直接为顾客服务的工作。⑤未设置与其经营规模、项目相适应的卫生设施，或者擅自停止使用、拆除卫生设施设备，或者挪作他用；未配备预防控制鼠、蚊、蝇、蟑螂和其他病媒生物的设施设备以及废弃物存放专用设施设备，或者擅自停止使用、拆除预防控制鼠、蚊、蝇、蟑螂和其他病媒生物的设施设备以及废弃物存放专用设施设备。⑥未索取公共卫生用品检验合格证明和其他相关资料。⑦未对公共场所新建、改建、扩建项目办理预防性卫生审查手续。⑧公共场所集中空调通风系统未经卫生检测或者评价不合格而投入使用。⑨未公示公共场所卫生许可证、卫生检测结果和卫生信誉度等级。⑩对发生的危害健康事故未立即采取处置措施，导致危害扩大，或者隐瞒、缓报、谎报等，构成犯罪的，依法追究刑事责任。经营者违反其他卫生法律、行政法规规定，应当给予行政处罚的，按照有关卫生法律、行政法规规定进行处罚。同时卫生行政部门及其工作人员玩忽职守、滥用职权、收取贿赂的，由有关部门对单位负责人、直接负责的主管人员和其他责任人员依法给予行政处分。构成犯罪的，依法追究刑事责任。

知识拓展

荆门市卫生健康委员会开展重点公共场所集中整治专项行动

为进一步提高荆门市中心城区重点公共场所卫生安全水平，全面提升场所从业人员服务品质，促进重点公共场所监督管理整体提档升级，自2023年3月中旬起，湖北省荆门市卫健委统筹推动各区卫健部门开展重点公共场所卫生集中整治专项行动。

专项行动分动员部署、集中整治、巩固提升三阶段进行。重点整治"四小"：小旅店、小美容美发店、小浴室（小足浴）、小歌舞厅和中型及以上公共场所。整治期间，将从证照等信息公示、卫生管理、从业人员健康检查和卫生知识培训、卫生设施、卫生措施落实、空调和通风系统是否按时清洗、消毒和检验是否符合卫生要求等方面进行，并在经营场所"面对面"开展卫生法规和诚信经营等宣传活动。

通过此次专项整治，旨在巩固全国卫生城市成果，强化经营者卫生安全第一责任人意识，督促公共场所健全并严格落实卫生安全管理制度和营运措施，形成长效卫生安全管理机制，切实提升群众对重点公共场所卫生服务管理的满意度。

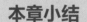

本章小结

教学课件

执考知识点总结

本章涉及的2019版及2024版公共卫生执业助理医师资格考试考点对比见表10-1。

表10-1　2019版及2024版公共卫生执业助理医师资格考试考点对比

单元	细目	知识点	2024版	2019版
公共场所卫生	公共场所的卫生要求	（1）公共场所概念	√	√
		（2）公共场所卫生要求	√	√
	公共场所的卫生管理与监督	（1）公共场所的卫生管理	√	√
		（2）公共场所的卫生监督	√	√

拓展练习及参考答案

（葛　红）

第十一章 城乡规划卫生

学 习 目 标

素质目标： 树立关注城乡规划卫生，保护城乡生态平衡，减少城乡规划对人类健康的影响，维护人类健康的职业素养。

知识目标： 掌握城乡规划卫生的有关概念，人居环境构成与建设原则，健康城市的定义与标准，城市规划的基本原则，城市功能分区等；熟悉居住区规划卫生，城市环境噪声与光污染，乡村规划卫生等；了解城市道路与交通及其他规划卫生问题，城乡规划的卫生监督等。

能力目标： 能够运用有关概念、定义、基本原理和相关内容进行城乡规划卫生工作；具备城乡规划卫生与健康关系的正确认知和理解能力。

案例导入

【案例】

某铅冶炼厂生产规模为10万吨/年。铅冶炼主要生产工艺为：原料经破碎分选筛分，然后通过螺旋给料机直接送到熔炼炉中，由煤气加热熔化，并按照一定配比加入白煤、铁屑、碳酸钠发生化学反应，使硫化铅、氧化铅、碳酸铅等生成铅。反应完成后，先放出熔渣，再将粗铅倒入铸模中送精炼车间，经熔化、制板、电解等工序生成精铅。铅冶炼过程中冶炼炉散发的烟气中含有大量的铅、颗粒物、氮氧化物和二氧化硫，一部分经空气收集装置收集、处理后从30m以上高度的烟囱有组织排放，另有一部分从加料口、出铅口和出渣口中弥散以无组织排放方式从厂房天窗排放到环境中。

为了美化环境，按照环境影响评价的建议，该厂在主厂区与周边居民区之间，进行了绿化。在绿化区内安装健身设施，便于工人在休息时锻炼身体。在绿化带内，栽种芒果和柠檬，果实成熟时，采摘分给工人食用。工厂领导介绍说："绿化厂区，安装健身设施，种植果树，不仅为工人提供了户外健身场所，采摘水果还丰富了工人业余生活，而且名贵水果也有较好经济价值。"

【问题】

1. 为什么环境影响评价建议在该冶炼厂主厂区和居民区之间进行绿化？

2. 在该区域，能否安装健身设施供工人开展体育锻炼？

3. 在该区域的绿化带中，种植水果分给工人食用，是否合适？

城乡包括城市、村庄和集镇。城市是一个国家或地区的政治、经济、文化、交通、人们交往和生活的中心，包括国家按行政建制设立的直辖市、市、建制镇。村庄是指农村村民居住和从事各种生产活动的聚居点。集镇是指乡、民族乡人民政府所在地和经县级人民政府确认由集市发展而形成的作为农村一定区域经济文化和生活服务中心的非建制镇。城乡是基于自然环境创建的次生环境。

城乡规划是指为实现一定时期内城市、村庄和集镇的经济和社会发展目标，确定城市、村庄和集镇的性质、规模和发展方向，合理利用城乡土地，协调城乡空间布局和各项建设的综合部署和具体安排。城乡规划是集社会科学和自然科学为一体的综合科学。城乡管理者和城乡规划设计者要和多学科多部门合作，切实规划设计出美观舒适的生活场所、安全健康的生态系统、富有寓意的物质与精神空间，创造人与自然和谐共处的城乡居住环境。

《中华人民共和国城乡规划法》为对我国城乡科学合理的建设和发展提供法律保障，是国家通过立法手段，加强城乡规划管理，协调城乡空间布局，改善人居环境，促进城乡经济社会全面协调可持续发展的重要举措。随着小康社会的建设，我国城乡建设得到迅速发展，实践证明科学的城乡规划和设计是构建人类与自然环境的和谐关系、构造适宜于人类居住的环境、保护居民健康的重要保障。预防医学从保护人群健康的角度，参与城乡规划。

第一节 概　述

《中华人民共和国城乡规划法》明确城乡规划包括城镇体系规划、城市规划、镇规划、乡规划和村庄规划，其宗旨是加强城乡规划管理，协调城乡空间布局，改善人居环境。

一、人居环境

聚居是人类生存的需要。为实现聚居，一是要有"蔽风雨，御寒暑"的庇护所，二是要有适宜群居生活的聚居地。前者发展为构建房屋，后者发展为建设人居环境。人居环境（human settlement environment）是人类聚居、生活的环境，包括城市、村庄和集镇，是人类文明发展到一定阶段的产物。

（一）人居环境的构成

人居环境包括自然环境和人文环境，可分为以下5个系统。①人类系统：指人在人居环境中与自然环境相联系，开展社会活动；人居环境由人类创建，又对人类产生影响。②居住系统：指住宅、社区设施（如办公场所）、城市中心（如公共场所）等。③自然系统：指气候、水土、动植物种类、地理资源等，是聚居产生并发挥功能的基础。④社会系统：指公共管理和法律、社会关系、人口趋势、文化特征、经济发展、卫生服务和政策等。⑤支撑系统：为人类活动提供支持的、服务于聚落并将聚落联为整体的所有人工和自然的联系系统、技术支持保障系统，如公共服务设施、交通通信系统、物质环境规划等。

人居环境的核心是人，建设人居环境的目的是满足人类聚居的需要，住有所居是社会和谐稳定的物质基础，人居环境既是民生问题，也是政治问题。人居环境包括五大层次：建筑、社区、城市、区域、全球。"可持续发展的住区"和"人人有适宜的住房"是国际社会的共同目标，与住房建设和使用相关的环境问题正成为全球关注的热门话题，故人居环境是世界问题。

（二）人居环境学与人居环境科学

1993年，我国学者提出人居环境学的概念，即以环境和人的生产、生活活动为基础，研究保护和发展从建筑到城镇的人工和自然环境的学科。人居环境科学是以区域、城市、集镇、村庄等人类聚居环境为研究对象，着重探讨人与环境之间相互关系的科学。

（三）人居环境建设的目标

人居环境建设的目标是充分运用规划手段，建设可持续发展的、宜人的居住环境，使人类达到作为生物在生物圈内生存的多种条件的满足，即生态环境的满足，以及作为社会人在社会文化环境中多种需求的满足，即人文环境的满足。

（四）人居环境建设的原则

人居环境建设的原则包括以下几点。①生态原则：正视生态困境，提高生态意识。②经济原则：人居环境建设与经济建设良性互动。③技术原则：发展科学技术，推动社会发展。④社会原则：关怀广大人民群众，重视社会整体利益。⑤文化原则：科学追求与艺术创造相结合。

二、人居环境与城乡规划卫生的关系

人居环境需科学的城乡规划来实现。根据建设的目标要求，城乡规划应将人类发展和城乡发展放在生物圈的广阔范畴内加以考虑，既要遵循人居环境建设的基本原则，又要注重环境与社会、经济、人口、资源的相互协调，也应该注重历史和文化的传承。只有使环境、生态、文化三者有机结合起来，才能保证城市和乡村的可持续发展。城乡规划应遵循生态学原理和人居环境建设原则，对各项开发和建设作出科学合理的决策，从而积极调控人与环境的关系，从生态环境和人文环境两方面去创造人与自然和谐的人居环境。从方法学上来看，城乡规划是人居环境科学学科体系的核心技术之一，也是环境卫生学在建设生活环境的过程中贯彻预防医学思想的重要手段。

城乡规划卫生（city and village planning health）贯彻可持续发展战略和以人为本的指导思想，利用自然环境信息、人口信息、社会文化经济信息，以维持和恢复生态系统为宗旨，以人类与自然环境的和谐共处为目标，建立优良的人居环境，以获得人类生存所需的最佳环境质量。城乡规划卫生要考虑到与自然的生态平衡、人居环境的改善和提高、社会生态的合理和生存环境的相互适应，促使城乡生态环境向着良性循环发展，创造既满足居民生理、心理、社会、人文等多层次的需求，又安全、便捷、舒适、健康的人居环境，达到预防疾病、促进健康、延长寿命、提高生活质量的目的。

第二节　城市规划卫生

城市是利用地表空间和自然环境，以集聚经济效益为目的，集约人口、经济、科学技术和文化的空间地域系统，是国民经济、社会文化、自然环境和居民生活等各种成分组成的综合复杂体系。概括地说，城市是一个国家或地区的政治、经济、文化、交通、人们交往和生活的中心。

一、城市问题与健康城市

（一）城市问题

世界城市化正以前所未有的速度向前发展。根据联合国人类聚落研究中心的报告，1990年全球城市化水平为45%，约有24亿人口居住在世界的城市地区；2010年增加至55%左右，2025年将增加至65%，将有55亿人口居住在城市。从20世纪70年代起，发展中国家的城市人口数开始超过发达国家，发展中国家城市化已构成当今世界城市化的主体。2011年12月，中国城镇人口占总人口的比重首次超过50%，标志着中国城市化首次突破50%，城镇人口数量已超过农村。

城市是人、环境、资源三者复合而成的因素众多、结构复杂、功能综合的人工生态系统。城市生态系统（urban ecosystem）是在城市区域内，由生物群落及其生存环境共同组成的动态系统。与自然生态系统相比，城市中自然环境因素如其他生物种类、植被、水源、光照、清洁空气、能源、土地等均呈不同程度的稀缺状态。城市生态系统通过高度密集的物质流、能量流、信息流相互联系，物质流和能量流通量大、运转快，又高度开放，加上人口、文化、信息、建筑、交通高度密集，使人工控制和人为作用对城市生态系统的存在与发展起着决定性作用。所以，城市生态系统的特征是稀缺性与聚集性共存。

城市化是人类社会发展不可避免的趋势，都市圈、城市群、城市带和中心城市的出现标志着中国城市化进程的明显加快。人口密集使城市资源和环境面临着巨大的压力，住房拥挤、交通堵塞、水源短缺、空气污浊、土地紧张等成为全球面临的城市问题。人口增长使地球生态不堪重负，环境污染严重破坏人居环境，物种灭绝危及整个生物圈。因此，贯彻人居环境科学和环境卫生学的理念，改善和保护城市生态系统，建设健康城市，是人类在城市规划和发展中应当高度重视的现实问题。

（二）健康城市

为解决城市问题，WHO提出了"健康城市（health city）"的概念。WHO定义的健康城市是不断创造和改善自然环境、社会环境，不断扩大社区资源，使人们在享受生命和充分发挥潜能方面能够相互支持的城市。健康城市建设的目的是通过提高认识，动员市民与地方政府和社会机构合作，形成有效的环境支持和健康服务，从而改善市民的健康状况和城市的人居环境。

WHO提出健康城市需具备10项标准：①为市民提供清洁安全的环境。②为市民提供可靠和持久的食品、饮水、能源供应，具有有效的垃圾清除系统。③通过富有活力和创造性的各种经济手段，保证市民在营养、饮水、住房、收入、安全和工作方面的基本需求。④拥有相互帮助的市民群体，其中各种不同的组织能够为改善城市而协调工作。⑤市民参与制定涉及日常生活，特别是健康和福利的各种政策。⑥提供各种娱乐和休闲场所，方便市民之间的沟通和联系。⑦保护文化遗产并尊重所有居民。⑧把保护健康视为公共决策的组成部分，赋予市民选择有利于健康行为的权力。⑨努力改善健康服务质量，并能使更多市民享受健康服务。⑩能使人们更健康长久地生活。

健康城市具备以下几个基本特征。①和谐性：人与自然、人与人的和谐。②整体性：兼顾社会、经济和环境三者的整体利益，不仅重视经济发展与生态环境，更注重人类生活质量的提高。③持续性：以可持续发展思想为指导，合理配置资源，公平地满足现代与后代在发展和环境方面的需要。④高效性：提高一切资源的利用效率，物质和能量得到多层次分级利用，废弃物循环再生。⑤区域性：健康城市作为城乡统一体，必须考虑城乡之间的相互联系和相互制约，但表现出明显的区域特征。⑥参与性：强调政府承诺、部门合作和社区居民的共同参与。⑦独特性：WHO虽制定10条标准，但每个城市要针对自身情况制定目标，因此，每个健康城市都有其特征。

二、城市规划卫生的基本原则和基础资料

健康城市的建设需要通过城市规划的设计、实施和评价来实现。城市规划卫生的目标就是要建设和发展健康城市。城市规划卫生必须以系统化原则统筹环境、社会与人三大要素，充分考虑城市发展的环境承载力、历史沿革、居民人文背景及区域地理特点和城市形象定位，进行综合整体的规划，创造真正的可持续发展的城市人居环境，全面实现健康城市的建设目标。

（一）城市规划卫生的基本原则

1. 确定城市性质，控制城市规模　城市性质取决于其在政治、经济、文化中所担负的功能，决定和影响着城市人群活动的方式、特点。根据国民经济和社会发展规划，全面分析当地自然环境、资源条件、历史背景和现状特点，确定城市的产业结构，拟定城市发展的主导要素，作为城市规划布局和发展的依据。城市规模过于庞大时，往往集中过多的人口和工业，消耗大量原料和能源，增加交通运输、住宅建设、城市基础设施和公共服务设施的压力，加重环境污染。

2. 远期规划与近期规划相结合，总体规划与详细规划相结合　远期规划一般以20年为规划期限，近期规划一般以5年为期限。城市规划分总体规划和详细规划。总体规划的主要任务是确定城市性质、规模、容量和发展形态，统筹安排各项建设用地，合理配置城市基础设施和公共服务设施，制订旧城区的改造规划，制订给水排水、供电供气、道路交通、通信电信、环境保护等各项专业规划，落实规划实施步骤等。详细规划是总体规划的具体化，对近期建设用地、各项专业规划和工程项目作出详细和具体的安排。

3. 保护城市生态环境　城市规划应当将可持续发展作为首要目标，运用生态学的观点进行综合规划，合理开发和保护自然资源，保护和改善城市生态环境，保持生物多样性，防止污染和其他公害，保护现有植被，提高城市绿化水平，妥善处理城市废物，提高人居环境质量。

4. 维护城市文脉，改善景观环境　城市真实、客观地记录了人类文明的进程，是人类文化和科学技术的结晶。城市规划要注意保持人类文明和文化的可持续发展，保护历史文化遗产和风景名胜，维护城市传统风貌、地方特色和自然景观，充分体现城市各自的特色。

5. 加强安全防患，促进人际交往　城市安全是人居环境规划和建设的重要内容，要考虑城市的交通安全、公共安全、防灾减灾能力，以保障公众利益。交往是人的基本社会属性。当前人际交往方式发生了根本的变化，现代信息技术使人们在交往过程中跨越了时间和空间的限制，使交往范围更加广阔。

（二）城市规划卫生的基础资料

编制城市规划应当具备有关区域和城市的社会、经济、自然环境、资源条件、历史情况和现状等基础资料。主要包括以下几个方面。

1. 自然条件　地理位置、地形、水文、气象、地质等资料。

2. 技术经济资料　自然资源、能源、人口等资料；城市现有功能分区及土地利用资料；各种厂矿、对外交通运输、仓库的用地现状和发展计划；高等院校、非市属机关团体、科研等单位的发展计划。

3. 城市建设现状　城市现有住宅和公共建筑的用地面积及其分布，现有给水排水、污水处理、道路交通、电讯、煤气等市政公用设施，绿地、名胜古迹、风景区现状以及城市发展史料等。

4. 城市环境保护资料　大气、水、土壤等环境要素的质量，工农业、交通运输、市政服务、居民

生活等产生的废气、污水、固体废弃物的种类和数量及其收集、运输和处理情况等。

5. 公共卫生资料 卫生部门应收集城市人口的年龄构成、自然增长情况，居民健康状况指标，各种传染病、生物地球化学性疾病、慢性病、肿瘤、伤害的发生率和死亡率等资料；有关环境质量与居民健康关系的资料；办公场所和公共场所的卫生条件，医疗卫生服务设施的现状和发展计划等资料。

三、自然环境因素在城市规划中的卫生学意义

城市规划应分析当地各种自然因素，充分利用对健康有益的自然因素，尽量采取措施，改造自然环境，消除或减弱其不良影响，创造与自然和谐的有利于居民健康的人居环境。

（一）气候

气候条件对城市规划和建设有着多方面的影响。城市内由于人口密集、大量能量释放等原因，往往形成与周围地区大自然气候不同的城市小气候。例如，城市气候特征之一是城市热岛效应（heat island effect），即城市气温高于郊区气温的现象。故了解城市气候特点，掌握城市各气候要素的时空分布规律，对于合理进行城市规划，避免和减轻大气污染，改善城市生态环境有重要意义。对城市规划影响较大的气象因素主要有以下几点。

1. 太阳辐射 太阳辐射的强度与日照率，在不同纬度的地区存在着差异。在冬季寒冷地区，太阳辐射是天然热源；在夏季炎热地区，则可引起酷暑。分析城市所在地区的太阳辐射强度和日照率，对确定建筑物的间距、朝向、遮阳等设计，提供规划依据。

2. 风 多年平均的风向和风速资料，对城市规划中配置工业区与居住区的位置非常重要。城市街道的走向、宽窄和绿化情况，建筑物的高度及布局形式都会影响城市的风向和风速。由于城市中整齐划一的建筑物的影响，在楼间距密集的狭窄地带形成类似峡谷的气流运动，即城市峡谷效应。由峡谷效应而增大的风，称为城市峡谷风（urban canyon wind）。规划时应综合考虑风向频率和风速，将工业区设在常年主导风向的下风侧，避免形成城市峡谷风。在盆地、峡谷以及静风和微风频率较大的地区，布置工业区位置尤应慎重考虑。有台风和风沙的地区，应在城市周围设防风林。冬季有寒风和暴风雪的地区，城市用地应选择受冬季主导风向影响小的地区，并在城市用地上风侧建造防风林。

3. 气温 气温对城市规划与建设也有影响。根据气温，在工业配置方面，考虑工业生产工艺的适应性与经济性问题；在生活居住方面，考虑生活居住区的降温或采暖设备的设置等问题。北方寒冷地区规划时在不影响日照条件下，可适当提高建筑密度。南方炎热季节比较长，规划时应注意加强城市和居住区的通风，适当降低建筑密度。应考虑城市热岛效应，为降低炎热季节的市区温度，可增设大面积水体和绿地，加强对气温的调节。

4. 降水与湿度 城市小气候的改善、绿化、建筑物防潮和城市排水系统等问题，都需结合降水量考虑。我国不少地区夏秋季多暴雨，暴雨强度、持续时间和频率等资料是规划和设计城市排水系统的依据。湿度的高低与降水有密切关系，又随地区和季节不同而异。

（二）地形

不同的地形条件，对城市规划布局、道路的走向和线型、各项基础设施的建设、建筑群体的布置、城市的形态与形象等，均会产生一定影响。可根据地形采取适当的规划措施，增添城市景观。

1. 地形坡度 地形坡度太陡，将对建筑物的布置、市内交通和居民生活带来困难。地形完全平坦，则不利于排除雨雪水。地形若有0.3%左右的坡度则比较适合地表水汇集、排放。

2. 地形对风的影响　滨海城市有海陆风,山谷凹地有山谷风,都是地形产生的局部空气环流。盆地、谷地等低凹地区,风小,易形成地形逆温,大气污染物不易扩散。高岗能降低风速,保护位于下风侧的居住区免受强风侵袭。山地背风面会产生机械湍流,若上风侧有污染源,山地背后处于下风侧的居住区大气污染会增强。

3. 地形对气温的影响　地形倾斜面朝南向或东南向,气温较暖;地形倾斜面朝北向则较冷。

(三)水

1. 城市水体的作用　江河湖泊等地表水体,不但可作为城市水源,还在水路运输、改善气候、稀释污水以及美化环境等方面发挥作用。优质的深层地下水可作饮用水源;地表水可作供水水源,其下游可接纳经处理后的城市污水。

2. 城市水体的防护与利用　卫生部门应特别重视饮用水源的卫生防护,在城市规划中要建立水源卫生防护带,制订防止水源污染的措施。城市规划时应尽量把地表水组织到城市用地内,结合绿化和风景点建设形成河滨公园。城市建设也可能造成对原有水系的破坏,如过量取水、排放大量污水、改变水道等。因此,在城市规划时,需对水体的流量、流速、水位、水质等水文资料进行调查分析,研究规划对策。

(四)土壤

1. 地下水位　城市规划应选择地下水位低的地区。地下水位较高以及沼泽地区的湿土壤和不易渗水的土壤易积水和滋生蚊子,并使建筑物受潮。

2. 土壤质量　曾被有机物污染而无机化过程尚未终结的土壤及放射性本底高的地区均不能用作居住区用地。特别是曾用于堆置或存放有毒有害污染物的土壤,在卫生学上是最危险的土壤,不能用作种植粮食蔬菜的用地,也不能用于居住用地。

四、城市规模

城市规模(city size)是以城市人口和城市用地总量所表示的城市大小,包括城市人口规模和用地规模。因用地规模随人口规模而变,故城市规模通常以人口规模来表示。

(一)城市规模划分标准

2014年国务院明确了新的城市规模划分标准,以城区常住人口为统计口径,我国将城市划分为五类七档。

1. 小城市　城区常住人口<50万的城市为小城市,其中20万~50万的为Ⅰ型小城市,<20万的为Ⅱ型小城市。

2. 中等城市　城区常住人口50万~100万的城市为中等城市。

3. 大城市　城区常住人口100万~500万的城市为大城市,其中300万~500万的为Ⅰ型大城市,100万~300万的为Ⅱ型大城市。

4. 特大城市　城区常住人口500万~1000万的城市为特大城市。

5. 超大城市　城区常住人口>1000万的城市为超大城市。

(二)城市人口构成

城市人口的状态是不断变化的,可以分析一定时期内城市人口的性别、年龄、寿命、家庭、婚姻、劳动、职业、文化程度、健康状况等方面的构成情况，这些情况能反映城市人口的特征。在城市总体规划中，需要研究的主要有年龄、性别、家庭、劳动、职业等构成情况。例如，了解城市人口的年龄构成，是制定医疗保健、中小学、托幼机构和养老院等规划指标的依据，分析育龄妇女的年龄和数量是推算人口自然增长的重要依据。

（三）城市人口变化

城市人口一直在变化之中，主要受到自然增长和机械增长的影响。人口机械增长是在一定时期内（通常为1年），由于人口迁入和迁出而引起的人口数量变化，分为零增长、正增长和负增长。随着市场经济的发展，城市流动人口数量迅速增加，流动人口已成为城市人口的组成部分。流动人口对城市公共设施、道路交通等都产生了压力，在城市规划中必须将流动人口列为影响城市规模的重要因素。城市是一个多变的、复杂的巨大系统，人口规模往往难以预测，值得关注。

（四）城市环境容量

城市用地规模，住宅建筑和公共服务、市政公用设施的组成和规模，交通运输以及绿地、广场等规划，都需以城市人口规模为依据。在城市扩张时代，人口、城市规模、建设用地功能是在不断变化的。因此，在城市规划中，应高度重视城市环境容量。城市环境容量（city environmental capacity）是指环境对于城市规模以及人类活动提出的限度，是在一定的经济技术和安全卫生要求前提下，在满足城市经济、社会等各种活动正常进行的前提下，通过城市的自然条件、现状条件、经济条件、社会文化历史条件等的共同作用，对城市建设发展规模以及人们在城市中各项活动的状况可承受的容许限度。

五、城市功能分区

城市功能分区（city functional districts）是将城市中各种物质要素按不同功能进行合理分区布置，组成一个相互联系的有机整体，从而最大限度地消除和防止环境污染对人群健康的影响。城市用地分为以下几类：①居住用地。②公共设施用地。③工业用地。④仓储用地。⑤对外交通用地。⑥道路广场用地。⑦市政公共服务设施用地。⑧绿化用地。⑨特殊用地。

（一）城市功能分区的原则

城市功能分区从卫生学角度应考虑下列原则。

1. 合理配置各功能区 城市一般设居住区、工业区、对外交通运输和仓储区、郊区。根据具体情况还可设文教区、高科技区、风景游览区、金融贸易区等。各功能区应结合自然条件和功能特点合理配置，避免相互交叉干扰和混杂分布。

2. 居住用地选择 居住用地应选择城市中卫生条件最好的地段。要求远离沼泽，地势高燥，不受洪水淹没威胁，土壤清洁或受污染后已经完全无害化，靠近清洁的地表水或大片绿地。地形稍向南或东南方倾斜，以获得充足的日照。对冬季寒风和夏季台风，最好能通过地形和绿化布置来减轻其影响。

3. 工业用地选择 工业用地应按当地主导风向配置在生活居住用地的下风侧、河流的下游。工业用地与生活居住用地之间应保持适当距离，中间配置绿化防护带。

4. 预留发展余地 保证在到达规划期时，各功能分区仍有进一步扩展的余地，并保证城市各部分用地协调发展。在卫生上不允许工业区发展到包围生活居住区，或铁路包围城市。

5. 分区选择同时进行 为了保证生活居住用地的卫生条件，各功能分区的用地选择应同时进行。改建、扩建的城市在选择新区用地时，应考虑旧城的改造利用及与新区的关系。

（二）城市各功能分区的卫生学要求

1. 居住区 是由城市主要道路或自然界线所围合，设有与其居住人口规模相应的、能满足居民物质与文化生活所需公共服务设施的相对独立的生活聚居地区。居住区环境质量的优劣直接影响到居民的健康，应选择日照良好、风景优美、环境宁静和清洁的地段作为居住区用地。居住区必须有足够的面积，使建筑密度和人口密度不致过高，并保证有充足的绿地。城市中一般可设若干个居住区，每个居住区的人口规模在5万左右，应配置成套的文化、教育、商业等生活服务设施。

2. 工业区 是城市中工业企业比较集中的地区，其规划布局直接影响着城市环境质量。根据城市规模、工业企业的数量和性质，城市内可设一个或几个工业区。布置工业用地时，必须严格遵守各项安全和卫生上的要求，并执行国家对建设项目环境保护规定的各种制度。工业区与居住区之间，应根据国家有关标准设置卫生防护距离。

卫生防护距离（sanitary protective zone）是指产生有害因素车间的边界至居住区边界的最小距离。卫生防护距离范围内应尽量绿化，可将危害最大、要求防护距离最远的工厂设在离居住区最远的地段，然后由远及近配置危害由大到小的工厂。

可按照工厂对环境的影响程度进行规划：①消耗能源多、污染严重、运输量大的工业，如大型冶炼、石油化工、火力发电等，以及有易燃易爆危险的工厂，应设在远郊。②污染较轻、运输量中等的工业，可布置在城市边缘。③污染轻微或无污染及运输量不大的工业，可设在居住区内的独立地段，用城市道路或绿化与住宅建筑群隔开。

盆地和谷地不宜布置排放有害气体的工业，以免引起严重大气污染。有河流的城市，工业区必须位于居住区的下游。特别是在城市水源的上游水源保护区内，要严禁设置排放有害废水的工厂。旧城市有许多工厂与居民住宅犬牙交错，布局混乱，对卫生、消防、交通和城市发展都带来负面影响。应通过技术改造、工艺改革和设备更新等措施，消除三废和噪声对周围居民的危害。对环境污染严重，或有引起火灾、爆炸危险的工厂，应尽早迁至远郊，否则应改为无污染、无危险性的工艺，或转产甚至停产。

3. 对外交通运输和仓储区 城市是交通运输的枢纽。在城市总体规划中，应尽量减轻对外交通运输设施对城市环境的影响。铁路不应将城市包围或分割，并尽量不要穿越市区，否则应采取立体交叉道路或地铁方式。对外过境公路应从城市外围通过，或利用环城路作为过境交通干道。长途汽车站可设在市区边缘，与市内交通干道、铁路客运站、客运码头等有便捷的交通联系。

港口的客运和货运码头应分开设置。石油、危险品以及水泥、煤炭、矿石、石灰等散发粉尘的港口作业区应设在城市主导风向下风侧和河流的下游。飞机场应布置在郊区，从机场到市区的距离以乘机动车辆需时30分钟左右为宜。

仓储区应设置在铁路、公路或码头附近。石油、煤炭、危险品、易燃品仓库，应设在城市主导风向下风侧的远郊区，并与居住建筑之间有一定隔离地带。屠宰厂、皮毛加工厂的仓库以及禽畜宰前的圈舍，均需设在下风侧的市郊，并防止其对水源的污染。

4. 郊区 包括市辖郊县、卫星城镇等，对提高城市环境质量有重要意义。城市的供水水源、污水处理厂、垃圾处理厂和填埋场、火葬场、墓地、机场、铁路编组站、仓库等一般均设在郊区。占地面积大、污染严重的工业，应设在远郊，加上配套的居住区和生活服务设施，形成相对独立的卫星城镇。

六、居住区规划卫生

居住区是组成城市的基础，居住区规划直接关系到居民的生活质量和城市的环境质量。居住区用地由住宅用地、公共服务设施用地、道路用地、绿化用地组成。一个完整的居住区由住宅、公共服务设施、绿地、建筑小品、道路交通设施、市政工程设施等实体和空间经过综合规划后而形成。居住区域按居住户数或人数规模可分为三级：①居住区，指被城市干道或自然分界线所围合的居住生活聚居地，人口规模3万至5万人。②居住小区，指被居住区级道路或自然分界线所围合的生活居住单元，人口规模1万至1.5万人。③居住组团，是居住区的基本居住单位，由若干幢住宅组成，人口规模1000～3000人。

（一）居住区环境质量评价指标

居住区规划中有几个技术指标，对评价居住区环境质量具有重要意义。

1. 容积率（plot ratio，floor area ratio） 是指居住区总建筑面积与建筑用地面积的比值，这个比值越小，则居住区容纳的建筑总量越少。

2. 居住建筑密度（density of residential building） 是居住用地内，各类建筑的基底总面积与居住区建筑用地面积的比率。计算公式如下：

$$居住建筑密度 = \frac{居住建筑基底面积（m^2）}{居住建筑用地面积（m^2）} \times 100\% \qquad （式11\text{-}1）$$

式中，基底面积是指建筑物底层的建筑面积。计算公式如下：居住建筑密度过高则院落空地相对减少，影响绿化和居民室外休息场地，房屋的间距、日照、通风也将不能保证。

选定居住建筑密度和人均居住面积定额后，可计算所需的人均居住建筑用地面积。计算公式如下：

$$人均居住建筑用地面积（平方米/人） = \frac{人均居住面积定额（平方米/人）}{居住建筑密度（\%）\times 层数 \times 平面系数式} \times 100\%$$

$$（式11\text{-}2）$$

式中，平面系数为居住面积占建筑面积之比。

3. 居住区人口密度 单位居住用地上居住的人口数量，称为人口毛密度（residential density）。单位住宅用地上居住的人口数量，称为人口净密度（net residential density）。从卫生学角度出发，城市规划应采用较低的人口净密度。因为人口净密度增高，则人均居住建筑用地面积和居住面积减少，人群密集，使传染病易于流行，并且建筑密度提高后，室外空地减少，影响住宅的通风和日照。

（二）居住区规划的原则与布局

居住区规划布局应综合考虑周边环境、路网结构、公共建筑与住宅布局、群体组合、绿地系统及空间环境等的内在联系，构成一个完善的、相对独立的有机整体。

1. 居住区规划的原则 ①自然环境优良，注重自身和周边环境污染影响。②方便居民生活，有与居住人口规模相对应的公共活动中心，方便使用和社会化服务。③合理组织人流、车流，有利安全防卫和物业管理。④留有发展余地，构思新颖，体现特色。

2. 居住区规划的布局 ①集中布置：当城市规模不大，有足够的用地且在用地范围内无自然或人为障碍，可以成片紧凑地组织用地时，居住区采用集中布置可以节约城市市政建设投资，密切城市各区在空间上的联系，便利交通，减少能耗时耗。②分散布置：当城市用地受到地形等自然条件的限制，或因城市的产业分布和道路交通设施的影响，居住区可采取分散布置。③轴向布置：当城市用地以中心地区为核心，沿着多条由中心向外围放射的交通干线发展时，居住区可依托交通干线进行轴向布置。住宅建筑的规划设计应综合考虑用地条件、户型、朝向、间距、绿地、层数与密度、布置方式、群体组合和空间环境等因素。

（三）居住区的公共服务设施

公共服务设施承担着具体的社会服务，其设置数量、设施水平、服务内容决定了居住区的生活环境质量。

1. 主要公共服务设施　应包括教育、医疗卫生、文化体育、商业服务、金融邮电、社区服务、市政公用和行政管理。其配置水平必须与居住人口规模相对应，并根据公共建筑的性质和居民使用频率的关系，通过分级布置让居民能直接、便利地使用。

2. 公共服务设施服务半径　居住组团级公共建筑只为组团居民服务，服务半径不超过150m。居住小区级公共建筑是居民日常性使用的，服务半径不超过300m。居住区级公共建筑应配置较完整的、经常使用的公共服务设施，服务半径不宜超过500m。偶然性使用的公共建筑，如百货商店、专业商店、影剧院、医院、药房等，可相对集中以形成文化娱乐和商业服务中心，服务半径一般为800～1000m。

3. 合理布置公共服务设施　应根据各公共建筑的性质和功能，作出合理布置。在利用住宅建筑的底层布置公共建筑时，不宜把产生噪声、烟尘、气味的商店如菜场、餐馆等设在住宅建筑底层，以免影响楼上居民的卫生条件。中小学宜设在居住小区边缘次要道路，不受城市干道交通噪声干扰的地点，并有足够的运动场地。为全市服务和规模较大的公共建筑，如大型购物中心、大剧院、大型体育馆、市级行政经济机构等，应设在专门的地段形成城市中心或几个区中心。全市性或分区性的医疗卫生设施，如各级医院和诊所，宜设在环境卫生优良、交通方便、安静而接近居民区的地段。传染病医院应设在城市郊区。

七、城市绿化

城市绿化（urban afforestation）是在城市中栽种植物和利用自然条件以改善城市生态、保护环境、为居民提供游憩场地和美化城市景观的活动。

（一）绿化的卫生学意义

1. 调节和改善小气候　植物能不断吸收热量，使其附近气温下降；树冠能减弱到达地面的太阳辐射，视树冠大小和树叶疏密而异，透过树荫的太阳辐射一般仅5%～40%。植物叶面大量蒸发水分，有调节湿度的作用。成片的树林能减低风速，防止强风侵袭。树林减弱风速的影响范围为树高的10～20倍，甚至40倍。城市绿化冬季挡风、夏季遮阴，分散并减弱城市热岛效应，降低采暖和制冷的能耗。

2. 净化空气，降低噪声　绿色植物能吸收大量二氧化碳，有些植物能吸收空气中的二氧化硫、氟化氢、氯、臭氧等有害气体。绿色植物对空气中的尘埃有阻挡、过滤和吸附作用，如生长茂盛的野牛草的叶面积是其占地面积的19倍，可大量吸附空气中的颗粒物。树木还具有反射和吸收噪声的作用，并可以阻隔放射性物质和辐射的传播。

3. 对人类有良好的生理和心理作用　①绿化带的小气候对机体热平衡的调节具有良好作用。②绿色环境能调节视神经的紧张度。③绿色植物可增加空气中的阴离子含量，通过光合作用维持生态系统中的氧平衡。④绿色环境能使人产生满足、安逸、活力、舒适等心理效应。⑤绿化能丰富景观，绿地是人们接近自然的良好休憩场所，可丰富生活，陶冶情操，使人精神焕发，祛除疲劳，创造宜人的城市生活情调，有益于居民身心健康。

（二）绿地系统

城市绿地（urban green belt）是指以自然和人工植被为地表主要存在形态的城市用地。城市绿地系统是城市中各种类型和规模的绿化用地组成的整体。城市绿地系统可以分为五大类：①公园绿地。②生产绿地。③防护绿地。④附属绿地。⑤其他绿地。

反映城市绿化水平的基本指标包括绿地面积和绿地率。

绿地面积包括各类绿地的实际绿化种植覆盖面积、屋顶绿化覆盖面积以及零散树木的覆盖面积。我国《城市用地分类与规划建设用地标准》（GBJ 50137—2022）规定，人均绿地面积标准为≥10.0平方米/人（其中公共绿地≥8.0平方米/人）。

绿地率指城市一定地区内各类绿化用地总面积占该地区总面积的比例。绿地率新区建设应不低于30%；旧区改建不宜低于25%。

（三）绿地布置

城市绿地系统规划布局的总体目标是保持城市生态系统的平衡，满足城市居民的户外游憩需求，满足卫生和安全防护、防灾、城市景观要求。

1. 绿地系统规划布局原则 ①整体原则：各种绿地互制连成网络，充分发挥绿地的生态环境功能。②均匀分布原则：各级公园按各自的有效服务半径均匀分布，不同级别、类型的公园一般不互相代替。③自然原则：重视土地使用现状和地形、史迹等条件，规划尽量结合山脉、河湖、坡地、林地及优美景观地带。④地方性原则：规划中要反映地方植物生长的特性。

2. 居住区绿地分级 可划分为4级。①居住区公园：可与文化中心结合布置，居民步行到居住区公园的距离宜为800～1000m。②居住小区公园：是居民休憩和儿童游戏的主要场地，可设简单游乐、休憩和文化设施，服务半径不超过500m。③组团绿地：是宅间绿地的扩大和延伸，绿化要以低矮的灌木、绿篱和花草为主。④宅间绿地：同居民关系最密切、使用最频繁的绿地，布置要考虑老人和儿童的室外活动。

（四）构建生态基础设施

生态基础设施（ecological infrastructure，EI）是城市所依赖的自然系统，是城市及其居民能持续地获得自然生态服务的基础，可提供新鲜空气、清洁水源、安全食物、健康出行方式、娱乐休闲场所。生态基础设施不仅包括城市绿地系统，而且包含一切能够提供自然服务的林业及农业系统、河流水系、湿地系统和自然保护地系统。

八、城市环境噪声与光污染

（一）城市环境噪声

环境噪声污染指环境噪声超过国家规定的环境噪声限定标准并干扰他人正常生活、工作和学习的现象。

1. 城市环境噪声的来源

（1）交通噪声：指机动车辆、铁路机车、机动船舶及航空运输器等交通运输工具在运行中产生的噪声。交通噪声是城市噪声污染的主要来源，分布广泛、危害较大。

（2）工业噪声：指工矿企业在生产过程中机械设备运转产生的噪声。

（3）建筑施工噪声：指建筑施工现场各种不同性能的动力机械产生的噪声，具有突发性、冲击性、不连续性等特点，特别容易引起人们的烦躁。

（4）社会生活噪声：指人为活动产生的噪声，包括文化娱乐场所和商业经营活动中使用的设备、设施产生的噪声，建筑物配套的服务设施产生的噪声，街道、广场等公共活动场所产生的噪声以及家庭生活活动产生的噪声等。

2. 城市环境噪声的评价指标

（1）A声级：用A计权网络测得的声压级，用L_A表示，单位为dB（A）。A声级比较接近人听觉器官的感觉，故被用作噪声评价的主要指标。

（2）等效连续A声级：简称为等效声级，指在规定测量时间（T）内A声级的能量平均值，用$L_{Aeq \cdot T}$表示，简写为L_{eq}，单位dB（A）。

（3）昼间等效声级、夜间等效声级：在昼间时段内测得的等效连续A声级称为昼间等效声级，用L_d表示，单位dB（A）；在夜间时段内测得的等效连续A声级称为夜间等效声级，用L_n表示，单位dB（A）。"昼间"是指6：00至22：00之间的时间段；"夜间"是指22：00至6：00之间的时间段。

我国采用等效声级评价环境噪声，《声环境质量标准》（GB 3096—2008）规定了五类声环境功能区在昼间和夜间时段的环境噪声限值（表11-1）。

表11-1 各类声环境功能区噪声限值 [L_{eq}，单位：dB（A）]

声环境功能区类别	时段		适用区域
	昼间	夜间	
0类	50	40	康复疗养区等特别需要安静的区域
1类	55	45	以居民住宅、医疗卫生、文化教育、科研设计、行政办公为主要功能，需要保持安静的区域
2类	60	50	以商业金融、集市贸易为主要功能，或居住、商业、工业混杂，需要维护住宅安静的区域
3类	65	55	以工业生产、仓储物流为主要功能，需要防止工业噪声对周围环境产生严重影响的区域
4类 4a	70	55	高速公路、一级公路、二级公路、城市快速路、城市主次干路次、城市轨道交通（地面段）、内河航道两侧区域
4b	70	60	铁路干线两侧区域

（4）累计百分声级：指占测量时间段一定比例的累积时间内A声级的最小值，用L_N表示，单位为dB（A）。L_N是用于评价测量时间段内噪声强度时间统计分布特征的指标，最常用的是L_{10}、L_{50}和L_{90}，其含义如下：L_{10}是在测量时段内有10%时间A声级超过的值，相当于噪声的平均峰值；L_{50}是在测量时段内50%时间A声级超过的值，相当于噪声的平均中值；L_{90}是在测量时段内90%时间A声级超过的值，相当于噪声的平均本底值。

（5）最大声级：在规定的测量时间段内或对某一独立噪声事件，测得的A声级最大值，用L_{max}表示，单位为dB（A）。L_{max}用于偶发噪声、非稳态噪声的评价。

3. 城市环境噪声的控制措施

（1）规划措施：合理的规划是控制城市噪声的有效措施。城乡规划要考虑国家《声环境质量标准》要求，将声环境影响评价纳入规划环境影响评价中，合理安排功能区和建设布局，最大限度地减轻环境噪声污染。例如，将工业区、交通运输区、居住区的相互位置安排好；按当地主导风向把居住区安排在噪声源的上风侧或最小风向频率的下风侧，并设置绿化防护带；合理规划城市道路交通系统等。

（2）工程技术措施：通过提高车辆、机械的设计及制造水平降低噪声排放；在交通干道、高速公路、高架桥旁边修筑声屏障，对噪声敏感建筑物进行重点保护，也可合理利用地物地貌、绿化带等作为隔声屏障；新建城市轨道交通线路在穿越城市中心区时宜选择地下通行方式，城市在交通干道两侧平行布置高层建筑时，交通噪声可在对峙建筑物之间来回反射，形成"声廊"，导致噪声级增高，可采用混合布置的方法来避免声廊的形成。

（3）管理措施：环保部门应会同有关部门加强对交通、建筑施工、工业和社会生活等领域噪声污染的监督管理，严格执行有关的噪声排放标准，确保噪声排放达标；为减少交通噪声污染，在噪声敏感建筑物集中区域和敏感时段采取禁鸣、限行、限速等措施，合理控制道路交通参数（车流量、车速、车型等）。采用自动信号管理以减少车辆鸣笛的次数和鸣笛持续时间。

（二）城市光污染

过量的光辐射对人体健康和人类生存环境造成的不良影响称为光污染（light pollution）。光污染包括可见光、红外线和紫外线等造成的污染。

1. 光污染来源及其危害

（1）白亮污染：指白天阳光照射强烈时，城市建筑物表面的玻璃幕墙、釉面砖墙、磨光大理石和各种涂料等反射光线引起的光污染。白亮污染强烈的反射眩光可使人感到刺眼，引起眼睛酸痛、流泪，降低行人和司机的视觉功能，从而诱发交通事故。夏季，建筑物的玻璃幕墙将强烈的太阳光反射到居民楼内，使室内温度增高，有些半圆形的玻璃幕墙，反射光汇聚还容易引起火灾。

（2）人工白昼：城市中的夜景照明、霓虹灯、灯箱广告等的强光直刺天空，使夜间如同白日，称为人工白昼。这种光污染可影响地面天文台的空间观测；可干扰人体正常的生物节律，造成入睡困难或失眠；影响动物对方向的辨认并对其行为产生误导，从而影响它们觅食、繁殖、迁徙和信息交流等行为习性；破坏植物的生物钟节律，对植物的生长造成不同程度的影响。

（3）彩光污染：歌舞厅、夜总会安装的黑光灯、旋转灯、荧光灯以及闪烁的彩色光源构成了彩光污染。黑光灯所产生的紫外线强度高于太阳光中的紫外线，人如果长期接受这种照射，可诱发流鼻血、脱牙、白内障，甚至可导致白血病和皮肤癌等癌变。彩色光源让人眼花缭乱，对眼睛有害，还干扰大脑中枢神经，出现头晕目眩、恶心呕吐、失眠、注意力不集中等症状。

（4）其他：室内装修采用镜面、瓷砖和白粉墙，电脑、雪白的书本纸张等，这些物体表面对光的反射系数特别高，比草地、森林或毛面装饰物高10倍左右，超过了人体所能承受的生理适应范围，对人的角膜和虹膜造成损伤，抑制视网膜感光功能的发挥，引起视力疲劳和视力下降，还可使人出现头晕、失眠、食欲减退、情绪低落、乏力等症状。

2. 污染的防治措施
城市光污染的控制，应采取以防为主、防治结合的措施：①建筑物外墙尽量不用玻璃、大理石、铝合金等材料，涂料选择反射系数低的。对已产生光污染的玻璃幕墙，采取补救方法，如用新型的亚光外墙建筑材料置换或对受光污染影响的地方增加隔光措施。②规划设计城市夜景照明时应注意防止光污染，如合理选择光源、灯具和布置方案，少用大功率强光源，尽量使用光束发散角小的灯具，并在灯具上采取加遮光罩或隔片的措施等；加强对灯箱广告和霓虹灯的控制和管理。③加强城市绿地景观规划，扩大绿地面积，增加立体绿化，以减少光污染。绿色植物可将反射光转变为漫射光，以达到防治光污染的目的。④室内装修要合理分布光源，注意色彩的协调、避免眩光、光线照射方向和强弱要适宜，以利于消除眼睛疲劳，保护视力。⑤建立和健全光污染防控监管机制，加强对光污染的监管。

九、城市道路与交通

城市道路交通是城市的动脉，是城市发展的重要基础设施。城市道路交通规划布局是否合理，不仅直接关系到城市经济、社会的发展，也将对人们的生产生活环境、生活方式、公共安全及健康产生长远的影响。

（一）城市道路系统

城市道路系统（urban road system）是城市中各种道路所组成的交通网络和有关的设施，是城市基础建设的重要组成部分。城市道路系统由车行道、人行道、广场、停车场、隔离带、各种桥梁、地下通道等构筑物及地上、地下的管线、设施等组成。

城市道路分为快速路、主干路、次干路和支路四类。①快速路：是指在城市内修建的、具有单向双车道或以上的多车道的城市道路，中央采用分隔带完全隔离，控制出入口的间距及形式，并实现道路连续流通的交通设施，是城市中大运量、快速的交通干道，并设有配套的交通安全与管理设施。②主干路：是连接城市各主要分区的干路，以交通功能为主，主干路上的机动车与非机动车应分道行驶。③次干路：相当于城市地区级或居住区级的道路，配合主干路组成道路网，起联系城市各部分和集散交通的作用，兼有服务功能。④支路：为联系次干路或供区域内部使用的道路，以服务功能为主。此外，根据城市的不同情况，还可以规划自行车专用道、商业步行街、货运道路等。

城市道路的走向应有利于城市通风和临街建筑物获得良好的日照。南方城市的道路和夏季主导风向平行有利于城市通风，北方城市道路和冬季主导风向成一定的角度可以有效抵御冬季寒风的侵袭。为了地面排水和地下管道埋设的需要，城市道路最小纵坡一般不小于0.3%，考虑到自行车的爬行能力，最大纵坡一般不宜超过3%。为保证夜间交通和行人行走安全，车行道和人行道在夜间应有足够照度，照明器沿街道均衡分布，在道路交叉口、广场和交通频繁路段，应增加灯具和提高照度，路面照度应均匀、避免眩光。城市道路是防灾、救灾的重要通道，也可以作为避难场所。规划避震疏散通道的城市道路时，需要考虑道路宽度与道路两侧建筑高度的关系，重要通道应该满足在两侧建筑坍塌后仍有一定宽度的路面可供行使的要求。敷设主干管线的道路不能作为防灾救灾的主要通道，以防在开掘路面进行管线施工或维修时严重影响救灾交通运输。

（二）城市交通

城市交通（urban transportation）是城市范围内采用各种运输方式运送人和货物的运输活动以及行人的流动，是城市综合功能的重要组成部分。城市交通规划是城市规划与建设的重要组成部分，与城市人口、规模、城市布局、土地使用规划、各种市政公用设施、城市环境等都有着直接的关系。

城市交通规划应遵循可持续发展的原则，在满足社会经济发展对城市交通需求的同时，将资源优化利用、将环境保护引入城市交通规划过程，构建"畅通、高效、安全、绿色"的城市交通体系。城市交通规划要体现绿色交通的理念。绿色交通主要表现为减轻交通拥挤、降低环境污染、以人为本、以较低的成本最大限度地实现人和物的流动，如发展公共交通、减少个人机动车辆的使用、提倡步行与自行车交通等。

十、城市规划的其他卫生问题

（一）城市废水和垃圾处理

城市排水系统主要是对城市各类污水、废水和雨水的综合排除和处理。应结合城镇总体规划和当地的自然条件，制定城市排水系统规划，并根据城市工业企业分布、人口规模来规划污水处理厂，使城镇排水管网建设和污水处理厂同步协调发展。污泥无害化处理应作为城市污水处理系统的重要组成部分与城市污水处理同步进行，污泥处理以稳定化为主要途径，稳定化的污泥以填埋为主要处置方式，符合相关标准的稳定化污泥，也可进行综合利用。

城市垃圾是城市居民的生活垃圾、商业垃圾、市政维护和管理中产生的垃圾，其处理目标是"无害化、减量化和资源化"。在编制城市规划时，要根据城市规模与垃圾产量建设城市垃圾处理设施。首先要考虑减少垃圾产量，然后是尽可能回收、综合利用、资源化，暂时不能利用的再进行处理。

（二）城市公共安全与防灾减灾

城市公共安全（urban public safety）是指城市在生态环境、经济、社会、文化、人群健康、资源供给等方面保持的一种动态稳定与协调状态，以及对自然灾害和社会经济异常或突发事件干扰的一种抵御能力。随着我国工业化水平的不断提高和城市规模的不断扩张，城市复杂的生产、生活保障系统如供水、供气、供电、交通、通信等生命线工程的相互依赖性越来越强，城市基础设施的承载能力越来越受到挑战，自然灾害与人为灾害的关联性越来越高，灾害连锁反应增强，城市潜在的危险越来越多，由此带来的城市公共安全问题日益突出。近年来，我国重大公共安全事故频发，除直接导致大量的人员伤亡和巨额的财产损失，还造成严重的环境污染和生态破坏，严重影响和制约城市可持续发展和社会稳定。为防御和减少各种重大灾害和事故对城市的破坏，保护人民生命财产安全，减少社会危害和经济损失，在制定城市发展规划的同时必须制定城市公共安全与防灾规划。

城市公共安全事件分为以下四类。①自然灾害：包括风灾、水灾、火灾、雪灾、地震、泥石流、海啸等。②事故灾难：包括各类生产安全事故，如交通运输事故、公共设施事故、环境污染、核事故等。③公共卫生事件：包括食物中毒、传染病流行事件等。④社会安全事件：包括恐怖袭击、信息安全、金融安全、经济安全、群体性事件等。

城市公共安全规划（urban public safety planning）是通过对城市风险进行分析研究，为最大化地降低突发事件对城市的不利影响，而对城市用地、设施以及人类活动进行的空间和时间上的安排。城市公共安全规划的目的是建立健全城市安全保障体系，控制和降低城市风险，实现城市灾害和事故的预防、预警、应急救援、灾后处理等系统化的安全管理模式。城市公共安全规划的对象包括工业危险源、重要机构和公共场所、公共基础设施、自然灾害、道路交通、突发公共卫生事件、恐怖袭击破坏、应急救援力量以及应急救援设备设施等。

城市防灾（urban disaster prevention）是为抵御和减轻各种自然灾害、人为灾害以及由此引起的次生灾害对城市工程设施、居民生命财产可能造成的危害和损失所采取的各种预防措施。在编制城市规划时应纳入防灾思想与措施，规划防灾救灾环境，加强城市防灾能力，尤其是各类重要生命线工程如电力、供水、煤气等自身的防灾救灾能力，使城市有一个良好的防灾支持环境，以实现防灾行为的可控性、物流运转顺达简捷及防灾减灾的技术保障。

城市公共安全规划与防灾减灾规划的关系：两者都是为了预防和应对城市灾害、保障城市安全而编制的规划，各有侧重点。从内容上来看，公共安全规划比防灾减灾规划更为全面。传统的防灾减灾规划一般只注重单一灾害防治或由单灾种的规划整合而成，特别是自然灾害，如抗震减灾规划、防洪规划、地质灾害防治规划等，而对于事故灾难、公共卫生事件和社会安全突发事件研究较少。城市安全规划不仅研究各种灾害，还将风险评估、应急管理、灾害救援等诸多与城市安全相关的因素纳入进来，使得城市规划从传统的防灾减灾体系转向城市公共安全综合保障体系的建设。

第三节　乡村规划卫生

乡村（rural area）是指除城市规划区域以外的其他地区，如村庄、集镇等。乡村是一个相对于城市的概念，是包括村庄和集镇等各种规模不同的居民点的一个总的社会区域，由于它主要是农业生产者居住和从事农业生产的地方，所以又通称为农村；村庄是指农村村民居住和从事各种生产活动的聚居点；集镇是指乡政府所在地和经县级人民政府确认由集市发展而成的作为农村一定区域经济、文化和生活服务中心的聚居环境（非建制镇）。

我国土地辽阔，城乡及区域发展水平不同，很多农村地区存在村庄空间布局散乱、基础设施不足、环境治理滞后等问题。同时，农村产业化、城镇化进程的加速也带来了许多不利于乡村人居环境可持续发展的问题，如耕地荒废、环境污染、生态破坏、乡村传统的历史文化特征逐渐失落等。进入21世纪以来，我国将农村发展纳入整个现代化进程，使农村建设与工业化、城镇化同步推进，城乡发展进入一体化时代。为协调城乡空间布局，改善乡村人居环境，促进乡村社会、经济、生态的可持续发展，需要对乡村的建设作出科学合理的规划。

一、乡村人居环境特征

构成乡村人居环境的要素包括由住宅、基础设施和公共服务设施所构成的建筑环境以及由人、建筑环境和自然环境叠加在一起而产生的人文环境。乡村人居环境具有以下主要特征：①乡村空间基本保存着原有自然地理形态和多样性的相互联系，土地和空间的非农业化会对生态循环链产生影响。②乡村生活与生产在土地与空间使用上混合，乡村生活生产都十分依赖自然环境，乡村居民点所在区域对乡村居民的资源供应能力和废物吸收能力是确定的。③乡村具有鲜明的自然文化特征和地域文化特征。上述这些特征须在乡村规划中给予充分考虑。

二、乡村规划的原则和要求

（一）乡村规划的原则

乡村规划应当从农村实际出发，尊重村民意愿，体现地方和农村特色，做到全面规划、合理布局、节约用地、统筹安排、有利于可持续发展。

（二）乡村规划的要求

1. 节约土地和资源，维持自然生态过程的完整性和持续性　根据乡村的地理、生态、资源条件，依据不同自然要素的属性并结合当地的优势和特点合理利用自然资源。通过区域空间调整，提高土地利用的合理性，通过适当的能源和废物管理，保护区域生态环境，保护生物多样性，使人类在谋求自我利益的同时，保护自然过程和格局的完整性，做到与自然和谐发展。

2. 因地制宜，与农村产业发展相协调　村庄经济发展应当建立在区域经济发展的基础上，注重家庭生产与集体经济发展相结合。因地制宜综合治理山水田林路，建立高效、低耗、低污染的生产体系，提高产业发展的规模效益，促进村庄经济、文化、生产、生活等可持续发展。要做好城市建设用地与农村建设用地的统筹安排，促进城乡用地结构和布局进一步优化。

3. 满足居民的社会需求，保障安全卫生的生存环境　乡村规划应从技术、社会、环境上满足农村居民的日常需要，做到环境舒适、生活方便、各项社会服务设施配套；具备基础卫生设施，提供安全的饮用水、促进资源再生和循环，降低资源和能源的消耗，具有抵御和防止自然与人为灾害发生的能力。

4. 村民共同参与乡村规划设计　村民是乡村规划的主体，在规划中应尊重村民意愿并调动村民积极参与农村社区可持续发展的规划设计，引导村民合理进行建设，改善乡村生产、生活条件。

5. 延续乡村的地域和人文特色　农村是地方民族特色和地域文化的发源地和载体。在村庄规划中，应根据不同地域特色、民族差异、生活习惯、民风民俗等进行风格各异的规划设计，保持传统村落原有的自然和地域特色，突出农村特点和地方风格，创造具有特定景观及文化内涵的村落空间。

6. 留有发展余地 乡村规划应具有较高的起点和长远的战略眼光。要考虑到今后较长时期发展的需要，特别是向城市化、现代化发展的需要，在区域布局、生态保护、环境美化、基础设施建设等方面留有充分的余地。

三、乡村规划卫生

乡村规划要根据国民经济发展计划、当地自然资源条件、区域概况及社会经济资料合理规划村庄发展布局，对住宅、道路、供水、排水、供电、垃圾收集、畜禽养殖场所等农村生产、生活服务设施、公益事业等各项建设的用地布局及建设作出统一规划；对耕地等自然资源和历史文化遗产保护、防灾减灾等作出具体安排。

（一）乡村规划的基础资料

乡村规划前需要收集的基础资料应着重调查农业（包括林业、畜牧业、副业、渔业）、工业、贸易、交通运输等经济发展计划，并收集农民对居民点分布和规划的要求。

乡政府所在镇的人口数可按当地自然增长率并根据各部门发展计划预测拟迁进或迁出的人口数来推算。村庄居民点的人口数可结合居民点分布和并迁规划，按照自然增长率推算。由于城市化的影响，农村人口向城市流动，导致一些村庄人口减少，人口年龄构成改变，乡村规划应注意这一特点。

（二）乡村的规模与用地选择

编制乡村规划首先要确定乡村的性质和发展规模。乡村的性质是指在一定区域内乡村在政治、经济和文化等方面所担负的任务和作用，即乡村的个性、特点、作用和发展方向。乡村规模是指乡村人口规模和用地规模，受乡村性质与经济结构、人口规模、自然地理条件和乡村布局特点等影响。作为全乡政治、经济和文化中心的集镇，其形成和发展往往有历史、交通、资源、商业等方面的原因和条件，规划时一般都利用旧镇进行适当改建和扩建，还应配置公共建筑、道路交通、电信工程、供水排水、垃圾、粪便处理等卫生设施。

乡村用地选择应满足如下要求：①应考虑各类用地的相互关系，为合理布局创造条件。②要节约用地，尽量不占用耕地。③选择乡村发展用地，应尽可能与现状或规划的对外交通相结合，同时应尽可能避免铁路与公路对乡村的穿插分割和干扰。④要符合安全和卫生的要求，村庄用地应避开地方病高发地区和严重的自然疫源地；避开强风、山洪、泥石流、地震断裂带等易受自然灾害影响的地段，远离沼泽，不受洪水淹没和潮汐侵袭；地势较高、地下水位较低（1.5m以下）；土壤未受污染，禁止将村庄建在过去的墓地、牲畜掩埋场、用有机垃圾及有毒废弃物填平的地段上；地形背风向阳，最好向南或东南倾斜，地势平坦，略有一定坡度；有水质良好的水源，尽可能选择靠近地表水体的地段等。

（三）乡村功能分区的原则及卫生要求

1. 乡村功能分区的原则 乡村规划用地的布局要根据其功能进行合理的功能分区，公共建筑应按照各自的功能合理布置，功能接近的建筑要尽量集中，避免功能不同的建筑混杂布置。

2. 乡村各功能分区的卫生要求

（1）居住区：包括各户住宅基地、院落、公共建筑、绿地和各户间通道，应布置在乡村自然条件和卫生条件最好的地段。居住区与产生有害因素的乡镇企业、农副业、饲养业、交通运输、农贸市场及医院等场所之间应设立一定的卫生防护距离，其标准参照《村镇规划卫生规范》（GB 18055—2012），在严重污染源的卫生防护距离内应设置防护绿化带。

（2）工业副业区：指各种工厂、农副产品加工和副业生产用地。对环境影响较大、易燃易爆和排放三废的工厂应设在专门的工业区内，并位于当地主导风向的下风侧、河流的下游。对排放的污染物应采取必要的治理措施。为农业服务的农机修配等厂，可设在居民点边缘靠近农田的地点；为农副产品加工的工业，如榨油、碾米、面粉加工等工厂应靠近农产品仓库；为居民生活服务的工业，如食品加工厂、修配厂、服装厂等，可分设在居住区内。

（3）饲养区：家禽、家畜和奶牛等饲养场应配置在居民点外围，居住区下风侧和河流下游。禽畜粪便应有综合利用和处理措施，如堆肥或用于发生沼气等。

（4）农业生产区：指各种农用仓库、打谷场、役用牲畜棚、拖拉机站和运输车辆车库等的用地。在兼顾方便农业生产与生活的同时，农业生产区与居住区应该有适当的分隔距离，避免各种农业生产用地及其附属设施对居住区以及学校、医院等区域造成干扰，应避免农业生产过程造成的环境污染。

（四）乡村规划的其他卫生问题

乡村规划应考虑建设能源利用（如太阳能）、供水排水、粪便垃圾的无害化处理等关系农村生存环境的基础设施。生活饮用水应尽量采用水质符合卫生标准、水量充足、易于防护的地下水源。以地表水为水源的集中式供水，必须对原水进行净化处理和消毒。应建立和完善适宜的排水设施，工厂和农副业生产场所的污水要进行处理，符合国家有关标准后才能排放；乡镇卫生院的污水必须进行处理和消毒。要结合当地条件，建造便于清除粪便、防蝇、防臭、防渗漏的厕所，根据当地的用肥习惯，采用沼气池、高温堆肥等多种形式对粪便进行无害化处理。

乡村防灾基础薄弱，配套设施建设滞后，缺乏可靠的技术支持，一旦发生灾害，会给乡村人民生命和财产带来巨大损失。因此，乡村规划应包含防灾减灾规划。乡村防灾减灾规划应贯彻"预防为主，防、抗、避、救相结合"的方针，根据乡村灾害的特点和防灾减灾需要，以人为本、因地制宜、统筹规划。乡村防灾减灾规划主要包括消防、防洪、抗震规划等。

知识拓展

新农村建设

生态文明发展进程中，新农村建设工作的重要内容就是建设规划，要实现农村经济的快速发展，就需要对农村进行全面的规划。当前，我国农村人口素质偏低，管理体制不健全，需要全面开展调研，根据当地实际情况，制定符合当地实际的发展战略，并充分利用各种资源，促进农村经济的持续健康发展。当前我国新农村建设还处于初级阶段，相关部门应关注农村实际的发展需要，在某种程度上合理配置乡村资源。通过对土壤质量的监测，可以筛选出适合的作物，从而指导农民进行合理的种植。此外，从环境角度来看，集约利用可减少资源的浪费，实现大规模的资源整合，同时可促进农民的环保意识，改善农村的生态环境，而健全的乡村规划，可以促进新农村建设。因此，要在规划前对农民进行引导，并在政府的引导下，使其得以顺利地实施。为确保农村社会的总体利益，必须在各个层面上对乡村进行规划。同时要有效地协调村民与村民的关系，使资源得到最合理的配置，确保项目的顺利进行。村庄规划的合理执行可以使村民获得更多的便利，从而提高他们的幸福感，促进农村经济的发展。

第四节　城乡规划的卫生监督

一、与城乡规划有关的法律法规

城乡规划制度是国家法规体系的一个重要组成部分，与城乡规划相关的法律法规是城乡规划行为的依据和城乡规划实施的保证。城乡规划法规体系是按照国家立法程序所制定的关于城乡规划编制、审批、实施管理、监督检查、行业管理等的法律、行政法规、地方性法规、部门规章、地方政府规章等的总称。

自2008年1月1日起施行并历经2015年、2019年两次修订的《中华人民共和国城乡规划法》（以下简称《城乡规划法》）是我国城乡规划法规体系中的基本法，对各级城乡规划法规与规章的制定具有不容违背的规范性和约束力。现行的《城乡规划法》的根本目的在于依靠法律的手段，加强城乡规划管理，协调城乡空间布局，改善人居环境，促进城乡经济社会全面协调可持续发展。作为国家法律，《城乡规划法》规定了我国城乡规划、建设和发展必须遵循的基本方针、原则和程序。为了确保全面准确地贯彻实施《城乡规划法》，要求国家和地方分别制定有关实施《城乡规划法》配套的行政法规、部门规章和地方性法规、规章以及技术规范、标准等，使《城乡规划法》所规定的基本原则和程序具体化。

城乡规划必须遵守所涉及的有关法律法规，才能全面保证城乡规划行为和程序的合法性。相关的法规主要分为三类：第一类是城乡规划领域的核心法律，即《城乡规划法》，是各级城乡规划行政主管部门工作的法律依据，也是人们在有关活动中必须遵循的行为准则；第二类是与城乡规划内容的组成要素直接相关的法规，如关于土地、房地产、环境保护、文物保护、风景名胜区以及市政工程、道路交通、园林绿化、防灾等相关的法规；第三类是与城乡规划实施相关的如计划管理、土地管理、工程管理等的法规。凡是与城乡规划行为所涉及内容相关的法规，都归入到此类法规之中。其中，《中华人民共和国土地管理法》《中华人民共和国环境保护法》《中华人民共和国环境噪声污染防治法》与《城乡规划法》有着密切的关系。

城乡规划既是一项政策性、社会性的行为，又是一项运用性和实践性很强的行为，其本身包含有极强的技术内容，必须有协调统一的技术规范从具体技术手段上来保证城乡规划的合理性和可操作性。现行城乡规划的国家标准规范主要有：《城市用地分类与规划建设用地标准》（GB 50137—2011）、《城市居住区规划设计标准》（GB 50180—2018）、《城市给水工程规划规范》（GB 50282—2016）、《城市排水工程规划规范》（GB 50318—2017）、《城市绿地分类标准》（CJJ/T 85—2017）、《村镇规划卫生规范》（GB 18055—2012）、《农村住宅卫生规范》（GB 9981—2012）等。

二、城乡规划的预防性卫生监督

卫生部门应对城乡建设实行预防性卫生服务和监督，协同有关部门在城乡规划中贯彻环境卫生学的要求，为人类提供生存所需的最佳环境起到根本的作用。在对城乡规划进行卫生监督时，卫生部门应会同有关部门通过现场勘查和调查研究，收集当地自然条件和社会经济的资料，了解城市形成历史和乡村聚居区的演化过程以及今后发展目标、人口变迁和分布、现有功能分区和各项基础设施、绿地系统和公共服务设施的资料。应重点掌握当地的环境质量和存在问题，以及居民中地方病和其他与环境因素有关的疾病和健康状况。城乡涉及面广、综合性强，卫生技术人员应该熟悉国家有关政策法规、卫生标准和卫生要求。同时，要全面掌握和运用环境卫生学主要内容和知识以及看图法等基本技能。

城乡规划的预防性卫生监督主要是对规划部门编制的规划文件和图纸进行卫生审查。卫生部门应对城乡总体规划、详细规划和各专项规划从选址、设计到实施进行审查，提出意见和建议；应参与到城乡规划工作中，会同有关部门一起研究、讨论和制定规划方案，提出城乡规划的有关卫生标准和卫生要求，并落实到规划方案中。

城乡规划的预防性卫生监督的主要内容如下。

（1）用地的选址是否符合卫生要求，规划的工业区和居住区用地以及今后发展的备用地能否满足经济、社会的发展和预期人口规模的需要。

（2）城市功能分区和各区的相互配置是否考虑当地自然条件和卫生要求；是否充分利用有利自然因素和防止不良自然因素的作用；工业区与居住区之间是否设置卫生防护距离和绿化地带。

（3）居住区的规模是否合适；建筑密度、人口密度、绿地面积等是否能保证环境质量；居住区的建筑群布置、绿化、公共服务设施是否合理。

（4）饮用水源的选择及其卫生防护，供排水系统的发展规划；生活污水、工业废水、工业废渣、垃圾、粪便的收集、运输和处理设施的规划是否合理。

（5）绿地系统规划是否合理。

（6）道路交通规划能否满足需求并避免交通噪声对居住区的影响。

（7）城乡防灾减灾规划是否合理。

卫生部门在城乡建设过程中应进行经常性卫生学调查，分析研究城乡规划和建设中存在的卫生问题及其对环境质量和人群健康的影响，积累资料，提出改进意见，供有关部门修订或调整城乡规划时参考。

本章小结

教学课件

执考知识点总结

本章无执考知识点。

拓展练习及参考答案

（杨金友）

第十二章　环境质量评价

学 习 目 标

素质目标： 树立环境质量意识、保护生态意识，树立绿色可持续发展、维护健康的职业素养。

知识目标： 掌握环境质量评价的概念、内容与方法及环境质量现状评价的内容等；熟悉大气、水质量现状评价的内容及环境影响评价的概念、内容与程序；了解环境对人群健康影响评价的一般内容与方法及环境影响评价概念与方法。

能力目标： 能够运用有关概念、定义、基本原理和相关内容进行环境评价工作；具备环境质量评价的基本认知和理解能力。

案例导入

【案例】

　　某镇约有常住居民6万人。2012年开始，该镇山上废弃的小学被改造成酸洗冶炼厂，从事非法酸洗冶炼工作。废旧金属被运到此酸洗冶炼厂，通过硝酸、硫酸等化学物质进行酸洗后，提取溶液中的银，产生大量含有铜的废液。在没有废水、废气处理设施设备的情况下，该非法酸洗冶炼厂产生的废水没有经过处理直接排放，导致邻近的水库水源被污染，致使部分村民出现腹痛不适、肠道溃疡、口角炎及咽喉疼，部分家畜死亡。卫生部门对该镇水库、水池、家用水源、土壤进行了监测，发现pH、硝酸盐、铁、铜、锰、锌、铅和镉等多项监测项目不合格，不符合《生活饮用水卫生标准》等国家标准。

【问题】

　　1. 拟对该镇的污染现状进行评价，请列出调查内容与评价方法。

　　2. 拟调查该镇居民的健康危害，请列出调查方案。

核心知识拆解

第一节　概　　述

　　环境质量是以人类为中心的环境要素客观存在的一种本质属性。生态环境部发布的《"十四五"环境健康工作规划》指出，良好的环境是人类健康生存和发展的基础。环境质量是存在于大气、水、土壤等环境介质中的感官性状、物理、化学及生物学的质量。环境质量通常是用环境要素中物质的含量加以阐述。因此，环境质量既是环境的总体质量，也是体现在各环境要素中的质量。环境质量评价（environmental quality assessment）是从环境卫生学角度，按照一定的评价标准和方法对一定区域范围内的环境质量进行定性和定量的调查分析、描述、评价和预测。环境质量评价实际上是对环境质量优劣的评定过程，包括环境评价因子的确定、环境监测、评价标准、评价方法、环境识别，因此环境质量评价的正确性体现在这些环节中的科学性和客观性。环境质量评价既是一种方法学，又是环境保护的一项重要工作。

一、环境质量评价的目的和种类

环境质量评价的目的主要包括掌握和比较环境质量状况及其变化趋势，寻找污染治理重点，为环境综合整治和城市规划及环境规划提供依据，研究环境质量与人群健康的关系，预测和评价规划或建设项目对周围环境可能产生的影响。

环境质量评价可按评价因素分为单因素环境质量评价和综合环境质量评价。前者反映大气、水、土壤等各单项环境因素的综合质量，如大气质量评价、水质评价、土壤质量评价和噪声质量评价等；后者反映若干环境因素构成的综合质量。单项环境因素的质量评价通常用多个指标（或污染物参数）表达，故还要考虑几种污染物的综合影响。例如，在水质综合评价时，通常考虑水体中同时存在的数种污染物如化学耗氧量、生化需氧量、溶解氧等污染物浓度的综合影响。某地区"总环境质量"的综合环境质量评价是将若干个环境要素综合起来的评价。

环境质量评价按评价时间可以分为回顾性评价、环境质量现状评价和环境影响评价。回顾性评价是对评价区域内过去某阶段环境质量变化的评价，预测其发展趋势；环境质量现状评价是对现时环境质量的评价，为当前的环境决策提供依据；环境影响评价是对拟议中的建设和工程项目等活动可能对环境产生影响的评价，体现了对源头污染的早期预防。

环境质量评价按评价区域可分为局地的、区域的、流域的及全球环境质量评价等，既可以是地理区域的评价，如水系、城市区域、居住生活区、农田生态、海域等，也可以是行政区域的环境质量评价，如南京市环境质量评价等。

二、环境质量评价的内容和方法

环境质量评价的内容取决于评价种类和目的，一般应包括污染源、环境质量和环境效应三部分的评价，并在此基础上作出环境质量综合评价，提出环境污染综合防治方案。例如，水系环境质量评价，包括水质、底质和水生生物等，需要评价水体的污染来源，水质污染对生态系统以及居民健康的影响，在评价基础上提出水污染综合防治方案。

下面以城市区域的环境质量评价为例予以阐述。比较全面的城市区域环境质量评价，包括污染源调查评价、环境质量调查评价、环境效应评价及环境质量综合评价，提出环境污染综合防治方案，为环境污染治理、环境规划制定和环境管理提供参考，以逐步改善环境质量，达到环境卫生标准或环境质量标准要求，保障人群健康（图12-1）。

污染源调查评价是为了查清污染源的类型、数量、分布和所排放的主要污染物，找出造成区域环境污染的主要根源。污染源一般有工业、农业、生活和交通污染源等。污染源评价首先应调查和实地监测污染源所排放污染物的浓度和绝对数量，再通过数理模型作出科学合理的评价，并确定该区域主要污染源和主要污染物。

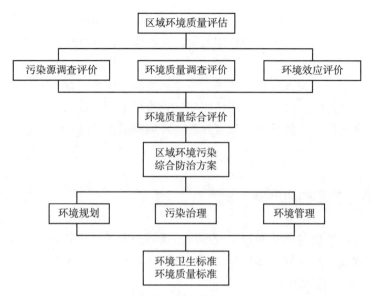

图12-1　区域环境质量评价内容及其与环境污染综合防治的关系

　　环境质量调查评价是城市区域环境质量评价的核心内容。在对该区域内较重要的几项环境因素进行调查和监测的基础上，采用数理统计方法对监测数据作分析整理，然后依据环境卫生标准或环境质量标准进行评价。数理统计方法只能对监测项目逐个分别进行评价。

　　环境效应评价包括环境质量对生物群落、人群健康、社会经济等方面的影响，其中环境质量对人群健康影响尤为重要，是环境卫生学研究的核心问题。环境质量健康效应评价可采用环境流行病学调查和环境健康危险度评价的方法，对人群暴露状况、污染物的健康危害、污染水平与人群效应的相关性等作出评价。

第二节　环境质量现状评价

一、污染源调查评价

　　污染源是向环境排放或释放对环境和人体有害物质的场所、设备和装置。对污染源及其污染物的评价目的是筛选出主要污染源和主要污染物，以此作为该区域环境治理的重点对象，同时还可评价污染防治的措施和治理的效果。污染源的评价是建立在污染源调查的基础上的。污染源调查是查清评价区域内污染源的数量、类型、分布以及污染物种类和排放量。污染物排放量可以采用实地调查监测或物料平衡推算两种方法：①污染源实地调查监测包括了解污染源的规模、位置、管理及污染物治理等情况，排放污染物的种类、理化及生物学特征，排放方式及排放规律，排放量和排放强度。②物料平衡推算是根据生产过程中使用的燃料、物料及其单位时间内消耗的量，以及产物和副产物中有关成分含量，推算出转化为污染物的量。两种方法同时采用，互为补充。在污染源、污染物调查基础上，对污染源和污染物的潜在污染能力作出评价。

　　污染源评价可以是单项污染物的评价，也可以是综合性的评价。

（一）单项污染物评价

采用污染物排放的相对含量（排放浓度）、绝对含量（排放体积和质量）、超标率（超过排放标准率）、超标倍数、检出率，标准差等来评价污染物和污染源的强度。当实测浓度大于排放标准时，标准差可以反映污染源排放强度，其值越大，表示排放越严重。标准差的计算公式如下：

$$\delta = \sqrt{\frac{\sum (\rho_i - \rho_{oi})^2}{n-1}}$$ 式（12-1）

式中，δ 为实测值排放标准的标准差；ρ_i 为 i 污染物排放实测浓度（mg/m^3 或 mg/L）；ρ_{oi} 为 i 污染物排放浓度标准（mg/m^3 或 mg/L）；n 为 i 污染物排放浓度的监测次数。

（二）污染源综合评价

对污染源的综合评价一般可采用等标污染负荷、排毒系数等方法。

1. 等标污染负荷 把 i 污染物的排放量稀释到其相应排放标准时所需的介质量。用以评价各污染源和各污染物的相对危害程度，其计算公式如下：

$$P_i = m_i / C_i$$ 式（12-2）

式中，P_i 为 i 污染物的等标污染负荷；m_i 为 i 污染物的排放量（kg/d）；C_i 为 i 污染物浓度的排放标准（mg/m^3 或 mg/L）。

某工厂几种污染物的等标污染负荷之和即为该厂的总等标污染负荷。同理，若评价区域内有若个污染源（工厂等），则该区域总等标污染负荷为所有污染源的等标污染负荷之和。

此外，还可以计算污染物或污染源的等标污染负荷比。污染物或污染源等标污染负荷比是某污染物或污染源的等标污染负荷占该厂或该区域所有污染物总等标污染负荷的百分比。

污染物占工厂的等标污染负荷比计算公式如下：

$$K = P_i / \sum p_i = P_i / P_n$$ 式（12-3）

污染源占区域的等标污染负荷比计算公式如下：

$$K_n = P_n / \sum P_n$$ 式（12-4）

等标污染负荷比值最高的一种污染物，即为最主要的污染物；等标污染负荷比最高的工厂，即为该区域内最主要的污染源。所谓最主要的污染物和污染源，意味着该污染物和该污染源对评价区域环境污染的相对危害程度最大，应列为环境治理的重点。按等标污染负荷比的大小顺序排列各污染源和各污染物，即可列出环境污染治理的优先顺序。

2. 排毒系数法 是表示某种污染物的排放量及其毒性对人群健康慢性危害程度的相对指标，计算公式如下：

$$F_i = m_i / d_i$$ 式（12-5）

式中，F_i 为 i 污染物的排毒系数；m_i 为 i 污染物的排放量（kg/d）；d_i 为 i 污染物的排放标准。

很多污染物对人体健康的危害可呈现为慢性中毒，故计算排毒系数的评价标准可选用污染物慢性毒作用的阈剂量（或阈浓度）：

废水 d_i = i 污染物的慢性毒作用阈剂量（mg/kg）× 成人平均体重（55kg）。

废气 d_i = i 污染物的慢性毒作用阈浓度（mg/m^3）× 成人每日呼吸空气量（$10m^3/d$）。

排毒系数计算时所用的评价标准与等标污染负荷评价标准不同，根据计算公式，排毒系数可解释为：假设每日排放的i污染物数量长期全部被人们吸入或摄入时，可引起呈现慢性中毒效应的人数。由于污染源评价的目的，仅在于比较各污染源和各种污染物的相对危害程度，故采用上述假设是允许的。采用排毒系数同样可以计算区域内各污染源或各污染物的排毒系数及其占全区域总排毒系数的分担率。通过分担率大小的排序也可以确定环境污染治理重点对象的主要污染源和主要污染物。

二、环境质量评价方法

目前常用的评价方法有数理统计法、环境质量指数法、模糊综合评判法、灰色聚类法、密切值法等，其中较常用的、较经典的是数理统计法和环境质量指数法。

（一）环境质量评价方法的基本要素

环境质量的评价方法一般需具备监测数据、评价参数、评价标准、权重以及评价模式等。

1. 监测数据　是环境质量评价的基础。取得准确、足够有代表性的监测数据，必须通过周密的计划和布点，对环境要素中有代表性的监测指标进行监测。

2. 评价参数　即监测指标。环境要素是由监测指标来反映的。环境质量综合评价方法中应该根据评价目的选择最常见、有代表性、常规监测的污染物作为评价参数。实际工作中除了考虑评价参数的代表性、全面性外，也要考虑监测技术、工作量及费用等。一般除了常规监测指标外，可针对评价区域的污染源和污染物的排放实际情况，增加某些评价参数。

3. 评价标准　是评判环境质量优劣程度的依据，也是评价环境质量对健康影响的依据。通常采用环境卫生标准或环境质量标准作为评价标准。

4. 评价权重　由于各评价参数或评价的环境要素对健康影响程度、对环境质量的影响程度以及对社会产生的反应均不相同，因此在评价中需要对各评价参数或环境要素给予不同的权重以体现其在环境质量中的重要性。

5. 环境质量评价模型　可以分为指数模型、分级模型等。指数模型是对某一环境因子的监测指标计算所得，或由多个环境因子的监测指标综合算出。分级模型是对观察和分析所得到的定量数值综合归类，明确其所赋予的环境质量等级，以此来反映该环境的健康效应或生态效应。

（二）数理统计法

数理统计法是环境质量评价的最基本方法。通过对原始监测数据的整理分析，可以获得环境质量的空间分布及其变化趋势，所得到的统计值可作为其他评价方法的基础资料，其作用是不可取代的。数理统计方法是对环境监测数据进行统计分析，求出有代表性的统计值，然后对照卫生标准或环境质量标准，作出环境质量评价。

（三）环境质量指数法

环境质量指数（environmental quality index）的概念是将大量监测数据经统计处理后求得代表值，以环境卫生标准为评价标准，把它们代入专门设计的计算式，换算成定量评价环境质量的无量纲数值，就叫"环境质量指数"，也称"环境污染指数"。

环境质量指数可分为单要素的环境质量指数和总环境质量指数两大类。单要素的环境质量指数有大气质量指数（air quality index）、水质指数（water quality index）、土壤质量指数（soil quality index）等。它们或是由若干个用单独某一个污染物或参数反映环境质量的"分指数"，或是用该要素若干污染物或参数按一定原理合并构成反映几个污染物共同存在下的"综合质量指数"。若干个单要素环境质量指数按一定原理可以综合成总环境质量指数，用于评价这几个主要环境要素作用下形成的总环境质量。

在建立综合环境质量指数时，要按照各污染物对人体健康或环境的危害性对各参数加权。最简单和常用的加权方法是将i污染物平均监测浓度C_i除以i污染物的评价标准S_i，这样把S_i的倒数看作权重系数。这种无量纲的C_i/S_i比值，可称为i污染物的分指数，它是多种环境质量指数计算式的基本构成单元。

环境质量指数的计算有比值法和评分法两种。比值法如前所述是以C_i/S_i的形式作为各污染物的分指数。评分法是将各污染物参数按其监测值大小定出评分，应用时根据污染物实测的数据就可求得其评分。从比值法和评分法得到的若干个分指数可以构成一个综合质量指数，常用的构成方法为简单叠加法，即将各分指数叠加成一个综合指数。

三、环境质量评价方法应用

（一）大气质量评价

目前应用最多的评价方法是大气质量指数法，下面介绍几种大气质量指数。

1. 比值算术均数型大气质量指数　该类指数是在比值叠加的基础上加以平均，其特点是计算简便，消除了选用参数个数的影响，但由于它是各分指数的平均值，故当只有某个分指数很高，其余各分指数不高时，最后得出的综合质量指数值可能偏低而掩盖了高浓度那个参数的影响。

如南京城区环境质量评价（1973年）采用这种环境质量指数，其计算公式如下：

$$Q_{大气}=\frac{1}{n}\sum_{i=1}^{n}\frac{C_i}{S_i}$$

式（12-6）

该指数选用SO_2、NO_2和降尘三个参数（$n=3$），计算$0.25km^2$内的分指数和大气综合质量指数。

此外，在此公式基础上，依据各参数的相对重要性赋以不同的权重（权值）形成加权算术均数型指数。实际上该式存在重复计权，因为评价标准的倒数本身就是一种权重。计算公式如下：

$$Q_{大气}=\frac{1}{n}\sum_{i=1}^{n}W_i\frac{C_i}{S_i}$$

式（12-7）

式中，W_i为第i项参数的权重。

2. 大气质量指数（I_1）　该指数是兼顾最高分指数和平均分指数的环境质量指数。在计算大气综合质量时，仅考虑平均分指数是不够的，因为大气中某种高浓度的污染物可能会对环境和健康产生较大危害，因此要适当兼顾最高分指数的影响。计算公式如下：

$$I_1=\sqrt{x \cdot y}$$

式（12-8）

式中，I_1为大气质量指数；x为最高分指数即各个C_i/S_i值中的最高值；y为平均分指数即各个C_i/S_i比值中的平均值。

这种大气质量指数的特点是除了简单、便于计算外，它适当兼顾了最高分指数的影响，并且保持一定的含义：当各分指数都等于1时，I_1等于1；当各分指数都等于2时，I_1等于2，余类推。根据大气质量指数I_1的值，一般可将大气质量分为5级（表12-1）。

表12-1　按大气质量指数划分的大气质量级别

大气质量指数	大气质量分级	大气质量评语
≤0.49	I	清洁
0.50～	II	尚清洁
1.00～	III	轻污染
1.50～	IV	中污染
≥2.00	V	重污染

大气质量指数曾被用于评价上海市历年大气质量变化的趋势。

3. 大气污染超标指数　它反映了监测期内若干种污染物屡次出现超标高浓度的总状况。污染超标指数由若干个超标分指数综合而成。其超标分指数是以历次超标浓度总和的数量，除以相应卫生标准，并乘上修正系数（未完成监测的次数与计划完成次数的相对比例）加以计算的。计算公式如下：

$$I_2 = \sqrt{E_1^2 + E_2^2 + \cdots + E_N^2} \qquad 式（12-9）$$

$$E_i = a\,\frac{A_i}{S_i} \qquad 式（12-10）$$

式12-9和12-10中，I_2为污染超标指数；E_i为i污染物的超标分指数；A_i为i污染物全年监测数据中超过或等于S_i（日平均或1小时最高容许浓度）的历次高浓度的累计总和；S_i为i污染物的卫生标准（日平均或1小时最高容许浓度）；a为修正系数，由于全年实际取得的有效实测数据有可能不满原订监测计划规定的次数要求，故引入修正系数a。

假设某市大气监测项目包括SO_2、NO_2、总悬浮颗粒和铅四种污染物，则大气污染超标指数为：

$$I_2 = \sqrt{E_S^2 + E_N^2 + E_P^2 + E_L^2} \qquad 式（12-11）$$

式中，E_s、E_N、E_p、E_L，依次分别代表SO_2、NO_2、总悬浮颗粒和铅四个超标分指数。

4. 分段线性函数型大气质量指数　这类指数的各分指数与其实测浓度呈分段线性函数关系，指数的表示也以各分指数分别表示或选择最高的表示，并赋予其健康效应含义和应采取的措施。最有代表性的是1976年美国的"污染物标准指数（pollutant standard index，PSI）"。美国自1979年起将其作为大气质量评价的统一方法。PSI的参数包含SO_2、NO_2、CO、O_3、颗粒物，以及颗粒物与SO_2的乘积。

我国目前使用的环境空气质量指数（air quality index，AQI）也是按照PSI原理建立的每天或者每时向社会上报告的空气质量指数，因此被称为我国城市空气质量日报或时报。该指数所选用的参数为PM10、PM2.5、SO_2、NO_2、CO、O_3。对各项目的评价执行《环境空气质量标准》中的二级标准，具体指数的分级及浓度限值见表12-2。表各参数的24小时平均值是日报报告周期内各小时浓度的平均值；SO_2、NO_2、CO、O_3的1小时平均值是指日报报告周期内1小时浓度最大值。

表12-2　空气质量指数对应的污染物浓度限值

空气质量分指数 IAQI	SO₂浓度限制		NO₂浓度限制		PM10浓度限制	CO浓度限制		O₃浓度限制		PM2.5浓度限制
	24小时平均	1小时平均①	24小时平均	1小时平均①	24小时平均	24小时平均	1小时平均①	24小时平均	1小时平均①	24小时平均
0	0	0	0	0	0	0	0	0	0	0
50	0.050	0.150	0.040	0.100	0.050	2	5	0.160	0.100	0.035

续　表

空气质量分指数 IAQI	SO₂浓度限制		NO₂浓度限制		PM10浓度限制	CO浓度限制		O₃浓度限制		PM2.5浓度限制
	24小时平均	1小时平均①	24小时平均	1小时平均①	24小时平均	24小时平均	1小时平均①	24小时平均	1小时平均①	24小时平均
100	0.150	0.500	0.080	0.200	0.150	4	10	0.200	0.160	0.075
150	0.475	0.650	0.180	0.700	0.250	14	35	0.300	0.215	0.115
200	0.800	0.800	0.280	1.200	0.350	24	60	0.400	0.265	0.150
300	1.600	②	0.565	2.340	0.420	36	90	0.800	0.800	0.250
400	2.100	②	0.750	3.090	0.500	48	120	1.000	③	0.350
500	2.620	②	0.940	3.840	0.600	60	150	1.200	③	0.500

注：①SO₂、NO₂和CO的1小时平均浓度限值仅用于实时报，在日报中需使用相应污染物的24小时平均浓度限值。②SO₂1小时平均浓度值高于0.800mg/m³的，不再进行其空气质量分指数计算，SO₂空气质量分指数按24小时平均浓度计算的分指数报告。③O₃8小时平均浓度值高于0.800mg/m³的，不再进行其空气质量分指数计算，O₃空气质量分指数按1小时平均浓度计算的分指数报告。

5. 空气质量预报　是对未来某一区域空气质量的预测。所谓预报，一般是对未来24～36小时污染物浓度的定量预报。城市空气污染预报一般是对200km以内空气污染的时空分布预报。其水平影响范围可大于3000km，其垂直尺度必须考虑到整个对流层。目前国内外作预报的污染物项目多为SO₂、NO₂、CO、PM10等。某一段时间内地形条件和排放状况是相对稳定的，此时影响大气质量的主要是气象因子如风速、雾、雨、相对湿度等。

6. 普适指数　国内学者提出采用S形曲线表示空气污染物对环境空气质量的危害程度，并用遗传算法对公式中的参数进行优化，得出一个对多种空气污染物通用的环境空气质量评价的普适指数公式。以SO₂、NOₓ、NO₂、PM10、总悬浮颗粒物、CO、降尘这七项指标为参数。

（二）水环境质量评价

1. 比值简单叠加型的水质指数　例如，上海市在评价黄浦江有机污染程度时，采用"有机污染综合评价值（A）"（1981年），计算公式如下：

$$A = \frac{BOD_i}{BOD_0} + \frac{COD_i}{COD_0} + \frac{(NH_3-N)_i}{(NH_3-N)_0} + \frac{DO_s-DO_i}{DO_s-DO_{0i}} \qquad 式（12-12）$$

式中，BOD、COD、NH₃—N、DO代表生化需氧量、化学耗氧量、氨氮、溶解氧四项参数；下角i表示实测值，下角0代表评价标准。DO_s表示某温度时水中溶解氧饱和含量；四项参数均以mg/L为单位。

2. 算术均数型的水质指数

（1）水质综合污染指数：选用高锰酸盐指数、BOD₅、COD、氨氮、石油类、挥发性酚、总磷、总汞八种指标为参数，计算公式如下：

$$P = \frac{1}{n}\sum_{i=1}^{n} P_i \qquad 式（12-13）$$

$$P_i = \frac{C_i}{S_i} \qquad 式（12-14）$$

式中，P为水质综合污染指数，P_i为某污染物的分指数；C_i为污染物实测浓度的平均值；S_i为评价标准。根据水质综合污染指数来判别水体污染程度是相对的，即对应其水体功能要求评价其污染程度。

$P \leqslant 0.8$ 为合格，表明水质指标基本上能达到相应的功能标准，个别超标（1倍以内）。$0.8 < P \leqslant 1.0$ 为基本合格，有少数指标超过相应类别标准，但水体功能没有明显损害；$1.0 < P \leqslant 2.0$ 为污染，多数指标超过相应的标准，水体功能受到制约。$P > 2.0$ 为重污染，各项的总体均数已超过标准1倍以上，部分指标超过数倍，水体功能受到严重危害。

（2）污染断面的综合污染指数：综合污染指数评价指标一般选用高锰酸盐指数、BOD_5、$NH_4—N$、$NO_2—N$、$NO_3—N$、挥发性酚、总氰化物、砷、汞、镉、六价铬等12项水质指标。

3. 水质类别判定 目前我国水质评价除了综合污染指数外，还采用国家环境保护部于2011年颁发的《地表水环境质量评价办法（试行）》，该办法依据《地表水环境质量标准》和有关技术规范，主要用于评价全国地表水环境质量状况，以及按功能区划分的地表水环境功能区达标评价。

4. 评分加权征询法 该指数是由美国学者R. M. Brown建立的，从35项水质参数中选定9项水质评价参数，专家对各参数的评分尺度。评分范围从0到100分，以0分代表最差水质，100分代表最佳水质。然后，收集所有专家的评分曲线加以统计，整理成平均的评分曲线。

5. 综合营养指数 国家环境保护部于2004年提出的湖泊（水库）富营养化评价方法及分级技术规定的湖泊（水库）富营养化状况评价方法是综合了叶绿素、总氮、总磷、透明度和化学耗氧量5种常见参数的综合评价指数。

6. 水体的生物学评价 首先应对生物学个体与种群进行监测，掌握水体中某断面、某水期或全年的水生生物的种属数、生物密度（单位面积中水生生物的个体总数）、优势种属占总数百分比。然后根据评价目的采用适当的评价方法加以评价。

（1）污生指数：污生指数（saprobic index，SI）源于污生系统。污生系统把水体按污染程度划分成多污带、α-中污带、β-中污带、寡污带和清水带，生物按其在不同污生带的存在与否被相应划分为多污、α-中污、β-中污、寡污和清水的指示种类。

污生指数根据不同生物的种类及其出现的频率，分别给予分值，计算后根据SI值评价水体污染程度。该指数适用于采用浮游植物、着生藻类、着生原生动物评价水体有机污染。它反映了生物种类在各污染带的指示意义和指标作用的强弱，较单纯生物指示法全面。

（2）均衡度指数：该方法将实测的多样性指数H与一定的S值时的最大H值（Hmax）相比较，得出均衡度指数e。

采用浮游植物、着生生物和底栖动物监测水体有机污染状况时，可采用均衡度指数进行评价。均衡度指数除了反映种类数、个体总数和个体数外，还反映各种个体数的分布情况，能更准确地反映水体污染程度。

（三）土壤环境质量评价

土壤环境质量评价因子一般有重金属类如汞、镉、铅、铜、铬、镍、砷等；有机毒物如氰、酚、滴滴涕、六六六、苯并［a］芘、多氯联苯等，也可以根据评价目的选择评价因子。土壤环境质量评价方法有：①生物法，即根据土壤中的生物反应土壤污染，如用植物叶片、长势和产品来判断土壤污染状况。②毒理法，即根据土壤、作物及人体摄入量的关系来评价土壤污染。

2005年4月至2013年12月，环境保护部会同国土资源部开展了首次全国土壤污染状况调查。调查的范围是除香港、澳门特别行政区和台湾地区以外的陆地国土，调查点位覆盖全部耕地，部分林地、草地、未利用地和建设用地，实际调查面积约630万平方公里。调查采用统一的方法、标准，基本掌握了全国土壤环境总体状况。调查结果显示，全国土壤环境状况总体不容乐观，部分地区土壤污染较重，耕地土壤环境质量堪忧，工矿业废弃地土壤环境问题突出。全国土壤总的点位超标率为16.1%，其中轻微、轻度、中度和重度污染点位比例分别为11.2%、2.3%、1.5%和1.1%。从土地利用类型看，耕地、林地、草地土壤点位超标率分别为19.4%、10.0%、10.4%。从污染类型看，以无机型为主，有机型次之，复合型污染比重较小，无机污染物超标点位数占全部超标点位的82.8%。从污染物超标情况看，镉、汞、砷、铜、铅、铬、锌、镍8种无机污染物点位超标率分别为7.0%、1.6%、2.7%、2.1%、1.5%、1.1%、0.9%、4.8%；六六六、滴滴涕、多环芳烃3类有机污染物点位超标率分别为0.5%、1.9%、1.4%。

（四）生态环境质量评价

生态环境质量评价是对生态环境优劣度及动态变化状况进行的评价。由国家环境保护部于2006年3月9日批准试行并于2015年进行修订的《生态环境状况评价技术规范》从加强生态环境保护，充分发挥环保部门统一监督管理的职能，综合评价我国生态环境状况及变化趋势目的出发，对评价内容和评价方法作了明确的阐述规定。

评价内容一般包括以下几个方面：生物丰度，即被评价区域内生物多样性的丰贫程度。②植被覆盖，包括被评价区域内林地、草地及农田三种类型的面积占被评价区域面积的比重等。③水网密度，包括被评价区域内河流总长度、水域面积和水资源量及其占被评价区域面积的比重等。④土地退化情况，如风蚀、水蚀、重力侵蚀、冻融侵蚀和工程侵蚀的面积及其占被评价区域面积的比重。⑤污染负荷情况，如单位面积上担负的污染物的量等。

四、环境对人群健康影响的评价

（一）人群健康效应评价

人群健康效应评价是环境质量评价的一项重要内容，对阐明环境对人群健康的影响有着非常重要的意义，是卫生工作者的重要职责，也是环境卫生学的主要研究内容。

人群健康效应评价的指标应具有代表性、可比性和可靠性。人群健康效应评价首先应选择好暴露人群和对照人群。为保证对人群健康效应测量的可靠性，应严格选定不同暴露水平的人群和对照人群，由于大多环境因素对人群健康影响是低浓度和弱效应，应采用敏感和高危险人群，如儿童、老人等，容易观察到不良效应。在调查设计上应保证随机和数量足够，暴露与对照人群选择应符合统计设计要求。

人群健康效应指标可以是敏感的生理、生化及免疫指标，也可采用疾病或死亡来反映环境污染的效应指标。前者可采用特异性和非特异性的生物学效应指标，以及疾病前期亚临床的健康效应指标。后者可采用一般疾病以及与环境污染有关疾病的发病率、患病率、死亡率、疾病构成比、死因构成比等资料。人群健康效应评价应注意观察人群的遗传背景、年龄、性别、营养状况、生理状况（妊娠期或哺乳期）、一般健康状况，以及先前的暴露（如职业暴露等）情况。

在分析和评价环境污染的效应时，可以采用横断面调查、病例对照研究、队列研究的方法。一般根据研究目的选择不同的研究类型及分析方法。如在研究大气污染的短时间暴露的健康效应时，可以采用时间序列分析法。污染物低浓度长期作用以及多种污染物联合作用的健康效应分析可以采用大规模人群的队列研究或多元回归分析法，也可以根据目前已有的文献资料进行meta分析。总之，人群健康效应评价应分析环境质量及人群的暴露与健康效应之间是否存在内在的联系，是否有暴露－反应关系。

（二）环境污染健康影响评价

环境污染健康影响评价是对现有环境污染，包括长时间污染物排放或突发性事故引起的环境污染，对健康造成的影响的评价，它有比较系统的评价方法和程序，并趋于逐步完善，是得到国际公认的科学评价体系。我国卫生部于2001年6月颁布了《环境污染健康影响评价规范（试行）》。这对于科学、正确、公正地评价环境污染对人群健康的损害和环境污染的健康影响事件，维护民众健康权益，解决排污单位和受污染人群的争议和纠纷有了统一的规范。

环境污染健康影响评价方法包括健康危害评价法和健康危险度评价法两种评价方法，这里仅对健康危害评价法作详细介绍。

1. 现场初步调查 调查内容包括环境污染健康危害的事实经过、性质、起因和特点；高危人群的范围、暴露特征，患者的临床特征和分布特征；污染源、污染物、污染途径及暴露水平；做好人证和物证的收集取证；初步确定主要污染源和污染物。

2. 健康效应评价 包括健康危害确认，做好人群调查提出可疑环境因素，选择好对照人群和生物标志。

3. 暴露评价 收集环境背景资料，详细描述污染发生的时间、地点、影响范围；污染物的排放量、排放方式和途径、其在环境中的稳定性，是否造成二次污染。暴露的测量方法可采取问卷调查、环境监测或个体采样、生物监测等方式，并描述和分析主要污染源、污染物、暴露水平、时间、途径与严重程度等，做好综合暴露的评定。

4. 病因推断及因果关系判断 根据7项标准对病因作出综合评价：①时间顺序。②强度。③剂量－反应关系。④暴露与疾病分布的一致性。⑤可重复性。⑥生物学合理性。⑦终止效应。病因判定要求研究结果在满足前四条中的任何三条及后三条中的任何一条时，可判定因果关系。

第三节　环境影响评价

一、环境影响评价的概念和作用

环境影响（environmental impact）是指人类活动导致的环境变化以及由此引起的对人类社会的效应，包括人类活动对环境的作用和环境对人类的反作用两个方面。环境影响按影响的来源可分为直接、间接和累积影响；按影响效果分为有利和不利影响；按影响性质分为可恢复和不可恢复影响；按建设项目的不同阶段分为建设阶段的、运行阶段的和服务期满后的影响等。

环境影响评价（environmental impact assessment）是环境质量评价的一项重要内容，是指对规划和建设项目实施后可能造成的环境影响进行分析、预测和评估，提出预防或减轻不良影响的对策和措施，并进行跟踪监测的方法与制度。联合国里约环境与发展宣言指出：环境影响评价是一种国家手段，国家主管当局应对拟议中可能对环境产生重大不利影响的活动，进行环境影响评价并作出有关决定。我国于2002年10月28日颁发了《中华人民共和国环境影响评价法》，2018年12月进行第二次修订。根据该法，环境影响评价工作既是一种方法又是一种制度，目的是预防因规划和建设项目实施后对环境及人类健康造成不良影响。环境影响评价一般限于对环境质量有较大影响的各种规划、开发计划、建设工程等。环境影响评价必须客观、公开、公正，综合考虑规划或建设项目实施后对各种环境因素及其所构成的生态系统可能造成的影响，以便达到消除或减轻环境污染的目的，为项目的合理选址及行政决策等提供科学依据。

我国颁布的《中华人民共和国环境保护法》规定，企业在新建、扩建和改建工程时必须提供环境影响报告书，经有关部门审批后方可实施。国家把环境影响评价作为一项专门法律来执行，成为以贯彻预防为主，从根本上协调经济发展和环境保护关系、防患于未然的一项重要且行之有效的环境管理手段。环境影响评价是正确认识经济发展、社会发展和环境发展之间相互关系的科学方法，是正确处理经济发展，使之符合国家利益和长远利益，强化环境管理的有效手段，对确定经济发展方向和保护环境等一系列重大决策都有重要作用。具体表现为以下几点：①保证开发活动选址和布局的合理性。

②指导环境保护设计，强化管理。③为区域的社会经济发展提供导向。④推进科学决策、民主决策进程。⑤促进相关环境科学技术的发展。

碳排放与环境影响

随着我国工业化进程的加快，经济的快速发展和人民生活水平的提高，煤炭、石油等传统石化能源的消耗也在增加，这造成碳排放问题日益凸显，严重危及我国经济社会可持续发展。在可预见的"十四五"阶段乃至未来较长的一段时期里，我国仍将广泛使用石化能源，也相应地增加碳排放总量，如不针对性地加强对碳排放的控制，将严重制约我国长远发展，并违背绿色、低碳、循环、可持续的新发展理念。因此，加强对传统石化能源使用的控制，将碳排放与大气污染物排放纳入环境影响评价中具有必要性和可持续性。要不断改善结构，在技术、政策、经济、社会等多方面进行全方位的配合和协调，以碳达峰碳中和为发展目标，将碳排放纳入环境影响评价，以更全面、更准确地评估传统石化能源规划、项目或政策对环境的影响，从而制定更科学、更有效的环保措施，达到减少碳排放、保护生态环境的目的。

二、环境影响评价的内容和程序

（一）环境影响评价的内容

环境影响评价包括建设项目环境影响评价和规划环境影响评价。

1. 建设项目环境影响评价 是根据项目对环境的影响程度，实行分类管理；全面评价可能造成重大环境影响的项目；进行分析或者专项评价可能造成轻度环境影响的项目；环境影响很小的则不需要进行环境影响评价。前两类项目应当编制环境影响报告表，后一类填报环境影响登记表。建设项目的环境影响报告书包括：①建设项目概况。②建设项目周围环境现状。③建设项目对环境可能造成影响的分析、预测和评估。④建设项目环境保护措施及其技术、经济论证。⑤建设项目对环境影响的经济损益分析。⑥对建设项目实施环境监测的建议。⑦环境影响评价的结论。

2. 规划环境影响评价 是指对规划实施后可能造成的环境影响进行分析、预测和评估，提出预防或减轻不良环境影响的对策和措施，进行跟踪监测的方法与制度。规划环境影响评价基本内容包括：①规划分析。②环境现状调查、分析与评价。③环境影响识别与确定环境目标和评价指标。④环境影响预测与评价。⑤规划方案综合论证和优化调整建议。⑥环境影响减缓对策和措施。⑦评价结论等。

环境影响评价可根据评价对象和要求作单一污染物或对大气、水、土壤、生物等环境要素分别或综合进行环境影响评价。有的建设项目还影响当地生态环境或需要移民安置，从而对人群健康带来新的问题。卫生部门关心的重点问题是拟建项目对周围环境质量引起的变化及其对人群健康可能产生的不良影响。

（二）环境影响评价的程序

环境影响评价的程序指按一定的顺序或步骤指导完成环境影响评价工作的过程，可分为管理程序和技术工作程序。管理程序用于指导环境影响评价的监督与管理；技术工作程序用于指导环境影响评价的工作内容和进程。在我国环境影响评价程序中，凡进行可行性研究的项目，环境影响评价与可行性研究应同时进行。环境影响评价的技术工作程序如下：

1. **熟悉政策** 了解和研究与拟评项目有关的法规、标准、文件和资料。

2. **识别拟评项目中对环境有影响的活动** 重点研究有重大影响的活动。制订环境影响评价计划草案。由评价单位拟定环境影响评价计划草案，内容包括环境影响评价预定目标、完成期限、组织形式、经费预算等。

3. **环境要素预测与评价** 识别环境要素及其质量参数，确定评价专题，搜集自然环境和社会环境的基本资料。根据需要开展环境背景状况的监测工作及污染物迁移转化规律的研究，在此基础上评价受影响地区的环境质量，确定评价范围和评价等级。

4. **拟定环境影响评价大纲，制订环境影响评价详细方案** 评价单位应根据草案要求进一步调查研究，提出切实可行的环境影响评价方案，编制评价工作大纲。

5. **初步进行环境影响评价** 建立环境变化预测模型，预测结果最好定量的，至少要定性地说明影响程度。并根据预测结果，对项目的环境影响作出评价，判断影响后果及可接受性，提出评价结论。

6. **环境影响的预防措施** 评价结果表明该项目对环境影响较大者，需要提出减少或消除有害影响的措施方案。

7. **编写环境影响综合评价报告** 报告编写完成后提交环境保护主管部门审批。

三、环境影响评价的方法

（一）环境影响评价的方法概要

科学预测是正确评价的基础。拟建项目环境影响预测方法应遵循的原理是在掌握拟建项目的污染物排放状况及环境条件基础上，运用适当的数学模式或采用类比方法来预测其建成后对环境的污染程度；综合现有的环境质量状况，推测其建成后的变化。建设项目环境影响评价方法按照功能可分为环境影响识别、环境影响预测以及环境影响综合评价法三类。环境影响评价需做好以下几方面的工作。

1. **环境现状的调查** 掌握环境质量现状和本底值对准确预测、评价项目建成后环境质量的变化情况具有重要意义。环境现状的调查范围应大于评价范围。

调查内容一般应包括：①现有工业和生活污染源情况、当地的环境状况如地形、地质、水文和气象资料。②自然资源和自然保护区如名胜古迹、风景旅游区、疗养区、现有工矿企业，生活居住区分布。③人群资料，如人口密度、地方病、自然疫源性疾病及居民健康状况。④大气、水、土壤等环境质量现状。

环境现状的调查方法：①收集资料法，特点是省时省力、省钱且收效快。②现场调查法，特点是能获得第一手资料，但工作量大。③遥感法，能整体地了解环境质量状况，但精确度较差，一般可作为辅助方法。

2. **拟建项目工程概况** 包括项目名称、性质和建设目的；选址地理位置；建设规模；产品和主要工艺，主要原料，燃料和水的耗用量及来源；废水、废气、废渣，粉尘，放射性废弃物等的种类、排放量和排放方式；废弃物综合利用和处理的设施和最终处置；职工人数和生活区布局，占地面积；卫生防护带设置；建设项目发展远景等。

3. **环境影响预测与评价** 环境影响预测是要了解某区域环境在受到污染的过程中，有关环境质量参数在时间和空间上的变化量。预测结果的正确性除了对上述资料的掌握程度外，还取决于预测方法。目前最常用的预测方法为统计推断法和因果模式预测法。统计推断法是选用最恰当的公式去逼近已掌握的环境质量资料，再用该公式预测项目实施后的环境质量。该方法取决于原始资料的数量与质量和拟合的数学公式及参数的确定。因果模式预测法是依据污染物在环境中的迁移、扩散、转化、富集规律的数学模式和项目对环境的影响，如排放状况等，以及当地环境实际状况等来计算项目实施后的环境质量。还可以采用类比分析和专家系统法等预测建设项目对环境的影响。

得到预测结果后再根据环境卫生标准或环境质量标准来评价当地的环境质量发展目标和环境允许污染负荷要求，进行环境影响评价，并提出环境保护措施。环境保护措施一般应针对厂址的合理布局、污染物排放的控制指标、污染防治措施、生产管理和环境管理、土地利用和绿化等。

（二）工程项目对大气环境影响的评价方法

以拟建项目建成投产后对大气环境的影响评价为例，介绍环境影响评价的步骤和方法。在对拟建项目影响评价时需要通过审阅设计资料及向气象部门等了解以下情况及参数，在此基础上采用扩散模式对评价范围内大气污染物浓度作出预测，并提出建议。

1. 拟建工程污染物排放情况　了解排放污染物种类、浓度、排放量，治理设施及其效率，排放高度等数据，同时，还应计算各污染源和各污染物的分担率，掌握拟建项目给评价区带来的污染物增量作为预测周围地区大气污染浓度的依据。

2. 现有大气污染状况　评价区内现有污染源及其排放污染物的种类和数量，各污染源和各污染物的分担率，评价区域内大气质量现状。若现有资料缺乏，可通过实地监测来获取。一般可根据当地主导风向选择一定数量监测点，于冬、夏两季对该地主要污染物及拟建工程所要排放的主要污染物进行监测。

3. 污染物扩散状况的预测　若污染物为点源排放，评价区域范围一般取烟囱或排毒塔等几何高度的30～40倍距离作为评价区半径。污染源下风侧大气中污染物浓度分布状况可采用大气扩散模式进行计算和预测。大气扩散模式是根据污染气象学研究大气运动对污染物的输送扩散作用后获得的。不同的气象、排放状况、地形等条件具有不同类型的扩散模式。

（1）气象条件：风向频率、风速、太阳辐射、大气稳定度、逆温出现频率和逆温层高度、混合层高度等。

（2）污染源及污染物参数：污染源有点源、线源、面源之分；污染物的形态是固体、气体还是液体；排放呈连续性或间歇性；浓度的平均时间，如短时间浓度、日平均和年平均浓度。

（3）污染源周围地形：如平原、丘陵、山地、海滨等。复杂地形作大气扩散的计算时，由于湍流较强，采用各种经验公式确定扩散参数不准确，因此应尽量采用实测或通过实验室模拟实验测定。大气影响评价中，常需按上述不同的参数，分别计算和预测拟建项目对评价区内若干点上的大气污染浓度。除正常生产和最常见的气象条件外，有时还需结合最不利气象条件和一旦出现生产事故时的排放量进行预测。

4. 评价和建议　求得拟建项目对周围可能产生的大气污染影响后，把拟建项目对地面各点可能形成的污染浓度与相应各点大气质量现状浓度叠加起来，得到评价区域地面各点的大气污染复合浓度。对照大气卫生标准或大气环境质量标准，可分析拟建项目建成投产后，周围地区大气污染是否超标，在何种条件下大气污染出现超标，超标的概率、范围和程度，是否影响附近的居住区、医院、学校等。根据各污染物复合浓度计算大气综合质量指数，与现状进行对比。对拟建项目选址是否合理，排放的污染物数量和废气净化除尘设施能否保证周围地区大气质量符合标准等方面作出评价，提出进一步控制大气污染的对策建议。

四、环境健康影响评价

（一）环境健康影响评价概述

环境健康影响评价（environment health impact assessment，EHIA）是预测、分析和评估规划和建设

项目实施后，可能造成的环境质量变化而带来的人群健康影响及其安全性。并非所有工业建设项目都需进行环境健康影响评价，但大型的规划、工业建设和水利工程等，应当进行环境健康影响评价。为了使环境影响评价成为一项全面而协调的工作，卫生专业人员必须参加到多学科的工作组中去，加强合作。环境健康问题要有公共信息和公众参与。

环境健康影响评价首先要筛选污染物和确定污染范围。对健康有特殊意义的影响参数（污染物等）应提供流行病学和毒理学有关证据，掌握接触途径及可能的健康影响，可采用环境流行病学调查，收集人口统计资料、发病率、死亡率及暴露评价资料等。结合建设项目对生活居住环境可能的影响，计算、预测对人群健康影响。评价有害环境因素的重要性和可接受性，提出防止或减少有害因素影响的方法，如改变发展计划或改变选址。

健康影响预测是依据历史的暴露－反应关系对未来的健康影响作出推断。因此，环境健康影响评价的难点在于缺乏污染物危害的足够证据，尤其是定量的证据；环境中污染物浓度的时空变化及相互作用。健康效应可能具有间接性、多样性和非特异性。如 SO_2 除了其本身的健康效应外，还可形成酸雨危害健康。健康效应还存在生物学差异，受年龄、环境、膳食、营养和生活方式等多因素的综合影响。

（二）环境健康影响评价的方法

1. 工业建设项目的环境健康影响评价

（1）健康影响因素的识别：调查拟建工业的生产工艺、原材料、成品中的有害物质，包括耗用量、贮存、运输和流失情况等。弄清拟排放的各种污染物种类和数量，包括正常生产期间连续和间歇排放、无组织排放及生产事故中排放的污染物。应尽量查明物料和污染物的理化性状，包括易燃性、易爆性、腐蚀性、放射性以及急、慢性毒作用、致癌、致畸、致突变等毒理学资料。

（2）健康影响的估计：估算受影响的人群范围和影响的性质及程度。项目实施后人群的健康影响包括：①该项目未建前的人群健康状况基线资料，需要通过收集当地人群健康状况的统计资料，或进行健康调查。②项目实施后对健康影响的增量。通过环境影响评价，预测出拟建工业项目对周围地区的环境质量影响，如污染物浓度的增量，预测范围内人群可能的暴露状况，在此基础上，运用环境流行病学、毒理学及健康危险度评价资料，估计剂量－反应或暴露－反应关系，包括死亡率和发病率变化，以及与该项目主要污染物有关的健康影响指标的变化。

环境健康影响预测的基本方法：①专家预测法，有关专家根据该项目对环境影响的规模，运用环境卫生学知识预测人群健康的影响。②趋势外推法，用环境流行病学方法得到暴露－反应关系的延伸，预测该项目对人群健康的影响。通过不同时间、空间的发病率曲线或等级图形，预测某种健康影响的发展。③类比法，如参考与拟建项目类型相同的现有项目的环境流行病学资料，推测拟建项目对周围人群健康的影响。注意与类比项目一般特征，污染物排放及环境特征的相似性。

（3）预防措施的建议：环境健康影响评价后，卫生部门应对拟建项目提出预防或减轻健康影响的建议，包括改变选址或修改工艺设计，改用无毒害的原材料，改进有毒有害物料的运输和贮存，削减污染物排放量，杜绝跑、冒、滴、漏和减少无组织排放，强化生产管理、防止生产事故，建立卫生防护带并加以绿化，制订环境监测计划和突发性生产事故的应急救援方案等。工业项目建成投产后，卫生部门应对周围环境质量进行监测和监督，对周围地区人群的健康状况进行调查，如发现问题，应对生产单位提出进一步做好环境保护和减轻不良影响的建议。

2. 水利建设项目的环境健康影响评价　水利建设项目包括开发水资源满足防洪、灌溉、发电等需要的工程，水利建设涉及水文条件和生态环境的改变，可引起一系列人群健康问题，并造成多种疾病的流行。这些疾病主要是自然疫源性疾病、地方病、虫媒传染病和介水肠道传染病。如某些自然疫源性疾病的疫区可能会因为病媒动物和居民的迁移而扩大。水库蓄水为钉螺的滋生和蔓延提供有利的环境，从而为血吸虫病传播创造了条件。鼠类原有栖息地被改建成水库后，鼠类活动和繁殖的场所迁至新居民点，可导致肾综合征出血热和钩端螺旋体病的发病增加或造成流行。水库区居民至新居民点，若饮用某些微量元素含量过多或过少的地下水，可引起生物地球化学性疾病。水利工程使水流变慢，蚊子密度增高，可导致疟疾和丝虫病。作饮用水源的水库，若未彻底清理库区，或对沿岸排放污水不加控制，造成水质污染可引起介水肠道传染病或化学中毒。施工期大量民工集居，也会造成各种传染病的流行。因此，对大中型水利工程施工期和运行期可能出现的环境健康影响必须详细评价，拟订全面而周密的预防对策方案。

水利工程评价：首先，应收集资料或通过现场调查掌握水利工程环境影响的自然疫源地状况、自然环境因素、疫源地等有关资料和参数。水利工程环境的影响资料包括以下内容。①工程基本概况，如工程的用途、工程的基本指标。②地理、水文状况，如气象、经纬度、地质、地貌、水文等。③人口资料，如年龄、性别、职业、人口动态、死因构成、死亡率、平均期望寿命等；自然疫源性疾病、虫媒传染病和介水肠道传染病等发病率、患病率、死亡率以及一般健康状况资料。④环境卫生及其设施，如环境中主要污染物含量、供水系统资料、自来水普及率、排水系统资料及粪便、垃圾、污物收集和处理资料。⑤病媒昆虫及动物资料，如病媒动物种群及其密度、分布和消长规律，以及滋生地等。

自然疫源地状况包括疫源地性质、范围及参与传播疾病的动物种群、数量、活动强度；自然环境因素，如气象、地理等；水利工程对疫源地可能的影响如病媒生物的生存和繁殖条件、迁移等。

其次，根据预防医学学科的知识和自然疫源性疾病、虫媒传染病和介水肠道传染病等健康影响的发生、发展和演变规律，预测和判断工程建成后健康危害的发展趋势及影响程度。最后，卫生部门应从防病灭病角度对钉螺、鼠、蚊等提出控制和消灭措施，对移民方案、新居民点的选址和规划、库底的卫生清理、饮用水源的防护和施工期工地卫生等方面提出卫生措施的建议。

本章小结

教学课件

执考知识点总结

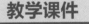

本章无执考知识点。

拓展练习及参考答案

（杨金友）

第十三章 家用化学品卫生

学习目标

素质目标： 树立关注环境、保护生态平衡，降低环境相关性疾病的发生，维护健康的职业素养。

知识目标： 掌握家用化学品的概念和范围，家用化学品的主要潜在危害和对群体健康的影响特征，家用化学品安全性评价及卫生监督的基本内容；熟悉化妆品、洗涤剂、杀虫剂与消毒剂等的暴露途径及对人群健康的影响；了解家用化学品的相关卫生标准及家用化学品卫生监督与管理。

能力目标： 能够识别各种家用化学品对人体健康的影响，从而对家用化学品进行安全性评价和卫生监督；具备环境与健康关系的正确认知和理解能力。

案例导入

【案例】

某医院皮肤科近两日接诊数例接触性皮炎患者，病变部位均位于脸部，其共同的特征为起病急、近期有到美容院做脸部皮肤护理、皮疹局限于面部呈散在红斑。因病史中患者所诉为同一美容院，故向当地卫生监督部门报告。经调查该美容院有正规营业执照，从业人员体检合格，使用的是进口品牌系列化妆品。

【问题】

根据化妆品皮肤病的发生，试分析可能的原因，应进一步如何调查取证。

核心知识拆解

家用化学品（house hold chemicals）是指用于家庭日常生活和居住环境的化工产品，包括用于办公室和公共场所的化学制品。更具体地讲，家用化学品是指除职业环境以外用于人们的日常生活、学习、办公、交通等活动过程的化学产品，包括了化妆品、洗涤剂、化学消毒剂、黏合剂、涂料、家用杀（驱）虫剂和生活中使用的化学纤维制品、汽车护理产品等。

家用化学品在日常生活中已广泛渗透到人们的衣、食、住、行之中，遍及生活的方方面面。例如，化妆品的使用可在干燥、寒冷或强紫外线照射的环境条件下保护人体的肌肤，洗涤剂的使用可以大大改善人们日常生活的卫生条件，杀（驱）虫剂则在杀灭疾病传播虫媒、控制传染病的传播方面发挥巨大作用。此外，这些化学品的使用也增加了人们在外环境接触化学物质的机会。因此，家用化学品具有使用分散、需求量大、暴露人群广泛和暴露时间长等特点。各种家用化学品因其使用的目的、方式和范围的不同，可通过不同途径与人体接触，使用卫生质量不合格的产品会对健康造成危害。因此，家用化学品的卫生管理与监督是环境卫生工作的重要内容之一。

第一节　家用化学品与健康

家用化学品可根据使用目的不同分为化妆品、洗涤剂、化学消毒剂、黏合剂、涂料、家用杀（驱）虫剂等。家用化学品的使用者大多是非专业人员，通常只注重使用的效果，而对产品本身的特性、可能的不良影响等了解不多。当家用化学品存在卫生质量问题或使用者使用不当，或使用者自身存在特应性体质等因素时，就可能对人体健康产生不良影响。

一、化妆品

化妆品（cosmetic）是指以涂擦、喷洒或者其他类似方法，施用于皮肤、毛发、指甲、口唇等人体表面，以清洁、保护、美化、修饰为目的的日用化学工业产品。凡内服或经呼吸道吸入方式进入人体的药品，即使有美容作用也不属化妆品。化妆品在使用目的、对象、方法、时间等方面均有别于药品。化妆品的使用目的在于清洁人体、增加美感，而不是为了治疗；使用对象是健康人而非患者；使用方法仅限于外用且没有剂量和时间的限制。

（一）化妆品种类

国家按照风险程度对化妆品实行分类管理。化妆品分为普通化妆品和特殊化妆品。国家对特殊化妆品实行注册管理，对普通化妆品实行备案管理。

1. 普通化妆品

（1）护肤类化妆品：包括清洁皮肤用品、润肤用品和营养皮肤（抗老化）用品。

（2）益发类化妆品：如洗发类化妆品、护发用品和营养毛发用品。

（3）美容修饰类化妆品：如脸部美容、眼部美容、指甲修饰用品。

（4）芳香类化妆品：指以乙醇溶液为基质，以香精、定香剂、色素为辅料的透明液体化妆品。

（5）口腔卫生用品：牙膏、牙粉、牙线、含漱剂等。

2. 特殊化妆品　指用于染发、烫发、祛斑美白、防晒、防脱发的化妆品以及宣称新功效的化妆品。这类化妆品为获得某种特殊功能，以便弥补体表局部缺陷而达到美化的目的，常需加入某些活性物质。而这类物质有些具有一定的副作用而在化妆品中被限制使用，如染发剂中所含的着色剂（二氨基苯酚类）、抑汗剂中的氯化羟锆铝配合物等。因此，对特殊化妆品的管理要相对严格。

（二）化妆品对健康的不良影响

化妆品使用时直接与施用部位接触，其发挥功效的同时可能产生一些不良反应。其影响因素如下：①化妆品中正常组分的化学特性、浓度、所含的溶剂。②化妆品中含有的有毒物质、杂质和微生物等。③外部环境因素如温度、湿度等。④个体因素如皮肤的敏感性、过敏体质等。⑤是否正确使用，如使用频率等。

通常化妆品皮肤病在经常使用化妆品的群体较多见，一般使用普遍、用量大、施用频率高的化妆品引起化妆品皮肤病的比例也高。特殊化妆品因含有为发挥功效而添加的特殊成分，也易引起皮肤损害。

1. 化妆品对皮肤的不良影响

（1）刺激性接触性皮炎（irritant contact dermatitis，ICD）：是化妆品引起皮肤损伤中最常见的病变。由化妆品引起的不良反应中，刺激性接触性皮炎占绝大多数。

ICD的发生与化妆品原料中含有的原发性刺激物、pH、产品因污染变质、施用者自身皮肤的敏感性等因素有关。例如，头发烫直剂因含有氢氧化锂而pH＞9，易引起皮肤通透性增加而产生刺激作用；祛斑美白类化妆品可含有刺激性较强的氢醌类物质，易产生皮肤刺激。患有特应性皮炎、干性湿疹或神经性皮炎者，其皮肤角质层受损，更易因接触化妆品而引起刺激性接触性皮炎。

化妆品引起的刺激性接触性皮炎，皮损限于接触部位，边界清楚。皮炎呈急性或亚急性，以红斑、丘疹、水肿、水疱为主，水疱溃破后可有糜烂、渗液、结痂，自觉病变部位有瘙痒、灼热或疼痛感。

（2）变应性接触性皮炎（allergic contact dermatitis，ACD）：是化妆品中含有变应原，经机体免疫系统产生以T细胞介导的皮肤迟发型变态反应性组织损伤。因许多化妆品含有变应原或作为半抗原与表皮细胞蛋白结合形成抗原，因此变应性接触性皮炎是仅次于刺激性接触性皮炎的一类常见化妆品皮肤病。

ACD一般在初次接触变应原5～7天出现。主要表现为瘙痒、皮损形态多样，丘疹边界不清、红斑鳞屑、局部红肿等。再次接触时出现症状的时间大为缩短，皮损更严重。ICD与ACD有时不易区分，临床上可从发病过程的快慢、皮损特点、病程长短、接触史等方面加以鉴别，ICD与ACD的鉴别要点见表13-1。

表13-1　刺激性接触性皮炎与变应性接触性皮炎的临床鉴别

项目	刺激性接触性皮炎	变应性接触性皮炎
发病	急，施用后短期内出现	慢，施用数天后缓慢出现
病程	短，避免接触后皮损减轻	长，停止接触后皮损可持续
病因	化妆品含有的刺激物	化妆品中含有的变应原
多发人群	以常施用者为多见	多为过敏体质
临床表现	皮疹边界清；常局限于接触部位；呈红斑、丘疹或疱疹；皮肤烧灼或痛感	皮疹边界不清；可超出接触部位；呈湿疹样变，形态多样；瘙痒明显

（3）化妆品光感性皮炎（photosensitive dermatitis induced by cosmetics）：是指使用化妆品后，其中的光感物质经过光照而引起的皮肤黏膜局部炎症性反应，又分为光变应性反应和光毒性反应。

光变应性接触性皮炎（photoallergic contact dermatitis，PCD）指局部使用含有光变应原的化妆品后，在接触日光的部位出现皮肤炎症反应，而不接触光的皮肤则不出现此种反应。这种皮炎表现为在接触日光的部位出现小疱疹，继而发展为大疱疹，并可伴有脱屑、结痂，慢性阶段则可出现苔藓样皮肤增厚。

含有光变应原的化妆品常见的有防晒剂、染料和香水类，如防晒剂中的对氨基甲酸及其酯类物质、香科中的葵子麝香、肉桂醛以及煤焦油染料类物质等。接触含煤焦油染料的化妆品引起的光变应性接触性皮炎的患者，皮炎后期可出现色素沉着，称为"色素性化妆品皮炎"。

光毒性皮炎（phototoxic dermatitis）指化妆品中某些物质能增加皮肤对光的敏感性，而产生光毒性反应导致皮肤损伤。其临床特点为皮肤的红斑反应及消退后的色素沉着。光毒性反应与光变应性反应的主要区别在于，前者只要接触了引起光毒性反应的物质，经一定波长和强度的紫外线或可见光照射，人人均可能发生；而后者是由于接触者机体自身具有的特应性。

（4）化妆品痤疮（acne induced by cosmetics）：是由化妆品引起的面部痤疮样皮疹，是仅次于接触性皮炎的常见化妆品皮肤病。易引起痤疮的化妆品包括护肤类的面脂、面霜；美容修饰类的粉底、油彩，含粉质较多的增白霜等。主要是由于这类化妆品的基质，如凡士林、液状石蜡等矿物油诱发痤疮的能力较强；作为防皱霜、唇膏等基料的羊毛脂也有轻到中度的致痤疮性。痤疮的发生多见于经常施用膏霜类化妆品者；由于化妆品堵塞皮脂腺、汗腺毛囊口，或在患者皮脂腺分泌旺盛的情况下不当施用，增加毛囊堵塞的机会，皮脂不能顺畅排出积聚所致。

（5）化妆品皮肤色素异常（skin discolouration）：指使用化妆品后引起的皮肤色素沉着或色素脱失，其中以色素沉着为多见。皮肤色素异常大多局限于施用化妆品的部位，主要表现为不规则斑片状或点状色素沉着，尤以眼睑和颧颈部常见。化妆品中香料、颜料、防腐剂、表面活性剂等是常见引发色素沉着的成分。色素沉着多继发于皮炎发生之后，光照可使病情加重，少数色素斑发生前可无皮炎发病史。

2. 化妆品的使用还可能会导致毛发、指（趾）甲、眼部损害　如会引起毛发脱色、变脆、分叉、断裂、失去光泽和脱落等，一般停止使用后可逐渐恢复；甲板粗糙、变形、软化剥离、脆裂、失去光泽、增厚等；眼部的接触性皮炎，如眼睑或结膜红肿、充血、局部丘疹、水疱、自觉瘙痒和烧灼感、流泪等。

（三）化妆品微生物污染的危害

化妆品中的微生物污染是除原料固有成分以外，影响其安全性的另一主要因素。通常将化妆品在生产过程中的污染称为一级污染，化妆品在使用过程中受到的污染称为二级污染。

一级污染是指化妆品中的微生物可源于原料本身，亦可在生产过程中受污染。因此，原材料本身的理化性质、含水量、生产环境和设备的卫生状况、生产工人的健康状况等均与化妆品的卫生质量有关。

化妆品生产过程中使用的原料、容器和制作过程中均可受微生物污染，尤其在冷却灌装过程更易受污染。生物制品中的活性物质在化妆品中的应用日趋广泛，不少功能性化妆品如高保湿、抗衰老、美白、祛斑等产品均通过添加生物活性物质或天然动植物提取物而达到功效。而这类物质又都是有利于微生物生长的营养成分，因此控制化妆品微生物污染问题是确保化妆品质量和安全的关键之一。

二级污染是指化妆品启封后，使用或存放过程中发生的污染，包括手部接触化妆品后将微生物带入，空气中的微生物落入而被污染。一些美容美发店存在共用化妆品的现象，更容易造成交叉污染。尽管化妆品中的防腐剂可抑制微生物的繁殖，但过量使用防腐剂也会带来副作用。因此防止化妆品的二级污染对于预防化妆品的不良反应同样有着重要的卫生学意义。

化妆品中常见的微生物包括细菌（埃希菌属、假单胞菌属、克雷伯菌属、葡萄球菌属、芽孢杆菌属）、真菌（青霉菌、曲霉菌和支链孢霉菌）、致病菌（铜绿假单胞菌、金黄色葡萄球菌、肺炎克雷伯菌、蜡样芽孢杆菌等）。

被微生物污染的化妆品可出现变色、异味、发霉、酸败、膏体液化分层等。微生物污染除可引起化妆品腐败变质外，还可在其代谢过程中产生毒素或代谢产物，这些异物可作为变应原或刺激原对化妆品施用部位产生致敏或刺激作用。由于组分发生变化，正常组分可因变质而产生新的变应原、刺激原或微生物代谢产物的毒性而引起各类型的化妆品皮肤病。此外化妆品被致病菌污染可能引起局部甚至全身感染。被铜绿假单胞菌污染的化妆品如误入眼内可引起角膜化脓性溃疡；被微生物污染的眼线膏和睫毛膏可引起慢性结膜炎和眼睑炎；被霉菌污染的化妆品也可引起皮肤癣症等。

（四）化妆品所含化学物质的毒性作用

普通化妆品的毒性很低，特殊化妆品中有些组分属毒性化合物，如冷烫液中的硫代甘醇酸，染发剂中的对苯二胺、2,4-氨基苯甲醚等属于高毒类化合物。某些化妆品还可能含致癌物，如亚硝胺是化妆品乳化剂乙醇胺中可能存在的杂质。化妆品在生产或流通过程中也可被有毒化学物质污染，尤其是重金属的污染。

化妆品中的重金属大多源于污染，除醋酸铅用于染发剂和苯汞盐类作为防腐剂允许限量使用外，其他金属及其化合物均已禁止在化妆品中使用。化妆品中常见的污染重金属有铅、汞、砷等，污染可来源于原料、容器或生产过程。调查表明，长期使用重金属含量高的化妆品，可使机体负荷增加。铅一般不易被完整的皮肤吸收，但可经受损的、发生病变的皮肤或毛囊吸收。而金属汞、有机汞的氧化物和盐类及有机砷均可经完整皮肤吸收。体内重金属蓄积量增加，存在着慢性中毒的潜在危险，金属毒物还可通过胎盘、乳汁传递而影响下一代健康。

化妆品组分中可含有致癌、致突变和致畸物质或受其污染。如化妆品中可能含有的致癌物质亚硝基二乙醇胺属于亚硝胺类物质，其来源可以是原料，也可以是化妆品生产和放置过程中由原料中的含氮化合物经亚硝化反应形成。因此化妆品组分中被致癌、致突变和致畸物质污染时，其远期效应值得重视。

此外，化妆品中含有的某些特殊成分也可引起特定的全身不良反应，如雌激素类物质可能会引起儿童假性性早熟症状；化妆品因误服引起中毒事件也偶有发生，尤以婴幼儿多见，如婴儿舔食母亲面部脂粉而引起急性铅中毒。

二、洗涤剂

洗涤剂（detergent）是指能够去除物体表面污垢的一类专门配方制品的总称。它主要通过洗涤过程来达到去污保洁的目的。常见的有肥皂、洗衣粉、洗涤（洁）精，以及各类物体或材料去污用的清洁剂。

（一）洗涤剂的种类

据我国《环境标志产品技术要求　家用洗涤剂》（HJ 458—2009），洗涤剂主要指家用洗涤剂，包括织物洗涤剂和护理剂、餐具和果蔬用洗涤剂、硬表面清洗剂和洗手液。按其用途或洗涤对象表面性质的不同，通常又可分为纤维织物洗涤剂、硬表面洗涤剂、个人清洁洗涤剂和特殊用途洗涤剂。这是环境卫生学研究洗涤剂对人体健康影响的主要内容。

（二）洗涤剂的组成

洗涤剂主要由表面活性剂（surfactant）和添加剂（additive）两部分组成。

表面活性剂具有亲水、亲油特性，可将污垢润湿、渗透，并借助于搓捏刷洗使污垢乳化、扩散至洗涤剂溶液中，从而达到去污目的。表面活性剂含量的高低是反映餐具洗涤剂去污力大小的关键因素。表面活性剂可分为阳离子型、阴离子型、非离子型和两性型4类，家庭常用的主要是阴离子型和非离子型洗涤剂。表面活性剂是洗涤剂产生危害的主要因素。

添加剂主要有以下几种：①助洗剂，如磷酸盐、焦磷酸盐、三聚磷酸盐等，具有软化水、提高碱度、增强湿润能力和洗涤能力。这也是洗涤剂造成环境磷污染、引起水体富营养化的主要原因。②络合剂，如乙二胺四乙酸（EDTA）及其钠盐，具有与金属离子结合形成可溶性复合物的作用，漂洗时可以将其去除。③腐蚀抑制剂，如二氧化硅、氧化钠等，可以防止碱性洗涤剂腐蚀铝、陶瓷和瓷器釉等硬表面。④抗菌剂，如三氯生，是一种广谱抗菌剂，作为添加剂广泛应用于包括洗涤剂在内的各种个人护理产品中，它对环境的污染及潜在的健康危害日益引起人们关注。⑤酶，如枯草杆菌和地衣形芽孢杆菌的代谢酶，通过其特异催化作用去除织物上蛋白和碳水化合物污渍。其他添加剂还有泡沫改良剂、抗再沉淀剂、光亮剂、香料和色素等。

（三）洗涤剂对健康的影响

洗涤剂对健康的影响主要来自合成洗涤剂，合成洗涤剂的毒性主要取决于其表面活性剂。阳离子型表面活性剂毒性较大，非离子型毒性较小，而阴离子型毒性介于两者之间。目前最普遍的家用洗涤剂是阴离子型合成洗涤剂，表面活性剂为烷基苯磺酸钠（alkyl benzene sulphonate sodium，ABS）。

1. 流行病学资料　洗涤剂可通过皮肤、呼吸道和消化道三种途径进入人体。尽管洗涤剂属低毒物质，但对人体健康的损害日益受到人们的关注，其中主要是皮肤损害和对呼吸系统的影响，全身中毒也有报道。

（1）皮肤损害：表面活性剂引起的皮肤损害包括以下几种。①原发性刺激。②变应性反应。③局部或全身出现皮疹。④继发细菌或真菌感染。局部皮肤有损伤或皮肤渗透性改变时，表面活性剂更易对皮肤产生刺激作用，引起皮肤湿疹，其突出特点是治愈困难。低浓度引起皮肤角化过度，高浓度可致细胞坏死。据报道，用ABS洗涤剂洗涤婴儿尿布，由于冲洗不净致使尿布残留有一定量的ABS，婴儿接触后，可引起皮肤变应性反应。含氟牙膏的斑贴试验呈阳性反应，提示氟可能是变应原。

（2）对呼吸系统的影响：经常使用洗涤剂的人群，如家庭清洁女工发生哮喘和其他呼吸道症状的危险性增加。新近国际性大样本人群的流行病学调查结果也支持保洁工和家庭主妇因接触洗涤剂发生哮喘和其他呼吸道疾病危险性增加的论点。

（3）全身中毒：长期使用洗涤剂可能对免疫系统、血液系统、神经系统、生殖系统、内分泌系统产生慢性和/或潜在危害。曾经有报道，用含有硫化硒的洗发香波连续洗发8个月可导致全身性震颤、腹痛、嗜睡、食欲减退等症状。用含有三氯碳酰替苯胺的香皂洗涤尿布和被褥，致使婴幼儿皮肤可能吸收其残留物的裂解产物苯胺，引起变性血红蛋白血症。

（4）其他：合成洗涤剂不仅可直接危害人体健康，而且会污染环境，尤其是污染水环境从而对人体造成间接危害。例如，合成洗涤剂是水体环境的主要污染物之一，形成的泡沫覆盖水面，降低水体的复氧速度和程度，影响水体的自净过程。其助洗剂三聚磷酸钠等污染水体可使水体富营养化，使水质进一步恶化，增加水体对人体健康的危险性。此外，洗涤剂对水生生物也会产生危害，用污水灌溉农田时还会使土壤受到污染。

2. 动物实验资料　洗涤剂基本属于低毒或微毒化学物质。表面活性剂对大鼠经口的半数致死量范围一般为1000 ～ 15 000mg/kg。动物急性毒性试验以中枢神经系统和胃肠道中毒症状为主。此外，ABS对动物的肝功能、肾上腺功能、免疫功能及皮肤等具有毒性作用。

（四）绿色洗涤剂

要减少或消除洗涤剂对人体健康的影响，根本的措施在于研发、生产和使用对人体安全、不污染环境、有可靠的去污效果且经济实用的洗涤用品和洗涤方式，体现在洗涤剂今后研发的三个主要方向，即无磷洗涤剂、液体洗涤剂和含新型表面活性剂的洗涤剂。而磁化技术洗衣机、超声波洗衣机、臭氧洗衣机和变频技术洗衣机等新型洗涤设备的研发与使用，也将为防止洗涤剂的表面活性剂及添加剂污染环境、增进人体健康，开辟新的有效途径。

三、化学消毒剂

化学消毒剂（chemical disinfectant）是指用于杀灭病原微生物的化学药物。使用化学消毒剂进行消毒的方法叫作化学消毒法。有的化学消毒剂杀灭微生物的能力强，可以达到灭菌效果，称之为灭菌剂（sterilizer）。只能抑制微生物生长而不能将其杀灭的化学消毒剂称为抑菌剂（bacteriostat）。对家庭环境和许多公共场所进行消毒，是预防和控制传染病流行的关键措施。

化学方法灭菌常被用于不能用热力灭菌的情况，如皮肤、组织、某些塑料制品等。

（一）常用化学消毒剂的种类

根据化学成分与性质，化学消毒剂可分为八类：①含氯消毒剂。②过氧化物类消毒剂。③醛类消毒剂。④杂环类气体消毒剂。⑤醇类消毒剂。⑥酚类消毒剂。⑦季铵盐类消毒剂。⑧其他类消毒剂。

常用消毒剂按照其杀菌作用的大小可分为三大类。①高效消毒剂：可以杀灭一切微生物，包括抵抗力最强的细菌芽孢（如炭疽杆菌芽孢、破伤风杆菌芽孢、肉毒杆菌芽孢等）。如过氧乙酸、戊二醛和含氯消毒剂等。②中效杀毒剂：可以杀灭抵抗力较强的结核分枝杆菌和其他细菌、真菌和大多数病毒，如乙醇、聚维酮碘、碘酊和煤酚皂液等。③低效消毒剂：只能杀灭除结核分枝杆菌以外的抵抗力较弱的细菌，如链球菌、志贺菌、伤寒杆菌、葡萄球菌、铜绿假单胞菌等，以及抵抗力较弱的真菌（如念珠菌）和病毒（如流感病毒、脊髓灰质炎病毒、HIV等）。这类消毒剂有氯己定、苯扎溴胺、三氯生和高锰酸钾等。

杀菌能力越强的消毒剂，其刺激性、毒性和腐蚀性往往也随之增大。例如，含次氯酸钠和表面活性剂的消毒剂，用来消毒蔬菜、水果、餐具、陶瓷洁具和排泄物，既可达到消毒要求，又能清洁除垢。但是如果用它来消毒棉织品和碳钢制品，就可能产生褪色和腐蚀效果，将物品损坏。家庭中一般是使用中效和低效的消毒剂较为适宜。

（二）常用化学消毒剂对健康的影响

家庭常用的化学消毒剂主要有次氯酸钙、过氧乙酸和环氧乙烷，还有苯扎溴铵、乙醇和碘酊等。由于许多消毒剂易燃、易爆、易分解，并有药物残留、毒性、刺激性和腐蚀性，如果使用不当，既可引起火灾、爆炸事故，又会产生危及生命与健康的毒副作用。

1. 次氯酸钙（calcium hypochlorite） 又称漂白粉，为白色粉末，有氯的气味，溶液为黄绿色半透明液体，对物品有漂白与腐蚀作用。其稳定性差，受热、遇酸或日光照射会分解产生有毒的氯气，属强氧化剂，可杀灭各种微生物，包括细菌繁殖体、病毒、真菌、结核分枝杆菌和细菌芽孢。但是，皮肤长期接触可引起中、重度皮肤损害。高浓度溶液可引起皮肤的强烈刺激和腐蚀。其粉尘对眼结膜和呼吸道有刺激作用，如果过量吸入会引起肺水肿甚至死亡。低剂量长期反复吸入可导致慢性支气管炎。与次氯酸钙有相似消毒原理、消毒效果和健康危害的常用含氯消毒剂还有次氯酸钠和二氧化氯。此外，含氯消毒剂与含酸洗涤剂混合使用时产生的氯气，会引起氯气中毒，将严重损害人体健康。当空气中氯气含量达到 15×10^{-6} mg/m³ 时，人们的眼、呼吸道就会有刺痛感。氯气含量达到 50×10^{-6} mg/m³ 时，人们会出现胸痛、咳嗽。氯气含量达到 100×10^{-6} mg/m³ 时，人们会出现呼吸困难、脉搏迟缓、血压下降，甚至休克、死亡。氯气密度大，不易扩散，往往沉积在室内靠近地面（板）处，因而容易使人氯气中毒。

2. 过氧乙酸（peracetic acid） 又称过醋酸，为无色透明液体，有刺激性酸味，还有很强的腐蚀性、挥发性和氧化性。有漂白作用，性质不稳定，易燃，遇热或有机溶剂、重金属离子、强碱等易分解。过氧乙酸是一种普遍使用的高效消毒剂，可迅速杀灭各种微生物，包括细菌、病毒、真菌和细菌芽孢。但是，它对皮肤、眼睛和上呼吸道黏膜有强烈的刺激作用，可引起烧灼感、咳嗽、喘息、气短、头痛、恶心和呕吐。吸入可引起咽喉及支气管的炎症、水肿和痉挛，甚至肺炎和肺水肿。过氧乙酸是一种可疑致肿瘤物，可能与皮肤肿瘤有关。

3. 环氧乙烷（epoxyethane） 又称氧化乙烯，为无色气体或液体，具有乙醚气味，常温常压下为气体，易燃易爆，空气中浓度达3%以上即有爆炸危险。遇高热可发生剧烈分解，引起容器破裂或爆炸。接触碱金属、氢氧化物或高活性催化剂时可大量产热，可能引起爆炸。其蒸气比空气重，能在较低处扩散到相当远的地方。环氧乙烷属于高效消毒剂，可杀灭细菌芽孢、病毒和真菌等所有微生物。环氧乙烷是一种致癌物和中枢神经抑制剂、刺激剂和原浆毒物，具有致敏作用。

总之，各种化学消毒剂与许多环境因素一样，具有明显的两重性。人们在利用其消毒杀菌作用的同时，必须充分认识消毒剂对人体健康及局部环境状况带来的不利影响，保障环境卫生与人体健康。

四、黏合剂

黏合剂（adhesive）又称胶黏剂或黏结剂，指用于黏合两种或两种以上相同或不同材料的物质，即按照规定程序，把纸、布、皮革、木、金属、玻璃、橡皮或塑料之类的材料黏合在一起的物质，具有应用广、使用简便、效益高等许多特点。我国黏合剂的应用领域不断拓宽，从木材加工、建筑和包装等行业扩展到服装、轻工、机械制造、家居生活等领域。各种黏合剂已成为人们生活中不可缺少的日用化学品。但黏合剂尤其是合成黏合剂，可产生以VOC为主的污染物，如酚、甲醛、乙醛、甲苯、乙苯、二异氰酸盐等，可直接和间接危害居民健康。

（一）黏合剂的种类

1. 按化学组成和性能分类
（1）高分子类：可分为热固性黏合剂、热塑性黏合剂、橡胶类黏合剂。
（2）纤维素类：可分为硝酸纤维素、醋酸纤维素。
（3）蛋白质类（天然类）：可分为动物胶、酪素胶、血胶、植物蛋白胶。

2. 按来源分类
（1）天然黏合剂：指用动物的骨、蹄、皮等熬制而成的动物胶水、天然橡胶胶水、阿拉伯树胶、黏胶和糊精等。
（2）合成黏合剂：指合成橡胶乳胶及胶水、环氧树脂、酚醛树脂、聚氨基甲酸酯、醋酸乙烯酯和氰基丙烯酸酯（瞬干黏合剂）等。

虽然黏合剂的种类多种多样，但是黏合剂的组成却是相近的，其中的化学成分主要包括以下几种：①胶合剂。②溶剂和稀释剂。③浓缩剂。④塑化剂。⑤填充剂。⑥防腐剂和其他添加剂。

（二）黏合剂对健康的影响

黏合剂的组分或者溶剂的产品多是挥发性的有机化合物，所致环境污染可影响人体健康。病态建筑综合征的发生可能与其产生的VOC有关。

家用黏合剂对人体健康的影响主要有两个方面：一方面因用手操作而与皮肤紧密接触，其中某些成分可直接引起皮肤反应（刺激作用和变态反应）；另一方面因居室内家具、建筑装修材料等所含黏合剂中有害成分的持续挥发，导致室内空气污染，主要引起呼吸系统损害。若污染浓度高或误入口中，可引起全身性不良反应。

1. 皮肤黏膜损害 天然黏合剂往往含有蛋白质，致使其具有轻微致敏作用。合成黏合剂中，合成橡胶胶水能引起接触性皮炎。环氧树脂是家庭中较常用的黏合剂，能够引起接触性皮炎和变应性皮炎，硬化剂作为其重要组成部分，可加强这种不良反应。同时可见眼黏膜刺激反应，长期接触还可引起皮肤干裂。此外，居室中常用的瞬干黏合剂属氰基丙烯酸酯类黏合剂，如污染皮肤或黏膜，可迅速黏结引起污染部位刺激作用。

2. 呼吸系统损害 含有挥发性有害成分的合成黏合剂如合成橡胶胶水，在使用时或使用后缓慢挥发出的有害成分可经呼吸道进入人体，从而导致急性或慢性中毒，表现为诱发哮喘性支气管炎和支气管哮喘或致使其病情加重。此外，长时间吸入低浓度或短期吸入高浓度的混合芳香族溶剂和汽油蒸气，可引发肺水肿；吸入液态苯或者二甲苯，可发生肺水肿、化学性局部急性肺炎。

3. 神经系统影响 吸入丙烯腈、环己烷、甲苯、二甲苯、1,1,1-三氯乙烷和三氯乙烯，对中枢神经系统有抑制作用，可发生头痛、眩晕、动作失调、麻木和昏迷，而正乙烷能引起多神经病变。

4. 其他危害 ①刷胶过程中，摄入小量各种胶可引起胃肠功能失调。②接触有机卤溶剂的孕妇，可能发生流产或胎儿损害。③二甲基甲酰胺、四氢呋喃、氯乙烯可引起肝损害。④二甲基甲酰胺能引起血压升高。⑤苯可引起白细胞减少、再生障碍性贫血，甚至白血病。⑥丙烯腈和丙烯酸乙酯为可疑人类致癌物，丙烯酰胺、氯仿、二硝基甲苯、表氯醇、六氯乙烷、二氯甲烷、2-硝基丙烷为动物致癌物。

总之，黏合剂的使用过程中可能产生多种危害。使用时应增强自我防护意识、加强环境通风换气等保护措施，降低黏合剂可能带来的各种危害。

五、涂料

涂料（paint）指涂布于物体表面能形成坚韧的薄膜，具有保护、装潢或其他特殊作用（绝缘、防锈、防霉、抛光、耐热等）的物质。我国传统的油漆是植物油（桐油等）和大（生）漆。现在的油漆品种繁多，成分也比较复杂。大部分涂料的主要成分为树脂类有机高分子化合物，在使用时（刷或喷涂），需用稀释剂调成合适黏度以方便施工。总体来讲，其主要成分包括以下几种。

1. 成膜物质 包括油脂及其加工产品、天然树脂与合成树脂、纤维素衍生物，是涂膜的主要成分。

2. 次要成膜物质 包括增塑剂、催干剂、防霉剂、防污剂、颜料分散剂等。

3. 溶剂 包括醇类、醚类、酮类、酯类和烃类溶剂（矿油精、煤油、汽油、苯、甲苯、二甲苯等）。

4. 颜料 包括含铬、铅、镉颜料和有机颜料等。

（一）涂料的种类

家居涂料是造成家庭环境污染的重要原因，其产生的污染物对人体健康危害最大，日益引起人们关注。按用途可将涂料分为地板用涂料、墙壁用涂料、家具用涂料、木材和金属底漆、防锈涂料、木材抛光剂、汽车抛光剂，还包括日常用的涂改液、鞋油等。按涂料中成膜物质成分可将涂料分为油性涂料、纤维涂料、无机涂料和合成树脂涂料。按涂料产品形态可分为溶液、乳胶、粉末、有光、消光和多彩美术涂料等。按不同作用和不同涂布时序，又可分为面漆、中层漆、底漆三种类型。

常见涂料污染物及主要特征：①甲醛，其40%水溶液俗称福尔马林，无色可燃气体，具有强刺激性，对人的眼、鼻等有刺激作用。吸入甲醛蒸气会引起恶心、鼻炎、支气管炎和结膜炎等；接触皮肤会引起灼伤。室内空气中甲醛的限值为 $0.10mg/m^3$（1小时平均值）。2004年IARC将甲醛列为人类确定致癌物。②苯系物，包括苯、甲苯、二甲苯。人体长期吸入浓度超标的苯蒸气，会出现疲惫、恶心、全身无力等症状，还可能与白血病的发病有关。③甲苯二异氰酸酯，即"固化剂"，产品中的成分是经低度聚合的，毒性较小，但难免有部分未经聚合的游离甲苯二异氰酸酯，对皮肤、眼睛和黏膜有强烈的刺激作用，长期接触可引起支气管炎，少数病例呈哮喘样支气管扩张甚至肺心病等。空气中最高容许浓度为 $0.14mg/m^3$。④漆酚，大漆中含有大量的漆酚，毒性很大，常会引起皮肤过敏。现在一些低档漆中较常使用。

（二）涂料对健康的影响

家用涂料使用的过程中，主要有三个过程产生有毒有害的污染物质而污染居室环境，对人体健康产生影响。第一是对需涂饰物体表面的前处理过程，第二是使用涂料的过程，第三是使用涂料后涂料的干燥过程。因此，应该注意这些可能引起健康危害的环节，全面了解家庭使用涂料不当而对人体健康的影响。

含有机溶剂的涂料在使用时产生VOC如苯、汽油等，不仅对皮肤黏膜（眼和鼻）有一定的刺激作用，而且经呼吸道吸入可对神经系统产生有害作用，出现晕眩、头痛和恶心等症状，严重时引起气喘、神志不清、呕吐和支气管炎。据报道，室内使用涂料后一年时间内，儿童最易发生支气管哮喘，认为与所用涂料中挥发性物质造成的室内空气污染有关。含有重金属铅、镉、铬、汞等的涂料（颜料）可造成居室环境的重金属污染，引发易感人群特别是儿童中毒。据报道，含铅涂料（颜料）是当前许多家庭铅污染的主要来源，这可能是非铅污染区的儿童体内铅含量增加甚至引发铅中毒的重要原因。用含醋酸汞的乳胶漆用于粉刷厨房、卧室致使5岁儿童汞中毒的事例也有报道。

（三）绿色涂料

绿色涂料（green paint）又称环保涂料、健康涂料、生态涂料等，是绿色环保产品中的一位新成员。绿色涂料指的是无毒害、无污染、无放射性、有利于环境保护和人体健康的涂料。有资料显示，当今世界涂料工业技术发展的主流正围绕五个方面进行开发和研究，即涂膜质量高、施工方便、节省资源、节省能源和适应环境。绿色涂料有四大特点：第一，绿色涂料具有兼顾人体健康和环境保护的特点，能满足人们环保与健康两方面的要求。第二，绿色涂料使用寿命一般长达15～20年，远远高于传统涂料5年左右的使用寿命期。第三，绿色涂料具有多种功能，如防虫、防霉、防辐射、防紫外线、隔音阻燃等。第四，绿色涂料的各项性能指标更趋合理，如防潮透气性能、耐湿擦性能、耐热性能、附着力、抗冻性、光洁度、硬度等，这些性能指标都比传统涂料有了很大的提高。

六、家用杀（驱）虫剂

家用杀（驱）虫剂（insecticide）种类较多，成分比较复杂。主要是指针对危害家庭生活、传播疾病、影响人体健康的蚊子、苍蝇、蟑螂、臭虫、老鼠、跳蚤和虱子等，并将其驱除或杀灭而使用的一类化学药品。

"二战"期间，穆勒发明了农药滴滴涕，这种药品曾经帮助人类克服了很多自然灾害和疾病的蔓延，但因其高毒性、难降解性，在生物圈中循环，破坏生态平衡，影响人类健康，并且与某些癌症发生有关，对人类健康和生态环境具有重大隐患。现虽已停止使用，但其影响深远，已引起全球高度关注。现今使用的杀虫剂也并非绝对安全，可含有镉、铅、砷、汞等重金属元素和有机氯、苯等有毒物。特别是在密闭的室内，对人体的危害更大。这些污染物还会在体内富集，严重损伤居住者的健康。所以要慎用室内杀虫剂。

（一）家用杀（驱）虫剂种类

家庭常用的防蚊、驱蚊剂有驱蚊灵、酞酸酊酯、甲苯二乙胺等；灭蚊灭蝇用的拟除虫菊酯、氨基甲酸酯类杀虫剂等；消灭蟑螂用的硼砂、倍硫磷等；灭鼠用的安妥、磷化锌、氟乙酰胺等；还有防虫蛀用的卫生球等。目前家庭中普遍使用的各种气雾杀虫剂，以及灭蚊片、蚊香和灭蟑片等产品，大都采用菊酯类的溴氰菊酯作为杀虫有效成分。这些杀虫剂的杀虫成分对人体有害，而且辅助成分对人体也有害。有关实验证实，如果长期过量吸入杀虫剂的气雾，会损伤人的肝、肾、神经系统、造血系统。尤其是儿童，会引起更严重的后果。

（二）家用杀（驱）虫剂对健康的影响

家用杀（驱）虫剂是家庭中常用的化学药品。据统计，以拟除虫菊酯类产品为主，其活性成分包括胺菊酯、氯菊酯、丙烯菊酯、氯氰菊酯和溴氰菊酯。这一类杀（驱）虫剂属低毒或中等毒性。无论施用杀（驱）虫剂的方式怎样，都会造成一定程度的环境污染，尤其是喷洒时杀虫剂的雾滴很容易留在墙壁、家具、地板和衣物上，并通过呼吸道吸入和皮肤接触，对人体造成危害。人体接触暴露后，可引起神经行为功能改变和皮肤黏膜刺激如流泪、打喷嚏、面部发痒或烧灼感、面部蚁走感或刺痛感等。

七、其他家用化学品

（一）衣服面料等纺织品相关化学品

为提高纺织品质量、改善加工效果、简化工艺过程、提高生产效率、降低生产成本，同时使纺织产品色彩靓丽、具有优异的应用性能，衣服用料尤其是纯棉衣服面料，其每道加工工序中都要用到各种染料和染整助剂。某些染料和染整助剂对皮肤有刺激和致敏作用，而且有报道被褥的挥发性化合物能够引起哺乳类动物的急性呼吸道毒性。衣服面料所含有的染料与染整助剂，可能对人体健康有严重的潜在影响。

1. 衣服面料中有害物质来源　从生态纺织品和绿色环保服装考虑，衣服面料等在生产加工过程中存在众多污染来源。①纤维原料种植过程中使用的杀虫剂、除草剂和化肥等。②纺织原料储存过程中使用的防腐剂、防霉剂和防蛀剂等。③织造过程中的氧化剂、催化剂、去污剂和荧光增白剂。④印染过程中的偶氮化剂、卤化物载体和重金属等。⑤衣服面料成品在使用、清洗和保存过程中受到环境化学物的污染。这些都将成为人们关注的衣服面料与人类健康的问题。

2. 染料污染与健康　染料是利用从煤焦油中提取的芳香胺合成的。接触使用品红、金胺和萘胺等染料的人群是膀胱癌、白血病的高危人群。有害染料通过纺织品、防护品、再生纤维（包括内衣裤、床单等织物以及皮革制品）等方式接触皮肤或进入人体，造成皮肤过敏或刺激性皮炎甚至有致癌的潜在影响，尤其婴幼儿咬嚼衣服而随唾液吞入体内，被认为是近年来儿童白血病发病增多的一个不可忽视的潜在因素。

3. 染整助剂污染与健康　衣服面料染色时，除了使用染料外，还需要使用染整助剂，即织物整理时使用的各种整理剂、洗涤剂和添加剂等。许多染整助剂除了具有潜在的致癌作用外，还是皮肤过敏原（如甲醛、有机汞等）。所以许多国家的相关部门要求纺织品的生产、供应商，向消费者出示衣服面料不含致癌、致敏物质和环境激素的说明书。

4. 干洗剂污染与健康　干洗店使用的干洗剂是三氯乙烯或四氯乙烯，这种溶剂能被衣服纤维吸附，待衣服干燥时可从衣服内释放出来，污染居室内空气。这是一种对人体有毒性的溶剂，过量吸入后，可引起呼吸困难和心律不齐等症状。研究表明，这种干洗剂可能具有致癌性，并且对婴幼儿危害更大。因此，刚从干洗店取回来的衣物必须放在干燥通风处，使其含有的干洗剂完全挥发后，才能存放在衣柜或穿戴，减少或避免对人体健康产生影响。

5. 生态家用纺织品成分污染与健康　家用纺织品是用于人类除服装以外的日常生活、美化居室、保护家具等用途的纺织品，应用十分广泛。依据《生态纺织品技术要求》（GB/T 18885—2020），生态家用纺织品是指采用对环境和人体无害或少害的原料和生产过程所生产的对人体健康和环境无害的家用纺织品。生态纺织品认证（Oeko-Tex Standard 100）是1992年德国海恩思坦（Hohenstein）研究协会和维也纳－奥地利纺织品研究协会制定的，是使用最为广泛的纺织品生态标志。《生态纺织品技术要求》（GB/T 18885—2020）规定了对人体有害的物质种类及其在纺织品上的含量要求，这些有害物质包括甲醛、重金属、杀虫剂、有害染料、邻苯二甲酸酯、有机锡化合物、氯化苯和氯化甲苯、含氯苯酚、多环芳烃、全氟及多氟化合物、残余溶剂、残余表面活性剂、湿润剂、其他化学残余、抗菌整理剂、阻燃整理剂、紫外光稳定剂、色牢度、异味和石棉纤维等。

（二）日用合成高分子产品

1. 塑料制品　主要包括聚乙烯（polyethylene，PE）注塑产品和聚氯乙烯（polyvinyl chloride，PVC）制品，前者广泛用于日常生活，如盆、碗、勺、瓶等。其本身没有毒性，但其制品往往加入染料、防老剂等。染料一般为酞菁，都是脂溶性的非食性染料。所以带色PE容器不能用来盛装食物，尤其是含油脂的食物如肉、油炸食品等。此外，人们日常生活中几乎每天都能接触到各种各样的塑料袋，以及各种塑料玩具、文具等，其中塑料颜料、增塑剂及所携带的污染物等可能会带来健康问题，而且许多塑料制品在受热的状态下，可散发出氯氟烃类化合物、石油醚、苯乙烯等污染物有潜在的健康隐患。

2. 合成纤维　①尼龙，又称锦纶，结实耐磨。②聚酯，又称涤纶，挺括不皱。③腈纶，又称人造羊毛，蓬松保暖。④丙纶，轻盈坚牢。⑤氯纶，耐腐耐磨。⑥维尼纶，又称人造棉，舒适结实。

与天然纤维相比，合成纤维具有优良应用性能如强度、挺括等。但是对人体健康的影响也比较突出。第一，天然纤维分子上有许多羟基可与皮肤分泌的汗水形成氢键而使汗水被吸收，人体有舒适感。合成纤维不吸汗，所以穿着不如天然纤维感觉好。而且，化纤内衣透气性差，容易使细菌生长繁殖，引发尿道炎和膀胱炎。第二，化纤衣服直接与皮肤接触容易引起皮炎。国外报道，由尼龙、腈纶、丙纶、氯纶和维尼纶等面料做成的贴身内衣，会引起接触性皮炎及接触性荨麻疹，并引发过敏性哮喘。第三，穿着化纤衣服，静电感应严重。有人认为静电干扰可改变体表电位差，使心脏电传导改变，引起心律失常。国外研究证实，对合成纤维过敏的人，其体内释放出的组胺类物质会引起心律失常，发生心脏期前收缩。

（三）家用汽车内污染与健康

家用汽车内的污染有两大来源，一是汽车本身，新出厂的车内人造革和纺织品两类内饰件，含有大量甲醛、苯、二甲苯等有害物质，如地毯、车顶毡、坐垫、胶黏剂等，都可能释出有害物质；二是人呼出的气体和身体产生的气味与皮屑等，在封闭的车内累积，得不到散发或清除。而等新车异味消除，新的污染源也悄悄产生。车用空调蒸发器若长时间不进行清洗护理，会产生胺、烟碱等有害物质，细菌滋生，导致车内空气质量差甚至缺氧。而汽车发动机产生的一氧化碳、汽油气味，也会使车内空气质量下降。

（四）其他

（1）橡胶制品，如乳胶手套、橡胶拖鞋等，部分使用者可发生变应性接触性皮炎和湿疹，可能与橡胶制品中具有变应原作用的硫化剂、抗氧化剂、促进剂等有关。

（2）首饰和金属制品以含具有变应原镍的制品引起变应性接触性皮炎和湿疹为多见。贵金属的电离作用会扰乱人体的正常生物电流，从而对健康产生影响。

（3）药物是人类接触到的最主要的环境化学物质。人类服用药物是为了医治疾病或解除不适、痛苦等。但所有的药物都能引起疾病。世界卫生组织公布的资料表明，世界上有1/3因病死亡者，其实并不是疾病本身所致，而是死于不合理用药。

除使用药品过程中（正常服用量的情况下）出现与治疗无关的有害反应包括药品的毒副作用、变态反应、成瘾性等外，家庭（备）药物的使用不当，甚至滥用、误用，可对健康产生损害和潜在影响，对此人们往往缺乏足够的认识。药物作为家庭中一种特殊的化学品，在一定程度上，比其他家用化学品的危害更具有广泛性和隐蔽性，值得人们关注。

第二节　家用化学品的卫生监督与管理

一、化妆品的卫生监督与管理

（一）化妆品卫生规范与标准

化妆品的卫生监督与管理，需要一个准则或评价依据，用以判定化妆品产品卫生质量乃至产品的安全与否。卫生行政部门、检验机构、厂商、经营者和消费者，可根据相关的卫生标准或规范来衡量化妆品产品在市场过程的价值。因此，化妆品卫生监督管理的合法性及监督管理中的有据可依是前提条件。2020年中华人民共和国国务院公布了《化妆品监督管理条例》（以下简称《条例》），为规范化妆品生产经营活动，加强化妆品监督管理，保证化妆品质量安全，保障消费者健康，促进化妆品产业健康发展而制定。《条例》共6章80条，从四个方面对化妆品生产经营活动及其监督管理予以规范。一是贯彻落实"放管服"改革要求。完善了化妆品和化妆品原料的分类管理制度，简化了注册、备案流程，鼓励和支持化妆品研究创新，优化企业创新制度环境。二是严守质量安全底线。明确了化妆品注册人、备案人的主体责任，加强了生产经营全过程管理和上市后质量安全管控，确立了化妆品和化妆品原料的安全再评估制度以及问题化妆品召回制度，进一步保障化妆品质量安全。三是完善监管措施。建立化妆品风险监测和评价制度，规范执法措施和程序，增加责任约谈、紧急控制、举报奖励、失信联合惩戒等监管措施，提高监管的科学性、有效性、规范性。四是加大对违法行为的惩处力度。综合运用没收、罚款、责令停产停业、吊销许可证件、市场和行业禁入等处罚措施打击违法行为，对严重违法单位的有关直接责任人员处以罚款，将严重违法者逐出市场，为守法者营造良好发展环境。

（二）化妆品生产经营的卫生监督与管理

为加强化妆品卫生管理，保证化妆品卫生质量和使用安全，经国务院批准，卫生部于1989年颁布并于1990年1月1日起实施《化妆品卫生监督条例》（于2021年1月1日《化妆品监督管理条例》施行时废止），标志着我国化妆品卫生监督工作进入法制管理阶段。凡从事化妆品研制、生产、经营及其监督管理的单位和个人均须遵守这一条例的各项规定。

1. 化妆品生产的卫生监督与管理

（1）化妆品原料和产品的卫生监督与管理：在我国境内首次使用于化妆品的天然或者人工原料为化妆品新原料。具有防腐、防晒、着色、染发、祛斑美白功能的化妆品新原料，经国务院药品监督管理部门注册后方可使用；其他化妆品新原料应当在使用前向国务院药品监督管理部门备案。国务院药品监督管理部门可以根据科学研究的发展，调整实行注册管理的化妆品新原料的范围，经国务院批准后实施。

特殊化妆品经国务院药品监督管理部门注册后方可生产、进口。国产普通化妆品应当在上市销售前向备案人所在地省、自治区、直辖市人民政府药品监督管理部门备案。进口普通化妆品应当在进口前向国务院药品监督管理部门备案。

我国规定,使用化妆品新原料、特殊化妆品在投放市场前均须进行安全性评价。对首次进口到我国的化妆品,应由国外厂商或代理商提供化妆品的名称、种类、产品成分、限用物质含量、质量标准及检验方法、出口国批准生产的证明文件,此外还须提供卫生安全性评价资料或卫生质量检验报告等有关资料。

(2)化妆品生产企业的卫生监督与管理:依据《条例》第三章,从事化妆品生产活动,应当向所在地省、自治区、直辖市人民政府药品监督管理部门提出申请,提交其符合《条例》第二十六条规定条件的证明资料,并对资料的真实性负责。省、自治区、直辖市人民政府药品监督管理部门应当对申请资料进行审核,对申请人的生产场所进行现场核查,并自受理化妆品生产许可申请之日起30个工作日内作出决定。对符合规定条件的,准予许可并发给化妆品生产许可证;对不符合规定条件的,不予许可并书面说明理由。化妆品生产许可证有效期为5年。有效期届满需要延续的,依照《中华人民共和国行政许可法》的规定办理。

化妆品卫生质量直接关系到使用者健康,是化妆品卫生监督的重点。化妆品生产环节的卫生质量监督主要根据化妆品卫生规范进行,包括微生物学质量、有毒物质的限量、禁用和限用物质的检验等,而特殊化妆品是卫生监督的重点。

2. 化妆品经营的卫生监督与管理 化妆品生产经营者应当依照有关法律、法规的规定和化妆品标签标示的要求贮存、运输化妆品,定期检查并及时处理变质或者超过使用期限的化妆品。

化妆品集中交易市场开办者、展销会举办者应当审查入场化妆品经营者的市场主体登记证明,承担入场化妆品经营者管理责任,定期对入场化妆品经营者进行检查;发现入场化妆品经营者有违反《条例》规定行为的,应当及时制止并报告所在地县级人民政府负责药品监督管理的部门。美容美发机构、宾馆等在经营中使用化妆品或者为消费者提供化妆品的,应当履行《条例》规定的化妆品经营者义务。随着我国电子商务平台的发展,网络化妆品经营销售逐渐成为主流,也是目前监督的重点。电子商务平台经营者应当对平台内化妆品经营者进行实名登记,承担平台内化妆品经营者管理责任,发现平台内化妆品经营者有违反《条例》规定行为的,应当及时制止并报告电子商务平台经营者所在地省、自治区、直辖市人民政府药品监督管理部门;发现严重违法行为的,应当立即停止向违法的化妆品经营者提供电子商务平台服务。平台内化妆品经营者应当全面、真实、准确、及时披露所经营化妆品的信息。出入境检验检疫机构依照《中华人民共和国进出口商品检验法》的规定对进口的化妆品实施检验;检验不合格的,不得进口。进口商应当对拟进口的化妆品是否已经注册或者备案以及是否符合《条例》和强制性国家标准、技术规范进行审核;审核不合格的,不得进口。进口商应当如实记录进口化妆品的信息,记录保存期限应当符合《条例》第三十一条第一款的规定。出口的化妆品应当符合进口国(地区)的标准或者合同要求。

(三)对化妆品使用者不良反应的预防措施

化妆品使用者因产品原因或体质原因出现的不良反应,可通过加强化妆品生产和经营的卫生监督加以预防。油性皮肤者、儿童、过敏体质者和某些慢性病如肝病、糖尿病、月经不调等的患者,属于对化妆品不良反应的易感人群,应慎用各类化妆品。

对化妆品使用者引起不良反应的预防措施应包括:①建立病例报告制度,对使用化妆品引起不良反应的病例,各医疗单位应当向当地卫生行政部门报告,以便及时发现存在有卫生质量问题的化妆品。②强化化妆品使用者的自我保护意识,正确选择和使用化妆品对于预防化妆品引起的不良反应具有重要意义。使用一种新化妆品时,可通过简单的测试评估个体对化妆品的适应性。皮肤斑贴试验是目前最普遍使用的方法。③化妆品的广告标签和说明书,应给出正确的适用范围、使用方法、注意事项、使用期限等，避免误导消费者。

（四）我国的化妆品卫生监督体系

1. 国务院卫生行政机构的卫生监督职责　审批化妆品新原料的使用、审批特殊化妆品的生产、审批首次进口的化妆品、化妆品安全性评价单位的资格认证。

2. 省、自治区、直辖市食品药品监督管理局的卫生监督职责　化妆品生产的预防性卫生监督、化妆品生产企业卫生许可证发放、特殊化妆品生产的初审。

3. 县以上食品药品监督管理行政部门的卫生监督工作　对取得化妆品生产许可证的企业及化妆品经营者组织定期和不定期检查、指定化妆品卫生检验机构，聘任各级化妆品卫生监督员对化妆品生产人员的健康检查。

（五）我国化妆品管理与其他国家化妆品管理的差别

对比美国、欧盟和日本对化妆品的管理，可发现国际上对化妆品管理的发展趋势，即管理统一化的趋势。美国的化妆品管理归属食品药品监督管理局（Food and Drug Administration，FDA），其监管原则是企业自律，制造商对安全性负责，有限的原料限制和对标签的规定。欧盟的化妆品管理同样以企业自律为原则，实施备案制的管理模式。生产和代理商负责其安全性，产品信息须报各成员国政府主管部门备案，仅进行上市后的监督，各成员国之间使用统一的标准。而日本的化妆品管理在2001年前与我国的管理模式相近，以后出于国际自由贸易的考虑，废除了普通化妆品上市前的许可证制度，成分限制采取与美国和欧盟相同的消极审查方式，产品标识用全成分标识，但仍坚持生产企业和进口化妆品的许可证制度。

目前，我国化妆品卫生监督管理的制度正参考国际上管理完善国家的先进经验，向企业自律结合备案制发展，并将在结合我国国情的前提下，逐步与WTO的有限干预原则、采用国际准则的原则等要求接轨。

二、其他家用化学品的卫生监督与管理

（一）安全性评价

为了评价进入家庭日常生活的化学品尤其是新的化学品对人体健康是否安全，有必要对这类物质的危害性进行检测和调查，并对其在家庭中使用的安全性进行评价，以避免家庭环境污染、保护人体健康。家用化学品可根据化学品安全评价方法，收集以下三个方面的资料，对其毒性和潜在危害进行安全性评价。

1. 基本资料　家用化学品的名称、规格、基本成分、杂质含量，以及用途、使用方式、可能接触途径和程度，过度接触及误用、滥用的可能性，在生产、配制、包装、运输、贮存和销售过程中可能发生的变化等。

2. 动物实验资料　根据被测家用化学品与人体接触情况，从接触途径、剂量、使用期限等不同情况进行动物实验设计，收集动物毒性实验资料。

3. 人体接触资料　即收集人群使用或接触家用化学品的反应资料。不仅要观察人体试用时出现的各种不良反应，而且要注意对人体可能的潜在危害。

完整的安全性评价通常分五个阶段进行，即新产品合成设计阶段（毒性初步评估）、急性毒性试验阶段（急性毒性评价）、新产品中间试验阶段（亚急性毒性、慢性毒性、三致毒性等）、新产品正式投

产阶段（中毒机制、早期诊断与治疗方案）和新产品推广使用阶段（接触人群健康状况调查）。

（二）卫生标准

各种家用化学品已经成为家庭环境的主要卫生问题之一。世界上许多国家先后制定了相应的控制标准，以确保其使用安全。

除化妆品外，其他家用化学品主要引起室内有机化合物污染，尤其是从黏合剂、涂料等产生的挥发性有机污染物，如甲醛、苯、二甲苯等，这些污染物对人体健康的危害深受关注。我国国家卫生健康委、环保和建筑等相关部门正在着手研究制定和完善室内空气污染相应的环境质量标准，而且发布了室内空气质量标准。

1. 洗涤剂　针对食品用洗涤剂，国家市场监督管理总局颁布了《手洗餐具用洗涤剂》（GB/T 9985—2022），适用于由表面活性剂和助剂配制的手洗餐具用洗涤剂和兼具果蔬清洁功能的手洗餐具用洗涤剂。产品所用表面活性剂应为已确认能够降解，并且在目前科技水平的认知程度上其本身及降解产物对动植物和环境无害的化学品。要求表面活性剂的初级生物降解度不低于90%；或表面活性剂最终好氧生物降解度不低于60%。具体的卫生要求如下。

（1）对人体安全无害：洗涤剂组成成分的理化性质稳定、无皮肤刺激、不引起人体的急慢性中毒、无致癌作用。不得使用一般洗涤剂常用的增白剂和酶制剂。出厂产品必须检验合格。

（2）对洗涤物无损害：洗涤剂对餐具无腐蚀作用、洗涤后不留水纹。洗涤水果、蔬菜后不影响其原有的色、香、味。不破坏食物中的营养成分如维生素等。

（3）包装和标签规范：洗涤剂的包装密封性良好。标签要标明用法、生产日期和有效期。

此外，为保护大气臭氧层，国家环境保护总局要求从2003年6月1日起在全国范围内禁止使用四氯化碳作为清洗剂。

2. 化学消毒剂　在确保消毒效果的前提下，要减少或避免消毒剂对人体健康的不利影响，首先应根据消毒对象，选择最合适的消毒方法，掌握好所使用消毒剂浓度与消毒时间。其次，消毒剂的包装密封性良好，标签要标明用法、注意事项、生产日期和有效期，按其要求合理使用。最后，消毒过程结束后，及时清洗或通风换气，减少乃至清除残留消毒剂。

3. 涂料与黏合剂　我国制定了食品接触用涂料及涂层的相关卫生标准，规定其涂料和助剂必须是国家规定允许使用的原料。具体的卫生要求如下。①感官指标：表面平整、色泽均匀、无气孔；浸泡后，应无龟裂、不起泡、不脱落；迁移实验所得浸泡液不应有着色、混浊、沉淀、易臭等感官性的劣变。②理化指标：总迁移量≤60mg/kg；高锰酸钾消耗量≤10mg/kg；重金属（以Pb计）≤1mg/kg。

2014年7月1日实施《环境标志产品技术要求　水性涂料》（HJ 2537—2014）。该技术要求规定了水性涂料环境标志产品的基本要求、技术内容和检验方法；定义VOC为任何参加气相光化学反应的有机化合物；基本要求有以下两个方面：产品质量必须符合国家规定的产品质量标准（若无国家标准则必须执行行业标准），企业污染物排放必须符合国家或地方规定的污染物排放标准；技术内容中对产品VOC提出限量要求，如内墙涂料≤80g/L，外墙涂料≤150g/L，水性木器漆、水性防腐涂料、水性防水涂料等产品≤250g/L；产品生产过程中不得人为添加含有重金属的化合物且总含量应小于500mg/L（以铅计），产品生产过程中不得人为添加甲醛及其甲醛的聚合物且含量应小于500mg/L。该技术要求还对检验方法作出了具体规定。

4. 衣服面料等纺织品　衣服面料等纺织品中的甲醛已受到世界各国的普遍关注。日本、美国、欧洲以及有关国际组织的标准对甲醛含量作出了明确的规定。我国在纺织品和服装产品标准中也制定了控制甲醛含量的指标，并于2003年3月1日开始执行强制性国家标准《国家纺织产品基本安全技术规范》（GB 18401—2003），2011年8月1日开始实施修订后的规范（GB 18401—2010），其中规定婴幼儿纺织品甲醛含量不得超过20mg/kg；接触皮肤的服装甲醛含量不得超过75mg/kg；不接触皮肤的服装甲醛含量不得超过300mg/kg。童装强制性标准《婴幼儿及儿童纺织产品安全技术规范》（GB 31701—2015）于2016年6月1日起正式实施，这是我国首个针对童装的强制性标准，新增加了6种增塑剂和铅、镉2种重金属的限量要求。此外，对童装头颈、肩部、腰部等不同部位绳带作出详细规定，婴幼儿及7岁以下儿童服装头颈部不允许存在任何绳带。

5. 家用汽车内污染 我国于2012年3月正式实施了《乘用车内空气质量评价指南》（GB/T 27630—2011）。根据车内空气中挥发性有机物的来源和种类，规定了车内空气中苯（≤0.11mg/m³）、甲苯（≤1.10mg/m³）、二甲苯（≤1.50mg/m³）、乙苯（≤1.50mg/m³）、苯乙烯（≤0.26mg/m³）、甲醛（≤0.10mg/m³）、乙醛（≤0.05mg/m³）、丙烯醛（≤0.055mg/m³）的浓度限值要求。但是，目前《乘用车内空气质量评价指南》并非强制性法规。采用的是室内空气标准的上限水平，相较欧美标准来说过低。根据德国制定的车内环境标准，甲醛含量不能超过0.08mg/m³，我国标准是不能超过0.10mg/m³。

（三）卫生监督与管理

为了预防家用化学品污染环境、危害人体健康，我国参照国外的经验，结合本国的实际情况，将陆续制定和完善相应的管理法规。对各类家用化学品进行从生产到销售过程的卫生监督与管理。在此介绍除化妆品外的主要家用化学品的情况。

1. 洗涤剂 主要加强对其配方的监督管理，保证洗涤剂成品的质量。其次是预防洗涤剂对水体环境造成污染。目前各国对洗涤剂（表面活性剂）的生物降解率要求在80%以上，用量大的国家甚至要求达到90%以上。洗涤剂中磷酸盐含量要求在9%以下。我国轻工系统的相关规定是，所用表面活性剂7天生物降解率必须大于80%。《生活饮用水卫生标准》规定阴离子合成洗涤剂含量不超过0.3mg/L，以防饮用水中出现泡沫，影响水质感官性状。

2. 化学消毒剂 我国卫生部于2001年1月1日颁布并实施了《消毒产品生产企业卫生规范》（2009年进行修订）。除了对生产环境、生产区卫生要求作出了相应的规定之外，要求原材料必须无毒、无害、无污染，有相应的检验报告或证明材料；原材料和成品必须分开存放，待检产品、合格产品和不合格产品应分开存放，应有易于识别的明显标记。每批产品投放市场前必须进行卫生质量检验，合格后方可出厂。生产人员上岗前必须进行消毒卫生知识及有关卫生标准的培训，培训合格后方可上岗。直接从事消毒产品生产的操作人员，上岗前及每年必须进行一次健康体检，患有活动性肺结核、病毒性肝炎、肠道传染病患者及病原携带者，化脓性或渗出性皮肤病等传染病患者，不得从事一次性使用医疗、卫生用品的生产。

此外，家庭在使用化学消毒剂的过程中，应严格按照使用说明书要求，储存和合理使用消毒剂，消毒过程中要严格执行操作规程，应将消毒剂放在小孩接触不到的地方。

3. 涂料与黏合剂 主要成分是高分子化合物，易干结、沉淀、胶化且易燃。要求生产者对卫生标准中规定的生产所使用的原料、配方、成品等进行检验，合格后方可生产出厂销售。采用新原料、新工艺时，应由生产单位或主管部门向当地卫生监督部门提供产品配方及卫生评价所需的资料如毒理学评价、检验方法和相关标准等。卫生监督部门还应对生产、供应部门加强经常性卫生监督。

4. 其他 加强纺织品生产销售的卫生监督与管理，关键在于所含染料、染整助剂、重金属及甲醛含量等符合相关法规的要求。由于甲醛易溶于水，因此衣服面料在使用之前通过洗涤可以减少甚至排除甲醛对机体的不利影响。

加强家庭（备）用药品的管理也是非常必要的，具体要求包括分类存放、定期清理；遵照医嘱、合理使用；家庭药箱应放在避光、干燥、阴凉处，尤其应放在小孩接触不到的地方。我国目前还没有建立起药品回收机制，大量过期失效药品不能被及时销毁，有的被继续服用，有的被当作普通生活垃圾丢弃，甚至被非法收药者倒卖到了农村市场，既污染了环境，也构成了健康威胁。在处理过期药品时，妥善的做法是药片、药丸、胶囊类药品，应分别用纸包好，再投入密闭的纸筒内丢弃；软膏、脂膏类药品，应将其膏体从容器中挤出，收集在信封内封好后丢弃；药水、口服液等液体药品应在不混杂的情况下，分别倒入下水道冲走；而喷雾剂、气雾剂类药品则应在户外空旷地上，在避免接触明火条件下彻底排空；针剂、水剂类注射用药应该连同其完整外包装一起，装入纸筒内密闭后丢弃。

当家庭中大量使用某些有害作用较大的化学品如消毒剂、油漆及黏合剂等时，必须加强居室的通风，冬季更应如此。这是防止家庭环境污染对人体健康影响的关键措施。此外，我国急待制定和完善有关家用化学品的卫生标准，为家用化学品的预防性与经常性卫生监督与管理提供法律保障。同时，利用当今科技发展的新技术、新方法和新材料，提倡清洁生产、绿色化学等绿色理念，为家庭提供更多实用无害的"绿色家用化学品"，如绿色住宅、绿色包装材料、绿色涂料、绿色食品、绿色衣服或生态服装。确保居室环境清洁，提高人们的生活质量和健康水平。

知识拓展

全国化妆品监管工作部署会

2022年1月26日，2022年全国化妆品监管工作电视电话会议在京召开。会议以习近平新时代中国特色社会主义思想为指导，认真贯彻党的十九大、十九届历次全会和中央经济工作会议精神，落实2022年全国药品监督管理暨党风廉政建设工作会议部署，推进"十四五"国家药品安全及促进高质量发展规划实施，系统总结2021年化妆品监管工作，深入分析任务形势，全面部署2022年重点工作。会议充分肯定了2021年化妆品监管工作取得的成绩。2021年是我国化妆品监管"法规建设年"，《化妆品监督管理条例》（以下简称《条例》）正式实施，化妆品监管部门围绕依法行政，推进《条例》配套规章和规范性文件制定宣贯，完善监管法规体系；围绕科学监管，加强职业化专业化队伍和能力建设，强化标准体系建设，开展化妆品监管科学研究，完善技术支撑体系；围绕全程治理，全面加强事前事中事后监管，完善风险防控体系；围绕专项整治，加强儿童化妆品监管，严查大案要案，建立案件查办指导和激励机制，完善稽查执法体系；围绕监管效能，着力提升智慧监管水平，完善智慧监管体系；围绕公众关切，进一步加大化妆品安全知识、政策法规宣传，完善社会共治体系。

本章小结

教学课件

执考知识点总结

本章涉及的2019版及2024版公共卫生执业助理医师资格考试考点对比见表13-2。

表13-2　2019版及2024版公共卫生执业助理医师资格考试考点对比

单元	细目	知识点	2024版	2019版
常用化妆品卫生	化妆品的种类	一般用途和特殊用途化妆品	2024年已删除	√
	化妆品不良反应以及化妆品污染的危害	（1）对皮肤的危害	2024年已删除	√
		（2）微生物污染的危害	2024年已删除	√
		（3）有毒化学物质污染的危害	2024年已删除	√

拓展练习及参考答案

（葛　红）

第十四章　突发环境污染事件

学 习 目 标

素质目标： 树立关注环境、保护生态平衡，降低环境相关性疾病的发生，维护健康的职业素养。

知识目标： 掌握突发环境污染事件的定义、基本特征，应急准备、应急响应、应急监测、泄漏处置和紧急医疗救助的具体内容；熟悉突发环境污染事件的分级、分类，对人群健康的危害、对社会安定和经济发展的影响；了解突发环境污染事件应急预案、预警系统的构建程序和主要内容。

能力目标： 能够识别突发环境污染事件及其危害、特征，并进行相应的应急准备、应急处理工作；具备环境与健康关系的正确认知和理解能力。

案例导入

【案例】

2013年11月22日凌晨2时40分，山东省青岛市秦皇岛路和斋堂岛街交会处，中石化管道公司输油管线破裂，造成大量原油泄漏。3时15分，黄岛油库关闭输油管线并向110报警。此时原油已进入雨水管线，并沿着雨水管线进入胶州湾边的港池。7时30分，中石化管道公司在入海口处设置了两道围油栏，但此时海面已发现大面积溢油。8时30分，青岛市环境保护局接报，赶到入海口现场救援。10时30分许，在雨水涵道和输油管线抢修作业现场，由于操作过程迸发火花，导致爆燃连续发生。爆炸波及青岛市丽东化工厂部分设施，整个路面因爆炸损毁严重。10时40分，距爆炸点约1km外的雨水管道末端入海口处，发生原油燃烧起火。经紧急消防扑救，现场两处明火点于13时全部扑灭。

事故发生后，青岛市紧急救援指挥部立即启动应急预案，责令相关部门组织力量紧急处置。120急救中心8辆救援车紧急出动，把伤者送往医院。当日11时左右，爆炸点附近居民、小学疏散。后经国务院事故调查组认定，此次输油管线爆燃是一起特别重大责任事故，共造成63人遇难、156人受伤住院，直接经济损失7.5亿元。依据事故调查结果，对有关责任单位和责任人进行了处理。48名责任人分别给予纪律处分，涉嫌犯罪的15名责任人移送司法机关，并依法追究法律责任，涉嫌肇事企业被国家安全生产监督管理总局下令停产。

【问题】

1．试述原油泄漏的污染范围。

2．在管道抢修过程中，为什么会发生爆炸？

3．事故处理过程中，政府及相关部门采取了哪些应急措施？

本章以突发环境污染事件为主线，重点阐述其危害、特征及其应急处理措施。但是，在工农业生产、医疗卫生机构中所使用的放射性物品及其废弃物，如果发生泄漏、爆炸、辐射源丢失，也可对生态环境及人民群众健康造成危害。故本章在讨论突发环境污染事件的危害及应急处理等问题中，包括（或涉及）放射性污染所造成的突发环境事件。

核心知识拆解

第一节　概　述

一、突发环境污染事件的定义

突发环境污染事件（abrupt environmental pollution accidents）是指在社会生产和人民生活中所使用的化学品、易燃易爆危险品、放射性物品，在生产、运输、贮存、使用和处置等环节中，由于操作不当、交通事故或人为破坏而引起爆炸、泄漏，从而造成环境污染和人民群众健康危害的恶性事故。

二、突发环境污染事件的基本特征

（一）发生时间的突然性

突发环境污染事件有别于一般意义上的环境污染，其事件的发生非常突然，多在瞬间发生，常常出乎人们的预料。由于突然而至、来势迅猛，人们对此始料未及，缺乏防御，往往造成现场人员及周围群众重大伤亡。由于有毒有害物质迅速扩散，其污染空间很快向下风侧（或河流下游）扩散，使人群伤亡和生态环境破坏范围迅速扩大。例如，2010年4月20日晚10点，美国路易斯安那州沿海的"深水地平线"石油钻井平台突然起火爆炸。平台上126名工作人员受伤严重，后经评估确定，此次爆炸及原油泄漏事件是美国历史上最严重的生态灾难，其经济损失高达9.3亿美元。

（二）污染范围的不定性

由于造成突发环境污染事件的原因、规模及污染物种类具有很大未知性，故对大气、水域、土壤、森林、绿地、农田等环境介质的污染范围带有很大的不确定性。例如，一个小型化工厂有毒气体贮存罐突然爆炸，可能仅造成工厂周围的几平方千米内厂区、居民区空气污染。但如果是海上油轮泄漏或爆炸事故，其污染面积将波及广泛，甚至污染整个海域。2010年7月16日晚8时，中国石油集团公司大连大孤山新港码头一储油罐输油管发生起火爆炸，引起1500吨原油泄漏，溢油范围达到183km^2，其中严重污染面积达50km^2。

（三）负面影响的多重性

不论是发达国家，还是发展中国家，突发环境污染事件一旦发生，将对社会安定、经济发展、生态环境和人群健康产生诸多影响，并且事件级别越高，危害越严重，恢复重建越困难。例如，2003年重庆开州区天然气井喷事件，由于污染范围迅速扩大，紧急疏散转移群众65 000余人，给人们心理造成一定压力，对当地社会安定、经济发展带来重大影响。据统计，此次井喷造成的直接经济损失高达

6432万余元。

（四）健康危害的复杂性

突发环境污染事件可对现场及周围居民产生严重的健康危害，其表现形式与事故的原因、规模、发生形式、污染物种类及理化性质有关。事故发生后的瞬间，可迅速造成人群急性中毒或产生急性刺激作用，容易导致群死群伤。对于那些具有慢性毒作用、环境中降解很慢的持久性污染物，则可对人群产生慢性危害和远期潜在效应。这种长期低浓度暴露所导致的健康危害，将是环境卫生学、毒理学及环境生态学等学科关注的热点、难点课题。

三、突发环境污染事件的分类

（一）按造成突发环境污染事件的物质分类

（1）易燃易爆危险品泄漏、爆炸事件。
（2）有毒化学品泄漏、扩散事件。
（3）溢油或油气井喷事件。
（4）非正常大量废水排放事件。
（5）放射性物品丢失、泄漏事件。

（二）按造成突发环境污染事件的原因分类

（1）生产过程中意外事故所引发的泄漏、爆炸事件。
（2）运输过程中意外事故所引发的泄漏、爆炸事件。
（3）贮存或处置过程中意外事故所引发的泄漏、爆炸事件。
（4）人为破坏所引发的泄漏、爆炸事件。

（三）按突发环境污染事件所涉及的地域空间（或介质）分类

（1）重点流域、敏感水域水污染事件。
（2）重点城市大气污染事件。
（3）有毒化学品、放射性物品污染农田事件。
（4）陆地或海上油田井喷和天然气喷发事件。
（5）海上油轮溢油或有毒化学品泄漏事件。

四、突发环境污染事件的分级

根据我国《国家突发环境事件应急预案》分级原则，按照事件严重程度，可将突发环境污染事件分为以下四个级别。

（一）特别重大突发环境事件

凡符合下列情形之一的，为特别重大突发环境事件。
（1）因环境污染直接导致30人以上死亡或100人以上中毒或重伤的。
（2）因环境污染疏散、转移人员5万人以上的。

（3）因环境污染造成直接经济损失1亿元以上的。

（4）因环境污染造成区域生态功能丧失或该区域国家重点保护物种灭绝的。

（5）因环境污染造成设区的市级以上城市集中式饮用水水源地取水中断的。

（6）Ⅰ、Ⅱ类放射源丢失、被盗、失控并造成大范围严重辐射污染后果的；放射性同位素和射线装置失控导致3人以上急性死亡的；放射性物质泄漏，造成大范围辐射污染后果的。

（7）造成重大跨国境影响的境内突发环境事件。

（二）重大突发环境事件

凡符合下列情形之一的，为重大突发环境事件。

（1）因环境污染直接导致10人以上30人以下死亡或50人以上100人以下中毒或重伤的。

（2）因环境污染疏散、转移人员1万人以上5万人以下的。

（3）因环境污染造成直接经济损失2000万元以上1亿元以下的。

（4）因环境污染造成区域生态功能部分丧失或该区域国家重点保护野生动植物种群大批死亡的。

（5）因环境污染造成县级城市集中式饮用水水源地取水中断的。

（6）Ⅰ、Ⅱ类放射源丢失、被盗的；放射性同位素和射线装置失控导致3人以下急性死亡或者10人以上急性重度放射病、局部器官残疾的；放射性物质泄漏，造成较大范围辐射污染后果的。

（7）造成跨省级行政区域影响的突发环境事件。

（三）较大突发环境事件

凡符合下列情形之一的，为较大突发环境事件。

（1）因环境污染直接导致3人以上10人以下死亡或10人以上50人以下中毒或重伤的。

（2）因环境污染疏散、转移人员5000人以上1万人以下的。

（3）因环境污染造成直接经济损失500万元以上2000万元以下的。

（4）因环境污染造成国家重点保护的动植物物种受到破坏的。

（5）因环境污染造成乡镇集中式饮用水水源地取水中断的。

（6）Ⅲ类放射源丢失、被盗的；放射性同位素和射线装置失控导致10人以下急性重度放射病、局部器官残疾的；放射性物质泄漏，造成小范围辐射污染后果的。

（7）造成跨设区的市级行政区域影响的突发环境事件。

（四）一般突发环境事件

凡符合下列情形之一的，为一般突发环境事件。

（1）因环境污染直接导致3人以下死亡或10人以下中毒或重伤的。

（2）因环境污染疏散、转移人员5000人以下的。

（3）因环境污染造成直接经济损失500万元以下的。

（4）因环境污染造成跨县级行政区域纠纷，引起一般性群体影响的。

（5）Ⅳ、Ⅴ类放射源丢失、被盗的；放射性同位素和射线装置失控导致人员受到超过年剂量限值的照射的；放射性物质泄漏，造成厂区内或设施内局部辐射污染后果的；铀矿冶、伴生矿超标排放，造成环境辐射污染后果的。

（6）对环境造成一定影响，尚未达到较大突发环境事件级别的。

上述分级标准有关数量的表述中，"以上"含本数，"以下"不含本数。

第二节　突发环境污染事件的危害

一、突发环境污染事件对人群健康的危害

（一）急性刺激作用

1. 皮肤黏膜、眼睛急性炎症反应　突发环境污染事件若为刺激性气体所致，如二氧化硫、三氧化硫、氯气、光气、硫酸二甲酯、氟化氢、氨气、氮氧化物等，可对事故现场人员和周围人群产生较强的急性刺激作用。轻者可引起接触部位皮肤黏膜、眼睛局灶性急性炎症，表现为急性眼结膜、角膜充血红肿流泪，严重者可出现眼角膜腐蚀脱落、皮肤化学性灼伤等表现。

2. 呼吸道刺激反应　刺激性气体和挥发性液体物质可引起化学性支气管炎，诱发剧烈咳嗽、咳痰、胸闷、气促等症状，严重者可因喉头痉挛而窒息。某些水溶性较小的刺激性气体，对上呼吸道刺激作用相对较轻，但对毛细支气管、肺泡有较强刺激、腐蚀作用，从而引起急性中毒性肺水肿。

突发环境污染事件发生后，大气中刺激性气体浓度瞬间剧增，暴露人群表现出程度不同的呼吸道刺激症状。当疏散、脱离事故现场后，上述症状减轻，此时有可能进入肺水肿潜伏期。2～8天后，出现急性肺水肿典型临床表现。患者在创伤、感染、休克等协同因素作用下，多死于急性呼吸窘迫综合征（acute respiratory distress syndrome，ARDS）。

（二）急性中毒和死亡

突发环境污染事件若为窒息性气体或其他有毒化学品所致，如高浓度一氧化碳、氰化氢、硫化氢、甲基异氢酸酯、氨气、氟化氢、苯类化合物、酚类、醛类等，可造成现场工作人员或近距离暴露居民群体性中毒、死亡。在窒息性有毒气体中，以氰化氢毒性最强，作用最快，常可致患者"电击样"死亡。高浓度硫化氢气体吸入可使暴露人群出现意识不清、昏迷、抽搐、死亡。甲基异氢酸酯是印度博帕尔毒气泄漏事故中所泄漏的剧毒物质，在事故发生后几天时间内，相继有20多万人因中毒、受伤、眼损害住院治疗，25 000余人死亡。

（三）外照射急性放射病

由于放射源丢失、失控、意外事故或人为破坏所造成的突发环境污染事件，可使人群暴露于高强度外照射，从而引起外照射急性放射病（acute radiation sickness from external exposure）。此时人体所接受的电离辐射强度达到1.0J/kg以上，吸收剂量大于1.0Gy。

外照射急性放射病依据身体吸收剂量，分为骨髓型、肠型、脑型3种。当吸收剂量在1.0～10.0Gy时，暴露者会出现轻、中、重、极重度骨髓型表现，主要有乏力、头晕、失眠、食欲减退、恶心呕吐、毛发脱落等症状。外周血白细胞、血小板减少，可伴有贫血、出血症状。重度或极重度骨髓型患者，由于高热、感染、水电解质紊乱，很快导致器官功能衰竭而死亡。

当吸收剂量达10.0～50.0Gy，或全身受到不均匀照射，且腹部受到严重照射时，暴露人群多发生肠型急性放射病。主要症状有顽固性呕吐、腹泻，外周血淋巴细胞减少，其绝对值小于0.3×10^9/L。病程较短，多在10天左右死亡。

当吸收剂量达50.0Gy以上，或全身受到不均匀照射且头部受到特大剂量照射时，暴露人群可发生

脑型急性放射病，其主要临床表现为剧烈头痛、喷射性呕吐、神志不清、昏迷、反复发作的抽搐。患者多死于脑水肿、脑疝所致的呼吸、循环衰竭。外周血淋巴细胞急剧减少，其绝对值可小于0.3×10^9/L。脑型放射病病情凶险，多在数小时内死亡；病程相对较长者，也仅为$1 \sim 2$天。

（四）慢性、潜在性健康危害

在突发环境污染事件得到妥善的应急处理后，某些有毒有害危险化学品、放射性物品，由于污染范围较大，缺少有效的后期处置和净化手段，其危害可持续很久。这些污染物在环境中被彻底的降解破坏往往需要几年、几十年，甚至更长时间，并且可进入食物链，表现出明显的生物富集作用。因此，暴露人群的健康效应多以慢性、潜在性危害为主要表现。例如，苏联切尔诺贝利核电站爆炸事件发生以后，由于放射性物质衰减较慢，对居民健康的危害一直持续至今。有专家预言，切尔诺贝利核电站污染事故将对人类健康"祸延100年"。

（五）对人群心理的影响

突发环境污染事件不仅能够造成居民中毒、死亡、残障等躯体伤害，也可对污染区及周边地区居民心理造成不同程度的影响。灾难的突然降临，使亲人死难、家庭破碎，均严重刺激着人们的心灵。有许多灾难事故发生以后的调查表明，灾难过后，许多人产生焦虑、抑郁、神经衰弱等神经精神症状，常被诊断为"创伤后应激障碍"（post-traumatic stress disorder，PTSD）。在突发环境污染事件应急处理过程中，参与抢救的工作人员也可出现心理卫生问题，如自主神经敏感性增高、幻听、幻视、失眠、焦虑、惊恐等表现，常被诊断为急性压力症候群中的亚综合征，严重者可发展为PTSD。另外，由于心理受到刺激，可使原来患有的某些心身疾病加重或恶化，如原发性高血压、冠状动脉性心脏病、糖尿病、抑郁症、精神病等。

二、突发环境污染事件对社会安定和经济发展的影响

（一）对社会安定的影响

任何国家和地区，在突发环境污染事件发生后，社会和谐稳定可受到不同程度的影响。亲人的伤亡、房屋及生活用品的损毁，将对家庭结构和功能产生巨大影响；加大了医疗救助、人身保险、社会保障等行业部门的工作量。由于大量人群的紧急疏散，导致交通拥堵，易造成交通事故频发。此外，人们在对突发环境污染事件的原因、严重性、波及范围不了解的情况下，可能会听信某些不实传言，从而加重恐慌，甚至酿成过激行为。商店、医院等公共服务设施功能的丧失，可加重居民生活困难。混乱之际，少数不法之徒乘机作案，如偷盗、抢劫等，可使治安刑事案件增多。

（二）对经济发展的影响

突发环境污染事件不论规模大小，势必对家庭、单位和地区经济发展造成不同程度影响；较大的突发环境污染事件甚至可影响整个国家及周边地区经济可持续发展。例如，大量建筑物及公共设施的损毁使灾后重建需投入巨额资金，对人员群死群伤的救治可消耗大量的医疗卫生经费。

除上述直接经济损失外，事故发生后的相当一段时间内，当地贸易、旅游、餐饮、旅店、娱乐、运输等行业将受到不同程度的影响，严重者可引发经济危机。当地生态环境的恶化，将会在相当长一段时间后恢复，间接地加大了经济损失。

随着我国突发事件应急体系的日益完善，突发环境污染事件的发生率呈下降趋势，但重大突发环

境污染事件仍时有发生。

第三节 突发环境污染事件的应急准备

应急准备（emergency preparation）是指一个国家和地区针对突发性事件的预防、预警、紧急处置所制订的一系列工作计划，主要内容包括建立预案体系、指挥决策体系、风险排查、队伍建设、培训演练、物质保障等。

2003年以来，我国政府逐步构建并完善了突发环境污染事件的应急准备体系，利用互联网技术开通了突发环境污染事件的信息直报系统，并且在实施过程中不断总结和完善。2014年12月29日，国务院废止了2005年5月印发的《国家突发环境事件应急预案》，颁布了新的《国家突发环境事件应急预案》，内容可操作性及指导意义均更强，大大提高了国家对突发环境污染事件的防御能力。

一、坚持预防为主的原则

纵观国内外突发环境污染事件案例，其大多由生产、储存、运输和使用过程中的意外事故引发。因此，加强预防预警、消除事故隐患是应对突发环境污染事件的根本举措，可以从源头减少突发环境污染事件的发生，充分体现"预防为主"的原则。根据我国《国家突发环境事件应急预案》的要求，应切实做好以下几方面的具体工作。

（一）广泛宣教，提高认识

地方各级人民政府和各有关职能部门、省（区、市）环境保护机构和组织应加大宣传力度，向全社会传播突发环境污染事件预防应急知识。联合国环境规划署在"地区级紧急事故意识与准备"计划中明确指出，各国应广泛传播各种突发恶性事故的危害，提高公众对恶性事故的认识，并做好必要应急准备。

（二）加强监测和预警，消除事故隐患

在对突发环境污染事件的应急预防工作中，监测和预警占有重要地位。为了做好监测和预警，环境监督执法部门应对辖区内涉及有毒有害危险品、辐射性物品的有关生产、运输、贮存、使用、处置等企事业单位加强监督执法力度，以便从源头预防突发环境污染事件。

（三）收集基础资料，建立信息网络

监测和预警都有赖于系统的、连续的、长期的基础资料的收集和整理，各相关部门对辖区内所有企事业单位进行有毒有害危险品、辐射性物品普查、登记，将其名称、理化性状、毒性、中毒表现及处理、处置手段等资料输入计算机，建立数据库，以备紧急情况下查阅。同时，利用现代信息技术，将辖区内厂矿企事业单位的具体位置、交通路径、联系方式等信息绘制成地理信息图，以备紧急情况下上机查阅，在最短时间判断事故地点、最佳避险路线，也有利于初步判断突发环境污染事件的物质和原因等。这种高效完善的网络管理系统可以实现信息快速传递，使国家政府和应急指挥中心在最短时间内形成决策和协调指挥。

二、组建指挥协调系统

在突发环境污染事件的应急准备中，组建机构健全、层次分明，反应敏捷的高效指挥协调系统至关重要。该系统在应急响应中统揽全局，指挥各子系统有条不紊地展开紧急救援、应急监测、快速处置，而且能在最短时间内调动应急处理所需的人力、物资、信息等。一个完善的指挥协调系统包括最高领导机构、综合协调机构、有关成员单位突发环境污染事件应急指挥机构、地方各级人民政府突发环境污染事件应急指挥协调机构、专家组和厂矿企事业单位应急救援队伍。

三、制订应急预案和建立并完善预警系统

制订应急预案和建立并完善预警系统是提高应对突发环境污染事件水平的重要内容。应急预案是针对可能发生的突发事件，在风险分析与评估的基础上预先制订的应急计划与行动方案。预警系统是建立在完善应急预警体系基础上的，由监测体系、咨询体系、组织体系和制度体系构成，实现对可能发生的突发事件的预警和监控。

（一）制订应急预案，举行实战演练

应急预案的制订和落实是衡量一个国家对突发环境污染事件紧急应对是否科学化、规范化管理的标志。应急预案制订后，应加强监督、落实，同时应积极组织演练。通过演练，可以锻炼应急救援队伍，提高对突发环境污染事件的快速反应能力，同时检验应急预案的合理性。

（二）建立并完善预警系统，提高应对能力

根据国内外应对突发环境污染事件的经验，参照我国《国家突发公共事件总体应急预案》《国家突发环境事件应急预案》，一个完整的预警系统应包括环境安全预警系统、突发环境污染事件应急资料库和应急指挥技术平台系统。

四、切实做好应急保障工作

在突发环境污染事件的应急处理中，充足的应急保障事关应急处理的成败。根据我国《国家突发环境事件应急预案》规定，并参照国内外突发环境污染事件的应急处理经验，应在资金、装备与物资、通信与运输和人力资源四个方面切实做好应急保障工作。

五、加强应急管理科学研究

应急管理和应急研究在我国起步较晚，尚未形成一套完整有序、实施有效的应急体系，应加强我国突发事件准备工作的整体设计，在整体上推进风险分析与评估，与资源、人员配备、培训、演练、评估和改进等应急准备政策的相互衔接和补充。此外，要研究以风险为基础的综合安全管理配套制度设计，考虑建立相对应的战略规划、沟通、资源保障、教学培训、资格认证、绩效考核、监督检查等制度，加快构建我国突发事件风险防范的政策体系。

第四节　突发环境污染事件的应急处理

在突发环境污染事件即将发生或已经发生的紧急状态下，采取某些超出正常工作程序的行动，以避免事件的发生或减轻事件后果的超常规工作程序称之为应急处理。在环境应急状态下，应迅速部署以下几方面的工作。

一、紧急启动预警系统

对可以预警的突发环境事件，按照事件发生的可能性大小、紧急程度和可能造成的危害程度，将预警分为四级，由低到高依次用蓝色、黄色、橙色和红色表示。预警系统启动后，根据事态的发展情况和采取措施的效果，预警级别可以升级、降级或解除。当收集到的有关信息证明突发环境污染事件已经发生，或者即将发生的可能性增大时，应迅速启动预警系统。

二、快速执行应急响应

当预警系统紧急启动后，地方各级人民政府及有关单位，针对突发环境污染事件采取的所有应对措施称之为应急响应（emergency respond），具体内容包括信息上报、应急监测、医疗救助、紧急疏散、应急处置和应急保障等。

突发环境污染事件的应急响应，应坚持"分级响应，属地为主"的原则。地方各级人民政府，按照有关规定负责突发环境事件的应急处理，国家生态环境部及国务院相关部门根据情况给予协调支援。

根据突发环境事件的严重程度和发展态势，将应急响应设定为Ⅰ级、Ⅱ级、Ⅲ级和Ⅳ级四个等级。初判发生特别重大、重大突发环境事件，分别启动Ⅰ级、Ⅱ级应急响应，由事发地省级人民政府负责应对工作；初判发生较大突发环境事件，启动Ⅲ级应急响应，由事发地设区的市级人民政府负责应对工作；初判发生一般突发环境事件，启动Ⅳ级应急响应，由事发地县级人民政府负责应对工作。突发环境事件发生在易造成重大影响的地区或重要时段时，可适当提高响应级别。应急响应启动后，可视事件损失情况及其发展趋势调整响应级别，避免响应不足或响应过度。

超出本级应急处理能力时，应及时请求上一级应急救援指挥协调机构启动上一级应急预案。Ⅰ级应急响应由国家生态环境部和国务院有关部门组织实施。

三、立即实施应急监测

对突发环境污染事件发生地区的大气、水、土壤等环境介质进行紧急采样送检或现场快速测定称为应急监测（emergency monitoring）。在突发环境污染事件的紧急应对中，应急监测是一项重要的核心内容。通过应急监测，可以确定造成环境污染的主要污染物种类、性状、污染程度、波及范围以及削减情况。

（一）应急监测采样

1. 采样点的布设原则和方法　应急监测采样点的设置以污染事件的发生地为中心，向四周扩展以便了解污染物扩散范围；应考虑人群生活环境如村庄、居民小区，饮用水源地等；要设置控制点、削减点和对照点。根据事故发生现场的具体情况，按以下方法进行布点。

（1）大气污染应急监测：以突发环境污染事件发生地为中心设点，在下风侧按一定间隔距离以扇形或四周圆形布点；同时在上风侧适当位置布设对照点；采样过程中应依据风向调整采样点位置；在可能受到污染的居民区或人群活动区等必须设置采样点。

（2）水环境污染应急监测：对江河水系进行应急监测时，应在突发环境污染事件发生断面处设置控制段面（controlling section），同时应在事故发生断面的上游、下游分别布设对照断面（comparison section）和消减断面（decreasing section）。对水库、湖泊进行应急监测时，应以突发环境污染事件发生地为中心，按水流方向在一定间隔水域以扇形或同心圆形布点，并采集不同深度、底质样品，同时在上游适当位置布设对照断面。值得强调的是，应在水库、湖泊出水口和饮用水取水口处设置采样点。对地下水进行应急监测时，应以突发环境污染事件发生地为中心，根据本地区地下水流向，采用网格法或辐射法布设监测采样井，进行垂直采样监测，同时在地下水主要补给来源的上游方向，布设对照采样井，进行垂直采样监测。

（3）土壤环境应急监测：以突发环境污染事件发生地或污染物堆放地为中心，按一定间隔空间圆形布点采样，并根据污染物的特性在不同深度采集样品。应在另一无污染农田设置对照点，必要时，采集污染农田、对照农田和附近农田农作物样品，测定其污染物含量。

2. 采样前的准备 按照应急预案要求，突发环境污染事件的应急监测采样应做到及时快速，确保每次采样准确、有效。同时，要制订采样计划、确定采样人员、校验采样器材、准备交通工具。

3. 采样频次 依照不同的环境区域功能和突发环境污染事件发生地的实际情况，按以下原则决定采样频次：①力求以最低的采样频次，求得最有代表性的样品。②既能确切反映污染程度、范围、消减情况，又切实可行。③在事故刚发生时，采样频次宜密，待摸清变化、消减规律后，可减少采样频次。

（二）现场监测分析

在突发环境污染事件的应急监测中，有许多项目应在现场测定分析，仅有一小部分样品送达实验室，在最短时间进行检测并出具报告。因此，现场监测分析应有以下几点原则和要求。

1. 现场监测仪器设备的选择、确定原则 在突发环境污染事件的应急监测中应以尽快鉴定、鉴别污染物的种类，并能给出定性或半定量结果为原则。因此，应该选择那些直接读数、操作便捷、易于携带、对样品前处理要求简单的仪器。

2. 现场监测仪器设备的准备 各级环境监测部门可根据应急预案要求，配置常用的现场监测仪器设备，如检测试剂、试纸、快速检测管、便携式（直读）测定仪等，并对设备进行定期检查、校验，以保持其功能状态完好。

3. 现场监测的平行双样 凡具备快速测定条件的监测项目，应尽量进行现场测定。现场要采平行双样，一份在现场快速测定，另一份（必要时）送实验室分析测定，以便进一步确认现场定性、半定量分析结果的准确性。

4. 现场监测记录 现场监测记录是应急监测结果的重要依据，应按正规格式规范记录，以确保信息完整。监测记录的内容包括采样地点、样品名称、分析项目、分析方法、分析日期、仪器名称、仪器型号、仪器编号、测定结果、监测断面（点位）示意图。此外，应同时记录气象条件，如为水质监测，还应记录水流方向、流速等水文信息。记录完毕后分析人员、校对人员、审核人员均应亲笔签名。

（三）现场采样、监测人员的安全防护

监测人员在进入突发环境污染事件现场采样时必须注意自身安全防护，不熟悉事故现场、不能确认现场是否安全或不按规定佩戴防护设备时，一律不得进入现场；未经现场指挥、警戒人员许可，亦不得进入现场进行采样或监测。

1. 现场采样和监测人员必要的安全防护设备　根据《突发环境事件应急监测技术规范》要求，现场采样和监测人员应配备以下必要的安全防护设备。

（1）测爆仪、防爆应急灯、醒目安全帽，带明显标志的小背心（色彩鲜艳且有荧光反射物）、救生衣、防护安全带（绳）等。

（2）一氧化碳、硫化氢、氯化氢、氯气、氨气等气态物质现场测定仪。

（3）防护服、防护手套、防护靴等防酸碱、防有机物渗透的各类防护用品。

（4）各类防毒面具、防毒呼吸器（带氧气呼吸器）等。

2. 现场采样、监测安全防护注意事项

（1）应急监测至少2人同行。

（2）进入事故现场采样、监测，应经现场指挥、警戒人员许可，在确认安全的情况下，按规定佩戴必要的防护设备（如防护服、防毒呼吸器）方可进入。

（3）进入易燃、易爆事故现场的应急监测车辆，应有防火、防爆安全装置，应使用具有防爆功能的现场应急监测仪器设备（包括附件电源等）。

（4）在确认安全的情况下，使用现场应急监测仪器设备，进行现场监测。

（5）进入水体或登高采样，应穿戴救生衣或佩戴防护安全带（绳）。

（四）未知污染物种类的初步判断和应急检测程序

突发环境污染事件由于发生突然，大多情况下污染物种类未知，这给应急检测和进一步处置带来极大困难。因此，可按照以下步骤进行判断和检测。

1. 从污染征候判断　由于各种化学毒物理化性质存在较大差异，故发生泄漏后产生的征候各有差别。气态毒物泄漏后空气中异味明显；苯、有机磷农药等一些油状液体毒物，泄漏后常漂浮在水面或流淌到低洼处。因此，可根据这些典型污染特征判断泄漏的是气态还是液态毒物。

2. 从气味判断　有的化学毒物具有特殊气味，泄漏事故发生后，在泄漏地域或下风向可嗅到毒物散发出的独特气味。例如，氢氰酸呈现苦杏仁味，可嗅质量浓度为1.0μg/L；氰化氢有强烈刺激性，可嗅质量浓度为2.5μg/L；硫化氢气体则具有独特的"臭鸡蛋味"。

3. 从人员或动物中毒症状判断　由于毒物所产生的毒作用不同，可根据人员或动物中毒后表现出的特殊症状，大致判断出毒物的种类。例如，人群出现流泪、打喷嚏、流鼻涕等眼睛和呼吸道刺激症状，可初步判断为刺激性毒物；若出现瞳孔缩小、出汗、流涎和抽搐等症状，可能与有机磷农药中毒有关。

4. 用pH试纸初步判断　借助pH试纸，检测污染空气或水中毒物的酸碱度，可大致判断出待测物属于酸性还是碱性。

5. 从危险品数据库查明毒物种类　在事故发生地，可紧急查阅辖区内企事业单位有毒有害危险品、放射性物品普查登记数据库或者企业提供的化学品安全说明书（material safety data sheet，MSDS），以便准确判定毒物名称、理化形状、毒性、中毒表现及处理、处置手段。

6. 正确选择检测点　在检测有毒气体时，一是要迎风检测；二是选择毒物漂移云团经过的路径；三是对掩体、低洼地等位置实施检测。在检测地面毒物时，要找到存在明显毒物的地域。

7. 灵活选用检测器材和检测方法　如事故危险区无明显的有毒液体，则要重点检测气态毒物；如发现有明显的有毒液体，则可实施多手段同时检测。尽可能使用便携式检测仪器，现场判断污染物种类。

8. 综合分析得出结论　将判断过程中得到的各种迹象和现场检测结果，结合平时积累的经验加以系统分析，尽快得出正确的结论。

四、迅速进行事故抢险

在突发环境污染事件的应急处理过程中，有毒有害、易燃易爆危险品的泄漏处置是一项技术性强、难度较大、极具危险的工作。泄漏物品因种类不同，其理化性质、毒性、易燃易爆程度差异很大，比如有的泄漏物急性毒性强，在环境中空气浓度达到某种危险水平时可致命或永久损害健康，或使人立即丧失逃生能力，这种浓度被定义为直接致害浓度（immediately dangerous to life or health concentration, IDLH）。因此，要求参与事故现场处置的工作人员，必须具备坚实的专业知识和精湛的处置技术。一旦经监测证实了泄漏物品的种类，应即刻采取针对性强、有效、安全的处置手段。现将在突发环境污染事件中，常见的几类化学物质的处置原则概要介绍如下。

（一）易泄漏化学物质的分类

1. 无机化学物质　常见的易泄漏无机化学物质包括氨、氢氧化钠、硫酸、硝酸、盐酸等强酸、强碱类物质，以及硫化氢、氰化氢、氟化氢、砷化氢、氟、氯、汞、砷、重铬酸钾等。此类物质刺激性、腐蚀性、毒性较强，许多物质具有易燃易爆特点。

2. 有机化学物质　常见的易泄漏有机化学物质包括苯、甲苯、二甲苯、苯胺、苯酚、硝基苯、甲醇、甲醛、丁醛、光气、氯乙烯、三氯甲烷、四氯化碳等。此类物质多在石油化工工业中生产、使用，易在贮存、运输过程中发生泄漏，或由爆炸事故而引发突发环境污染事件。

3. 农药类有毒物质　目前针对突发环境污染事件，建立有效处理、处置手段的农药品种有倍硫磷、对硫磷、甲基对硫磷、乐果、敌敌畏、六六六、五氯酚、莠去津等。

4. 消毒剂　消毒剂因自身氧化性、腐蚀性较强，故在贮存、运输过程中易发生容器破损，从而引发泄漏，包括过氧化氢、过氧乙酸、二氧化氯、次氯酸钠、臭氧、乙醇、环氧乙烷、戊二醛、苯扎溴铵、甲基苯酚、氯乙啶等十几个品种。

（二）泄漏化学物质的处置原则

1. 隔离与警示　当界定突发环境污染事件现场后，应迅速将现场及周围人员紧急转移、疏散至安全地带，并禁止无关人员进入污染区；同时应在事故现场周围设立明显警示标志。

2. 监测处置人员安全进入现场　当认定自身防护措施（防毒面具、自给式呼吸器、防护服、防护靴、防护手套等）确实安全、有效后，采样监测与应急处置人员方可进入事故现场。

3. 小规模气态化学物泄漏的处置　压力容器（如钢瓶）内气态物质泄漏时，应立即在确保安全的情况下关闭阀门；如阀门损坏可将装满气态化学物的钢瓶倒置在水中；如钢瓶表面温度较高，应采用细水流喷淋降温，以防爆炸。

4. 较大爆炸事故所致泄漏的处置　工厂大型贮存罐、管道等设施爆炸所引发的气态化学物泄漏，由于泄漏量较大、扩散范围较广，暂时缺少有效处置手段。首先应该关闭、切断气源；同时紧急转移、疏散人群、抢救中毒伤亡人员；加强现场监测、跟踪监测，以便尽快了解污染物浓度及扩散、消减情况。

5. 对逸散于空气中的气态化学物的处置　气态化学物若泄漏于室内空气，可加强通风、排气措施；如泄漏于室外且气象条件不利于扩散，可采用多台鼓风机强力吹风，以促使其尽快扩散、削减。如果该气态化学物水溶性强，可采用大面积喷雾，以促使其转化、降解。

6. 对液态化学物散落于地面的处置　少量液态化学物若散落于地面，可立即采用沙土、干石灰混合覆盖，以便吸附和减少挥发。事后依据情况可对覆盖物做进一步处理。若大量液态化学物散落于地面，可立即采用包围、堵流措施，然后用防爆泵抽吸、回收至另外容器；对地面残留的化学物，仍可采用覆盖、吸附和减少挥发等方法做进一步处理。

7. 化学物泄漏于地表水体的处置　大量固态、液态化学物泄漏于地表水体后，应尽快堵塞污染源，以阻止泄漏继续。化学物泄漏于地表水体的量不论大小，均应加大上游来水量，以便尽快稀释降低浓度。若系小支流污染，可采取截流、围堵措施，以防止污染泄漏于干流江河；如无截流、围堵条件，亦可加大上游来水量，或引来其他水源水，以便促进降解、自净。

8. 固态化学物散落于地面的处置　对于散落于地表（如公路）的固态颗粒或结晶状化学物，应尽快小心扫拢，能收集者尽可能回收。应强调的是，清扫时动作要轻、避免扬尘，尤其是毒性较大的物质。

9. 易燃易爆危险化学物品的处置　对于此类化学物品的处置应格外小心，要求事故处理现场绝对禁火。所有人员服装不能产生静电；所有监测仪器须配备防火防爆装置；现场外围一定距离处应设置禁火标志。

10. 辐射突发环境污染事件的处置　此类突发事件的处置措施与事件规模、原因有关。如系辐射源丢失，应即刻使用高灵敏探测仪在丢失地点及可能去向展开探测，发现辐射源后装入铅罐密封运回。如果发生较大规模辐射污染，如核电站爆炸，首先应加强应急监测，以了解环境辐射强度；做好警戒区划分与标志设立，对暴露人群紧急转移、疏散，并测定辐射吸收剂量。暂时封存污染区所有食品、水源，并密切注意现场周围人群有无急性放射病发生。

五、开展紧急医疗救助

在突发环境污染事件发生后的最短时间内，对事故现场中毒、伤亡人员实施紧急医疗救助，并紧急疏散、妥善安置周围群众是应急处理的核心内容之一。

（一）现场紧急医疗救助

在突发环境污染事件发生后的最初几小时内，最紧迫的任务是实施现场紧急医疗救助。面对大量的伤亡人员，医务人员和营救人员应首先根据伤亡人员的伤势轻重、受伤类型及可能的预后进行初步分类，并分别在死亡、重伤、中度伤、轻伤人员的手臂上围黑色、红色、黄色和绿色纱布，以便醒目地辨认和进行分类处理。

在事故发生后的最短时间内，营救人员和医务人员要完成搜寻、营救及急救治疗三个阶段的紧急救助工作，如果这些工作任务量太大，可请求跨地区增援，甚至请求国际红十字会等机构共同协助。

首先应在现场周围或附近医疗机构建立现场急救站，进行就地治疗；对于伤亡人员的基本处理原则是抢救危重、防止继发损伤、简单处置、尽快转移。

（二）安全疏散周围群众

在突发环境污染事件中，由于有毒有害化学品的迅速扩散，可使周围村镇、居民区群众受到污染威胁。在应急处理过程中，应快速有效地组织安全疏散，减少人员伤亡。

六、应急终止及后期处置

应急终止是突发环境污染事件应急处理的最后一个环节，在此环节后尚有一些后期处置和总结评价工作，完成这些工作方能圆满结束应急处理过程。

（一）应急终止的条件

凡符合下列条件之一时，便可确认达到应急终止的条件。

（1）事件现场得到控制，事故条件已经消除。

（2）污染源的泄漏或释放已降至规定限量值以内。

（3）事件造成的危害被彻底清除，无继发可能。

（4）事件现场的各种专业应急处置行动已无继续的必要。

（5）采取了必要的防护措施以保护公众免受再次危害。

（6）事件可能引起的中长期影响趋于合理且处于最低水平。

（二）应急终止的程序

（1）现场救援指挥部确认终止时机，或事件责任单位提出，经现场救援指挥部批准。

（2）现场救援指挥部向所属各专业应急救援队伍下达应急终止命令。

（3）应急状态终止后，相关类别专业应急指挥部，应根据国务院有关指示和实际情况，继续进行环境监测和评价工作，直至其他补救措施无须继续进行为止。

（三）应急终止后的处置

（1）省级人民政府和应急指挥中心，责令有关部门及突发环境污染事件的肇事单位，认真查找事件原因，防止类似问题再次出现。

（2）有关类别的专业主管部门负责编制特别重大、重大环境污染事件的总结报告，并于应急终止后上报。

（3）国家生态环境部组织有关专家，会同事件发生地省级人民政府实施应急过程评价。

（4）根据本次突发环境污染事件的应急实践经验，有关专业主管部门牵头对先前制订的应急预案进行评估、修订。

（5）对应急处理中使用的仪器、设备进行维护、检修，使之保持完好的技术状态，以备不时之需。

（6）地方各级人民政府做好受灾人员的安置工作。

（7）对受灾范围进行科学评估，提出对基础设施和生态环境重建、恢复的建议。

（8）督促行业部门及个人参加保险，并对以前加入保险的单位和个人支付保险费。

（9）对应急处理过程中有功人员进行表彰和奖励。

（10）对突发环境污染事件的肇事单位和个人，以及应急处理过程中行动不力、蓄意破坏或散布谣言者实施责任追究和处罚。

知识拓展

提升环境应急准备能力

2024年1月，生态环境部印发《关于公布化工园区突发水污染事件环境应急三级防控体系建设暨"一园一策一图"试点园区（第一批）名单的通知》，确定江阴临港化工园区等17个化工园区为第一批试点园区，全面启动试点工作。通知要求，试点园区要按照"以空间换时间"理念，建立健全化工园区突发水污染事件环境应急三级防控体系，包括企业自身建设符合规定的应急池，有条件的相邻企业间应急池相互连通，充分利用园区内的坑塘、河道、沟渠以及周边水系构建环境应急三级防控空间。

据统计，目前全国经省级人民政府认定的化工园区已达600余家。化工园区化工企业聚集，环境风险集中、污染物种类复杂，突发水污染事件风险防范和应急处置难度大。为进一步筑牢流域环境安全防线，生态环境部在全面实施重点河流突发水污染事件环境应急"一河一策一图"的基础上，启动化工园区突发水污染事件环境应急三级防控体系建设暨"一园一策一图"试点工作，旨在进一步将环境应急准备前移，构建重点河流和化工园区相互衔接、相互支撑的全过程、多层级突发水污染事件应急防范体系。

下一步，生态环境部将适时组织开展试点工作成效评估和现场考核，将成效突出、具备示范引领作用的化工园区确定为示范园区，总结先进经验做法并全国推广，持续提升化工园区环境应急准备能力。

本章小结

教学课件

执考知识点总结

本章涉及的2019版及2024版公共卫生执业助理医师资格考试考点对比见表14-1。

表14-1　2019版及2024版公共卫生执业助理医师资格考试考点对比

单元	细目	知识点	2024版	2019版
突发环境污染事件及其应急处理	概要	（1）概述	√	—
		（2）人群健康危害	√	—
		（3）应急处理原则	√	—

拓展练习及参考答案

（葛　红　杨金友）

第十五章　自然灾害环境卫生

学 习 目 标

素质目标： 培养对自然灾害环境卫生的深入理解，增强对环境保护和可持续发展的责任感和使命感；提升心理素质，在面对自然灾害时能保持冷静，积极应对。

知识目标： 掌握自然灾害的基本概念、成因、类型及影响；熟悉常见的自然灾害应对策略和预防措施；了解环境卫生与自然灾害之间的关系以及环境卫生对灾害应对的重要性。

能力目标： 具备在自然灾害发生时快速、准确地获取相关信息的能力；掌握基本的灾害应对技能，如紧急避险、自救互救等；具有分析、评估自然灾害环境卫生风险的能力，能够提出相应的预防和减灾措施。

案例导入

【案例】

案例一：海啸

2004年，印度洋海啸给印度尼西亚、斯里兰卡、泰国、印度和马尔代夫等国造成巨大的人员伤亡和财产损失。世界卫生组织估计，印度尼西亚有1.3万人因此次海啸死亡或失踪，超过150万人无家可归。

案例二：地震

2008年，我国四川汶川地震造成大量人员伤亡。地震后，建筑物倒塌，道路毁坏，大量灰尘悬浮在空中，给灾区居民的健康带来严重威胁。

案例三：洪水

2017年，美国佛罗里达州遭遇洪水灾害，大量房屋被淹，道路、桥梁、电力设施等受到严重破坏。洪水退去后，留下了大量的垃圾和废弃物。

【问题】

1. 在地震后，如何确保饮用水源的安全？
2. 海啸或洪水过后，如何及时清理垃圾并保持环境卫生？
3. 在自然灾害发生后，如何预防水源和食物污染等环境卫生问题？

核心知识拆解

第一节 概 述

每年的5月12日是全国防灾减灾日，提高全民防灾减灾意识，能够最大限度地减轻自然灾害所造成的损失。我国由于幅员辽阔，地理气候条件复杂，国土空间上常见的自然灾害种类繁多，经常发生的自然灾害以洪涝、地震、台风和地质灾害为主，干旱、风雹、低温冷冻和雪灾、沙尘暴和森林草原火灾等也有不同程度发生。我国自然灾害具有种类多、频度高、强度大、造成损失重等特点。气象灾害占各类自然灾害的70%以上。在全球变暖大背景下，各类自然灾害交织发生、影响叠加，增加了防灾减灾救灾工作的复杂性与艰巨性。1943年以来，我国平均每年因自然灾害造成的直接经济损失在1000亿元以上，近15年来因自然灾害造成直接损失年均近2000亿。应急管理部发布的2023年前三季度全国自然灾害情况显示，我国2023年前三季度自然灾害形势复杂严峻，倒塌房屋11.8万间，严重损坏42.2万间，一般损坏103.5万间；农作物受灾面积97 148km²；直接经济损失3082.9亿元，给人民生命和财产均带来巨大损失。

一、自然灾害的概念

自然灾害（natural disaster）是指以自然变异为主要因素造成的，危害人类生命健康、财产、社会功能以及资源、环境，并且超出受影响者利用自身资源进行应对和处置能力的事件或现象。它的形成必须具备两个条件：一是要有自然异变作为诱因，二是要有受到损害的人、财产、资源作为承受灾害的客体。灾情指自然灾害造成的损失情况，包括人员伤亡和财产损失等。自然灾害在发生发展的过程中具有突发性、不可预测性、不可控性、危害严重、易引发次生灾害等特征。

二、自然灾害的类型

在各种自然灾害中，灾害的突发性与次生性对人类社会和生命财产破坏最为严重，影响深远。自然灾害可根据不同的标准进行分类。

1. 根据自然灾害形成的过程分类

（1）突发灾害：指当致灾因素的变化超过一定强度时，就会在几天、几小时甚至几分、几秒钟内表现为灾害行为的自然灾害，如火山爆发，地震、洪水、飓风、风暴潮、冰雹、雪灾、暴雨等。旱灾、农作物和森林的病、虫、草害等，虽然一般要在几个月的时间内成灾，但灾害的形成和结束仍然比较快速、明显，所以也把它们列入突发灾害。

（2）缓发灾害：指在致灾因素长期发展的情况下逐渐显现成灾的自然灾害，如土地沙漠化、水土流失、环境恶化等，这类灾害通常要几年或更长时间的发展。

2. 根据灾害链中发生灾害的先后顺序分类 许多自然灾害，特别是等级高、强度大的自然灾害发生以后，常常诱发出一连串的其他灾害，这种现象叫灾害链。灾害链中最早发生的起作用的灾害称为原生灾害，而由原生灾害所诱导出来的灾害则称为次生灾害。

（1）原生灾害（original disaster）：指致灾因子直接造成某类承灾体的破坏与伤亡的灾害。承灾体（hazard-bearing body）是指直接受到灾害影响和损害的人类及其活动所在的社会与各种资源的集合，包括人类本身及生命线系统。生命线系统是指城市供水、供电、粮油、排水、燃料、热力、通信、交通等系统。

（2）次生灾害（secondary disaster）：指由原生灾害所诱导来的灾害。几种灾害可以先后发生，也可同时发生，灾害的重叠可产生更大的破坏作用，如强烈地震使山体崩塌，形成滑坡、泥石流灾害或震后引发瘟疫流行；水坝河堤决口造成水灾；易燃易爆物的引燃造成火灾、爆炸或由于管道破坏造成毒气泄漏以及细菌和放射性物质扩散等。2010年，海地在地震发生后，很快又遭受传染病暴发的打击，出现了自20世纪以来单个国家最大的霍乱流行，一年之内造成17万余人感染，3600多人死亡。2011年3月11日，日本地震（最大地震9.0级）引发海啸，导致福岛核电站核泄漏，福岛县城几乎成为一座死城。

自然灾害发生后，形成了传染病易于流行的条件。随着旧的生态平衡的破坏和新的平衡的建立，灾害所引起的传染病流行条件的改变还将持续一个时期，这种灾害的"后效应"是灾害条件下的传染病控制与其他的抗灾工作不同的一个重要特征。当自然灾害的直接后果被基本消除之后，消除其"后效应"将成救灾工作的重点，其主要目的是在此等灾害条件下有效控制传染病的发生与流行。

3. 根据灾害的性质分类　根据2009年国家卫生部发布的《全国自然灾害卫生应急预案（试行）》，自然灾害可根据其性质分为七大类：水旱灾害、气象灾害、火山与地震灾害、地质灾害、海洋灾害、生物灾害和森林草原火灾。

（1）水旱灾害（flood and drought disaster）：如暴雨引发的江河泛滥、山洪、涝灾、融雪洪水、冰凌洪水、溃坝洪水、干旱等。

（2）气象灾害（meteorological disaster）：如暴雨、洪涝、土地荒漠化、干热风、酷暑高温、热带气旋、冷害、冻害、冻雨、暴风雪、雹害、龙卷风、雷暴、酸雨、灰霾、浓雾、沙尘暴等。

（3）火山与地震灾害（earthquake disaster）：如构造地震、陷落地震、矿山地震、水库地震等。

（4）地质灾害（geologic disaster）：如滑坡、泥石流、地裂缝、地面下沉、地面塌陷、山崩、岩石膨胀、沙土液化、土地冻融、水土流失等。

（5）海洋灾害（sea disaster）：如风暴潮、海啸、海浪、赤潮、潮灾、海岸侵蚀、海平面上升、海水倒灌、厄尔尼诺、拉尼娜的危害等。

（6）生物灾害（biological disaster）：如农作物和森林的病虫害、草害、蝗灾和鼠害等。

（7）森林草原火灾（forest and grassland fire）：如森林或草原发生大面积火灾。

三、自然灾害的等级

自然灾害通常会被划分为不同的等级，这些等级反映了灾害的影响范围和社会危害程度。"灾度"是用来评估自然灾害本身造成的社会损失的度量标准。灾度第一表现为人员的死伤数量；第二表现为社会经济损失的折算金额。根据国情，我国自然灾害的等级划分为5个等级（表15-1）。

表15-1　自然灾害等级划分及其依据

灾度分级		死亡人数	直接经济损失
Ⅰ级	巨灾	＞10 000人	亿元以上
Ⅱ级	大灾	1001～10 000人	千万元至亿元
Ⅲ级	中灾	101～1000人	百万元至千万元
Ⅳ级	小灾	11～100人	十万元至百万元
Ⅴ级	微灾	≤10人	十万元以下

需要注意的是，不同类型的自然灾害可能有不同的分级标准。例如，洪水可以根据洪水的量级进行分类，从一般洪水到特大洪水不等；而地震则按照震级的不同被划分为不同的等级。此外，自然灾害的等级也可能与社会的预警响应机制相关联，如气象部门对暴雨、台风等的预警等级，有的是按照国际标准或国际通行办法划分的，有的是按照有关的国家标准或部门标准划分的。此外，还有一些自然灾害迄今尚没有公认的灾度等级划分方案和表示方法。

知识拓展

提升防灾减灾救灾能力，健全公共安全体系

党的十九大报告提出要健全公共安全体系、提升防灾减灾救灾能力。坚持"以防为主、防抗救相结合""常态减灾和非常态救灾相统一"，努力实现"注重灾后救助向注重灾前预防转变""应对单一灾种向综合减灾转变""减少灾害损失向减轻灾害风险转变"——两个坚持、三个转变，成为国家防灾减灾救灾体制机制改革的重点。

根据《中国气象局关于加强气象防灾减灾救灾工作的意见》，到2020年，要实现气象灾害监测预报预警能力明显提升，建成新一代国家突发事件预警信息发布平台，预警信息公众覆盖率达95%以上，形成覆盖面广、针对性强的气象灾害综合风险地图。到2035年，将推动气象灾害监测、预报、预警能力和水平大幅跃升，防灾减灾救灾工作法治化、规范化、现代化水平显著提高。气象防灾减灾救灾能力、全球气象灾害治理的中国贡献力和影响力，将达到世界领先水平，与基本实现社会主义现代化的要求相适应。

此外，意见进一步提出：构建气象灾害监测预报预警体系、突发事件预警信息发布体系、气象灾害风险防范体系、组织责任体系和法规标准体系。这五大体系互为依托、相辅相成：监测预报预警体系是气象防灾减灾救灾的核心，预警信息发布体系和风险防范体系是两翼，组织责任体系和法规标准体系是制度保障。

第二节　自然灾害对人群健康的影响

一、生存环境破坏对健康的影响

自然灾害不仅会给地区社会和经济带来灾难，而且会严重损害人类的生活环境和自然环境。大灾之后必有大疫，自然灾害是一种野蛮的毁灭力量，尤其对公共卫生工程系统、设施、管网的损坏，直接威胁人群健康，造成安全饮用水短缺、垃圾粪便收集困难、污水任意排放，加上食物安全难以保障、居住条件恶化、灾民与病媒生物的接触机会增多、人群抵抗力降低、人口流动加大、公共卫生服务能力受损、卫生服务可及性降低等原因，极易发生传染病的大规模流行。

（一）人群伤亡严重，医疗服务需求增加

自然灾害事件由于其突然性和破坏性，往往可能造成大量人员伤亡，导致大批人员出现出血、骨折、烧伤、脏器损伤、窒息等伤损情况，灾后伤员若不能得到及时救护，便有死亡、伤残、留有严重后遗症的危险。因此，医疗救援的急迫性不言而喻。此外，灾害发生后灾区居民的居住条件和生活环

境受到严重破坏，生活条件急剧下降，可能带来一系列卫生问题。首先，高血压、冠心病以及贫血等慢性非传染性疾病容易复发或加重；其次，年老体弱者，儿童和慢性病患者如得不到早期、及时的救治，则会加重病情和增加死亡人数。由于短时间内出现大量伤病人员，医疗卫生服务需求急剧增加。同时，由于灾害导致基本卫生设施的破坏，基本卫生服务能力受损，远不能满足灾区人民群众的医疗卫生需求。

（二）灾害可能导致传染病暴发或突发公共卫生事件发生

灾害可能导致自然环境的极大破坏甚至造成水体污染，从而使灾区居民生活环境急剧恶化。洪涝灾害有可能导致灾区的粪便、垃圾以及畜禽尸体污染范围扩大，灾区居民饮食、饮水卫生的安全性得不到保障。此外，病媒生物和宿主动物的活动变化以及灾区居民集中安置所带来的影响，均可能导致灾后易发生某些传染病的暴发流行。有时传染病暴发造成的死亡人数甚至大大超过始发灾难。从历史上看，霍乱、伤寒、痢疾和甲型、戊型病毒性肝炎都曾经因洪涝灾害引起过大流行。

1. 饮水卫生安全问题突出　灾害期间，尤其是洪涝灾害期间，供水设施遭到严重破坏，饮用水水源污染严重。洪水将大量人畜粪便、垃圾、动物尸体冲入水中，使分散式供水水源及地表水水源受到严重的生物性污染。同时天气炎热、水温较高，水中有机物加速分解，产生腐败恶臭。灾区居民垃圾、人畜粪便的无序排放，则会加重水源的污染。以分散式供水和就近取水为主的灾区居民用水方式，使得灾区的饮水卫生管理变得更为复杂，安全饮用水难以保障，由此可能引发经水传播的传染病暴发流行。1998年洪水过后，孟加拉国西部曾发生16 000多人的大规模霍乱流行。

2. 食品卫生安全问题凸显　自然灾害发生之后，食品卫生问题往往是较关键、较敏感的问题之一。灾害可能使食物生产、储备、运输、分配系统等环节受到破坏，食物供给来源和渠道复杂，污染环节增多。灾害导致粪便、生产生活垃圾、有毒化工产品（如农药、鼠药、重金属等）污染田间作物、仓储中的原料、食品生产经营场所和设备甚至成品食物，食品污染途径增多。灾区燃料缺乏、烹调用具少，造成食物的加热消毒困难。灾区的食品卫生监督管理体系受到破坏，难以保证卫生要求。灾区卫生设施差，灾区居民不能经常洗手，而且人们被迫在恶劣条件下储存食品，食品易遭受污染发生霉变、腐败变质，引发食物中毒及水源性肠道传染病的发生流行。若灾害发生在天气炎热的季节或热带地区时，保存不当的食物更容易变质腐败；水灾常伴随阴雨天气，粮食极易霉变；灾民公用厨房中生熟用具不分，清洗餐具的污水重复使用，也是造成食物中毒和消化道疾病流行的重要原因。

3. 媒介传染病多发　自然灾害破坏了人类、宿主动物、生物媒介、疾病病原体之间原有的生态平衡，并将在新的基础上建立新的生态平衡。新的生态平衡很可能不利于人体健康。灾害可能使虫媒及宿主动物的栖息地或滋生条件发生改变，导致其密度上升。灾害发生后，某些宿主动物的栖息地会被淹没，通常会发生迁徙流动，使宿主动物分布范围、数量或种群发生变化，从而易将某些动物源性传染病传给人类。此外，灾后还可能导致病媒生物、宿主动物与人接触机会增加，从而引起自然疫源性传染病或虫媒传染病暴发或流行。以洪涝灾害为例，洪水可造成血吸虫疫区钉螺面积扩大，血吸虫疫情随之回升；洪灾地区滞水面积增大，蚊子滋生地扩大，疟疾、流行性乙型脑炎等蚊媒传播疾病的感染概率也会加大。

4. 人群居住生活条件和人员活动等发生变化　灾区居民的集中安置和人群迁移，增大了疾病流行和群体性疾病暴发的风险。灾害发生后，灾区居民临时集中安置情况较多。临时安置点卫生条件差，居住拥挤，导致呼吸道传染病易发生流行，急性出血性结膜炎、接触性皮炎等接触性疾病也因人群密集而多发。此外，灾区居民大量转移及救灾人群大量进入灾区，常引起流感、麻疹等传染病流行。研究表明，灾区居民机体免疫力普遍下降，也会导致传染病发生的可能性增加。其主要原因有灾害在很大程度上造成灾区居民食物供给不足，营养不良；人群受灾后心情焦虑，情绪不安，精神紧张和心理压抑，影响机体的免疫调节功能；参与抗灾救灾的民众劳动强度大、精神紧张，易导致身体疲劳，抵抗力下降。1998年，尼加拉瓜遭受"米奇"飓风后的一个月内，急性呼吸道感染报告病例增加了4倍。

此外，洪涝灾害期间，灾区居民和救灾人员直接接触疫水的机会增多，在钩端螺旋体病、血吸虫病等传染病、寄生虫病的疫区，可导致感染发病增加。

（三）自然灾害次生、衍生的公共卫生事件

许多自然灾害，特别是等级高、强度大的自然灾害发生以后，常诱发出一连串的其他灾害。例如，大旱之后，地表与浅层淡水极度匮缺，迫使人们饮用深层含氟量较高的地下水，从而导致氟中毒、氟骨症的发生。而地震灾害在造成人员伤亡与经济损失的同时，还可能引发火灾、水灾、毒气泄漏与扩散、爆炸、放射性污染、海啸、滑坡、泥石流等次生灾害及瘟疫、饥荒、社会动乱、人群心理创伤等社会性灾害。

（四）灾害导致的精神卫生问题

重大突发事件具有突然发生、难以预料、危害大和影响广泛等特点，一旦发生，常引发个体出现一系列与应激有关的精神障碍，即心理危机。生理心理学的研究表明，当人们遇到某种意外危险或面临某种突发事件时，人的身心都处于高度的紧张状态。这种高度的紧张状态即为应激状态，可以简单地描述为"心理的巨大混乱"，主要包括情绪反应异常、认知障碍、生理反应异常、行为异常、交往异常等。世界卫生组织强调整个防灾备灾救灾的过程都要考虑心理卫生因素。救灾实践中的经验教训和有关研究也都表明，灾前进行适当与充分的心理准备，灾后及时有效地开展心理紧急救援和重建阶段持续的心理社会干预措施都具有十分重要的意义。对印度洋地震海啸受灾者的调查表明，面对重大突发事件，受灾者的生存环境、身心条件都受到了巨大的破坏和冲击，受灾者的心理处于高度的应激状态下，导致了不同程度的心理损伤。

（五）灾害使卫生系统服务能力受损

灾害在给灾区人民群众生产生活造成严重危害的同时，也给当地医疗卫生机构带来重大损失。灾区原有的医疗卫生设备、交通运输、人力资源及生命给养系统，可能会在灾害发生的短时间内受到破坏，甚至完全瘫痪。由于灾害导致基本卫生设施破坏，基本卫生服务能力受损，给原本依赖于这些服务的人群健康带来直接的影响。灾害可能造成疾病监测报告系统破坏，不排除部分地区因疫情（或事件）不能及时报告、处置，造成疫情蔓延。灾害可能造成计划免疫冷链系统破坏，不排除部分地区因常规免疫中断而发生疫苗相关疾病的暴发。此外，对于当地易发的传染病，如不能及时采取防控措施，则存在进一步播散的可能。

二、自然灾害发生后的常见疾病

由自然灾害引发的一系列疾病被称为灾害源性疾病（hazard source disease）。按照灾害源性疾病的病因、特点等可将其分为灾害创伤性疾病、灾害感染性疾病和灾害应激性疾病三类。

（一）灾害创伤性疾病

灾害创伤性疾病指由外界物理因素如气流、水流、灰尘、泥沙、辐射等对人体造成的包括死亡在内的各种创伤性疾病，如颅脑损伤（包括颅脑硬膜外血肿、脑疝、脑挫裂伤、脑震荡等）、脏器损伤（包括心脏挤压伤、肺挫裂伤、肝破裂、脾破裂、肾挫裂伤、胃肠挫裂伤、膀胱挫裂伤等）、创伤出血

性休克、骨折（包括肋骨骨折、脊柱骨折、骨盆骨折、四肢骨折等）、胸部损伤（包括血胸、气胸、血气胸等）、软组织损伤（包括冻伤、烧伤、摔伤、挫伤、挫裂伤、切伤、挤压伤等）、挤压综合征等。

（二）灾害感染性疾病

灾害感染性疾病按照其发生原因可分为原发感染性疾病和继发感染性疾病两类。原发感染性疾病主要指由生物病原体引起的传染病暴发与流行，如鼠疫、霍乱、伤寒、炭疽、血吸虫、钩端螺旋体病等。继发感染性疾病主要指继发于非生物性灾害的感染性疾病，如地震、洪涝、泥石流等发生时各类创伤后的感染，包括脓毒血症、败血症等，或由于在受灾过程中人们的饮水、摄食难以达到卫生要求而发生的肠道感染性疾病。由于自然灾害对传染病发病机制的影响，在自然灾害之后，传染性疾病的发病可能呈现一种阶段性的特点。

1. 消化道传染病及食物中毒　大型自然灾害发生后，由于清洁饮用水的短缺、生活饮用水的污染，食品来源遭到破坏，蝇类的大量滋生，环境条件的破坏，使得经消化道传播的传染病传播并流行的可能性大幅增加。灾后早期的肠道传染病主要包括急慢性细菌性痢疾、急慢性细菌性肠炎、霍乱、伤寒、副伤寒、病毒性腹泻等。而甲型和戊型病毒性肝炎由于潜伏期相对长，一般在后期出现。由于灾后食物易被污染，食物中毒发病率会有所增加。特别是水源污染和食物中毒，往往累及大量人口，应是灾后早期疾病控制的重点。

2. 呼吸道传染病　大型自然灾害发生后，人员露宿或集中居住在简陋的棚屋帐篷中，人口居住条件恶劣，局部地区人口密度明显增加，呼吸道传染病将成为重要问题。一旦有呼吸道传染病如急性上呼吸道感染、麻疹、风疹、流行性腮腺炎、流行性脑膜炎等发生，极易在受灾人群中发生大规模流行。此外，人口的过度集中，拥挤的居住状态使通过密切接触传播的传染病发病率上升，如红眼病等。如果灾害的规模较大，灾区人口需要在简易条件下生活较长的时间，当寒冷季节来临时，呼吸道传染病的发病率也将随之上升。

3. 虫媒传染病　洪涝、泥石流灾害引起蚊类等吸血节肢动物密度升高，同时大量人口露宿或棚屋居住使得灾区居民容易受吸血节肢动物的侵袭，造成蚊类侵袭人类的机会增加。

4. 人畜共患病　洪涝、泥石流灾害后引起鼠类增加，而帐篷和简易棚屋使鼠类更易于接触人类，而人类接触或进食被鼠分泌物污染的物品或食物后，发生肾病综合征出血热的可能性增加。啮齿动物的密度增加也可能会出现鼠疫局部流行。水源的污染可使钩端螺旋体病发生率增加。

（三）灾害应激性疾病

由于灾害给人们造成的恶劣影响及恐怖情景而导致生理心理失衡而诱发的疾病称为灾害应激性疾病，包括心理应激性疾病、生理应激性疾病及心理生理双重应激性疾病三类。心理应激性疾病主要包括心理障碍、神情错乱、恐惧症、焦虑症、绝望症、精神分裂症等；生理应激性疾病主要包括中暑、冻伤、营养不良、脏器功能不良与衰竭等；心理生理双重应激性疾病主要有急性创伤后应激性疾病、慢性创伤后应激性疾病、消化性溃疡、心血管疾病、糖尿病等。

自然灾害受灾者是PTSD患病率较高的人群之一。PTSD患者主要表现为创伤再体验症状、警觉性增高症状以及回避或麻木症状。这些症状若足够严重并持续时间够久，将会严重损害个人的日常生活。它是一种创伤后心理失衡状态，超过1/3的患者慢性化而终生不愈，主要通过药物治疗、心理治疗及物理治疗控制病情。

根据灾后实际需要，专业人员应该对灾区居民及特殊重点人群开展心理疏导和心理危机干预工作，以消除或减轻人们的焦虑、恐慌等负面情绪，积极保障灾区人员的生命安全和身心健康。

第三节　自然灾害的卫生应急措施

一、自然灾害条件下疾病预防控制对策

（一）制订自然灾害应急预案

为进一步做好自然灾害卫生应急工作，不断提高自然灾害卫生应急能力，有力保障灾区公众生命安全和身心健康，维护社会稳定，2009年国家卫生部公布了《全国自然灾害卫生应急预案（试行）》，要求地方各级卫生行政部门结合本地区实际情况，参照预案组织制订本地区自然灾害卫生应急预案和工作方案，组织各级医疗卫生机构制订本单位的自然灾害卫生应急预案和工作方案，建立相关应急工作制度。同时，要求应急预案、工作方案、技术规范和工作制度应不断适时修订。

为了提高全国各级疾病预防控制机构（以下简称"疾控机构"）的自然灾害卫生应急能力，指导全国各级疾控机构在自然灾害事件中科学、有序、高效地开展各项自然灾害卫生应急工作，有效保护人群健康，加强应急预案的可操作性，中国疾病预防控制中心先后在2010年和2020年制定并完善了《自然灾害卫生应急工作指南》，该指南对我国主要自然灾害（洪涝灾害、台风灾害、地震灾害、滑坡泥石流地质灾害和低温冷冻灾害等）及其公共卫生影响和自然灾害卫生应急工作（如灾前准备、灾害期间卫生应急响应、灾后评估总结等）都进行了详细的说明。同时，还附有14个技术方案附件。

在自然灾害应急准备阶段，各级疾控机构可根据需要适时制订本单位自然灾害卫生应急预案和计划。自然灾害卫生应急预案应该按照国家突发事件卫生应急预案管理办法的规定，参照上级预案的总体要求，结合本地区实际情况，制定适合本地区的自然灾害卫生应急预案。其中省级疾控机构预案应该在体现政策性的同时，着重体现指导性。市县级疾控机构预案应该在体现指导性的同时，着重体现本机构自然灾害卫生应急准备和响应阶段的主体职能，突出实用性和可操作性。

（二）重视对疾病的预防控制工作

自然灾害条件下的疾病防制工作是一项系统工程，虽然这是卫生部门的工作，但绝非卫生系统能单独完成的。因为影响灾民健康的因素是多方面的、复杂的，有赖于政府的重视及全社会多方位的参与、合作才能解决。因此，在灾区必须全面动员、全体参与、科学指导进行抗灾防病。同时，要建立抗灾防病组织，做好防病物资与器械的贮备，使人力、物力、财力都处于常备状态；做好技术培训，提高抗灾意识。《中华人民共和国传染病防治法》明确规定，国家对传染病实行"预防为主"的方针，防治结合，分类管理，各级政府领导传染病防治工作，制订传染病防治规划，并组织实施。

（三）加强机动卫生防疫队的建设

当重大自然灾害发生后，必须派遣机动卫生防疫队进入灾区支援疾病控制工作。针对一些易受灾地区，应定期对机动队人员进行训练，使其对主要机动方向的卫生和疾病情况，以及进入灾区后可能遇到的问题有所了解。在人员变动时，机动队的人员也应及时得到补充和调整，使其随时处于能够应付突发事件的状态。

（四）建立灾后监测评价系统

灾后监测评价按顺序分为即时评价、短期评价和持续评价三个阶段。

1. 即时评价 要尽快获得尽可能多的一般信息，如灾区的地理范围、灾区发生的主要问题、受灾人群的总数等。此资料是救援决策的基本资料。

2. 短期评价 用更系统的方法进一步收集有关资料，更准确地描述和反映灾区发生的主要情况、救援资源的供应及已开展的救援活动及其效果等问题。短期调查的时间可以短至4 ～ 5小时或长达2 ～ 3天。

3. 持续评价 经短期评价采取了合适的救援措施后，即可开始持续评价，以针对灾害确定救援效果，及时修订救援计划。完善的救援计划应包括以下内容：幸存者的营救，紧急医疗救护的准备，人群的疏散，预防性和日常医疗的救护准备，饮用水、食物、布匹、帐篷等的准备，尸体、废墟、垃圾的处理，虫媒传染病的控制。

（五）控制传染病流行的关键环节

自然灾害影响灾民群体健康的因素是多方面的，但从传染病流行的自然规律入手，抓住三个环节，控制传染源、切断传播途径、保护易感人群仍然是自然灾害条件下疾病预防与控制的主要手段。首先，及时发现灾民中的患者，检出并隔离传染源是降低传染病发病率的基本手段。尤其要注意加强对染疫动物的检查与处理。其次，改善灾区的生活、生产环境，加强饮用水、食品卫生的监督与管理，消除环境中的病媒昆虫、鼠类及其他因素的危害，切断一切可能的传播途径，是传染病预防控制的关键环节。此外，要加强外流人群和灾后返乡人群的管理，特别是对特殊人群（老、弱、病、残、幼）的检诊与免疫，把疫情消灭在萌芽状态。

（六）加强健康教育与卫生监督

加强健康教育，提高灾区人群的自我保健意识，增强自我保健能力，对维护个体和群体健康水平有重要的意义。灾区人群由于生活环境条件艰苦、营养缺乏、精神心理紧张、情绪忧郁，疾病易于发生和流行。健康教育的目标是增强灾民战胜自然灾害的信心，了解掌握一些疾病流行与防治的基本知识，并自觉参与防病。

自然灾害发生期间，卫生设施条件有限，食物易腐败变质。尤其在热天，卫生防疫和监督人员必须注意严把检验关，发现有腐烂变质的食品及时处置。妥善保存食品，防止食品腐烂、发霉、变质。严把食品加工制作关，要求卫生防疫人员定期检查食品和厨房卫生，发现问题及时提出整改意见，同时要求炊事员在加工食品前，再次认真检查，发现过期食品，及时处理。严禁食用不认识的野菜和野果等。加强对饮用水的卫生管理，坚持每天检验水质的相关项目，确保饮用水安全，杜绝介水传染病发生。大力宣传饮水卫生，饮用水必须消毒，尽量饮用煮开的水。若饮用瓶（桶）装水，水质必须符合《食品安全国家标准　包装饮用水》要求。

二、灾区饮用水卫生

为保证灾民能够得到安全的饮用水，必须做好饮用水水源地的保护、水质的消毒处理以及水质检验。

（一）饮用水水源的选择

（1）对原有水源卫生状况进行评估。集中式供水的水源地受到破坏或污染严重时，应立即选择新的水源地。被淹没的水井或供水构筑物应停止供水，待水退后经彻底清洗，过量氯消毒并经检验合格后方可恢复供水。

（2）遵循水源选择原则，包括水量充足、水质良好、便于防护、技术经济上合理。选择顺序应依次为地下水、流动的水和水体大的水。优先选择泉水、深井水、浅井水，其次才考虑河水、湖水、塘水等。

（3）就地打井时，水源周围要保持清洁卫生，附近没有厕所、畜圈、垃圾及废水排出口。

（4）选择河水时，应在上游水域选择饮用水水源取水点，严禁在附近排放粪便和垃圾。

（二）保护饮用水水源

1. 灾害预警后的准备　对于有毒有害的化学物品，应在灾前迅速将其转移到安全地带，一时无法转移的应采取保护措施，防止扩散或外溢。对于露天堆放的含有有毒有害物质的废渣或废水池，应及时清运到安全地带，或加高加固围堤。对于放射性物质，应采取有效措施，防止含放射性的固体废弃物和废液污染水体。应立即迁移水源防护带沿岸的粪坑，清除垃圾堆和无害化处理厕所内的粪便。

2. 水源卫生防护要求　集中式供水防护的饮用水水源应按照《生活饮用水集中式供水单位卫生规范》的要求划定水源保护区，禁止在此区域排放粪便、污水与垃圾，禁止在此区域从事种植、养殖和放牧等有可能污染水源水质的活动。深井的井室、河水取水点及防护带内有专人值班防护，无关人员不得进入。泉水应做好出水口卫生防护，清除周边杂草、污物，修建水池，进行消毒，加盖加锁。大口井要建井台、井栏、井盖，备有专用的公用水桶，井的周围30m内禁止设有厕所、畜圈以及其他可能污染地下水的设施。机井或手压井周围应保持清洁，防止污水沿井壁下渗，污染浅层地下水，周围30m内不得有厕所、畜圈、垃圾及废水排出口。河水、塘水和湖水的取水点应选择上游河段或水塘，且尽量向河中心伸延，有条件的地方宜设取水码头，也可在岸边挖砂滤井取水。应设有明显标志及禁止事项的告示牌，即不得停靠船只，不能有游泳、捕鱼和打捞等可能污染水源的活动。如选择使用水塘作为取水点时，应专用。应及时打捞水中垃圾、动物尸体和水面的漂浮物。

3. 饮用水的消毒　①集中式供水的消毒：要严格按自来水水厂标准进行消毒。在自然灾害发生期间，水厂应根据源水水质变化情况，及时使用或加大混凝剂和消毒剂的使用量，保证出厂水水质符合《生活饮用水卫生标准》的要求。②分散式供水的消毒：直接从江、河、渠、溪、塘、井、涌泉等水源取用水者，应在盛器（缸、桶）内加入饮用水消毒剂进行消毒处理。自然灾害发生后，若取回的水较清澈，可直接消毒处理后使用。若很混浊，可经自然澄清或用明矾混凝沉淀后移取上清液再进行消毒。常用的消毒剂为漂粉精片或泡腾片。按有效氯4～8mg/L投药，先将漂粉精片或泡腾片压碎放入碗中，加水搅拌至溶解，然后取该上清液倒入缸（桶）中，不断搅动使之与水混合均匀，盖上缸（桶）盖，30分钟后余氯0.3～0.5mg/L即可。若余氯达不到，则应增加消毒剂量，缸（桶）要经常清洗。通常夏秋季每日消毒2～3次，时间可在早、中、晚饭后进行。冬季可每日消毒1次，在晚饭后进行。用水量大或需控制肠道传染病流行时，消毒次数应增加。为延长消毒持续时间，可采用竹筒、陶土罐、塑料袋和广口瓶等制成持续加氯装置，以绳悬吊于水中，浸入井水面下7～10cm，容器内的消毒剂借水的振荡由小孔中缓慢漏出，可持续消毒10～20天。

常用便于携带的消毒剂有漂白粉类（漂白粉片、漂白粉精片）、有机氯胺类（氯胺T等）、氯氰脲酸类（二氯异氰尿酸钠、三氯异氰尿酸钠、氯溴异氰酸）等含氯消毒剂。在紧急情况下，缺少含氯消毒剂时，可使用2%碘酊（每升水8～10滴）、高锰酸钾颗粒（使水微红）消毒饮用水，消毒10～15分钟可饮用。

4. 饮用水水质监测　监测内容包括水源水和供水点饮水监测，水源水监测内容包括混浊度、pH、色度、氨氮、耗氧量以及其他相关检测项目；供水点饮水监测按照《生活饮用水卫生标准》中的水质常规指标以及其他可能存在的风险指标进行监测，重点监测内容包括色度、臭与味、混浊度、pH、氨氮、余氯（或二氧化氯）、菌落总数和总大肠菌群等指标。集中式供水的混浊度和余氯（或二氧化氯）每日每批处理水均需测定，以便指导应急水处理措施的进行。受灾地区疾控机构应及时启动对临时集中安置点、医疗点、救灾人员临时居住地等场所人群集中区域以及返家灾区居民家庭的饮用水卫生监测。

三、灾区环境清理

特大自然灾害发生地会产生数量巨大的废墟及废物，群众居住环境也受到污染或破坏。因此，灾后环境清理工作是灾后重建过程中保护人群健康和保护环境工作的重要组成部分。

（一）科学开展爱国卫生运动，做好回迁前环境的清理和消毒

对遭受灾害的室内外环境进行彻底的清理消毒，做到先清理、后消毒、再回迁，尽最大可能消除导致疫病发生的各种隐患。自然灾害结束后，灾民搬回原居住地时，应首先对原住房的质量进行安全性检查，以确认其安全牢固，然后打开门窗，通风换气，清洗家具，清理室内物品，整修家庭厕所，修缮禽畜棚圈，全面清扫室内和院落，清除垃圾污物。必要时将房间的墙壁和地面进行消毒。对室内和临时居住点带回的日常生活用品可进行煮沸消毒或在日光下暴晒。有条件时，可用2% ～ 5%的苯扎氯铵洗消液将衣被浸泡15 ～ 20分钟后再进行洗涤。待室内通风干燥、空气清新后方可搬入居住。

组织群众清理房屋周围环境，整修道路，排除积水，填平坑洼，清除垃圾杂物，铲除杂草，疏通沟渠，掏除水井内污泥，修复厕所和其他卫生基础设施，掩埋禽畜尸体，进行环境消毒，控制疫病发生的危险因素，使灾区的环境卫生面貌在短期内恢复到灾前水平。

（二）政府组织专业人员清理废墟及废物

对自然灾害产生的大量工业废物、危险废物、易腐败废物、传染性废物、医疗垃圾（感染性废物和被感染性皮物污染的物品）、生活垃圾等，可采取焚烧处理、废物填埋和临时贮存等应急措施。

1. 焚烧处理　尽可能避免露天焚烧，确需应急露天焚烧的，应控制露天焚烧废物类别，尽可能避免焚烧混合废物。焚烧地点应当远离饮用水水源地，尽可能远离人群居住区，并应在当地主导风向的下风向。露天焚烧应在天气状况较好的白天进行，以便于对焚烧过程的监控和利于污染物的扩散。

2. 废物填埋　填埋地址要远离环境敏感区域，特别是饮用水水源地；远离易受洪水、滑坡、泥石流等自然灾害影响的区域；尽可能选择防渗条件较好的区域；禁止利用湿地筑埋废物；禁止填埋工业危险废物、禁止填埋液态废物；因地制宜采取一定的工程防渗措施；尽可能分类填埋，并对填埋边界予以标记，同时考虑后期的清理方案。

3. 临时贮存　贮存场所应设置隔离措施（如警戒线）、远离人群居住区，特别是饮用水水源地。对于临时贮存量大的，需因地制宜采取修建围堰、导洪设施、表面遮盖设施等措施强化风险防范。

应急的废墟废物的临时贮存、填埋和焚烧应有专人管理，记录填埋或焚烧地点，所焚烧或填埋的废物类别及数量、时间，并报有关环保或其他相关部门备案。贮存处置设施要设置专门标识，向公众和废物运输者提供废物接受信息和紧急联系方式等。政府有关主管部门应当加强对临时处置设施的巡视、监管和指导。所有运行记录，应由当地环保或其他相关部门及时报上级环保部门备案。

四、灾区尸体处理

特大自然灾害发生后，地表可能会留有大量的逝者和动物尸体。尸体腐败后发出尸臭，给附近空

气、水源等造成严重污染，对救灾人员生理和心理上产生不良影响。此外，尸体腐烂，苍蝇滋生又可传播疾病，因此，尽快做好尸体处理工作十分重要。

1. 火葬 大型自然灾害发生时，造成的死亡人数往往较多，对尸体的处理应尽量采用火葬方法。由专门机构（殡仪馆）或人员负责火葬焚烧处理。

2. 土葬 在无火葬的条件下，可进行土葬处理。尸体掩埋在适当地点，使其尽快腐败分解，达到无机化、无害化的卫生学要求。因此，在选择掩埋地点时，不仅要避开人员活动区、生活区，远离水源地，掩埋深度还要考虑土壤结构、通气性、地下水位和土壤生物学有效层的深度等对尸体腐败分解速度影响的因素。一般尸体掩埋在土壤生物有效层中，土壤颗粒越大，透气性越好，湿度适宜，则尸体腐败分解和无机化速度越快。此外，尸体的状况也影响腐败分解速度，如有开放性损伤的部位，细菌易于侵入，腐败较快；高度瘦弱或失血死亡的尸体，因缺少蛋白质和水分，较同年龄的肥胖尸体腐败缓慢；窒息死亡的尸体因血液具有流动性，便于细菌扩散，所以腐败较快；消毒处理过的尸体，因细菌受到消毒剂的作用，腐败过程延缓。

在平均气温低于20℃时，尸体自然存放时间不宜超过4天，放入尸袋者可适当延长存放时间。当尸体高度腐烂时，应及时进行火化或掩埋处理。

3. 尸体除臭 尸臭的消除是灾后重要的环境卫生工作。尤其在夏至气温较高时，尸体很快分解腐败。尸体腐化后产生的气体包括硫化氢、氨、甲烷、二氧化碳等，尸体流出的液体中有硫醇、尸胺、腐胺、神经碱、毒蕈碱等，共同构成了尸臭。尸体对人的嗅觉不仅有不良刺激，令人厌恶，而且长时间暴露还可引起中毒。例如，硫化氢进入血液，可与组织细胞中的细胞色素氧化酶等作用，抑制细胞氧化过程，造成组织缺氧，引起全身中毒。高浓度硫化氢可直接抑制呼吸中枢，引起窒息而发生迅速死亡。硫醇除有强烈蒜臭味外，还可引起急性吸入性中毒。吸入高浓度硫醇可出现麻醉作用，使人失去知觉。尸体除臭大致可分为感官、物理和化学除臭法。

（1）感官除臭法：利用芳香类化合物等的强烈气味掩盖臭气，或用樟脑、桉油等植物精油等除臭剂在感官上中和臭味。

（2）物理除臭法：利用活性炭、滑石粉、硅胶等吸附臭气化合物或用表面活性剂吸收臭气分子达到除臭目的。

（3）化学除臭法：利用某些化学物质与臭气分子进行氧化-还原、中和、加成、缩合、络合等化学反应，生成挥发性较低的或无臭的化合物。例如，氨和胺类可用无机酸、有机酸中和，硫化氢可用强氧化剂进行氧化还原反应。

在实际操作中，常采用感官、物理和化学除臭法综合除臭，可取得较好效果。

五、灾区临时安置点卫生

灾害发生后，政府机构根据受灾情况设置居民临时安置点，当地卫生健康部门可向政府机构提出设置安置点的卫生学要求建议。居民临时安置点主要包括集中安置和分散安置两种形式。其中，集中安置点由于人口密度相对较大，空间相对紧张，潜在公共卫生风险较大，因此，灾区居民临时安置点的设置必须科学选址、有序规划，保证居住安全和卫生。

临时安置点常分为三类，一类临时安置点场所指在室内能提供住宿条件的临时安置点，如学校、宾馆等；二类临时安置点场所指在较大空间室内集中安排灾区居民生活的临时安置点，如体育场馆、工厂厂房等；三类临时安置点场所指在室外相对集中安排的临时安置点，如搭建的帐篷和棚屋等。根据需要，灾区卫生健康部门可向当地政府提出设置临时安置点的卫生要求建议。以下为三类临时安置点的卫生指南，一类和二类临时安置点参考执行。

（一）安置点地点的选择原则

首先选择交通便利、方便供给、对人体安全有保障的场所或地点，搭建帐篷、窝棚、简易住房等临时住所，临时住所之间应保留充分的空间，做到先安置、后完善；选择地势较高、背风向阳和用水方便的地点，并有2%～4%的坡度，以便于排水和保持地面干燥，山区注意避开山口，城镇注意避开高层建筑物或工业废物、废水排放口及存放易燃、易爆等危险品的仓库附近；远离有水和媒介相关疾病（如伤寒、副伤寒、疟疾等）的地区；避免在多岩石和不透水土壤处设安置点，不应在斜坡、狭窄山谷和沟壑处设安置点；不能靠近工业区或被自然灾害破坏了的既往工业区，以免受到空气污染和其他危害的影响；尽量按照原有居住状况进行安置。保持原有建制，按户编号。

（二）临时安置点的环境要求

出于安全原因和减少因洪水或道路等问题使安置点与外界隔绝的危险，安置点至少应有两条进出道路；原则上要求居住点之间应有8m间隔，方便人员通行，不被固定帐篷的桩子和绳索绊倒。这种间隔距离也有助于防止火灾蔓延。若空地不够，无法满足要求，则居住点的间距至少应两倍于每个居住点的高度，并且不可小于2m。

1. 针对恶劣气候条件有基本的自然防护能力 建筑材料尽量选用轻质、坚固、防雨、耐热性好的材料，如木板、帆布、帐篷、油毡、苇席、茅草等，防止棚舍倒塌压伤；棚屋等临时住所需能遮风防雨，同时应满足通风换气和夜间照明的要求；南方夏天要设法降低室温，防止中暑，北方冬季应注意夜间保暖防寒；专人取暖做饭，防止一氧化碳中毒与火灾的发生；宿地要防潮、去湿、保暖，填平宿地周围的坑洼，清除杂草，排除积水，四周挖排水沟，床下或地面铺一层稻草、干草或草木灰去湿，或撒上一层生石灰吸湿，门口挂棉帘或草帘。

2. 加强安置点安全卫生管理 为便于管理和控制传染病，安置营地可容纳人数不应超过10 000～12 000人，或把营地再分割成独立小区，每小区不应超过1000人；在安置点周围以及道路两侧挖掘排水沟，特别在有暴发洪水危险时，同时要注意把水从居住场所、厕所、临时医疗点等处引开；为控制昆虫滋生，清理室内外的破罐、空瓶、罐头盒等类似杂物，防止积存雨水、脏水，对难以排干的死水区可采取回填方式，也可用聚苯乙烯球或薄油层覆盖。对小水面也应适当排水，以免形成水洼。安置点群众进行经常性环境卫生清扫，划片包干，实行卫生区域责任制，及时清理帐篷和简易房子内外的杂物，清除垃圾，做到垃圾袋装化，防止垃圾滞存、污水淤积。对临时住房内进行彻底整顿、消毒。环境消毒应由卫生防疫人员确定具体的范围和方法。厕所布局合理，数量合适，避免污染环境，禁止随地大小便。设置垃圾收集站（点），周围修建排出污水、雨水等排水沟，禁止乱倒垃圾。

六、灾区废弃物及排泄物的卫生处置

良好的环境卫生条件是防止腹泻病发生的重要因素，安置点排泄物与废弃物包括粪便、污水和固体垃圾等。

（一）垃圾处理

（1）选择地势较高、运离水源和临时居住点的地方集中堆放，四周要挖排水沟。

（2）垃圾应收集于不同的容器内，有专人负责收集，运送和处理，要做到日产日清，不得任意倾倒。

（3）及时对垃圾站（点）进行消毒和杀虫，喷洒消毒杀虫药剂如漂白粉、生石灰、美曲膦酯等，防止蚊蝇滋生。

（4）传染性垃圾必须进行消毒处理，有条件的可采用焚烧法处理。

（5）垃圾集中后统一进行无害化处理。

（二）临时厕所的卫生管理

在灾民聚集区域，选择合适地点，就地取材搭建临时厕所。临时厕所和粪便要加强管理，建立保洁制度和专人负责清理处置粪便。

（1）搭建临时厕所要选择地势较高，距水源至少30m，并且位于安置点的下风向，周围挖有排水沟。一般利用地形建造挖坑式厕所。每1000人配置不少于1座临时厕所，男、女分别设置。在男、女人数相同的情况下，男厕按每50人1个蹲坑设置，同时设有小便槽，女厕按每35人1个蹲坑设置。人多时要考虑另建厕所。

（2）厕坑应做到坑深、口小、不渗、不漏，能防蝇、防蛆，粪坑满时应及时清理，减少蚊蝇滋生。

（3）水灾时，尽量利用现有储粪设施来储存粪便。如无储粪设施，可采用大容量塑料桶、木桶等收集粪便，装满后加盖，送到指定地点暂存，待水灾过后运出处理。

（4）对粪便应进行卫生处理，条件允许时，可采用高温堆肥法，通过发酵和堆内产生的高温杀死粪便中病原微生物、寄生虫卵，减少臭气污染环境，达到无害化卫生要求；也可采用密封发酵法处理粪尿，经过一段时间厌氧菌的作用，使粪便中有机物发酵腐熟，产生的氨类杀死病原微生物和虫卵，达到无害化卫生要求。

（5）肠道传染病患者的粪便必须用专用容器收集，然后做特殊消毒处理。散居患者的粪便，按粪便与漂白粉5∶1的比例充分搅和后集中掩埋，或将粪便内加入等量的石灰粉，搅拌后再集中掩埋。

七、灾区媒介生物的控制

自然疫源性疾病大都由媒介生物传播，在疾病防控过程中控制媒介生物具有十分重要的作用。蚊蝇、鼠类是灾区传染病的重要传播媒介，消灭蚊蝇、鼠类是预防传染病的重要措施。

（一）灾区灭蚊蝇方法

1．外环境灭蚊蝇　使用有机磷药物或有机磷药物与菊酯类药物混合进行喷洒。对阴阳沟渠、农贸市场、垃圾站（屋、桶）、垃圾处理（填埋）场、公厕等重点部位每周消杀3次；对旱厕喷洒有机磷药物灭杀幼蝇。可采用5%氯氰菊酯稀释10倍，超低容量喷雾，有效剂量0.5～1.0mg/m²；或用80%敌敌畏稀释2倍，超低容量喷雾，有效剂量20～50mg/m²。杀灭粪坑内蝇蛆的方法可以参考WHO所推荐用于杀灭蝇蛆的常用药物及其剂型、用量、使用方法，如马拉疏磷0.2%乳剂，每平方米500ml喷洒，12小时内可杀死全部蝇幼虫。

2．内环境灭蚊蝇　可用粘蝇纸、粘蝇条、诱蝇笼、蚊蝇诱灭器、电蚊拍、苍蝇拍等物理方法。或使用滞留时间较长的菊酯类药物进行喷洒，重点对蚊蝇栖息地、墙面、天花板、门窗等喷洒药物。可采用5%高效氯氰菊酯加0.5%胺菊酯混合后稀释10倍，超低容量喷雾，有效剂量0.05～0.10g/m²；或用80%敌敌畏稀释10倍，超低容量喷雾。

3．个人防蚊　在帐篷、简易房、临时房等住所内，个人可以使用盘式蚊香或电热蚊香。在临时居住帐篷或住所内与周围5～10m范围外环境，使用5%顺式氯氰菊酯可湿性粉剂100倍稀释（或10%顺式氯氰菊酯悬浮剂200倍稀释，或具有滞留效果的其他拟除虫菊酯类杀虫剂按照使用说明的剂量）进行滞留喷洒，防止蚊、蝇、蜱、螨、蚤等侵害。注意室内环境主要在墙面、床下等部位施药，用药后室内尽量减少清洗；傍晚、清晨尽量穿长袖衣裤，减少蚊虫叮咬，使用市售驱避剂，如含有二乙甲苯酰胺有效成分的个人防护用品，涂抹于皮肤外露的部位，或在衣服上喷洒；也可使用花露水、风油精等。

（二）灾区灭鼠方法

1. 物理器械灭鼠　小量的鼠采用物理器械灭鼠，如投放鼠笼、鼠夹、粘鼠板等。

2. 化学药物灭鼠　当鼠密度很高时，开展化学毒饵灭鼠。如采用磷化锌（0.3%～0.5%）、敌鼠钠盐灭鼠；或采用慢性抗凝血杀鼠剂溴敌隆、大隆等制作灭鼠毒饵，采取多次饱和投饵法投放毒饵。投饵方法为每一间房（以15m²计）投放2～3堆，室外按5m距离投放一堆，每堆15～20g。灭鼠只能用国家准用鼠药，建议使用高效、安全的抗凝血杀鼠剂。如果情况紧急，必须使用急性药，首选磷化锌。

为避免鼠死后，游离鼠体的蚤、蜱、螨等病媒生物袭击和叮咬人，应在灭鼠同时，即死鼠高峰期之前在居住区滞留喷洒杀虫剂。

八、灾区健康教育和心理干预

（一）健康教育

卫生应急计划中应包括健康宣教的内容，及时向公众传播卫生防病知识，正确引导公众参与到灾后恢复重建的过程中来。根据灾害的持续影响时间，通常可以将灾害分成短期灾害、中期灾害和长期灾害，不同灾害的健康教育工作重点各有不同。

1. 短期灾害　指短时间内受灾，居民原来的生活环境可以很快恢复，因灾害引起的健康危险因素可以在较短的时间减弱、消失的灾害。针对此类灾害的具有灾害特征的健康教育活动维持时间较短，只能采用以大众传播为主的策略，特别是注意发挥新闻媒体的作用。

2. 中期灾害　此类灾害受灾更加严重，居民被迫离开原来生活的地方，一般都住在临时搭建的帐篷、庵棚里，新的环境可能存在一些健康危险因素。但是由于一般是有计划地离开原居住地，在新住所有一定的生活必需品。灾区居民对灾害有一定的心理准备和知识行为准备，对灾区生活适应能力较强，可根据健康教育需求评估，按计划开展健康教育或健康促进活动。

3. 长期灾害　发生此类灾害时，灾区居民1个月内无法恢复正常生活。灾害的发生更具有突然性和偶然性，灾区居民多是无计划地仓促离开原居住地。此类灾害的灾区健康教育任务最重。一是因为居民的灾害准备不足，包括应对灾害的心理准备和知识行为准备；二是因原居住环境被破坏，引起生活困难，甚至缺乏生活必需品；三是各方面服务开展仓促，难以规范有序。此类灾害的灾区形成后，应当立即进行健康教育需求评估，同时开展符合灾区实际的、灾区居民需要的健康教育活动。

自然灾害会带来各种各样的健康和卫生问题，由于时间和资源的限制，不可能一下解决所有问题。因此在健康教育需求评估的基础上，找出当地最主要的健康问题及其影响因素，按照问题的严重性、有效性、迫切性、资源的可及性等因素，确定优先解决的问题，即健康教育干预内容。

（1）注意人群的选择：妇女、儿童与青少年、老年人、慢性病患者、艾滋病患者和结核病患者等人群在自然灾害发生情况下，应列为优先考虑项。灾后各级疾控机构应会同相关卫生专业机构，根据灾区实际情况，尤其是在灾区资源不充足、灾后卫生服务中断的情况下，关注儿童、孕产妇和老人的食品卫生与营养状况，关注慢性病患者、艾滋病患者和结核病患者的药物供给和健康状况，同时应组织专业人员针对脆弱人群提供定期医学检查和药物供给、计划免疫、心理干预等针对性的健康服务。

（2）场所的选择：根据灾区居民的安置情况不同（分散安置、临时集中安置、过渡板房安置等），场所不同，选择不同的健康教育内容和方式。

（3）阶段工作重点的选择：自然灾害发生前，组织开展广泛的防灾减灾宣传教育活动，目的在于提高公众防灾减灾意识和科学防灾减灾能力。自然灾害发生后的不同阶段，健康教育的工作重点也有区别。在灾情刚发生后的最初阶段，重点是稳定灾区居民情绪，宣教重在防止次生灾害发生和自救互救技能；过了最初阶段后，重点是要让灾区居民掌握临时安置状态下食品卫生、安全饮水、妥善处理粪便垃圾等防病知识和技能；灾情即将结束后，重点是要让灾区居民巩固已经形成的正确的生活方式，并帮助心理和生理上受到重大冲击的人群恢复。

（二）心理干预

1994年12月8日克拉玛依特大火灾事件是我国心理危机干预的开始；2008年5月12日汶川地震使得灾后心理援助得到极大重视。精神卫生是影响经济社会发展的重大公共卫生问题和社会问题。国务院制定的《中国精神卫生工作规划（2015—2020）》指出，"要依法将心理援助内容纳入地方各级政府突发事件应急预案，依托现有精神科医师、心理治疗师、社会工作师和护士，分级组建突发事件心理危机干预队伍，定期开展培训和演练，发生突发事件后及时组织开展心理援助。鼓励、支持社会组织提供规范的心理援助服务信息，引导其有序参与灾后心理援助"。灾后许多人会经历亲人的伤亡，或是自己身体也受到伤害。受难者会因灾难而产生一些身心反应，而其中的一系列心理反应如果过于强烈或持续存在，就可能导致精神疾病。心理干预成为灾后重建的重要部分，没有心灵的重建，所有的重建都看不到阳光。有研究表明，重大灾害后精神障碍的发生率为10%～20%，一般性心理应激障碍更为普遍。因此，在近二十几年以来，在全世界针对各大灾难的救援活动之中，灾后心理辅导基本上已被列为正式的医疗救助手段和项目。

本章小结

教学课件

执考知识点总结

本章无执考知识点。

拓展练习及参考答案

（陈　彤　刘　琳）

实训A 空气采样方法及大气中二氧化硫、颗粒物、氮氧化物的测定

一、空气采样方法

（一）空气中的有害物质

空气中的污染物按其属性可分为物理性、化学性和生物性三类。

化学性污染物按照存在状态大致可分为气态污染物和颗粒状污染物两大类。常见的气态污染物有 SO_2、NO_x、O_3、CO、Cl_2 和苯等。颗粒状污染物常以雾、烟、尘三类形式存在于大气中。雾为液态，由气体蒸发至空气后遇冷凝聚而成；烟和尘均为固态，烟是由固态物质受热蒸发至空气中遇冷凝聚而成；尘是固态物质因机械粉碎或爆破时产生的微粒，能长期悬浮于空气中。

（二）空气采样方法

大气中的污染物大致可分为气态和气溶胶两大类。气态是指某些物质，因其性质不稳定、沸点低等因素的影响，在常温常压下以气体形式分散在大气中，包括 SO_2、CO、NO_x 和苯等，通常以分子形式存在。气溶胶是指物质的固体微粒或液体微滴逸散于空气中以多种状态同时存在的分散系，通常以聚集形式存在，尺寸大小不等。目前，大气采样方法可归纳为直接采样法和浓缩采样法两类。

1. 直接采样法 当空气中被测组分较高，或者所选用分析方法的灵敏度较高时，采用直接采样法采取少量空气样品就可满足分析要求。直接采样法包括注射器采样、塑料袋采样和真空瓶采样。

2. 浓缩采样法 当空气中被测组分浓度较低，需浓缩后方能满足分析方法时用浓缩采样法。

（1）溶液吸收法：使用动力装置使空气通过装有吸收液的吸收管时，空气中的被测组分经气液界面浓缩于吸收液中，常用于采集气态或蒸气态污染物。常用的吸收液有水、水溶液和有机溶剂等。

（2）滤纸和滤膜阻留法：主要用以采集尘粒状气溶胶。它是利用动力装置使空气通过滤料，通过机械阻留、吸附等方式采集空气中的气溶胶。常用的滤料有玻璃纤维滤料、有机合成纤维滤料、微孔滤膜和浸渍试剂滤料等。

（3）固体吸附剂阻留法：当空气通过装有固体吸附剂的采样管时，被测组分被固体吸附剂吸附而浓缩，经解吸附后可用于后续测定。

（三）采样仪器

大气采样设备通常由收集器、采样器和现场监测仪组成。

1. 收集器 根据被测组分在空气中的存在状态，选择合适的收集器。常用的收集器有液体吸收管

（气泡吸收管、多孔玻板吸收管、冲击式吸收管）、填充柱采样管和低温冷凝浓缩采样瓶。

2. 采样器　包括小流量气体采样器（采气流量范围为0.1～3.0L/min）、小流量可吸入颗粒物采样器（采气流量范围为1～30L/min）、大流量颗粒物采样器（采气流量范围为1.1～1.7m³/min）、个体采样器等。

3. 现场监测仪　可直接用于对现场某种被测组分的直接测定。常用的有CO监测仪、大气颗粒物监测仪等。

（四）气体采样的基本要求

（1）采样点设在空旷地点；气体采样器放置高度为0.5～1.5m，即成人呼吸带高度；考虑坐卧状态的呼吸高度和儿童身高，增加0.3～0.6m相对高度的采样；颗粒物采样器放置高度为3～5m，避免地面扬尘。

（2）采集的样品在时间、空间上具有代表性。

（3）采样速度能保证最佳吸收效率，并且采样量应能满足分析要求。

（4）记录采样现场条件，包括采样点及其周围环境；采样器类型及编号；采样气流量；采样持续时间；采样者；采样日期；现场气候条件，如天气情况、气温、气压、气湿等。

（五）大气采样

参见第三章第五节大气污染对健康影响的调查和监测。

（六）室内空气采样

1. 采样环境要求　采样前应关闭门窗、空气净化设备、新风系统至少12小时。采样时，门窗、空气净化设备、新风系统处于关闭状态。使用空调的室内环境，应保持空调正常运转。

2. 采样点数量　应根据监测的室内面积和现场情况而定，正确反映室内空气污染物水平。单间小于25m²的房间应设1个采样点，25～50m²（不含）的应设2～3个采样点，50～100m²（不含）的应设3～5个采样点，100m²及以上的应设5个采样点。

3. 布点方式　单点采样在房间的中心位置布点，多点采样时应按对角线或梅花式均匀布点。采样点应避开通风口和热源，离墙壁距离应大于0.5m，离门窗距离应大于1m。

4. 采样时间和频次　年平均浓度应至少采样3个月（包括冬季），24小时平均浓度（如PM2.5和PM10等）应至少采样20小时，8小时平均浓度应至少采样6小时，1小时平均浓度应至少采样45分钟，根据测定方法的不同可连续或间隔采样。

5. 采样仪器　根据各类指标在室内空气中的存在状态，选择合适的仪器设备。仪器设备的噪声一般应小于50dB（A），如噪声过大，应通过安装消音盒等方式减少室内噪声。

6. 采样方法

（1）一般要求：各类指标的采样方法参照《室内空气质量标准》（GB/T 18883—2022）测定方法中的具体规定，在经过方法适用性验证基础上，可适当调整采样方法参数，包括采样体积、采样流量和采样时间，以满足室内空气质量指标检测要求。指标要求采用年平均或8小时平均浓度的指标，在测定方法允许的情况下，可先进行筛选法采样，若检验结果符合指标要求，可直接评价；若不符合应按累积法采样。PM2.5和PM10等采用24小时平均浓度的指标，因测定方法限制，无法采用筛选法，需直接采用累积法。

（2）筛选法采样：宜采样45分钟。如使用直读仪器，采样间隔时间为10～15分钟，每个点位至少监测4～5次，最终以时间加权平均值表示。

（3）累积法采样：按年平均、24小时平均和8小时平均的要求，根据测定方法的不同，可连续或间隔采样，间隔采样的最终结果以时间加权平均值表示。

（4）采样记录：采样时应对现场情况、可能的污染源、检测指标、采样日期、时间、地点、采样点数量、布点方式、大气压力、温度、相对湿度、风速、采样编号（采样点位、采样器、采样管等）及采样人员等进行详细记录，随样品一同送入实验室。

（5）样品运输和保存：样品按采样记录核对后由专人运送，运送过程中做好样品的有效处理和防护，防止因物理、化学、生物等因素的影响使组分和含量发生变化。样品运抵后应与接收人员交接并登记，注意保存条件，并及时进行实验室检验。

7. 质量保证措施

（1）气密性检查：在采样前应对采样系统的气密性进行检查，不得漏气。

（2）现场仪器校准：现场仪器应符合国家有关标准和技术要求，使用前按说明书要求进行检定或校准。采样系统的流量要保持恒定，采样前和采样后均要负载条件下用检定合格的流量计进行校准，前后2次的校准偏差不得超过5%，取两次结果的平均值作为采样流量的实际值。

二、大气中二氧化硫的测定

（一）原理

大气中二氧化硫被四氯汞钠溶液吸收后，生成稳定的二氯亚硫酸汞钠络合物，再与甲醛和盐酸恩波副品红反应，生成玫瑰紫红色化合物，根据颜色深浅比色定量。本法最低检出限为0.4μmol/5ml。

（二）仪器

（1）小流量气体采样器，流量范围为0.2～1.0L/min。
（2）棕色U形多孔玻板吸收管。
（3）10ml具塞比色管。
（4）分光光度计。

（三）试剂

1. 吸收液 称取10.9g氯化汞和4.7g氯化钠溶于水，加水定容至1000ml。放置过夜，过滤后使用。吸收液最佳pH为4.0。吸收液可稳定6个月；若发现有沉淀，不可再用。

2. 12g/L氨基磺酸铵溶液 临用时现配。

3. 2g/L甲醛溶液 将36%～38%甲醛摇匀，量取5.4ml，加水定容至1000ml，临用时现配。

4. 0.2g/L盐酸恩波副品红溶液 称取0.2g盐酸恩波副品红，加入少量水研磨使之溶解，然后加入60ml盐酸，转移至容量瓶，加水定容至1000ml，临用时现配。

5. 0.0167mol/L碘酸钾标准溶液 准确称取经105℃干燥2小时的碘酸钾3.5668g，置入小烧杯内，加水溶解后转移入容量瓶中，洗净烧杯，洗液一并转入容量瓶，加水定容至1000ml，摇匀。

6. 5g/L淀粉溶液 称取0.5g可溶性淀粉，加5ml水调成糊状后，再加入100ml沸水和0.002g碘化汞（防腐剂），并煮沸2～3分钟，至溶液透明，冷却。临用时现配。

7. 0.1mol/L硫代硫酸钠标准溶液 称取25g硫代硫酸钠（$Na_2S_2O_3 \cdot 5H_2O$）溶于新煮沸冷却后的水中，加入0.2g碳酸钠，加水定容至1000ml，贮于棕色瓶中，如混浊应过滤。放置一周后标定浓度。

8. 0.1mol/L碘溶液 称取40g碘化钾溶于25ml水中，加入12.7g碘，待碘完全溶解后，加水定容至1000ml，移入棕色瓶中，避光保存。

9. **2μg/ml二氧化硫标准溶液** 称取0.1～0.2g亚硫酸氢钠溶于100ml吸收液中，放置过夜，用滤纸过滤。使用时，用吸收液稀释成2μg/ml的二氧化硫标准应用液，冰箱中保存。浓溶液可放一周，稀溶液可放两天。

（四）基本步骤

1. **采样** 将装有5ml四氯汞钠吸收液的棕色U形多孔玻板吸收管安装于小流量气体采样器上，以0.5L/min流量采气10～20L，并记录采样现场的气压和气温。

2. **分析步骤**

（1）绘制标准曲线：按表A-1制备标准色列管，并绘制标准曲线。

向各管中加入0.5ml浓度为12g/L的氨基磺酸铵溶液，摇匀，放置10分钟，然后加入0.5ml 2g/L甲醛溶液和0.5mL 2g/L盐酸恩波副品红溶液摇匀，放置数分钟，使其逐渐显色，并于560nm波长下测定各管吸光度。以二氧化硫含量（μg）为横坐标，绘制标准曲线。

表A-1 标准色列管

管号	0	1	2	3	4	5	6	7
标准溶液/ml	0	0.2	0.6	1.0	1.5	2.0	2.5	3.0
吸收液/ml	5.0	4.8	4.4	4.0	3.5	3.0	2.5	2.0
二氧化硫含量/μg	0	0.4	1.2	2.0	3.0	4.0	5.0	6.0

（2）样品测定：采样后将吸收液全部移入比色管中，用少量吸收液冲洗吸收管并合并于比色管中，使总体积为5ml。然后，将该样品管与上述各标准系列管同步操作，加入各项试剂，并测定吸光度，查标准曲线获得样品管中二氧化硫含量（μg）。

（3）计算公式如下：

$$C = \frac{A}{v_0}$$

式中，C为二氧化硫浓度（mg/m³）；A为二氧化硫含量（μg）；v_0为换算成标准状态下的采样体积（L）。

（五）注意事项

（1）所有试剂均需用不含氧化剂的水配制。

（2）使用本方法以20L计算，可测定的二氧化硫浓度范围为0.02～0.30mg/m³。浓度高于此范围时，可将样品吸收液稀释后测定。

（3）甲醛浓度过高，空白值增大；甲醛浓度过低，显色时间延长。本实验采用的是2g/L甲醛。

（4）本法吸收液含汞，有毒性，操作时应避免污染环境和防止中毒，废液应统一收集后处理。

三、大气中颗粒物的测定

本部分介绍可吸入颗粒物（PM10）和细颗粒物（PM2.5）的测定（重量法）。

（一）原理

分别通过具有一定切割特性的采样器，以恒速抽取定量体积空气，使室内空气中PM10和PM2.5被截留在已知质量的滤膜上，根据采样前后滤膜质量差和采样体积，计算出PM10和PM2.5的浓度。

（二）材料

根据样品采集目的可选用玻璃纤维滤膜、石英滤膜等无机滤膜或聚四氟乙烯、聚氯乙烯、聚丙烯、混合纤维素等有机滤膜。PM10滤膜对0.3μm标准粒子的截留效率不低于99%，PM2.5滤膜对0.3μm标准粒子的截留效率不低于99.7%。

（三）仪器和设备

1. PM10切割器、采样系统　切割粒径D_{50}为（10±0.5）μm，捕集效率的几何标准差δ_g为（1.5±0.1）μm。

2. PM2.5切割器、采样系统　切割粒径D_{50}为（2.5±0.2）μm，捕集效率的几何标准差δ_g为（1.2±0.1）μm。

3. 颗粒物采集器　量程小于30L/min，流量误差小于或等于2%。

4. 电子天平　标定分度值0.01mg或0.001mg。

5. 恒温恒湿箱　箱内空气温度在15～30℃内可调，控温精度±1℃。箱内空气相对湿度应控制在（50±5）%。恒温恒湿箱可连续工作。

6. 干燥器　内盛变色硅胶。

7. 气压计　最小分度值为2hPa。

（四）样品采集和保存

1. 样品采集　按采样器说明书操作，在采样器规定的流量下，采气8～24小时。记录采样时的气温和气压。采样时，将已称量的滤膜用镊子放入洁净采样夹内的滤网上，滤膜毛面应朝向进气方向。将滤膜牢固压紧至不漏气。采样结束后，用镊子取出，放入样品盒中。采用连续采样方式时，采样时间不应少于20小时；采用间隔采样方式时，采样次数不应少于4次，累计采样时间不应少于20小时。采样流量小于30L/min。

2. 样品保存　采样后将滤膜置于保存盒中保存，每张滤膜单独保存，避免交叉污染。如不能立即称量，应在4℃条件下冷藏保存。

（五）分析步骤

采样前，将滤膜放在恒温恒湿箱内平衡24小时，平衡条件为15～30℃，相对湿度控制在45%～55%，记录平衡温度与相对湿度。在上述平衡条件下，去除静电后用标定分度值为0.01mg或0.001mg的电子天平称量滤膜，记录滤膜质量。同一滤膜在恒温恒湿箱中相同条件下再平衡1小时后称量。对于颗粒物样品滤膜，两次称量之差小于0.04mg（标定分度值为0.01mg）或0.015mg（标定分度值为0.001mg）为满足恒量要求。采样结束后，按同样温湿度条件，将采样滤膜放在恒温恒湿箱中平衡24小时。天平室的温湿度条件应与恒温恒湿箱一致。

（六）结果计算与表示

1. 结果计算　PM10或PM2.5质量浓度按下式计算：

$$\rho = \frac{W - W_0}{V}$$

式中，ρ 为PM10或PM2.5质量浓度（mg/m³）；W 为采样后滤膜的质量（mg）；W_0 为采样前滤膜的质量（mg）；V 为实际采样体积（m³）。

2. 结果表示 当测定结果小于0.1mg/m³时，保留到小数点后三位；当测定结果大于或等于0.1mg/m³时，保留三位有效数字。

（七）注意事项

（1）采样器每次使用前需进行校准。

（2）采样期间流量应保持恒定。使用前用皂膜流量计进行校准，误差应小于5%。

（3）每张滤膜在使用前均需用光照检查，不能使用破损或任何缺陷的滤膜采样。

（4）在污染较重的地区采样或采样时间过长，应注意防止滤膜过载。

（5）采样后用镊子小心取下滤膜，采样面对半折叠两次置于干燥器中。

（6）需经常检查采样器是否漏气。当滤膜上颗粒物与四周白边之间界限不清晰时，应更换面板密封垫。

四、大气中氮氧化物的测定

大气中的氮氧化物主要有NO、NO_2、N_2O、N_2O_3、N_2O_4 和 N_2O_5 等。其中污染大气的主要是NO和NO_2。目前测定大气中NO_X的主要方法是盐酸萘乙二胺比色法（Saltzman法）和化学发光法。

（一）盐酸萘乙二胺比色法

1. 原理 氮氧化物在铬酸作用下氧化成二氧化氮，在吸收液中遇水生成亚硝酸，后者与对氨基苯磺酸起重氮化反应，反应产物与盐酸萘乙二胺生成玫瑰红色偶氮化合物，其颜色深浅与氮氧化物的浓度呈线性关系，因此可以进行比色定量。本法检出下限为0.25μg/5ml。

2. 仪器

（1）U形多孔玻板吸收管或多孔玻板吸收管。

（2）空气采样器：流量范围0～1L/min。

（3）10ml具塞比色管。

（4）氧化管内装氧化剂（三氧化铬和海沙）。

（5）分光光度计及1cm比色杯。

3. 试剂 所有试剂均用不含亚硝酸根（NO_2^-）的水配制，要求所用的水不能使吸收液呈淡红色。一般可用去离子水煮沸冷却后使用。

（1）吸收液：量取50ml冰醋酸与900ml水混合，加入5.0g对氨基苯磺酸，搅拌至全部溶解，再加入0.05g盐酸萘乙二胺，加水定容至1000ml，充分混匀后即为吸收原液。贮于棕色瓶中置冰箱4℃可保存一个月。使用时用原液和水按4:1比例混合即可。

（2）氧化剂：称量5g三氧化铬，用水调成糊状，与95g海沙充分搅拌混匀，在105℃烘干冷却后，装入氧化管内，两个球部装入约8g氧化剂，两端用脱脂棉塞紧备用。

（3）标准溶液：准确称量0.15g干燥的一级亚硝酸钠，先用少量水溶解后，移入容量瓶中，加水定容至1000ml。配成的溶液中NO_2^-的浓度为0.1mg/ml，为贮备液，在冰箱中4℃可贮存一个月。使用时将贮备液与水按1:19的比例混合即为5μg/ml NO_2^-的标准溶液。

4. 测定方法

（1）采样：多孔玻板吸收管内装入 5ml 吸收液，进气口接上一个氧化管，管口略向下倾斜（防止潮湿的空气将氧化剂弄湿，污染后面的吸收管）。流量为 0.5L/min，避光采气至吸收液变为淡玫瑰红色为止，记录采样时间。如果吸收液不变色，则应延长采样时间，采气量应不少于 5L。

（2）分析步骤

1）绘制标准曲线：按表 A-2 制备标准色列管。

表A-2　标准色列管

管号	0	1	2	3	4	5	6
标准溶液/ml	0	0.05	0.1	0.2	0.3	0.5	0.7
水/ml	1.0	0.95	0.9	0.8	0.7	0.5	0.3
吸收原液/ml	1.0	4.0	4.0	4.0	4.0	4.0	4.0
NO_2^-含量/μg	0	0.25	0.5	1.0	1.5	2.5	3.5

将各管摇匀后静置 15 分钟，用 1cm 比色杯，在波长 540nm 下，测吸光度（分光光度计应预热半小时以上），以光密度对 NO_2^- 含量绘制标准曲线。

2）样品测定：采样结束后，将吸收液全部移入比色管中，测吸光度。然后通过查标准曲线，计算出 NO_2^- 的质量（μg）。

（3）计算：根据 NO_2^- 质量和采气体积，按下式计算 NO_2 含量。

$$C=\frac{a}{V_0 \cdot 0.76}$$

式中，C 为氮氧化物（以 NO_2 计）浓度（mg/m^3）；a 为 NO_2^- 质量（μg）；V_0 为换算成标准状态下的采气体积（L）；0.76 为 NO_2（气）转换成 NO_2^-（液）的系数。

5. 注意事项

（1）本法为国家环境空气质量标准中氮氧化物监测的标准方法，灵敏、准确、操作简便、呈色稳定。

（2）结果偏高的原因：①采样前，必须检查吸收液是否无色，如有微红色，则可能是亚硝酸根污染。②吸收液受日光照射可呈色，因此在采样的全过程应注意避光。③当对氨基苯磺酸质量不好时，配制的吸收液也会呈色。

（3）结果偏低的原因：①当二氧化硫的浓度比氮氧化物高时，可使显色强度下降，为了防止二氧化硫的干扰，可在吸收液中加 1 滴 1% 过氧化氢，使其变成三氧化硫，可消除影响。②当臭氧（O_3）浓度高时，NO_2 可被氧化成 N_2O_5 而使呈色减弱。③本法制备的氧化管在大气湿度 35% ～ 80% 时较为适宜，若空气相对湿度＜16%，则氧化效率降低，此时可将氧化管通过水面潮湿空气平衡 1 小时使用。

（4）将 NO 氧化成 NO_2 的方法有多种，本法采用三氧化铬氧化管能将 NO 定量氧化成 NO_2，而又不吸附 NO_2。酸性高锰酸钾氧化管对 NO_2 有明显吸附，测定大气中低浓度 NO_X 时结果偏低。三氧化铬氧化剂应为暗红色，若变为绿棕色则需更换。

（二）化学发光法

1. 原理　被测空气被连续抽入氧化氮分析仪，氮氧化物通过 NO_2-NO 转化器在转化剂的作用下，以 NO 的形式进入反应室，再与臭氧反应产生激发态二氧化氮（$NO_2 \cdot$），当 $NO_2 \cdot$ 回到基态时放出光子。

光子通过滤光片，被光电倍增管接收，并转变为电流，经放大后而被测量。光子大小与NO浓度成正比。用NO_2标准气体标定仪器的刻度，即得知相当于NO_2量的NO_x浓度。所测定的数据可通过与仪器相连接的记录仪记录。

仪器中与NO_2-NO转化器相对应的阻力管用于测定NO，这时气样不经转化器而经此旁路，直接进入反应室，测得NO量，NO_2的量即为NO_x减NO的差值。

2. 仪器　氧化氮分析仪。

3. 试剂

（1）活性炭（三级）100～120目，装在过滤器中。

（2）干燥剂：分子筛或硅胶。

（3）NO标准气（贮存于铝合金钢瓶中），浓度5～10mg/m^3，或NO_2渗透管25℃±0.1℃（或30℃±0.1℃），渗透率为0.5μg/min，用称重法标定。

4. 测定方法

（1）采样：以1L/min的流量通过聚四氟乙烯管将气样抽入仪器。

（2）分析步骤

1）启动前准备：电源开关置于"关"的位置，量程选择置于所需的量程档，测量选择置于"NO_2或NO"位置，采样三通阀置于"调零"位置。

2）启动和调零：接通电源，调节臭氧化空气流量500ml/min，采样流量1L/min，使仪器稳定运转2小时，调"零点调节"电位器，使电表指零。

3）校准：进样三通阀旋至"测定"位置，将二氧化氮标准气体通入仪器，进行刻度校准。调"标度调节"点位器，使电表指示二氧化氮标准气浓度值。

4）测量：将进样三通阀置于"测量"位置，采样的气体通过聚四氟乙烯管进入仪器，即可读数。

（3）计算

1）在记录仪上读取任一时间的氮氧化物（换算成NO_2）浓度（mg/m^3）。

2）将记录纸上的浓度和时间曲线进行积分计算，可得到氮氧化物（换算成NO_2）小时浓度和日平均浓度（mg/m^3）。

5. 注意事项

（1）本法具有快速、灵敏、选择性好等优点，最低检出量为μg/m^3，现已被很多国家和WHO全球监测系统作为监测大气氮氧化物的标准方法。

（2）反应气体O_3：是用紫外灯发生的，臭氧发生量与空气湿度有很大关系，因此应先进行空气干燥，然后再进入臭氧发生器。

（3）NO_2-NO转换器是将空气中的NO_2还原成NO，再与O_3反应而被测定，转化剂采用12g100～120目石墨化玻璃碳，装在一个不锈钢炉体内。由于还原产物均为气体，玻璃碳在使用中始终保持新鲜的还原表面，所以不会发生转化失效问题，可作为一种长效转化剂。如果玻璃碳表面被沾染，可将玻璃碳用清洁空气加热500℃以上，吹气处理几小时，排除污染即可恢复再使用。

（4）采用正压进气有利于提高反应灵敏度，采气流量增加，信号值也随之增大，但在1.0～1.1L/min信号值开始变平稳，所以选择采样流量为1L/min，臭氧流量为0.5L/min。

（纪佳君）

实训 B 气象因素的测定（噪声测定仪、风速仪、照度仪的使用）

一、噪声测定仪的使用

（一）原理

噪声测定仪由电容式传声器、前置放大器、衰减器、放大器、频率计权网络以及有效值指示表头等组成。工作原理是由传声器将声音转换成电信号，再由前置放大器变换阻抗，使传声器与衰减器匹配。放大器将信号输出到网络，对信号进行频率计权（或外接滤波器），然后再经衰减器及放大器将信号放大到一定的幅值，传送到有效值检波器，最后仪器将换算得到的噪声值显示在屏幕上。使用噪声测定仪在规定时间内测量一定数量的室内噪声 A 计权声级值，经过计算得出等效 A 声级 L_{Aeq}，即为室内噪声值。

（二）仪器

（1）AWA5636 型声级计。
（2）AWA6221B 型声校准器。

（三）要求

（1）测点选择：面积不足 100m² 的场所，在其中央区设置一点作为监测点；面积大于 100 ㎡ 的场所，距声源中心（或一侧墙壁）画一直线至对侧墙壁中心，在此直线上均匀分布 3 个点作为监测点。
（2）测点距地面高度 1.0 ～ 1.5m，距墙壁和其他主要反射面不小于 1m。
（3）仪器校准：测量前使用声校准器对声级计进行校准。
（4）测量时声级计可以手持也可以固定在三脚架上，并尽可能减少声波反射影响。
（5）稳态噪声测定：用声级计快档读取 1 分钟指示值或平均值，对于脉冲噪声读取峰值和脉冲保持值。
（6）周期性噪声测定：用声级计慢档每隔 5 秒读取一个瞬时 A 声级值，测量一个周期。
（7）非周期非稳态噪声测定：用声级计慢档每隔 5 秒读取一个瞬时 A 声级值，连续读取若干数据。

（四）基本步骤

（1）检查电容传声器和前置放大器是否已安装好。
（2）检查电池是否安装好，如未安装则应打开声级计背面电池盖板，正确装好电池。
（3）如声级计较长时间不用或更换传声器，正式使用前应用标准声源对声级计进行校准，校准方法按照仪器操作说明进行。

（4）接通电源，仪器显示屏中间显示测量结果，其后显示所用频率计权及时间计权，最下一行从左到右分别显示电源电压、动态条图、测量上限及下限。

（5）选择"A"计权网络，将声级计头部传声器指向被测声源，尽量使声波从声级计的参考方向射入传声器。为减小人体对测量的影响，应使人体尽量远离声级计。稳定几秒后，显示器上显示出的数据即为"A"计权噪声值。

（6）测量时间一般计权采用"F"（快），若读数变化较大，可采用"S"（慢）时间计权。用光标键将光标移到"F"上，按参数加或减键，可以将"F"改为"S"。

（7）按确认键，仪器显示器右下方显示"L_{max}"，此时仪器显示数值为从按下确认键到当前这段时间的最大值。

（8）测量完毕后按电源开关键关闭仪器，并妥善保管。

（五）结果判定

按照《声环境质量标准》（GB 3096—2008）中要求各类环境功能区环境噪声等效声级限值判定。

（六）注意事项

（1）测量应在无雨雪、无雷电天气，风速小于5m/s时进行。
（2）声级计使用的电池电压不足时应更换。
（3）传感器是极其精细且易损坏的比较昂贵的部件，在整个实验过程中注意轻拿轻放。实验完毕，拆下传感器放入指定的地方。
（4）应避免放置于高温、潮湿、有污水、灰尘及含盐、酸、碱成分高的空气或化学气体的地方。

二、风速仪的使用

（一）原理

风速仪根据其工作原理可分为转轮式风速仪和热线式风速仪。转轮式风速仪是基于转轮式探头转动转换成电信号，仪器对信号进行转换处理得到转速值，再根据转速值的高低计算得到风速值。热线式风速仪是将一根细的金属丝放在空气流体中，通过电流加热金属丝，使其温度高于周围空气流体的温度，当空气流体沿垂直方向流过金属丝时，将带走金属丝的一部分热量，使金属丝温度下降。仪器根据金属丝（热线）温度的变化计算出风速值。

（二）仪器

（1）FS-V型风速仪。
（2）ZRQF-F30J热线式风速仪。

（三）基本步骤

测定室内风速常使用指针式热电风速仪、数显式热电风速仪和转轮式风速仪，其最低检测值不应高于0.05m/s，风速测量范围通常为0.05 ～ 2.00m/s，其测定误差不大于±10%。

1. 指针式热电风速仪现场测定时的基本步骤
（1）使用前观察电表的指针是否指于"0"点，如有偏移，可轻调电表上的机械调零螺丝，使指针回到"0"点。

（2）将"校正开关"置于"断"的位置。将测杆插头插在插座上，垂直向上放置，螺塞压紧使探头密封，"校正开关"置于满刻度的位置。

（3）将"校正开关"置于"零位"的位置，调整"粗调""细调"两个旋钮，使电表指在"0"点位置。

（4）轻轻拉动螺塞，使测杆探头露出并使探头上的红点面对风向，根据电表读数，查阅校正曲线，即可得到被测风速。

（5）在测定10分钟后重复以上步骤（3）、步骤（4）一次，使仪表内的电流得到标准化。测定完毕后，应将"校正开关"置于"断"的位置，以免耗费电池。

2. 数显式热电风速仪测定时的基本步骤

（1）将风速传感器与风速仪连接，打开电源开关。

（2）按使用说明书进行自检和预热等操作。

（3）轻轻将测杆测头拉出，测头上的红点对准来风方向，读出风速值（m/s）。

3. 转轮式风速仪测定时的基本步骤

（1）轻按电源开关，接通整机电源。

（2）按"FUNCTION"键，选择风速功能，显示器上显示"speed"指示。

（3）按"UNIT"键，选择风速单位，显示器上显示出所选的风速单位。

（4）把叶轮放到待测气流中，让标有黄色标记的一端面对气流，风速值会显示在显示器上。

（5）在测量过程中，要保持测量期间的最大值，只按一下"MAXHOLD"键，显示器上出现"max"标志即可。若要解除最大保持功能，只要再按动一下"MAXHOLD"键让"max"标志消失即可。

（6）使用完毕后按电源开关键关机。

（四）结果判定

《室内空气质量标准》（GB/T 18883—2022）中规定，夏季室内风速应≤0.3m/s、冬季室内风速应≤0.2m/s。

（五）注意事项

（1）仪器采用小型干电池，所存电量有限，使用完毕后应及时关闭电源，以延长电池的使用寿命。

（2）仪器内有精密的机械结构，使用时不得摔碰。

（3）仪器有电源电压检测电路，当电池电压低于设定值5V时屏幕显示电池符号，此时应及时更换电池。

三、照度计的使用

（一）原理

照度计（或称勒克斯计）是一种专门测量光照度的仪器仪表。所谓照度就是测量物体被照明的程度，即物体表面所得到的光通量与被照面积之比。照度计通常是由硒光电池或硅光电池配合滤光片和微安表组成。光电池是把光能直接转换成电能的光电元件。当光线射到硒光电池表面时，入射光透过金属薄膜到达半导体硒层和金属薄膜的分界面上，在界面上产生光电效应，产生的光生电流大小与光电池受光表面上的照度存在一定的比例关系。接上外电路会有电流通过，仪器中央处理器通过读取电流电压值后经过计算将数据显示在屏幕上。

（二）仪器

TES-1339型照度计。

（三）要求

1. 照度计量程要求　下限不大于1lx，上限不小于5000lx，测定室内照度仪器示值误差不超过满量程的±8%，室内照明测定仪器示值误差不超过满量程的±4%，具体数值需参考仪器说明书。

2. 整体照明测点要求　在进行场所整体照明调查时，测定面高度为地面以上80～90cm。一般大小的房间在房间对角线上或呈梅花式均匀分布取5个点，影剧院、商场等大面积场所的测量可用等距布点法，一般以每100m²布10个点为宜。

3. 局部照明测点要求　如特殊需要的局部照明，可测量其中有代表性的一点。如果是局部照明和整体照明兼用的情况，应根据实际情况合理选择整体照明的灯光关闭还是开启，并在测定结果中注明。

4. 测量时间要求　如果光源是白炽灯应开启5分钟后开始测量，气体放电灯应开启30分钟后开始测量。为使照度仪受光器不产生初始效应，在测量前至少曝光5分钟。测定时受光器一律水平放置在待测面上。

（四）基本步骤

（1）打开仪器电源并检查电量。

（2）打开受光器盖子，并将受光器水平放置在测量位置。

（3）选择合适测量档位，如显示屏左端只显示"1"，表示照度过低，需要按下量程键，调整测定量程。

（4）照度计开始工作，并在显示屏上显示照度值。

（5）屏幕上显示的数据不断变动，当显示数值稳定时，按下"HOLD"键，锁定数据。

（6）读取并记录屏幕上显示的照度值，实际观测值等于屏幕上显示数字与量程值的乘积。例如，屏幕上显示500，右下角显示状态为"×2000"，实际照度测量值为1 000 000lx，即（500×2000）。

（7）再按一下锁定开关，取消读数值锁定功能。

（8）每一次观测时，连续读数3次并记录。

（9）每一次测量工作完成后，按下电源开关键，切断电源。

（10）盖上受光器盖子，放回仪器包装盒里妥善保管。

（五）结果判定

《建筑照明设计标准》（GB 50034—2024）中规定了新建、改建和扩建的居住、公共和工业建筑的一般照度标准值。

（六）注意事项

（1）照度计受光器上必须洁净无尘，如有灰尘应用干布轻轻擦拭干净。

（2）测定时照度计受光器应水平放置。

（3）操作人员的位置和服装不应该影响测量结果。

（4）按要求对仪器进行定期检定和使用前校准。

（5）电池电力不足时，液晶显示器屏幕上出现充电指示，此时应及时更换电池。

（6）勿在高温（温度高于50℃）、高湿（相对湿度大于80%）场所下测量。

（7）测量完毕后，将光检测器保护盖盖上，以降低光检测器老化速率。

（纪佳君）

实训 C　水样采集及预处理

水样的采集与保存方法参考《生活饮用水标准检验方法　第2部分水样的采集与保存》（GB/T 5750.2—2023）。

一、采样计划

采样前应根据水质检验目的和任务制订采样计划，内容包括采样目的、检验指标、采样时间、采样地点、采样方法、采样频率、采样数量、采样容器与清洗、采样体积、样品保存方法、样品标签、现场测定指标、采样质量控制、样品运输工具和贮存条件等。

二、采样容器

根据待测组分的特性选择合适的采样容器。测定无机物、金属和类金属及放射性元素的水样应使用有机材质的采样容器，如聚乙烯或聚四氟乙烯容器等；测定有机物指标的水样应使用玻璃材质的采样容器；测定微生物指标的水样应使用玻璃材质的采样容器，也可以使用符合要求的一次性采样袋或采样瓶。

三、水样采集

1. 一般要求　①理化指标：采样前应先用待采集的水样荡洗采样器、容器和塞子2～3次（测定石油类水样除外）。②微生物指标：采样时应做好个人防护，采取无菌操作直接采集，不应用水样荡洗已灭菌的采样瓶或采样袋，并避免手指和其他物品对瓶口或袋口的沾污。

2. 采样点设置　水源水的采样点通常设置在汲水处；出厂水的采样点应设置在出厂水进入输（配）送管道之前；末梢水的采样点应设置在出厂水经输配水管网输送至用户的水龙头处，采样时，通常宜放水数分钟，排除沉积物，特殊情况可适当延长放水时间，采集用于微生物指标检验的样品前应对水龙头进行消毒；二次供水根据实际工作需要在水箱（或蓄水池）进水、出水和/或末梢水处进行水样采集；分散式供水根据实际使用情况在取水点或用户储水容器中采集。

3. 注意事项

（1）采集几类检测指标的水样时，应先采集供微生物指标检测的水样。

（2）采样时应去掉水龙头上的过滤器和/或雾化喷头等。

（3）采样时不可搅动水底的沉积物。

（4）采集测定石油类的水样时，应在水面至水面下30cm采集柱状水样，全部用于测定。不能用水样荡洗采样器（瓶）。

（5）采集测定溶解氧、生化需氧量和有机污染物的水样时应将水样充满容器，上部不留空间，并采用水封。

（6）含有可沉降性固体（如泥沙等）的水样，应分离除去沉淀后的可沉降性固体。分离方法：将所采水样摇匀后倒入筒形玻璃容器（如量筒），静置30分钟，将上层水样移入采样容器并加入保存剂。测定总悬浮物和石油类的水样除外。需要分别测定悬浮物和水中所含组分时，应在现场将水样经0.45滤膜过滤后，分别加入固定剂保存。

（7）石油类、生化需氧量、硫化物、微生物和放射性等指标检测应单独采样。

（8）采样前注意观察可能对样品检测造成影响的环境因素，比如异常气味，并应采取相应的措施进行消除。

（9）完成现场测定的水样，不能带回实验室供其他指标测定使用。

4. 采样体积　根据测定指标、检验方法以及平行样检测所需样品量等情况计算并确定采样体积。具体见表C-1。

表C-1　生活饮用水常规指标及扩展指标的采样体积

指标类型	指标分类	采样容器	保存方法	采样体积/L
常规指标	一般理化	G，P	0～4℃冷藏，避光	3～5
	氰化物a	G	加入氢氧化钠（NaOH），调至pH≥12，0～4℃冷藏，避光。水样如有余氯，现场加入适量维生素C除去	1
	一般金属和类金属	P	加入硝酸（HNO₃），调至pH≤2	0.5～1.0
	砷	P	加入硝酸（HNO₃），调至pH≤2。采用氢化物发生技术分析时，加入盐酸（HCl）调至pH≤2	0.2
	铬（六价）	G，P（内壁无磨损）	加入氢氧化钠（NaOH），将pH调至7～9	0.2
	高锰酸盐指数	G	每升水样加入0.8ml浓硫酸（H₂SO₄），0～4℃冷藏	0.5
	挥发性有机物	G	加入盐酸（HCl）（1+1），调至pH≤2，水样应充满容器至溢流并密封，0～4℃冷藏，避光。对于含余氯等消毒剂的水样，每升水样加入0.01～0.02g维生素C	0.2
	氨（以N计）	G，P	每升水样加入0.8ml浓硫酸（H₂SO₄），0～4℃冷藏，避光	0.5
	放射性指标	P	加入硝酸（HNO₃），调至pH＜2	3～5
	微生物（细菌类）	G（无菌）	0～4℃冷藏，避光。对于含余氯等消毒剂的水样，每升水样加入0.8mg硫代硫酸钠（Na₂S₂O₃·5H₂O）	0.5
		P（市售无菌即用型）	0～4℃冷藏，避光	
扩展指标	挥发酚类a	G	加入氢氧化钠（NaOH），调至pH≥12，0～4℃冷藏，避光。水样如有余氯，现场加入适量维生素C除去	1
	一般金属和类金属	P	加入硝酸（HNO₃），调至pH≤2	0.5～1.0
	银	G，P（棕色）	加入硝酸（HNO₃），调至pH≤2	0.5
	硼	P	—	0.2
	挥发性有机物	G	加入盐酸（HCl）（1+1），调至pH≤2，水样应充满容器至溢流并密封，0～4℃冷藏，避光。对于含余氯等消毒剂的水样，每升水样加入0.01～0.02g维生素C	0.2
	农药类	G（衬聚四氟乙烯盖）	0～4℃冷藏，避光。对于含余氯等消毒剂的水样，每升水样加入0.01～0.02g维生素C	2.5

续　表

指标类型	指标分类	采样容器	保存方法	采样体积/L
扩展指标	邻苯二甲酸酯类	G	0～4℃冷藏，避光。对于含余氯等消毒剂的水样，每升水样加入0.01～0.02g维生素C	1
	蓝氏贾第鞭毛虫和隐孢子虫	P	0～4℃冷藏，避光	根据采用的检测方法确定

注：G为洁净磨口硬质乙烯瓶（桶或袋）；P为洁净聚乙烯瓶（桶或袋）；P（市售无菌即用型）中含有保存剂。a对于含余氯等消毒剂的水样，现场根据余氯含量确定加入维生素C的量。余氯含量与加入维生素C的量呈线性关系，当水样中余氯含量为0.05mg/L时，每升水样加入1.6mg维生素C；余氯含量为0.3mg/L时，每升水样加入3.0mg维生素C；余氯含量为1.0mg/L时，每升水样加入6.0mg维生素C。

四、水样保存

根据测定指标选择适宜的保存方法，主要有冷藏、避光和加入保存剂等，不同指标水样保存方法见表C-1。

五、样品管理和运输

1. **样品管理**　除用于现场测定的样品外，其余水样都应运回实验室进行检验分析。现场测试样品应详细记录现场检测结果并妥善保管；实验室测试样品应准确填写采样记录和标签，并将标签粘贴在采样容器上，注明水样编号、采样者、日期、时间及地点等相关信息。在采样时，还应记录所有野外调查及采样情况，包括采样目的、采样地点、样品种类、编号、数量、样品保存方法及采样时的气候条件等。

2. **样品运输**　样品装运前应逐一与样品登记表、样品标签和采样记录进行核对，核对无误后分类装箱；塑料容器要塞紧内塞，拧紧外盖，贴好密封带；玻璃瓶要塞紧磨口塞，并用细绳将瓶塞与瓶颈拴紧，或用封口胶（或石蜡）封口，待测石油类的水样不能用石蜡封口；需要冷藏的样品应配备专门的隔热容器，并放入制冷剂；样品在运输过程中应做好保护措施，防止样品因震动和/或碰撞而导致损失或污染。

（杨　娟）

实训 D　消毒液的配制与使用

一、消毒液的配制

消毒液的配制根据有效成分含量按容量稀释定律公式配制。

液体消毒液配制公式如下：

$$C_1 \times V_1 = C_2 \times V_2$$

式中，C_1 为消毒液原液浓度（g/L）；V_1 为需使用的消毒液原液体积（L）；C_2 为需配制的消毒剂应用液浓度（mg/L）；V_2 为需配制的消毒剂应用液的体积（L）。

固体消毒液配制公式如下：

$$M \times C_1 = C_2 \times V$$

式中，M 为固体消毒剂质量（g）；C_1 为固体消毒剂浓度（%）（W/W）；C_2 为需配制的消毒剂应用液浓度（mg/L）；V 为需配制的消毒剂应用液的体积（L）。

1. 计算所需液体消毒剂体积（V_1）或固体消毒剂的质量（M）

（1）根据液体消毒剂配制的稀释定律可求得所需液体消毒剂原液的体积。计算公式如下：

$$V_1 = （C_2 \times V_2）/1000\,C_1$$

（2）根据固体消毒剂配制的稀释定律可求得所需固体消毒剂的质量。计算公式如下：

$$M = C_2 \times V/1000\,C_1$$

式中，1000 为换算成 mg 的系数。

2. 计算所需水的体积（V） 原药为液体消毒剂时，所需水的体积 $V = V_2 - V_1$；原药为固体消毒剂时，稀释用水的体积就是消毒剂应用液的体积 V。

3. 配制消毒液 使用量筒或量杯量取体积小于 V 的稀释用水至配制容器中，再使用量筒准确量取消毒剂原液的体积 V 或用电子天平准确称取固体消毒剂质量 M，倒入水中搅拌均匀至充分溶解，然后加稀释用水定容至应用液体积。

4. 操作注意事项

（1）二元或多元包装的消毒剂（如二元型过氧乙酸或二氧化氯）在配制前首先应按产品说明书要求将 A、B 液混合后再使用。

（2）戊二醛溶液在配制后需要加入 pH 调节剂（碳酸氢钠）将 pH 调节至 7.5 ～ 8.5，并加入防锈剂（0.5% 亚硝酸钠）。

（3）配制有刺激性或腐蚀性消毒剂溶液时，应在通风良好处配制，并做好个人防护，穿戴好工作服、防护口罩、手套、防护眼镜等个人防护用具。

（4）配制好的消毒剂溶液应当天使用，配制用水需使用常温水，性质较稳定的消毒剂应加盖密封，放置于阴凉干燥处存放，并注意监测消毒剂的有效浓度。

（5）使用量筒量取液体消毒剂溶液或加水定容时，配制者的视线应与凹液面最低处平齐。

二、消毒液的使用

（一）戊二醛

戊二醛属于灭菌剂，具有广谱、高效的杀菌作用。

1. 适用范围 适用于不耐热诊疗器械、器具与物品的浸泡消毒与灭菌。不能用于注射针头、手术缝合线及棉线类物品的消毒与灭菌，亦不能用于室内物体表面的擦拭或喷雾消毒、室内空气消毒、手和皮肤黏膜的消毒。

2. 使用方法及注意事项

（1）诊疗器械、器具与物品在消毒前应彻底清洗、干燥。新启用的诊疗器械、器具与物品应先除去油污和保护膜，再用洗涤剂清洗去除油脂，清洗干燥。

（2）戊二醛溶液在配制后需要加入 pH 调节剂（碳酸氢钠）将 pH 调节至 7.5 ～ 8.5，并加入防锈剂（0.5% 亚硝酸钠）。

（3）将洗净、干燥的诊疗器械放入 2.0% ～ 2.5% 的弱碱性戊二醛应用液中完全浸没，并去除器械表面的气泡，容器加盖，温度以 20 ～ 25℃为宜，按照说明书要求的时间进行消毒或灭菌，一般消毒作用 1 小时，灭菌作用 10 小时。

（4）在通风良好的环境中配制和使用，并且要做好个人防护，戴好防护口罩、手套和防护眼镜。如不慎接触，应立即用清水连续冲洗，若伤及眼睛应及时就医。

（5）在常温（20 ～ 25℃）情况下，加入 pH 调节剂和防锈剂的戊二醛应用液连续使用时间不应超过14天。使用过程中也需进行日常浓度监测，若浓度低于 1.8% 应停止使用。

（二）含氯消毒剂

含氯消毒剂属于高水平消毒剂，具有杀菌光谱、杀菌速度快、价格低廉、使用方便等优点；种类多，如 84 消毒液、漂白粉、漂白精片等。

1. 适用范围 84 消毒液可用于物品表面、地面、墙壁喷洒或擦拭消毒，也可用于物品、餐饮具、卫生洁具等浸泡消毒。其他含氯消毒剂及其制作的消毒泡腾片都是常用的产品，除用于环境物体表面、污染物（粪便、呕吐物）消毒之外，也常用于水体特别是污水消毒。

2. 使用方法及注意事项

（1）常用消毒方法有浸泡、擦拭、喷雾与消毒剂干粉覆盖消毒等方法。

（2）于阴凉通风处避光、防潮、密封保存。所需使用消毒液应现配现用。

（3）配制消毒剂溶液时，应做好个人防护，戴好口罩和手套。

（4）对金属有腐蚀性，对织物有漂白作用。

（三）过氧乙酸

过氧乙酸属于灭菌剂，有刺激性气味、带有醋酸味，具有广谱、高效、低毒等优点。

1. 适用范围　适用于耐腐蚀物品、环境、室内空气等的消毒；使用专用消毒设备也适用于内镜的灭菌。

2. 使用方法及注意事项

（1）常用消毒方法有浸泡、擦拭、喷洒、喷雾、熏蒸等方法。

（2）剂型分为液体和固体两种剂型。液体剂型分为一元型包装和二元型包装：一元型包装液体过氧乙酸不稳定，应贮存于阴凉通风处，用前需测定有效含量；二元型包装的过氧乙酸在使用前按说明书要求进行配制，需在常温下放置一定时间（传统二元包装24小时，新型二元包装15分钟）后才能使用。过氧乙酸的稀释液临用前配制，当天配当天使用，不能过夜。

（3）配制溶液时，忌与碱或有机物混合。

（4）过氧乙酸对多种金属和织物有腐蚀性和漂白作用，金属制品和织物经过氧乙酸浸泡消毒后，及时用清水冲洗干净。

（5）由于过氧乙酸为强氧化剂，具有较强的腐蚀性，配制和使用时应佩戴橡胶手套和防护眼镜等个人防护用品，谨防溅入眼中或皮肤黏膜上。一旦溅上，立即用清水冲洗，严重者应立即就医。

（6）采用过氧乙酸对空气进行熏蒸消毒时，室内不应有人。

（四）二氧化氯

二氧化氯属于高水平消毒剂，具有广谱、高效、速效杀菌作用。

1. 适用范围　适用于水（饮用水、医院污水）、物体表面、餐饮具、食品加工过工具和设备、瓜果蔬菜、医疗器械（含内镜）和空气的消毒处理。

2. 使用方法及注意事项

（1）常用消毒方法有浸泡、擦拭、喷洒、喷雾、直接投加等方法。

（2）剂型包括一元型和二元型。二氧化氯活性液不稳定，应当天配制使用。

（3）不宜与其他消毒剂、碱或有机物混用。

（4）对金属有腐蚀性；有漂白作用。

（5）使用时应当戴手套，避免高浓度消毒剂接触皮肤和吸入呼吸道。如不慎溅入眼睛，应当立即用水冲洗，严重者应当及时就医。

（杨　娟）

实训E 漂白粉中有效氯含量、水中余氯量及需氯量的测定

漂白粉中有效氯含量、水中余氯量及需氯量的测定均可采用碘量法。碘量法测定原理：漂白粉或水中的氯在酸性溶液中与碘化钾作用，释出一定量的碘，用硫代硫酸钠标准溶液滴定，根据硫代硫酸钠的用量计算漂白粉中的有效氯或水中的余氯含量。化学方程式如下：

$$2KI + 2CH_3COOH \longrightarrow 2CH_3COOK + 2HI$$

$$2HI + Ca(OCL)Cl \longrightarrow CaCl_2 + H_2O + I_2$$

$$I_2 + 2Na_2SO_3 \longrightarrow 2NaI + Na_2S_4O_6$$

一、漂白粉中有效氯含量的测定

（一）碘量法

1. 仪器 250ml具塞三角烧瓶1个、研钵1个、100ml量液瓶1个、25ml容量吸管1支、2ml吸管2支、1ml吸管1支、碱性滴定管1支。

2. 试剂 0.71%漂白粉液、0.05mol/L硫代硫酸钠标准溶液、1%淀粉液、10%碘化钾、36%冰醋酸。

3. 操作步骤

（1）取250ml三角烧瓶，加入10%碘化钾2ml、80ml蒸馏水和36%冰醋酸2ml。

（2）用容量吸管吸取漂白粉悬浮液25ml，放入上述三角烧瓶内。此时瓶内溶液立刻呈棕色，振荡均匀后，静置5分钟。

（3）用滴定管加入0.05mol/L硫代硫酸钠标准溶液，不断振荡，直至出现淡黄色，然后加入1ml淀粉溶液，此时溶液呈蓝色。

（4）继续滴加0.05mol/L硫代硫酸钠标准溶液至蓝色恰好褪去为止，记录用量。滴定时用去的0.05mol/L硫代硫酸钠标准溶液的毫升数，即代表该种漂白粉液所含有效氯的百分数。

（5）计算公式如下：

$$有效氯（Cl_2, \%） = \frac{V \times 0.05 \times 70.91}{0.71 \times 25 \times 0.2} \times 100$$

式中，V为0.05mol/L硫代硫酸钠标准溶液用量（ml）；70.91为氯分子量；25为漂白粉取样量（ml）；0.2为碘化钾取样量（ml）。

（二）快速测定法

1. 原理 蓝墨水能为有效氯所漂白，所以可根据消耗蓝墨水的体积计算漂白粉中有效氯的含量。

2. 试剂 各种牌号的蓝墨水均可。

3. 方法 取 0.5g 漂白粉液样品于玻璃瓶中，加 10ml 清洁水，连续摇动 1 分钟（约摇 200 次），放置 5 分钟，倾出上清液，摇匀，吸出 38 滴于白瓷皿中，洗净吸漂白粉溶液的吸管，再吸蓝墨水滴加于白瓷皿中，搅拌，直至出现稳定的蓝绿色为止，消耗蓝墨水的滴数即为该漂白粉中有效氯的百分数。

二、水中余氯量测定

余氯指水经加氯消毒，接触一定时间后，余留在水中的氯。以下介绍碘量法测定水中余氯含量。

1. 仪器 250ml 碘量瓶 1 个、100ml 移液管 1 支。

2. 试剂 碘化钾（要求不含游离碘及碘酸钾）、0.1mol/L 硫代硫酸钠标准溶液、0.01mol/L 硫代硫酸钠标准滴定溶液、5g/L 淀粉溶液、乙酸盐缓冲溶液（称取 146g 无水乙酸钠溶于蒸馏水中，加入 457ml 乙酸，用蒸馏水稀释到 1000ml）。

3. 方法

（1）用移液管吸取 100ml 水样于 250ml 碘量瓶中，加入 0.5g 碘化钾和 5ml 乙酸盐缓冲溶液。

（2）用滴定管加入 0.01mol/L 硫代硫酸钠标准滴定溶液，同时，不断振荡碘量瓶并滴至淡黄色，加入 1ml 淀粉溶液，继续滴定至蓝色消失，记录其用量。

（3）计算公式如下：

$$总余氯质量浓度（Cl_2，mg/L）= \frac{V_1 \times 0.01 \times \frac{70.91}{2000} \times 1000 \times 1000}{V}$$

式中，V_1 为 0.01mol/L 硫代硫酸钠标准溶液的用量（ml）；V 为水样体积（ml）。

4. 注意事项

（1）水样中加入 5ml 乙酸盐缓冲溶液后，pH 应为 3.5～4.3，如 pH 大于此值，应将 pH 调至 4，然后再进行测定。

（2）若水样中余氯含量低于 1mg/L，可用 0.005mol/L 硫代硫酸钠标准溶液滴定。

三、水中需氯量测定

需氯量是指在一定条件（如温度、pH、接触时间）下杀灭细菌、氧化有机物以及某些氯化反应所消耗的氯量，水中加氯量除满足需氯量的要求外，尚需留有一定的余氯。在实际工作中，需氯量由加氯量减去余氯量而得。以下介绍碘量法测定水中需氯量。

1. 原理 在水中加入不同量的氯，经一定接触时间后，用碘量法测定剩余氯，根据加氯量与余氯量之差，求出水中的最低需氯量。

2. 仪器 250ml 碘量瓶 3 个、100ml 移液管 1 支。

3. 试剂 1.0g/L 有效氯标准溶液、需氯量为零的蒸馏水。

4. 方法

（1）取三个 250ml 碘量瓶，分别加入 200ml 水样（一般称作三杯试验），然后用滴管加入 1.0g/L 有效氯标准溶液 0.10、0.25、0.50ml（或根据水样情况酌定），搅拌均匀，接触 30 分钟，测余氯（方法见碘量法测余氯）。

（2）选择余氯在 0.3～0.5mg/L 的那一杯来计算加氯量及需氯量。

5. 计算公式如下：

$$加氯量（Cl_2, mg/L）= \frac{V_1 \times 1 \times 1000}{V}$$

式中，V_1为1.0g/L有效氯标准溶液的体积（ml）；V为水样体积（ml）；1指有效氯标准溶液浓度1.0g/L。

（杨　娟）

实训 F 空气中甲醛浓度的测定

一、乙酰丙酮分光光度法

（一）原理

在过量铵盐存在的情况下，甲醛与乙酰丙酮作用，生成黄色的3,5-二乙酰基-1,4-二氢卢剔啶，根据颜色深浅，采用分光光度法，比色定量。

检出限为0.25μg/5ml，当采样体积为30L时，最低检出浓度为0.008mg/m³。

（二）仪器

（1）10ml大型气泡吸收管。

（2）大气采样器，流量范围0～1L/min。

（3）10ml具塞比色管。

（4）分光光度计。

（三）试剂

（1）吸收液：不含有机物的重蒸馏水。

（2）40g/L氢氧化钠溶液。

（3）重铬酸钾标准溶液：c（1/6K₂Cr₂O₇）＝0.05mol/L。准确称取经105～110℃烘干2小时的基准重铬酸钾2.4516g于烧杯中，用水溶解后移入1000ml容量瓶中，稀释至刻度，摇匀。

（4）（1∶5）硫酸溶液、（3∶100）硫酸溶液。

（5）0.05mol/L碘标准溶液：称取20g碘化钾，溶于少量蒸馏水，加入6.35g碘，待溶解后，稀释至1000ml。

（6）10g/L淀粉溶液。

（7）硫代硫酸钠标准溶液：c（Na₂S₂O₃）＝0.05mol/L。称取12.5g硫代硫酸钠溶于煮沸并放冷的水中，稀释至1000ml，加入0.2g碳酸钠，贮于棕色瓶内，静置过夜。

标定方法：于250ml碘量瓶中，加入约1g碘化钾及50ml水，加入0.05mol/L重铬酸钾标准溶液20ml，（1∶5）硫酸溶液5ml，混匀，于暗处放置5分钟，用硫代硫酸钠溶液滴定，待滴定至溶液呈淡黄色时，加入淀粉溶液1ml，继续滴定至蓝色恰好褪去，记录用量，并按下式计算硫代硫酸钠的浓度：

$$M_1 = M_2 \cdot V_2 / V_1$$

式中，M_1 为硫代硫酸钠标准溶液浓度（mol/L）；M_2 为重铬酸钾标准溶液浓度（mol/L）；V_1 为滴定时消耗的硫代硫酸钠标准溶液体积（ml）；V_2 为滴定时消耗的重铬酸钾标准溶液体积（ml）。

（8）乙酰丙酮溶液：称取25g乙酸铵，加少量水溶解，加3ml冰乙酸及0.25ml新蒸馏的乙酰丙酮，混匀，加水稀释至100ml。此溶液放置冰箱内可稳定一个月。

（9）甲醛标准贮备溶液：量取10ml 36%～38%甲醛，用水稀释至500ml。

标定方法：吸取5ml甲醛溶液于250ml碘量瓶中，加入0.1mol/L碘溶液40ml，立即逐滴加入300g/L氢氧化钠溶液，至颜色褪至淡黄色为止；放置10分钟。用5ml（1:5）盐酸溶液酸化（空白需多加2ml盐酸），于暗处放置10分钟，加100～150ml水，用0.1mol/L硫代硫酸钠标准溶液滴定至淡黄色，加1ml新配制的5g/L淀粉指示剂，继续滴定至蓝色恰好褪去即为终点。记录硫代硫酸钠标准溶液用量 V（ml）。另取5ml水进行空白滴定，操作同上。记录硫代硫酸钠标准溶液用量，并按下式计算甲醛溶液浓度：

$$甲醛溶液浓度（mg/ml）=（V_0-V_1）\times C\times 15/5$$

式中，V_0 为滴定空白溶液所消耗硫代硫酸钠标准溶液体积（ml）；V_1 为滴定甲醛溶液所消耗硫代硫酸钠标准溶液体积（ml）；C 为硫代硫酸钠标准溶液浓度（mol/L）；15为甲醛的毫摩尔质量（mg）。

临用时，用水稀释配制每ml含5.0μg的甲醛的标准溶液。

（10）甲醛标准使用液：用水将一定量的甲醛标准贮备溶液逐级稀释成5μg/ml的标准使用液。临用时现配。

（四）方法

1. 大气样品的采集　取1支大型气泡吸收管，内装5ml水及1ml乙酰丙酮溶液，连接大气采样器，以0.5L/min的速度，采气5～30L。在室温下（20～25℃）放置2小时后测定。

2. 标准曲线的绘制　取8支10ml具塞比色管，编号，分别加入甲醛标准使用液0、0.1、0.2、0.4、0.6、1.0、2.0、3.0ml；再依次加入蒸馏水5.0、4.9、4.8、4.6、4.4、4.0、3.0、2.0ml；各管加乙酰丙酮溶液1ml，混匀。沸水浴加热10分钟，取出冷却，于波长414nm处，用1cm比色皿，以纯水为参比，测定标准系列和样品的吸光度。用吸光度与甲醛含量（μg）绘制标准曲线。

3. 样品测定及比色　采样后，将吸收液全部倒入比色管中。沸水浴加热10分钟后，取出冷却，进行比色。

4. 计算　按下列公式计算甲醛浓度：

$$甲醛浓度（mg/m^3）=W/V_n$$

式中，W 为样品中甲醛含量（μg）；V_n 为换算成标准状态下的采样体积（L）。

（五）注意事项

（1）微量甲醛的水溶液极不稳定。标准溶液配制后，应立即做标准曲线，采样后应在4小时内尽快分析。

（2）沸水浴加热3分钟才能显色完全，并可稳定12小时以上。如果在室温下，反应缓慢，显色随时间逐渐加深，2小时后才趋于稳定。

（3）采样效率：串联两个大型气泡吸收管，前管吸收效率达100%；用小型气泡吸收管，前管吸收效率平均为95%。

（4）本反应保持溶液pH为6时，显色稳定，因此溶液中需加入醋酸铵－醋酸缓冲溶液。

（5）乙酰丙酮试剂配制前，需新蒸馏。因为试剂的纯度对空白吸光度影响较大。

（6）甲醛易聚合，制备标准贮备溶液时，应取加硫酸蒸馏后的甲醛溶液稀释，再标定其含量。

（7）干扰物：酚含量在15mg、乙醛含量在3mg以下不干扰，甲醛的回收率在95%以上。

二、酚试剂比色法

（一）原理

甲醛与酚试剂反应生成嗪，嗪在酸性溶液中被高价铁离子氧化形成蓝绿色化合物，根据颜色深浅，采用分光光度法，进行比色定量。

检出限为0.1μg/5ml，当采样体积为10L时，最低检出浓度为0.01mg/m³。

（二）仪器

（1）10ml大型气泡吸收管。

（2）大气采样器，流量范围0 ～ 2L/min。

（3）10ml具塞比色管。

（4）分光光度计。

（三）试剂

（1）吸收液：称取0.1g酚试剂（3-甲基-苯并噻唑腙，简称NBTH）溶于水中，稀释至100ml即为吸收原液，储存于棕色瓶中，在冰箱内可以稳定3天。采样时取5ml加入95ml水中，即为吸收液。采样时临时现配。

（2）10g/L硫酸铁铵溶液：称取1g硫酸铁铵，用0.1mol/L盐酸溶液溶解，并稀释至100ml。

（3）0.1N硫代硫酸钠溶液：配制与浓度标定同二氧化硫盐酸恩波副品红比色法。

（4）甲醛标准溶液：量取10ml 36% ～ 38%甲醛，用水稀释至500ml，用碘量法标定甲醛溶液浓度。使用时，先用水稀释成10μg/ml的甲醛溶液，然后立即吸取10ml此稀释溶液于100ml容量瓶中，加5ml吸收原液，再用水稀释至标线。此溶液即为1μg/ml甲醛溶液。放置30分钟后，用此溶液配制标准色列，此标准溶液可稳定24小时。标定方法同乙酰丙酮分光光度法。

（四）方法

1. 大气样品的采集　取一个10ml的大型气泡吸收管，装入5ml吸收液，并以0.5L/min的速度，采取10L大气。

2. 配制标准系列　取8支10ml具塞比色管，编号，分别加入甲醛标准溶液0、0.1、0.2、0.4、0.6、0.8、1.0、1.5ml，再依次分别加入吸收液5.0、4.9、4.8、4.6、4.4、4.2、4.0、3.5ml，摇匀后，各管加入0.4ml 10g/L硫酸铁铵溶液，充分摇匀，在室温下显色20分钟。

3. 样品测定　采样后，将样品溶液全部移入比色管中，用少量吸收液洗涤吸收管，洗涤液并入比色管，使总体积为5ml，室温下放置80分钟。

4. 比色　在波长630nm处，用1cm比色皿，以纯水为参比，测定标准系列和样品的吸光度。以吸光度与甲醛含量（μg）绘制标准曲线。

5. 计算　按下列公式计算甲醛浓度：

$$甲醛浓度（mg/m^3）= W/V$$

式中，W 为样品中甲醛含量（μg）；V 为换算成标准状态下的采样体积（L）。

（五）注意事项

（1）配制甲醛标准溶液时，在摇动下逐滴加入氢氧化钠溶液，至颜色明显减退，再摇片刻，放置后应褪至无色。

（2）二氧化硫共存时，会使结果偏低。可以在采样时，使气体先通过装有硫酸锰滤纸的过滤器，即可排除二氧化硫产生的干扰。

（3）甲醛与酚试剂缩合生成嗪，适宜pH为3～7，当pH为4～5时最好。

（4）室温低于15℃时反应慢，显色不完全。25～35℃时15分钟显色达最完全，放置时间4小时稳定不变。

（5）本法氧化剂选用硫酸铁铵，但硫酸铁铵水溶液易水解而形成Fe（OH）$_3$产生乳浊现象，影响比色，故改用酸性溶剂配制。但酸度也不宜过大，否则原色太深。经试验选用0.1N HCl作溶剂为宜。有人提出用1%三氯化铁与1.6%氨基磺酸的混合液作氧化剂，并可防止氮氧化物的干扰。但因试剂原色太深影响比色。本反应加入硫酸铁铵的量不宜过多，否则空白管光密度值高，影响比色，以加入1%硫酸铁铵0.4ml为好。

（葛　红）

实训G 公共用品样品采集及手提式喷雾器的使用

一、公共用品样品采集

（一）目的与作用

检测各类公共场所使用的公共用品中的微生物指标，包括细菌总数、大肠菌群、金黄色葡萄球菌、溶血性链球菌、真菌总数，防止疾病传播。

（二）采样原则

采样过程必须在无菌条件下进行。采样用具应高压灭菌，如采样器皿、试管、广口瓶、剪子等，无菌保存。采样后，应立即贴上标签，并在原始记录上标明采集用品编号、名称、来源、数量、采样时间、采样地点和采样者，立即送实验室。为防止在运输过程中样品的损失或污染，存放样品的器具必须密封性好，小心运送。

（三）采样数量

卫生用品的采样数量按各类物品投入使用总数的3%～5%抽取。当某类用品用具投入使用总数不足30件时，此类物品的采样数量至少应为1件。

（四）采集方法

一般情况下，公共用品的采集方法为涂抹法。

涂抹法使用的主要设备有内装10ml生理盐水的灭菌试管、灭菌长棉拭子、酒精灯、乙醇棉球、灭菌镊子和灭菌剪刀。

1. 杯具细菌总数和大肠菌群测定的采样方法 随机抽取清洗消毒后准备使用的杯具。无菌操作，取1支灭菌干燥棉拭子，于10ml灭菌生理盐水内浸润（吸取约1ml溶液）后，在杯具与口唇接触处（1～5cm高度）内外缘各涂抹一圈采样，将棉拭子放入剩余的9ml生理盐水内，用灭菌剪刀剪去棉拭子手接触部分，盖上无菌塞。采样总面积为50cm²。4小时内送检。

2. 棉织品细菌总数、大肠菌群和金黄色葡萄球菌测定的采样方法

（1）毛巾、枕巾和浴巾：随机抽取清洗消毒后的毛巾、枕巾和浴巾。无菌操作，取1支灭菌干燥棉拭子，于10ml灭菌生理盐水内浸润（吸取约1ml溶液）后，在毛巾、枕巾和浴巾对折后一面的中央各5cm×5cm（25cm²）面积上均匀涂抹5次，将棉拭子放入剩余的9ml生理盐水内，用灭菌剪刀剪去棉拭子手接触部分，盛上无菌塞。在对折后的另一面中央部位采用同样方法采集另一份样品。每件用品共采集2份样品。4小时内送检。

（2）床单、被单等卧具：随机抽取清洗消毒后的床单、被单。无菌操作，取1支灭菌干燥棉拭子，于10ml灭菌生理盐水内浸润（吸取约1ml溶液）后，分别在床单、被单的颈部接触部位5cm×5cm（25cm²）面积范围内均匀涂抹5次，将棉拭子放入剩余的9ml生理盐水内，用灭菌剪刀剪去棉拭子手接触部分，盖上无菌塞。在脚部接触部位采用同样方法采集另一份样品。每件用品共采集2份样品。4小时内送检。

（3）睡衣、睡裤：随机抽取清洗消毒后的睡衣、睡裤。无菌操作，取1支灭菌干燥棉拭子，于10ml灭菌生理盐水内浸润（吸取约1ml溶液）后，在睡衣睡裤随机选择1个5cm×5cm（25cm²）面积范围内均匀涂抹5次，将棉拭子放入剩余的9ml生理盐水内，用灭菌剪刀剪去棉拭子手接触部分，盖上无菌塞。再随机选择另一部位采用同样方法采集另一份样品。每件用品共采集2份样品。4小时内送检。

3. 洁具细菌总数和大肠菌群测定的采样方法

（1）浴盆：在盆内一侧壁1/2高度及盆底中央采样。无菌操作，取1支灭菌干燥棉拭子，于10ml灭菌生理盐水内浸润（吸取约1ml溶液）后，在盆内一侧壁1/2高度5cm×5cm（25cm²）范围内均匀涂抹采样，将棉拭子放入剩余的9ml生理盐水内，用灭菌剪刀剪去棉拭子手接触部分，盖上无菌塞。在盆底中央采用同样方法采集另一份样品。每件用具共采集2份样品。4小时内送检。

（2）脸（脚）盆：在盆内1/2高度相对两侧壁采样。无菌操作，取1支灭菌干燥棉拭子，于10ml灭菌生理盐水内浸润（吸取约1ml溶液）后，在盆内1/2高度一侧壁5cm×5cm（25cm²）范围内来回均匀涂抹，将棉拭子放入剩余的9ml生理盐水内，用灭菌剪刀剪去棉拭子手接触部分，盖上无菌塞。在盆内另一侧壁采用同样方法采集另一份样品。每件用具共采集2份样品。4小时内送检。

（3）坐便器：随机抽取坐便圈。无菌操作，取1支灭菌干燥棉拭子，于10ml灭菌生理盐水内浸润（吸取约1ml溶液）后，在前部弯曲处选择1个5cm×5cm（25cm²）范围内涂抹采样，将棉拭子放入剩余的9ml生理盐水内，用灭菌剪刀剪去棉拭子手接触部分，盖上无菌塞。在前部弯曲处选择另一部位采用同样方法采集另一样品。每件用具共采集2份样品。4小时内送检。

（4）按摩床（椅）：选择按摩床（椅）的中部。无菌操作，取1支灭菌干燥棉拭子，分别于10ml灭菌生理盐水内浸润（吸取约1ml溶液）后，在床（椅）面中部选择1个5cm×5cm（25cm²）范围内涂抹采样，将棉拭子放入剩余的9ml生理盐水内，用灭菌剪刀剪去棉拭子手接触部分，盖上无菌塞。在床（椅）面中部选择另一部位采用同样方法采集另一份样品。每件用具共采集2份样品。4小时内送检。

4. 鞋类细菌总数的采样方法 随机抽取1双拖鞋。无菌操作，取1支灭菌干燥棉拭子，于10ml灭菌生理盐水内浸润（吸取约1ml溶液）后，分别在每只鞋的鞋内与脚趾接触处5cm×5cm（25cm²）面积上有顺序地均匀涂抹5次，将棉拭子放入剩余的9ml生理盐水内，用灭菌剪刀剪去棉拭子手接触部分，盖上无菌塞。1双鞋为1份样品。采样总面积50cm²。4小时内送检。

5. 购物车（筐）大肠菌群和霉菌、酵母菌测定的采样方法 取1支灭菌干燥棉拭子，于10ml灭菌生理盐水内浸润（吸取约1ml溶液）后，在车（筐）把手处选择2个5cm×5cm（25cm²）范围内均匀涂抹5次，将棉拭子放入剩余的9ml生理盐水内，用灭菌剪刀剪去棉拭子手接触部分，盖上无菌塞。1件物品为1份样品，采样总面积为50cm²。4小时内送检。

6. 美容美发用品细菌总数、大肠菌群和金黄色葡萄球菌测定的采样方法 随机抽取美容美发用品。无菌操作，取1支灭菌干燥棉拭子，于10ml灭菌生理盐水内浸润（吸取约1ml溶液）后，按照不同的用品采样，采样方法如下。

（1）理发推子：在推子的前部上下均匀各涂抹3次，采样面积达到25cm²为1份样品。

（2）理发刀、剪：在刀、剪两个面各涂抹1次，采样面积达到25cm²为1份样品。

（3）美容美甲用品：与人体接触处涂抹采样，采样面积达到25cm²为1份样品。

（4）修脚工具：在修脚工具与人体接触处涂抹采样，采样面积达到50cm²为1份样品。

以上用具采样后，将棉拭子放入剩余的9ml生理盐水内，用灭菌剪刀剪去棉拭子手接触部分，盖上无菌塞。4小时内送检。

（五）采样主要事项

（1）采样前，应将酒精灯、打火机或火柴移至采样点附近；然后用乙醇棉球对手进行消毒，消毒后的手不得再拿取其他未经消毒物品。

（2）拿取需采集微生物样品的公共用品，用灭菌长棉拭子按标准要求涂抹所采集的公共用品。

（3）采样后的棉拭子放入灭菌试管时，不能碰触试管外壁，以免造成污染。

（4）使用后的长棉拭子、一次性乳胶手套应按照我国实验室生物安全管理制度相关要求，放入指定的塑料垃圾袋中。

二、手提式喷雾器的使用

（一）喷雾器的分类

1. 按雾化原理 可以分为气力雾化、液力雾化和热力雾化三类。

2. 按携带方式 有手提式、手持式、背负式、担架式、车载式和飞机装载式等。

（二）喷洒技术

喷洒技术中雾滴对杀虫效果的影响主要与3个因素有关：雾滴大小、数量、均匀度。

1. 雾滴大小及数量 根据直径的大小，雾滴一般分为5级。气雾：$<50\mu m$；弥雾：$50 \sim 100\mu m$；细雾：$101 \sim 200\mu m$；中雾：$201 \sim 400\mu m$；粗雾：$>400\mu m$。

2. 常用喷洒技术 在有害生物防治作业中，常用的喷洒技术有常量喷雾、弥雾喷雾、超低容量喷雾、热烟雾喷雾等。

（1）常量喷雾：喷雾雾滴一般为粗雾、中雾和细雾，小型家用喷雾器和手动喷雾器属于此类，主要用于蚊蝇等滋生地处理和表面滞留喷洒，也可作小型室内空间处理。

（2）弥雾喷雾：即低容量喷雾。雾滴直径介于常量喷雾和超低容量喷雾之间。

（3）超低容量喷雾：喷雾雾滴一般为气雾，主要用于空间处理防治飞行害虫，对环境要求较高，但是当气温较高、风力大于3级时，不宜选用，原因是雾滴容易蒸发和漂移。

（4）热烟雾喷雾：喷雾雾滴属于气雾，由于采用油剂稀释，所以又称烟雾，其雾滴在空间不易蒸发、悬浮时间长、穿透性、附着性都较强，主要用于空间处理防治飞行害虫和下水道等处防治蟑螂等。室外空间处理时，如风力超过3级，或非逆温气象条件下，不宜选用热烟雾喷雾。

（三）手提式压缩喷雾器的使用

1. 手提式压缩喷雾器的特点和作用 重量轻，容量较大，操作简单，使用方便；喷头可调成线状或雾状，可根据喷洒部位的需要，增加喷杆长度。

2. 操作方法

（1）安装：按照使用说明书将各部分装合，安装时注意各部位的正确位置。塑料喷雾器各连接部位不要旋得过紧，以免破裂。

（2）试喷：在液桶内加少量清水，打气到一定压力试喷。检查各连接处有无漏气、漏水，喷雾是否正常。

（3）装药液：将配好的药液过滤后倒入桶内。药液不能超过标准线，以保持桶内有一定的空间储藏压缩气体。

（4）打气：装好泵体并且旋紧，使其不漏气、不漏水即可打气。有的喷雾器压力达到一定程度，自动排气，没有排气设备的则气压不宜太足。

（5）喷雾：雾滴大小与压力强度有关，可根据杀灭对象和环境，调整喷头进行喷洒。

3. 维护保养 维护保养的程序如下。①作业完毕，应将桶内余气放掉，药液倒出，桶内及打气筒用清水清洗，并打气喷雾清洗软管、喷杆和喷头。②清除并抹干喷雾器表面的灰尘、污物、药液和水。③放置在阴凉干燥、通风的地方。④如较长时间不使用，则应将喷杆、软管卸下，各连接部位擦抹少量润滑油，包装存放。

（葛　红）

实训H 环境流行病学调查资料分析

一、实训目的

1. 掌握环境污染的概念、来源及其对人类健康的危害。
2. 熟悉环境污染案例的分析方法。
3. 了解环境污染的预防与控制措施。

二、理论基础

环境与健康的有关知识；流行病学调查有关知识。

三、实训原理

利用描述性研究调查方法，结合临床医学实验室检查，以及环境水质采样与分析相关原理。

四、实训内容

2000年4月23日至5月1日，山西省某县一自然村居民，发生硫氰酸盐（硫氰化钠、硫氰酸胺）中毒事件。

五、实训方法和步骤

经流行病学调查、临床资料分析及水质后续跟踪监测，发现此次中毒事件为排放含硫氰酸盐废水造成该村饮用水污染所致。

1. 流行病学调查 该村位于一河道旁，共有58户210口人。全村共用一个水井，水源主要来自河道中的线层地下水，水位埋深6～9m。该河道上游约300m处，建有一化工企业，以二硫化碳和液氯为原料生产硫氰酸盐。2000年4月23日，有居民出现头晕、头痛、恶心、呕吐、乏力、胸闷、神志不清等症状。到5月1日，村里许多人相继出现同样的症状。从5月1日到5月6日，有100余人被送往医院抢救，其中40余人留院治疗，1人死亡。实验室检查结果显示患者血、尿中硫氰酸盐含量明显增高。

2. 卫生调查和水质检测 5月6日起，调查人员对井水和农户家中管网末梢水进行了检测，发现井水中硫氰酸盐浓度为285mg/L，管网末梢水中硫氰酸盐浓度为197.9mg/L。为了弄清污染源，由卫生、环境保护、水利和地质等部门专家对该村饮用水井至该化工企业之间的河道钻孔14个，取水样、土样检测。结果表明，该村水井及其周围钻孔中硫氰酸盐的浓度均较高，与该企业所排放污水中的特征污染物硫氰酸盐相吻合，该公司所排放污水中重点污染物硫氰酸盐浓度为1293mg/L 。调查还发现该企业自1988年投产以来，其车间冲洗废水一直未经处理直接外排至河道，生产中的跑冒滴漏现象严重，并有数次生产事故造成污染排放。

六、实训案例问题

1. 根据以上信息和所学知识，本次污染事件如何判断人群硫氰酸盐中毒？依据是什么？

2. 如果以后遇到类似事件，你应该从哪几方面着手进行现场调查、样品采集分析和结果分析评价？

3. 为了保护人体健康，应如何加强农村饮用水的卫生调查、监测和监督工作？

（杨金友）

实训Ⅰ 突发环境污染事件的报告、调查、处置及预防

一、实训目的

通过环境污染案例实训，掌握突发环境污染事件的报告、调查、处置及预防措施。

二、理论基础

掌握突发环境污染事件的概念，突发环境污染事件发生的原因及分级；熟悉突发环境污染事件的应急准备及应急处理措施。

三、实训内容

黑龙江省伊春市伊春鹿鸣矿业于2006年8月成立，为中铁资源集团有限公司的控股子公司，是集钼矿采矿、选矿于一体的大型有色金属矿山企业。采矿作业采用露天开采方式，生产规模1500万吨/年。

2020年3月28日13时30分左右，该公司尾矿库排水隧洞发生尾矿泄漏，13时40分，下达停产指令并开展泄漏排查。15时，启动应急预案，组织开展救援。15时03分，发现4#排水井井架发生倾斜。15时45分，通知鹿鸣林场组织14户26人全部撤离。18时30分，发现4#排水井井架倒塌，事件未造成人员伤亡。22时19分，伊春市生态环境局向黑龙江省生态环境厅报告事件发生情况。

四、案件响应与调查

依据《中华人民共和国环境保护法》《中华人民共和国安全生产法》《国家突发环境事件应急预案》《生产安全事故报告和调查处理条例》《突发环境事件调查处理办法》等有关法律法规和部门规章，生态环境部、应急管理部、黑龙江省人民政府成立联合调查组，对事件开展全面调查。

调查组认定，鹿鸣矿业"3·28"尾矿库泄漏次生重大突发环境事件是一起因工程质量不合格造成尾矿库排水井损毁，进而导致尾矿大量泄漏次生的重大突发环境事件。

事发时共有10座排水井，其中1#和2#排水井已封井，3#和4#排水井在用。在用排水井安装了视频监控系统，事发时3#排水井视频监控系统正常，4#排水井视频监控系统于2020年3月7日损坏未修复。

经对尾矿库内存留以及泄漏尾矿进行比对检测，确定主要特征污染物为钼，造成直接经济损失4420.45万元。事件造成依吉密河至呼兰河约340km河道钼浓度超标，其中依吉密河河道约115km、呼兰河河道约225km。依吉密河沿岸部分农田和林地受到一定程度污染，其中伊春市受影响农田约

$2.87km^2$、林地约 $4.48km^2$，绥化市受影响林地约 $1.38km^2$。

五、实训方法和步骤

1. 迅速响应 黑龙江省人民政府启动突发环境事件应急二级响应，成立应急指挥部，下设综合外事、环境监测、应急处置、新闻宣传、损害评估、农业评估、专家咨询7个工作组，统筹力量开展工作，提出"不让超标污水进入松花江"的应急目标，同时，组织调整环境应急监测方案、确定监测点等工作。

2. 切断源头 组织成立应急抢险队伍，调集各类机械设备和物资，紧急修筑通向4#排水井的道路，通过无人机等设备，确定具体泄露位置，构建机械设备作业平台，进行泄露源头封堵。

3. 饮水保障 事件发生后，伊春铁力市发布拟关停第一水厂和引导市民适度储水的信息，为市民储水预留时间，在黑龙江省政府启动应急二级响应后，铁力市启动备用水源进行供水，并设置48个小区临时供水点，方便居民取水用水。

4. 科学治污 在依吉密河先后构筑18道拦截坝，分段对泄漏水体进行拦截和导流，全力阻截污水团下移，为下游进行污染物削减赢得时间。在下游汇入口设立5个处置点位，投入絮凝剂进行沉淀处理，4月11日3时，呼兰河干流全线特征污染物钼浓度达标。

5. 严密监测 按照"切两头、控中间、抓峰值、勘态势"的整体思路，进行全程全时段监测工作，调集环境监测单位共20家，确定统一采样和分析方案，建立专家会商机制，采用自动监测、实验室精准分析等多种方法，提供真实有效的基础数据。

6. 信息公开 黑龙江省实时发布事件处理信息，并对媒体和群众关心的问题及时进行解答，减少社会的恐慌和遏制不实信息的传播。针对可能造成的国际影响，我国生态环境部6次向俄方通报事故处置、河流水质等情况。

六、实训案例问题

1. 结合案例，分析突发环境污染事件的分级和危害。
2. 造成该事件危害的主要原因是什么？
3. 当地应如何进行本次突发环境污染事件的应急处置？
4. 结合案例，请提出相应的防范和整改建议。

（杨金友　葛　红）

参 考 文 献

[1] 刘定梅. 营养学基础 [M]. 4版. 北京：科学出版社，2022.
[2] 刘明清. 预防医学 [M]. 6版. 北京：人民卫生出版社，2019.
[3] 牛静萍，唐焕文. 环境卫生学 [M]. 2版. 北京：科学出版社，2016.
[4] 宋伟民，赵金镯. 环境卫生学 [M]. 上海：复旦大学出版社，2019.
[5] 王建明，倪春辉. 公共卫生实践技能 [M]. 北京：人民卫生出版社，2021.
[6] 吴志刚，郑玉建. 环境卫生学实习指导 [M]. 2版. 北京：人民卫生出版社，2017.
[7] 杨克敌. 环境卫生学 [M]. 8版. 北京：人民卫生出版社，2019.
[8] 郑建忠，吕嘉春. 预防医学案例版 [M]. 3版. 北京：科学出版社，2021.
[9] 朱启星. 卫生学 [M]. 9版. 北京：人民卫生出版社，2018.